# 病原体進化論

## 人間はコントロールできるか

ポール・W・イーワルド
池本孝哉・高井憲治訳

新曜社

# 謝辞

大学院生だったころ、たいていの大学院生と同じように、私も、結局自分はどのような洞察をなしうるのだろうか、その洞察はどこからもたらされるのだろうかと、時を忘れてあれこれ考えにふけったものだ。そして、生態学や進化学を学ぶ多くの学生と同様、私の心は、この分野に名高い、ロマンティックな物語の世界に迷い込んだのだった。たとえばチャールズ・ダーウィンがガラパゴス島でフィンチの観察から自然淘汰理論を編み出したこと、あるいはG・エヴェリン・ハッチンソンがシシリー島のパレルモ郊外にある小さなサンタロザリア教会の前で、水生昆虫がひしめく水たまりを覗き込みながら生態学的な社会構造の洞察を得たことなどなど。その洞察に端を発した論文に、ハッチンソンは「サンタロザリアに敬意を表して」とタイトルをつけた。ハッチンソンに倣うなら、この本はさしずめ「カンザス州のマンハッタンに敬意を表して」としなければならないだろう。というのも、私が健康科学を進化論的な洞察のもとにとらえ直してみようと思い立ったのは、カンザス州はマンハッタン郊外の、とある小さな生ゴミ集積所近くで調査研究を行っていたときに、かなり悪性の下痢を起こしたことがそもそものきっかけだったからである。トイレに駆け込み、また駆け込むということを延々と繰り返しながら、私はこの苦しみの一般的な意味合いについてよくよく考えることとなり、次から次へと湧いてくる疑問にとらわれた。一刻も早く下痢を治療するべきか、自然の成り行きに任せるべきか。それまでの人生二三年間に出くわしたどんな生きものにも増して、なぜとくにこの微生物が私を苦しめてやまないのか。きわめて気分の悪い状況にありながら、なぜそれでもまだ最悪の事態ではないのだろう。下痢を起こす他の病原体とは違って、この病原体は私の生命を脅かすほどのものではなかった。

本書に述べた考えは、この一連の疑問と、さらにその答えから派生した新たな疑問に答えながら、一六年間以上かかって徐々に形づくられてきたものである。研究が初期段階にあったころから、このような数々の疑問を追い求める意義を認めて私の探求への興味を後押ししてくれた科学者たちに、とくにお礼を申し上げたい。シーベルト・A・ローウァーとゴードン・H・オリアンズは、感染症に進化学的な原理を適用しようと取り組みはじめたばかりの私を励まし、また、生きものが研究の対象であるときには、いつでも進化学的なとらえ方が適切だということを教えてくれた。ウィリアム・D・ハミルトンは、初めて出会った1978年の会議以来、私がこの研究を続けていくよう強く勧めてくれた。彼はまた、健康科学を進化生物学に統合することは、他分野の人たちの目に映る進化生物学のお寒い状況の改善に一役買うことになるのだから、すべての進化生物学者は私に五〇ドル送るべきだと言ってくれたのである。（関心がおありでしたら、インフレを調整して今なら七〇ドルといったところ。）

執筆の中盤そして後半で、多くの科学者たちが貴重な考えを寄せ、展望を語ってくれた。メアリー・ジェーン・ウェスト・エバーハードの、ダーウィンが発展させた進化原理に対する洞察にも助けられて、私は進化生物学と疫学を統合発展させるためには比較法が有用であると認識することができた。私が、仮定、議論の弱点、対立仮説をきちんと識別できるようになったのは、ウィリアム・G・エバーハードが、容赦ない激論を交わしてくれたお陰である。デイヴィッド・I・ラトナーは、いつなりと分子生物学のミニ講義をしてくれた。さまざまな情報や発想、議論をまとめるにあたっては、リチャード・D・アレキサンダー、ロイ・M・アンダーソン、トム・ブチンスキー、ジョーフレイ・コウレイ、リチャード・A・ゴールズビィ、ウィリアム・B・グリーノーⅢ、ジャン・カリーナ、ジョナサン・キングドン、オルガ・F・リナレス、エリザベス・E・ライオンズ、スティーブン・S・モース、ジェラルド・マイアーズ、ランドルフ・ネシー、ジェラルド・スカッド、ロバート・スムッツ、アンドリュー・シュピールマン、ジェームズ・ストレイン、ジョージ・C・ウィリアムズたちとの議論にも負うところが大きい。ロバート・J・ビッガー、フェルマンド・グレーシア、モスレム・ユージン・カーン、ミゲル・コウラニー、レオナルド・J・マータ、ジェラルド・マイアーズ、ベンジャミン・シュバルツ、H・シマヌキたちは、時間を割いて研究結果を詳しく説明してくれ、未発表の結果を送ってくれた。感謝したい。研究論文の別刷りや前刷りを送ってくれた数百人の科学者たちに感謝の意を表したい。ウィリアム・B・グリーノーⅢとイーサン・J・テメレス、ジョージ・C・ウィリアムズはこの本の草稿に数々の有益なコメントを寄せてくれ、ナディーン・アレキサンダーとジェニファー・ノーランも同様にコメントを寄せてくれるとともに、最終草稿が早く仕上がるように心を砕いてくれた。

　たくさんの学生たちも、議論を通して、また適切な文献を送ってくれるなどして、貢献してくれた。とくにメグ・アボット、スティーヴ・ベネット、シャガファ・ビディワラ、スティーヴ・ブアスタイン、ベス・エリングウッド、トニィ・ゴールドバーグ、キャシー・ハンリー、マータ・ハイルブラン、キャスリーン・マッキベン、カレン・ジアーン、ララ・リッチフィールド、ジェニファー・ノーラン、サラ・

ルーベンスタイン、ジェニファー・シュバート、ブルーノ・ヴァルター、カート・ウェーバー、ローウェル・ワイスにお礼を言いたい。論文や書物の入手に便宜を図ってくれたアムハースト校ロバート・フォレスト図書館のリータ・ベイリー、マーガレット・グレスベック、マイケル・カスパー、フロイド・Ｓ・メリット、スーザン・リスク、スーザン・イーデルバーグ、ロンドン大学図書保管施設のＥ・トゥック、Ｐ・ヘドゥル、ロンドン大学衛生熱帯医学校の図書館員にも厚くお礼申し上げる。

　本書中に示した多くの仮説の展開とそのための予備的なデータの収集が行われたのは、１９８０～１９８３年の、ミシガン協会とミシガン大学生物科学科による援助を受けた期間、および１９８４～１９８５年のインペリアル大学におけるＮＳＦ／ＮＡＴＯ博士号取得後奨学生の期間である。マサチュセッツ大学アムハースト校には１９８３年以来、マイナー・Ｄ・クラリー奨学金、トラスティーズ学部奨学金、アムハースト校学部研究賞、研究休暇研究費、およびそのほかの援助により、研究の支援をいただいた。本研究はさらにハーバード大学公衆衛生大学院における職業と健康プログラムの奨学金による助成を受けた。研究の後半と思索の集大成を本書にまとめる最終段階が可能となったのは、スミソニアン協会による、理論医学と関連科学分野におけるジョージ・Ｅ・バーチ奨学金を受賞してスミソニアン熱帯医学研究所に招待されたことによる。

　両親、サラとアルノ・イーワルドは、私がまだ形成期にあったころ、さまざまな観点からものを見たり、その結果がどうであれ、興味を探求する性向を育んでくれた。クリスティン・バイヤー・イーワルドは、病気の進化について研究していた間、私を支え、力づけてくれる源だった。

目次

装幀＝加藤光太郎

# 第1章　なぜこの本を?

十分な時間が与えられるなら、いかなる宿主と寄生者の間にも、最終的には平和裡に共存する関係が結ばれる。

ルネ・デュボス[270]

病気は通常、共生ということに関して病原体と人の交渉が決着を見ていないことを示している。……つまり互いが生物学的な境界を誤解しているのである。

ルイス・トーマス[1068]

寄生関係の理想的な形は実は片利共生である。

ポール・D・ヘプリック[488]

## 伝統との訣別

寄生者はその宿主と穏やかな共存関係へと向かうはずだという考え方ほど、医学や寄生虫学の文献の中に深く浸透したものはない。証拠がほとんどないにもかかわらず、これほど広く受け入れられてきた考えも科学の世界では珍しい。またその考えが依拠するとされる基本原理とこれほど対立しており、成立する見込みがこれほどないことが、それにそぐわずもてはやされてきたものも珍しい。

この考えの擁護者たちが、進化の基本原理にまで立ち返ることはまずない。たとえそうしたとしても、かえって、進化のもっとも基本的なプロセスである自然淘汰を誤解していることが露呈してしまう。初期の擁護者たちは大目に見よう。たとえばシアボールド・スミス[1016]、ハンス・ジンサー[1182]、N・H・スウェレングレーベル[1050]たちは、まさに進化生物学者たちが自然淘汰を遺伝学の新たに発見された解釈と統合しはじめた時期に論文を書いていたのだから[340, 431]。この主題について書いていた二〇世紀半ばごろまでの者も許されるだろう。ウィリアム・D・ハミルトン[440]とジョージ・C・ウィリアムズ[1143]が自然淘汰の過程を明白に説明するまで、進化の過程に焦点を当てて研究していた主だった生物学者にさえ、少なからず混乱が見られた（たとえばウイン－エドワーズ[1164]、ローレンツ[659]）。しかしハミルトンとウィリアムズの画期的な著作から数年、さらに十年経ったとあっては、寄生者は必ずおとなしいものへと進化していくというこの考えが未だにはびこっているのは我慢ならない。このことは、現代進化生物学がいかに現代健康科学と分断されていたかをよく示している。近年、理論的研究も実験的研究も、進化が必然的に温和な方向へ向かうということを否定する結果を導いているが[26, 304, 306, 310, 644, 645, 696]、それでもなお、この考えは、一流とされる雑誌や医学文献中でも進化的な議論をする際の基本原理として示されている（たとえばパルミエリ[822]、ドイルとリー[267]、ヘプリック[488]、スニューイン他[1017]、ウォータース他[1122]）。

このような混乱がどうして優れた生物学者にも医科学者にも等しく見られるのかを追っていくと、そこには自然淘汰のはたらくレベルについての誤解があることに気づく。進化が必然的に温和な方向に向かうと主張する人々は、その問題について書くとき、寄生種あるいは寄生種の大部分の個体にとって何がもっとも都合のよいことなのかという観点で議論を述べてしまう[488, 491, 822]。たとえばバーネットとホワイト[134]は、「自然にとって、種の存続こそがすべてなのだ」と述べる。サイモン[1005]は「穏やかな感染状態は、最大多数の個体に最長期間、もっとも好ましい条件が提供されている状態を示している」と書く。しかし自然淘汰によって、最長期間、最大多数個体に対してもっとも好ましい状態が生まれると推測する理由は何もない。自然淘汰が選択する性質は、その性質がコードされている遺伝子をできるだけ多く子孫に残そうとする性質である。もし一人の体内の一個のウイルスがより高速な複製によって、その高速複製能力をコードしている遺伝子をよりよく次代に伝えることができるなら、たとえその人の体内のウイルス集団が、この急速な増殖によってその人の病気を重症化させてしまったり、あるいは人間集団の中でそのウイルスの数が全体的に減少するような結果を招いても、さらにはそのウイルス自身の破局的な絶滅を招くことになっても、複製速度は増加するのである。

進化が必ず片利共生方向に進むと主張する人は、もし寄生者があまりに激しく増殖するならば、宿主を病気にしたり死なせてしまい、そのような宿主体内に何百万という子孫を置き去りにするだけであるから非常に非能率であり、この非能率は寄生者が宿主にうまく適応していないことの証左だと述べる[1050, 1068]。しかし、そのようにして失われる個体の数というものは、この議論に何の関連もない。カエデの樹はそのヘリコプター状の種子千個のうち九九〇個ほどが早々に死に絶える運命にあるから、あまりよく適応していない云々と言うようなものである。自然淘汰に関連のある数は、子孫に伝える遺伝子の数なのである。千個の種子を生産するようにコードされた遺伝子は、百個の種子を生産するようにコードされた遺伝子より、より多く残されるだろうか。種子千個戦略は種子の死や組織の破壊という点では莫大な無駄をすることになるが、しかしもしその戦略が究極的には後の世代により多くの子孫の樹を残せることになるのなら、進化的成功の点ではより効率的であると言える。だから同様に、宿主の体内で大増殖する寄生者は伝播の最後の作業の後に残した何十億もの病原体を死に絶えさせても、低い増殖率しかもたず、宿主内にほとんど個体を残せず、しかも子孫も新しい宿主にはほとんど侵入できない寄生者よりも、後代に高速増殖のための遺伝子をより多く伝えるだろう。

事実、こうした観点から問題を見つめてみると、より温和でゆっくりと増殖するものがこれまで勝利することができたかどうか、誰でも疑わしく思うだろう。このような生物が高速で増殖する生物と競争している最中に、いかにして、ゆっくり増殖するための指令書のコピーをより多く次代に伝えることができたのだろうか。この問題を解決するためには、同一宿主体内における遺伝的に非常に似通った病原体の行く末を理解すればよい。一人の体内にいるウイルス集団が数十億に達し、その数は定着に成功した少数の感染ウイルスによるウイルス集団が増殖して生み出されたものとしよう。この増殖の結果として、ある一個のウイルスがもっている特定の遺伝的指令書が、その人の体内にいる他のウイルスのたとえ大多数あるいはすべてとはいかないまでも、多数の中に入り込む見込みがある。もしある遺伝子がそのウイルスの複製を低レベルに制御し、組織侵入度を制限するなら、その遺伝子はその人の体内にいてより速く増殖する競争者との争いに負けてしまうだろう。しかし高速複製する病原体によって引き起こされる病気が、伝播の可能性を著しく抑制してしまうなら、高速複製するウイルスが感染して定着した人たちよりも、ゆっくり複製するウイルスが偶然感染して定着した人たちの方が、その病原体を他の人たちに伝播させ、さらに将来何世代にもわたって、速い率で伝播させることになる。

この論法にはトリックがある。なぜなら、ゆっくり複製する病原体がゆっくりとした増殖を通じて成し遂げる有利さを、同じ人に感染していて高速複製するどのような病原体も共通にもっているからである。すなわち、ゆっくり増殖をする病原体は、速く増殖する病原体をもつ人の中に同時に寄生すると、消えてゆく傾向にある。しかし、一人の体内の病原体集団はほんのわずかな定着病原体から次第に数を増してゆくものであるから、互いに遺伝的に類似したものとなりやすい。つまり、ゆっくり複製をする病原体は他のゆっくり複製するものと同居し、速く複製する病原体は他の速く複製するものと同居する。ゆっくり複製する病原体は、ゆっくりした複製によって新しい宿主に伝播するチャンスを十分に高めることができれば、将来の世代への寄与が大きくなる。(進化生物学の用語に精通した人たちは、このプロセスが、ゆっくりした複製についての包括適応度の効果[439, 440]によって生じる病原体同志の共同行為、あるいは利他的行為を表していることに気づくだろう。つまり、ゆっくりした複製は血縁淘汰によって進化するということができる[698])。ゆっくり複製することが伝播力を十分に高めることができないとき、より病害作用の大きな速く複製する病原体が競争に勝つ。同様に、もし特殊な突然変異、伝播あるいは病原体の増殖が宿主の体内でその寄生者の遺伝的変異を増加させるなら、そうしたゆっくり複製する病原体は不利となるだろう[1147]。この主題に関するバリエーションはたくさんあるが、これらのトレードオフは宿主‐寄生者関係の進化に自然淘汰が適用される場合に基本的なものである。もっと一般的に言えば、これらのトレードオフを理解することが、病原微生物が過去にたどり、将来たどるであろう進化の道筋を理解する上での鍵となる。本書は、これらトレードオフを研究することによって、極端に穏やかな場合から致死的な場合まで、いずれにせよ特定の有害性のレベルへと進化させる好条件は何かを突き止めるための試みである。

二〇世紀の最後の四半期に差しかかろうとしていたころ、科学者たちの中で、適応が進めば必ず穏やかな共存関係がもたらされるという伝統的な考え方に異を唱えるものは、ぽつりぽつり数人見いだされるのみであった。マラリア学者のG・R・コートニイとその同僚たち[172]は「われわれの見るところ、大部分の証拠はいささか説得力に欠ける」と書いて判断を保留した。ウイルス学者C・H・アンドリューズ[28]もまた、躊躇しながらも伝統的な考え方から距離をおいた。彼は効率的な寄生者は温和であるという考えを確信する一方で、病原体が新しい宿主に侵入したときには病原性を増加させることを観察し、病原体は伝播を促進するために中間的で「最適な」病原性をもつ方向に進化すると結論した。彼は、周りに病原体をまき散らすことによって伝播を促進する呼吸器疾患のくしゃみや咳を取り上げて、この考えを例証した。

この伝統的な考え方にもっとも強力な反論を展開したのは、ボール[55]であった。彼は、特別重症になる病気というものは、病原体との関係が最近生じたものであり、進化が十分に進んでいないことを示しているのであり、必ず温和な方向へ進化するという推論に焦点を当てた。彼はおびただしい例外を示すことによってこの伝統的な考え方を攻撃した。たとえ寄生者が温和な方向に進化するとしても、病原性が高いか低いかは宿主と寄生者の関係の時間的長さを表すことはないから、予測的価値はないと結論した。アンドリューズ[28]とコートニーたち[172]のもっと控えめな警告もそうだったが、ボールの批判はほとんど無視された。その理由は私が見るところ、これらの著者たちが誰も、なぜさまざまな宿主‐寄生者関係がいろいろな病原性レベルに進化したのかを理解するための普遍的で新しい骨組みを示していないからである。このような骨組みの進歩がないので、宿主‐寄生者関係が温和なバランスをもった状態に進化するに違いないという考え方は、たとえ十分な証拠がないという事実があっても、捨て去るにはあまりに魅力があったのである。１９７０年代の終わりごろから、このような状況は変わってきた。われわれは今や新しい骨組みどころか、この論議から浮かび上がった二つの学問領域の始まりを見ることができる。すなわち病気の治療、病気の拡散、それに進化についてのわれわれの知識を、分子生物学の超顕微鏡的分野から統合する領域、それに生態進化生物学の超個体的分野から統合する領域、これら二つの学問領域である。

## 進化疫学とダーウィン医学

進化生物学は生物学の他の部分と渾然一体のものであるから、それらの間に境界線を引くことはできない。しかし現代医学は、いわば半島であった。解剖学、生理学、生化学、分子生物学、そして遺伝学のような生物学の大部分の領域とはしっかりと幅広く結び付いているが、進化生物学へは湾を横切る二、三の細い橋しかない。抗生物質に対する耐性の進化についての知識は、おそらくこれら二つの領域を結ぶ、もっともよく発達した橋であろう。鎌形赤血球貧血症——マラリアに対して感染防御のはたらきをする——に関する進化的根拠の発見が、もう一つの橋である。

橋の不足したのにはおそらく多くの理由がある。一つは、進化原理の及ぶ範囲に対する不十分な理解にある。中学校から医学校まで、あらゆる人間生活に進化が基本的に関連しているということがしばしば無視され、抑圧されさえしてきた。もしそのようなことがなかったなら、本書に提示した考えは何十年も前に、おそらくは半世紀前、進化生物学者が遺伝学と自然淘汰の原理を統合していたときにはすでに表明されていただろう。この後のページで次第に明らかになっていくように、このような手落ちが是正されることには毎年数百万の人々の生死がかかっているし、数千万の人々にとって生活の質（ＱＯＬ）の問題でもあるだろう。

病原性の進化について書いた科学者たちがほぼ二〇世紀を通して間違っていたことに気づくことが、まず第一に必要だが、何が正しいのかを見つけ出すことは、それとはまったく別の話である。進化の原理を適用すると、あらゆる寄生者が温和な方向へと進化するという結論は導かれない。しかし、進化の原理は、なぜある寄生者は重症の病気を引き起こし、別の寄生者はほとんどいつも大変温和なのかを理解する助けとなるのだろうか。本書は、この疑問を解明し、解明された事柄の意味するところを、健康科学の将来に対して、理論的および実践的に理解しようとする、根気強い試みなのである。

この疑問はまさに勃興期にある専門分野、進化疫学[304]の核心にある。伝統的な疫学は、生態学的な時間の長さにわたって宿主集団内やその間における病気の蔓延や広がりを調査研究する。疫学は、これまでの医療従事者の、個々の病人の世話に重点をおいた考え方を、集団間に蔓延していく病気のプロセスの性質をとらえるというように、拡大させた。進化疫学は、伝統的な疫学が重要視してきた致死性、疾患、伝播速度、感染蔓延率などの特性が、宿主と寄生者が相互に反応し外部環境に反応して進化する間に、いかに変化するというように、さらにそのスケールを拡大したのである。

進化生物学と健康科学との統合は、ダーウィン医学と呼ばれるこれと重なりあう学問分野も生み出しつつある。ここでは、健康と病気に関係するすべての事象にわたって進化的アプローチを行う[1145]。ダーウィン医学と進化疫学にはいくつか互いに補い合う面がある。進化疫学が病気の拡大に焦点を当てているのに対し、ダーウィン医学は個々の病人により強く焦点を合わせる。たとえばダーウィン医学には精神病や肉体的外傷の治療も含まれ、さらに発達過程や遺伝病が進化によってかたどられていることを強調する。両分野の中核となっているのは自然淘汰の作用であるが、ダーウィン医学は個々の病人により強く焦点を合わせるので、人類の進化により注意が払われる。ダーウィン医学の見方からたとえば老化を取り上げると、老化は、最大寿命の早期と中期に有益な形質が淘汰により残されたことの必然的結果だということになる。このような形質は結局のところ老年期に死をもたらすことになるが、しかし、大往生のときが来るまでに他の原因ですでに死亡しているかも知れない。それゆえ自然淘汰は、今買って後で支払うという、老衰方略を好むのだ。生まれてすぐ適応する利益の方が、後払いのコストを上回る。なぜなら生物は、自然界では若死にする傾向にあり、ゾウに似た古生物マストドンに殺された三〇歳の男は、何十年にもわたるアテローム性動脈硬化症の進行によってもたらされる心臓発作という代償を、決して支払わないからである。

進化疫学は、疫学の対象を人間以外の宿主にまで拡げて定義し、宿主‐寄生者関係の範囲をもっと幅広くおおう。すなわち医学の範囲を越えて、さらに動植物両方の宿主を含む自然界や農業における寄生現象にまで、対象を拡大する。これら二つの学問領域は幅広く重複しており、とくに、人の感染症の診断と治療にかかわる場面ではそうである。両学問分野とも、病人に対して適切な処置を施すには、病気の原因となる微生物とこれら微生物に対する宿主の反応に影響を与える進化過程を理解することが必要だということに力点をおいている。

人間の形質の進化は比較的ゆっくりしたものであるから、進化疫学と、とりわけダーウィン医学は、時間を、免疫防御のような適切な形質が進化するのに必要と考えられる、ホモサピエンスのみならずその祖先種の進化をも包含するほどの尺度で考える。対照的に病原体は、ほんの二、三週間ほどの期間でかなり進化してしまう。病原体の「観点」から感染症を考えると、二〇～三〇年ばかり医学的な記録をとるだけで、われわれホモ属の全進化期間に匹敵するような進化的変化を提供できる可能性がある。それゆえ、病原体の進化過程はまさに進行中の過程そのものであると考えられる。病原体というものはわれわれの研究にとって動く標的である。われわれの存在とわれわれの活動は、この過程を一つの道筋あるいは別の道筋へと押しやる環境の一部である。この後のページでは、進化疫学に紙面を割きたい。ジョージ・ウィリアムズとランディ・ネシーがダーウィン医学について本書を補う概説をしている[1145]。

本書を執筆するにあたって、私はできるだけ特殊な用語を使わないようにした。専門用語というものは、複雑な考えをすばやくかつ簡潔に同僚に伝えるのには実にすばらしいが、門外漢がたとえそのような考えに興味をいだいても、なかなか理解できない障壁をつくってしまう。それに進化科学と健康科学との統合に必要なものが一つあるとするなら、それは部外者からの入力である。健康科学にたずさわる人たちは、彼らが分子生物学の基礎を必要とするのと同じくらい、進化原理の基礎を必要とする。進化生物学者が進化の見方を医学的な問題に持ち込もうとするなら、免疫学、分子生物学および治療学など複雑で専門化された知識をしっかりと把握する必要がある。病原微生物の進化的変化は過去、現在、そして未来の文化的環境に依存するので、歴史家、社会学者、人類学者、それに心理学者たちもかかわっていく必要がある。おそらくもっとも重要なのは、もしわれわれが健康科学分野の外にいる人たちに費用のかかる長期にわたる研究へ経済的援助を続けてもらいたいと願い、援助の決定を賢明に行うようにしてもらうためには、その研究内容が科学や学問分野の外にいる人たちに理解できなければならないということである。

そう言ってはみたものの、私は進化適応度（evolutionary fitness）、リボ核酸（RNA, ribonucleic acid）、病原性（virulence）というような避けることのできないいくつかの専門用語があるということを認めなければならない。これらの専門用語にとまどう読者を助けるために、巻末に用語集を付した。私が用いた専門用語のいくつかは、人によって意味するところが異なるだろう。そういうような専門用語を使うのであるから、私がどういう意味で用いているのか、その定義をできるだけ明確にすべきだろう。たとえば「寄生者（parasite）」という用語を使うとき、他の生物の内部や表面で生活し、その生物に危害（harm）を与える生物一般を指している。理論的に、私は、宿主の進化適応度に悪影響を与えるものとして「危害」を定義している。次に、「進化適応度」は、ある生物個体がその生存と増殖を通じて、自分のもっている遺伝子をどれだけ子孫に引き渡すことに成功するかの尺度である。しかしながら実際上、われわれがこの効果を測定できることはめったにない。さらには、人類が自然界で生きていれば適応度を劇的に減らすかも知れないような病気の効果も、現代社会の中ではどんな悪影響をももたないかも知れない。それで実際は、危害というものを、大ざっぱに、寄生が原因で病気になったり死ぬチャンスが増すことと考えたい。ただし、次章で議論する重要な警告を心に留めておこう。すなわち、多くの病気の様態には宿主に対して危害があるというよりは、むしろ実際上有益なものがあるかも知れないのである。私が「病原性」という用語を用いるとき、寄生者が宿主に与える危害の程度について言っている。寄生者がもつ性質が宿主に悪影響を与えている程度について書くときには、「寄生者の病原性(parasite virulence)」という言葉を使う。その対語は「宿主の抵抗性(host resistance)」である。抵抗性が低下すると、たとえ寄生者本来の病原性が変化しなくても、病気はより悪性となることがある。寄生者の病原性と宿主の抵抗性、これら二つの要素がからまって、宿主がいかに悪影響を受けるかが決定される。

私が強調したいところは、宿主の観点からというよりはむしろ寄生者の観点からのものになる。私は何も天然痘ウイルスやコレラ菌が好きだというわけではない。あるいは、どこにいてもやって来て体に入り込んでしまう普通の風邪ウイルスでさえ好きではない。その病原性は両親や配偶者の特別な注意を引くのに十分なほど高いし、一方、病人として手厚い看護を満喫できる程度に温和である。そうでなく、健康科学が人間の見地をあまりに強く強調してきたので、私は寄生者の見地を強調するにすぎない。人間に対するこのような関心のため、健康科学者は、いかに宿主の性質が病原性に影響するかということを驚くべき詳細さで研究するようになった。実際、きわめて大きな進歩がこうした見方によって達成されてきたのである。われわれは今、食事、運動、ストレス、人々の間の遺伝的な差異が病気の重さにいかに影響を与えているかを学びつつある。毎年、一般原理は改良されて磨かれ、新しいさまざまな状況に応用されている。

たとえば歴史を通じて体力や適正な食事は人々を病気からよりよく遠ざけることができるという一般的な認識があった。この一般認識は、次第に、数え切れない情報の糸が細密に織り込まれた理解へと変容していった。それぞれの糸は最初のうち矛盾しているように見えたかも知れないが、だんだんと、外見上の矛盾は想像したパターンと現実のパターーンの違いから生じるということがわかる。初期のころ、健康科学者たちはビタミンやタンパクその他の栄養素を十分にとると、免疫システムはもっと強く感染と戦うことができることを見いだした。ごく最近、これらの栄養素、とりわけ脂肪分、糖分、塩分、コレステロールのとり過ぎによる弊害が明らかにされた。たとえば食脂肪が制限されると、心臓病が減少し身体の免疫システムはより効率的にはたらく。ごくごく最近、研究者たちはかつてなら大変厳しい食事制限と受け止められた食事量の優れた効果を突き止めた。実験動物はそれらが必要とする適正な量の餌が与えられると、癌にかかる率が減少し、寿命が長くなり、免疫システムも強化される。餌量を制限するとインフルエンザのような感染症を撃退する能力も向上させるようだ[289]。ただし下痢症の中には逆の効果となるものもあるようである[419]。

現代の健康科学は、健康なときと病気のときに身体がどのようにはたらくかを見分けることにかけてはとりわけ鋭く、精巧であるのに、われわれの身体とそれに取り付く病原体がなぜそのようにふるまうのかという長期にわたる理由を説明するとなると、鋭くもなく、精巧でもなかった。本書は、前の部分の驚嘆すべき成果を列挙するのではなく、むしろ後の部分の不備な諸点について指摘するものになる。私の希望は、このような欠点を認識し、その改善に乗り出すことによって、感染症に対するもっと先見性のあるアプローチを生み出そうというところにある。これまでの狭い範囲のアプローチは、病原微生物がもつ現在の性質からわれわれの医療方策がなしえることを評価する。将来の広範囲のアプローチは、この評価に進化的な次元を追加する。それはわれわれの医療、社会、政策活動が病原微生物それ自体を変えてゆくことによって、いかにそれらの関係を変化させてきたか、そして変化させていくのかを問いかけるのである。

## なぜ病気の進化を研究するのか

この問いかけに対する答えは人によってずいぶん違うであろうから、私の個人的な考えを披露できるにすぎない。この問題がいかに大事であるかと私が考える理由を詳しく述べるが、読者がそれぞれこの問いかけに対する答えを見つけていただく一助となれば幸いである。

私が寄生現象の進化をよく理解したいと思った理由の一つは、「地球上の生物種のほとんどは寄生者である」[868]とまでいわれる生物の寄生様式の広がりにある。寄生者をよく知ることなしに、自然界と自然界におけるわれわれの位置を理解することはできない。しかし私は、大部分の人たちと同じく、人間中心的である。私は他の生物種を大事に思うが、それ以上に人類の生命を尊重している。宿主と寄生者の間で起こる進化の過程の評価から私の価値観を切り離そうと努力したが、取り上げた対象自体はそうした価値観の反映であることから逃れられない。結果として私は、人間にもっとも苦痛を与え死に至らしめる寄生者に焦点を当てることになる。もしわれわれがなぜ病気というものがこの苦痛と死を引き起こすのかを理解したなら、これらの悪い影響や結果を和らげるのによりよい機会を手にできる。

病気の進化を研究するこれら一般的な理由の他に、実際的で個人的な理由がいくつかある。誰もが多くの感染症に出会うが、そうした病気にかかったとき、最良の処置を選択する必要がある。病気の症状を軽減するよう治療すべきか、それとも成り行きに任せるべきか。適切な治療方針を決定するには、進化的に考える必要がある。それなのに現代医学は、そのように考えることにはたいてい無頓着だった。この無頓着さが改善されるまで、病人と医者はともども、このたるみを引き締めなければならない。信頼できるデータが乏しい中で、このプロセスは当然のこと粗雑なものとなるが、粗雑ではあっても、知識にもとづく推測は単なる当てずっぽうよりましである。これらの推測とこれからの研究の組み立てに対する骨組みについては、次章で概説する。

もっと大きなスケールでは、医学研究と健康増進のための介入をするにあたってどのように資金をつぎ込むかを決定するために、政策立案者たちは進化についての認識をぜひとももつべきである。この必要性は、感染症に起因する死が蔓延して終わることのない貧しい国々の人々にとっては、ずっと急を要する。二〇世紀半ばの数十年間、裕福な国々に住む人々にとっては、この必要性はそれほど急を要するものではなかった。バーネットとホワイト[134]は『感染症の自然史』第四版の中で、「今日の若い人たちは重症な感染症にかかった経験がほとんどない。古典的悪疫である天然痘、ペスト、発疹チフスそれにコレラは百年以上もの間、事実上遠ざけられてきたし、二〇世紀後半において、幼児期に標準的な感染症は次第に死をもたらすほどの力を失った」と述べた。エイズは富裕な国の人々にこの楽観的な見方を変えさせ、富裕でない国のこの目標への前進をさらに困難なものにしてしまった。病気の進化に対する一般的な理論であれば、古典的悪疫や幼児期の標準的な感染症の衰退を説明する以上のことができるはずである。そのような理論はさらに、なぜこの新しい悪疫が勃発し、われわれが現在の対策を続けるとしたら将来この病気がいかに進化するのか、この病気の進化の道筋を変えるためにわれわれは何ができるかを、説明できるはずである。

本書のそこかしこで、私はバーネットとホワイトの著作をまるで恨みでもあって重箱のすみまでほじくり出していると見えるかも知れないほど、やり玉にあげている。彼らの本は疫学を生態学、進化学と統合しようという試みであったから、私は実際には彼らの本に敬服している。しかしいくつかの理由で、私の考えを彼らの考えと対照しながら提示したい。第一に、彼らの著作は、病気の生態と進化について書かれた多くの本や論文の中でも、もっとも明快で考えが練られているものの一つである。医学分野に関係する人たちの間で、この本は、生態学的、進化学的見地から感染症を分析した標準的なものとなっている。しかしながら私は、生態学的、進化学的原理を厳格に適用すると、彼らの導いた結論はしばしば却下せざるをえない、と考えている。

私が自分の考えを彼らのそれと対照させながら述べたいもう一つの理由は、健康科学にたずさわる人たちがしばしば私の議論をそれこそ電光石火のごとくすばやく評価し、バーネットとホワイトを読んだらどうか、この論題についてすでに本を書いているよ、と言うからである。進化についての最新の考え方を適用するといかに「この論題について書かれた本」と違ったものになるかを明示的に示すことによって、本書を、病気というものを均衡のとれた自然の一時的な不均衡状態と解釈する既存の書物群を単に補完するものと見なしてしまうかも知れない読者諸氏に、立ち止まって考えていただきたいと思うのである。

明らかな不均衡が生じるとき、それは古いままの病原体が新しい場所に侵入したためかも知れないし、何の問題もない。そのような病原体が示す高い病原性は、宿主と寄生者間の順応に要する時間不足によって説明できる。変化した病原体こそが、伝統的な議論の怪しげな部分を引きずり出すのである。

科学ニュース雑誌に載ったある記事がよい例である[1128]。疫学と病気の歴史に関する指導的な思索家たちの見解を要約して、その記事は将来、病気の破壊的な流行が起こるかどうかを分析している。しかし専門家が行っている証言のどこを探しても、進化のメカニズムへの考慮は見あたらないのである。その代わりに、流行が将来起こるかどうかの推測は過去に起こった流行からの類推でなされている。たとえば、この記事は、ペンシルバニアにおいて千七百万羽以上のニワトリが死んだ六ヵ月にわたるインフルエンザの流行についての記述から始める。続いて、世界の人間集団はペンシルバニアニワトリ集団のようなものだという、大いに尊敬を集めているウイルス学者の言葉を引用する。すなわち、流行が爆発的で致命的な場合には、多数の人間が冒されやすく、これはちょうど、1983年にペンシルバニアの多数のニワトリがウイルスに冒されたのとまったく同じだというわけである。この議論の暗黙の仮定は、的確な突然変異が生じるかぎり、致命率の高い流行が起こり、大多数の宿主がそれに冒されやすいというものである。新たな疫病が起こるとそれは突然変異に帰するとされ、突然変異集団の中で有害な変異体と温和な変異体のどちらがより成功を収めるかということはまったく考慮されない。伝統的なアプローチでは進化の過程における第一段階（次世代に伝達可能な遺伝的変異がつくられる）は考えるが、第二段階――自然淘汰の篩――は考慮されない。研究者たちはこのようにして高度に致命的な病気の流行が将来起こると結論しているが、彼らは突然変異に焦点を合わせたため、予想される致命的な集団発生のもととなる病原体の種類はどれなのか、そのような致命的な集団発生はどれくらい破滅的なのか、あるいは病原性の増強進化を抑制することによって集団発生の致命率はどれほど下げられるものなのか、などを予測する基礎をまるで与えていない。

たしかに、1983年のニワトリインフルエンザ大流行に匹敵するものが、人間の場合にもあった。すなわち1918年の暮れに始まったインフルエンザの世界的流行は、ほぼ一年後に収束するまでに約二千万の人々の命を奪った。しかしより低い病原性をもったものではなく、より高い病原性をもったインフルエンザ変異体が、なぜ1918年にわれわれ人類に蔓延したのだろうか（そして、それを言うなら、ペンシルバニアのニワトリインフルエンザについても同じく）。逆に言えば、その後の他のすべてのインフルエンザ流行は、なぜそれほど致命的なものではなかったのだろうか。進化生物学の基本原理を疫学の知識と統合することによって、こういう種類の質問に対して理にかなった答えを出すことができるようになると私は思う。本書の中で私が言わなければならないことの大部分は、まさにこの試みそのものである。

もっと一般的に言えば、健康科学にたずさわりながら現在引かれている境界を越えて目を向けることの大切さを知っている人たちに応えるために、この本を書いている。しかしまた一方、健康科学に興味をもつ生物学者や、なぜわれわれは、今あるような仕方で存在するのかを学ぶことに情熱を同じくする人たちのためにも書いている。進化は、幅広い教養を身につけるために学ばなければならないというだけのものではないということを、知っていただきたいと思う。たしかにそういうこともあるが、進化はしかし、われわれの周りで始終進行しており、われわれとわれわれの愛する人が生きるか死ぬかを決めてしまうようなことに深く関係する、さまざまな影響を与えているのである。そして、人間にかかわる寄生者ほどすばやく進化し、切迫した結果をもたらす生物はいない。それらには農作物の寄生者から致死的な病気の媒介動物、さらに今年数百万の人を殺してしまうかも知れない原虫、細菌、ウイルスに至るまで、さまざまある。もしわれわれがこの世界をよりよく知り、うまく管理したいなら、感染症の進化を理解するよう努めるにしくはない。

# 第2章

# 対症療法（あるいは、いかにして『種の起源』を『医師のための机上指針』に綴じ込むかについて）

## 進化における症状の機能

「ただその症状を治療しているにすぎない。」この警告は、問題というものはその背後にある原因の結果であり、問題を完全に解決するためには、その背後の原因を取り除かなければならない、という考えから出ている。二〇世紀の医者はこの考えを感染症に適用して、病気の症状を治療すれば患者をいくらか楽にすることはできるけれども、当の病気がその後たどる経過に対しては一般にほとんど効果がない、と言うだろう。

進化の原理をよく理解している医者なら、これに同意しないだろう。対症療法の結果がどうなるかは、その症状がなぜ進化してきたのかという理由に依存している。「ただその症状を治療しているにすぎない」

と主張する人は、症状というものが感染の副作用だと暗然のうちに仮定している。進化を鋭く観察する者は、症状というものはまさに副作用にしか過ぎないかも知れないが、宿主あるいは寄生者に有利となる適応が姿を変えて表現されているのかも知れないと考えるのである。表現上の便利のため、前者を宿主による「防御（defense）」、後者を寄生者による宿主の「操られ（manipulation）」と呼び[305]、病気の客観的な特徴（sign）と主観的な特徴（manifestation）の両方の意味を幅広く含ませて「症状（symptom）」という言葉を用いることにする。

宿主の防御は行動的、形態学的、生理学的、あるいは生化学的である。つまり宿主の組織の修復、侵入に対する防壁作用、毒素からの保護、寄生者の破壊、あるいは寄生者の増殖阻止などを行うことができる。寄生者の操りは、宿主の行動や生理を変容させて、寄生者の成長と増殖のために宿主の組織を変換しやすくしたり、あるいは新しい宿主に伝播しやすくする。たとえばもしそのような変容が宿主の防御を回避したり中和したりできるようにする反防御にかかわるものであるなら、宿主の「操られ」によって寄生者を有利にする道筋が回り道をとることもあるだろう（ウィリアムズとネシー[1145]も同様の分析をしており、ハートとクロイド[456]は、さまざまな行動的防御の全体像を理解するための枠組みを提示している）。

対症療法を行うかどうかの判断は、その症状が防御なのか、操られなのか、あるいは副作用なのかによってなされるべきである。もしある症状が侵入してくる微生物に対する防御であるなら、対症療法は病気を治癒させる宿主の力を低下させるだろう。反対に、もしその症状が寄生者による宿主の操られであるなら、対症療法は宿主の回復を助け、その病気が拡大して他の宿主に及ぶのを抑制する助けとなるだろう。

## 防御的症状と発熱

感染症によるほとんどすべての症状は、仮説としては防御だと説明できるが、もっとも頻繁に引き合いに出される症状は発熱である。発熱に対して何をなすべきかについては歴史を通じて論争が絶えなかった。ギリシア人が書いているところによれば、発熱は病気と不可分な要素であり、「体液（humour）」間の不均衡状態である。もう少し最近の世紀になると、発熱についての専門家の意見は、そのときの証拠の状況によるというよりも、尋ねられた専門家が誰であるかに大きく依存するようになった。過去二〇年にも論争は続いていたが、論争の焦点は「専門家」の意見ではなく、実験による証拠の方に移行した。この移行に関しては、マシュー・クリューガーが優れた洞察力によってサバクイグアナ（*Dipsosaurus dorsalis*）を研究材料に選んだことに感謝しなければならない。クリューガーの洞察以前、人々は体内に発熱機構をもつ恒温動物に焦点を当てていた。実験者は熱を下げるために、動物の生理に対して何かかなり大きな攪乱を与えなければならなかった。たとえばアスピリンの投与について考えてみよう。アスピリンで熱が下がったら、痛み、炎症反応、そのほか寄生者に対して動物自身を防御する助けとなりうるプロセスも同様に減退する。もしこのようなアスピリン療法が病気を悪化させるとすると、この病状の悪化が果たして解熱によるものなのか、あるいは感染抑制作用を補助しているそのほかの活性を妨害したことによるものなのか、知るすべがない。クリューガーは、サバクイグアナが、暖かい場所と涼しい場所の間を往復することによって体温を暖かく一定に保っていることに気づいて、イグアナが感染を受けたとき、さらに暖かい場所に移動することにより発熱するかも知れないと推測した。彼は、イグアナにエロモナス・ハイドロフィラ（*Aeromonas hydrophila*）という細菌を感染させるとまさに発熱することを見いだした。そして彼は次のような決定的な実験を行った。未感染の普通のイグアナが好む低温条件下に感染したイグアナをおいたのである。感染症はより重篤になった[580]。

しかし、ある症状が一種類の寄生者に対する防御であるからといって、それが他の種類はおろか、同じ種であっても遺伝的に異なった寄生者に対して効果的な防御であることを意味しない。実際、発熱がいつでも防御の機能を果たすわけではないと仮定することには、十分に理論的な理由がある。明らかに、病原体の中には宿主の発熱体温に対して他より抵抗性をもつものがある。これらの病原体に対して発熱反応を起こさないようにするには、宿主は特定の病原体に対応して長期にわたって進化する必要があるので、このような応答を発達させるにはまったく時間不足である。しかしたとえ十分な時間があっても、宿主には限られた選択肢しかないだろう。ある一種の病原体に対して発熱反応を起こさないようにすることは、同じメカニズムで発熱を引き起こす他の病原体に対する反応も起こさないようにしてしまうだろう。宿主の選択肢がこのように限定されているので、病原体がシステムを自分に都合のよいように操るのを許してしまう。

発熱により抑制されないある病原体を考えてみよう。代謝プロセスは一般的に温度に応じて速くなるから、このような病原体はおそらく高温の恩恵を被り、一定期間内により多くの子孫をつくることができる。宿主にはこの脅威に対処するすべが限られている。この病原体に対する発熱反応を止めてしまうと、もはや他の病原体を抑制できなくなり、それらの病原体による危害を増やしてしまうはめになる。十分に時間があれば、宿主は熱抵抗性と熱感受性病原体を区別するメカニズムを進化させると期待されるが、時間勝負ならば急速に進化するすさまじい潜在力をもつ病原体の側に利がある。たとえばポリオウイルスの実験系統の増殖は一般的に発熱温度によって阻害されるが、もしこのウイルスを発熱時と同じ高温実験条件で培養すると、急速に進化して耐熱性を獲得する[665]。

進化の論理は、発熱が有利にはたらく病原体を見いだすにはどこを探せばよいかという手がかりを与える。感染したときに発熱を引き起こす割合は、病原体の種間で大きく異なっている。ほとんど常に発熱を引き起こす病原体は、実験室の高温条件下で増殖する病原体のように、発熱条件下における増殖能力を発達させる強い淘汰圧のもとにあるだろう。したがって、もし発熱により利益を得る病原体が存在するなら、一律に熱にさらされた後の病原体は、発熱が有利にはたらく病原体として最高の候補者ということになる。発熱によって抑制も活性化もされない病原体も考えることができる。もし宿主がこのような病原体に個別に反応することができるなら、発熱は宿主を危険にさらすことになるので、病原体は発熱を引き起こさないと予想できる。

発熱について現在わかっている情報を調査すると、実にさまざまな結果が得られる。トカゲマラリアの病原体の一つメキシコトカゲマラリア原虫（*Plasmodium mexicanum*）は通常の温度で発育するのと同じく発熱体温下でもよく発育する。したがってこの病原体は主要宿主の一つであるセイブカキネトカゲを発熱させることがない[967]。しかしながらこのトカゲがどんな寄生者にも反応して発熱するのかどうかということは、わかっていない。

バッタとその寄生者はこの点をよく示してくれるだけでなく、これらの曖昧さを解消することが、農業にとっていかに重要な結果をもたらすかということも示している。バッタは個体数を爆発的に増加させる間、たわわに実った作物に寄生して数日足らずのうちに切り株しか残らない状態にしてしまう。だが、バッタもまた寄生者に破壊される。微胞子虫（*Nosema*）属原虫と食虫属（*Entomophaga*）真菌はとくに致命的で、この二つの待ち伏せ型寄生者（第4章参照）グループはバッタの体内で大量に増殖し、しばしば一、二週間以内に殺してしまう。

これらの害虫バッタの一種、メラノプラス・サンキニプス（*Melanoplus sanquinipes*）はアクリドファガス原虫（*Nosema acridophagus*）に感染すると行動的な発熱興奮を起こす[104]。これらの発熱体温で飼育されたバッタは、未感染バッタが好む普通の温度下で飼育された場合より長命で、体重の増加速度も速かった[104]。ただし、近縁な寄生者であるロカスタ原虫（*Nosema locustae*）は同種のバッタに発熱を起こさなかった[446]。

このように発熱反応にはさまざまな変異が見られることから、これを応用して、寄生者を用いた生物的防除を行うプログラムが考えられる。もし微胞子虫属原虫を生物的防除に用いるなら、それらの効果はどんな種を用いるかということと、野外のバッタをどんな温度範囲におくことができるかに依存してくる。暑い晴天日には、バッタ、メラノプラス・サンキニプスは高熱を発生させることによってアクリドファガス原虫の感染と戦うことができ、この寄生者によるバッタ集団の防除はほとんど実効性がない。涼しい曇り日の期間には、防除が可能である。歴史上得られているデータはこの考えと矛盾していない。高緯度地方では、メラノプラス属やその他のバッタの大発生は暑く晴天日が多い年に起こる傾向がある[288, 361]。

一つの症状的防御が近縁の二種の寄生者によってそれぞれ引き起こされることが明らかであっても、それぞれの寄生者の防御に対する感受性は異なっているかも知れない。エントモファーガ・グリライ（*Entomophaga grylli*）真菌のアメリカ系統に感染したバッタは、日光浴をし、三八度Cの熱を生み出してこの真菌を破壊した。しかし、この真菌のオーストラリア系統はこのような熱に抵抗性であった[29, 146]。

哺乳動物の発熱は、さまざまな免疫学的変化と関係していて、病原体の効果的な抑制をいっそう高めたり、あるいは阻害したりする[660]。このような関係に加えて哺乳動物が体内に熱産生機構をもっていることから、哺乳動物の発熱が防御に果たす役割を支持する証拠が得られても否定する証拠が得られても、その解釈は大変困難だと思われる。ウサギとハツカネズミは暖かい環境下で飼育されると、体温はより高くなり、生死にかかわる感染症にも耐えて生き抜くことができる[665]。しかしこれらの実験では、より高い体温に相関する要因から、ウイルスに対する高温度の悪影響の効果を切り離していない。寒い環境下におかれる哺乳動物は、低温下で代謝速度を高めるため、抗体などの対ウイルス兵器を製造する資源が枯渇して死亡率が高くなる。

アスピリン投与によりウサギの「中程度」の発熱を抑制すると、動物出血性敗血症菌（*Pasteurella multocida*）による感染を克服して生き抜くチャンスを損なうように思われたが、「高熱」を抑制してもこのような影響は見られなかった[582]。しかし、発熱はアスピリンで抑えられたのであるから、発熱の影響とアスピリンによって誘導されたウサギ体内で起こった発熱以外の変化による影響とを区別できない。補完的な実験から、発熱の防御的役割を支持する結果がいくつか得られた。すなわち解熱薬を投与されたウサギは、人為的に体温を暖められた場合、インフルエンザ菌（*Hemophilus influenzae*）と肺炎球菌（*Strepto-*

*coccus pneumoniae*）をより強く抑制できる[812]。脳の体温制御中枢に直接解熱薬を局所投与した場合も、同様にウサギの死亡率が増加した[579]。総合的に見て、これらデータは、発熱がしばしば哺乳動物を病原体から防御するという見方を支持するが[579]、いつでもそうだとはかぎらない[57, 94]。

発熱が細菌を抑制する傾向を示すときには、利用可能な宿主体内鉄分の濃度を下げると同時に細菌の鉄分需要を高め、これが少なくとも部分的に効を奏しているらしい[420, 581]。しかし鉄分制限はウイルスを抑制することはなく、多くの細菌は実のところ鉄分が欠乏すると病気をさらに重くする。鉄分不足はたとえば、大腸菌（*Escherichia coli*）（下痢の一因）、コレラ菌（*Vibrio cholerae*）（コレラの起因菌）、ジフテリア菌（*Corynebacterium diphtheriae*）（ジフテリアの起因菌）、それに緑膿菌（*Pseudomonas aeruginosa*）と呼ばれる破壊的な院内感染性病原体の毒素産生を促進させる[727, 972]。もし発熱が鉄分摂取量を減少させるなら、さらに多量の毒素を産生させ、感染症を悪化させる可能性がある。この場合発熱は自分に向かって発砲する武器となって、発熱のない場合よりも病気を悪化させてしまう。

したがって進化学的、生化学的原理によれば、発熱の真の総体的効果は、病原体と宿主の間の特定の関係に依存して、よい方にはたらくこともあれば悪い方にはたらくこともあるということになる。これらの新しい進化のシナリオは一般的には認識されてこなかったので、両者を区別する鍵となる実験はまだなされていない。その結果、発熱がどの程度防御を意味するのか、あるいは病原体による操りなのか、はたまた発熱を起こさせる多くの病原体全体としてはこのどちらでもないのか、ということの理解に向けて、われわれはやっと初めの小さな一歩を踏み出したにすぎないのである。

## 防御に対する治療

　さて、風邪薬を服用すべきか、すべきでないか。テレビのコマーシャルは「二二一ある風邪の症状全部」に効くと称する製品を次から次に宣伝する。つまりは、防御を妨害する一二のチャンスと、操られを無効にする一二のチャンスがあるというわけだ！　しかし効能の範囲がこれほど広くない風邪薬でさえ、使う人をジレンマにおちいらせる可能性がある。普通の風邪にアスピリンを服用すると、総体としての感染期間が長くなる[413, 1031]。ある研究によると、服用により飛散するウイルス密度が増加したが、目に見える病状の変化はなかった。別の研究では、服用はウイルスの飛散密度を高めなかったが、鼻づまりを悪化させた。これらの結果に対して発熱の防御反応が妨害されたからだという説明は、おそらく適切でない。なぜなら、風邪を起こすこれらのライノウイルスは発熱を起こさせるにしてもわずかだし、発熱している宿主でさえも鼻中の温度はウイルスの複製に最適な温度まで上がらないからである[1032]。別の研究によると、感染してかなり後にアスピリンを服用しても、感染期間は短縮しなかった[737]。アスピリンによって妨害されたどんな防御も、せいぜい感染初日かそこら人を守るのに貢献するにすぎない。

　しかしどんな防御が妨害されたのだろうか。アスピリンは炎症と発熱、痛みを軽減する。アセトアミノフェン（タイレノールという商品名で市販されている）は発熱と痛みを緩和する。もし炎症の軽減がライノウイルス感染を長引かせる唯一の原因なら、たぶんアセトアミノフェンを用いた風邪の治療がよいだろう。しかしアスピリンと同様に、アセトアミノフェンは、炎症を軽減させないのに、ウイルスの増殖期間を延長させる[413]。右に述べたように、発熱に対する何らかの妨害というのも、またおぼつかない説明である。残るは痛みである。対症療法で病気と関係する痛みを軽減すれば、人はいっそう活動的になり[266]、その結果、ウイルスを抑制する免疫システムの能力を不完全にする。もし痛みの軽減に問題があるなら、イブプロフェンのような他の痛み止めも風邪を悪化させるに違いない。イブプロフェンを服用した患者はまさに症状を悪化させ、ウイルスの飛散を増加させた。だが、比較対照した各群の患者数が少ないので、これらに統計的有意差はなかった。それゆえ、防御的痛みを取り去ってしまうことによってライノウイルス感染が悪化するというのは、未だ見込みのある説明というのに留まる。一方、アスピリンは免疫システムに直接干渉する。その実際のメカニズムがどうであろうと、風邪の対症療法は普通の風邪ウイルスは本来温和なのだから、それほど大した重要性をもたないように思われる。

病気の起因微生物が本質的にもっと危険なものであるときには、対症療法はずっと危険になる。たとえば水痘は普通の風邪よりちょっと危険であり、インフルエンザは水痘よりさらに危険である。アセトアミノフェンによる水痘の治療は痒みのある期間を引き延ばし、ウイルスの体外流出の終わりを告げるかさぶたが乾くまでの期間を長引かせる[266]。

インフルエンザと水痘の流行が起こっても、治療しない場合でさえ、ほとんどすべての感染者は快復する（各々九九・九％、九九・九九七％）。しかし非常に少数だが、順調に回復していても何度も嘔吐を繰り返すようになる患者がいる。数時間後彼らは混乱し、うわごとを言い始める。数日以内に約四分の一が死亡する。この古典的なライ症候群の経過は、対症療法の危険性を示している。ライ症候群は、子どもたちに症状軽減のためアスピリンを投与した場合に起こりやすい。もっとも普通に見られるのはインフルエンザの場合であるが、それほどではなくても水痘にも見られる。そのほか麻疹、風疹、ポリオ、パラインフルエンザ、デング熱、それにコクサッキーウイルスによる病気等の、他の多くのウイルス感染症にも見られる[285, 655]。

しかし、対症療法を施したことによるこの悲惨な結果は、防御的症状を無効化したためなのだろうか。この疑問を分析するためには、アスピリンによって抑制される三つの症状、発熱、痛み、炎症について、再度よく考えてみなければならない。もし発熱がウイルスに対して身体を守る補助的作用をもっているなら、アスピリンで解熱させることは、ウイルスをさらに大増殖させて症状を悪化させ、少数の患者にライ症候群を起こさせるような一連の事態を誘発することにつながるだろう。ライノウイルスとは違ってインフルエンザウイルスは、感染している細胞が発熱体温下にあってもダメージが少ない[421]。もしアスピリンによって熱あるいは痛みを抑えてしまうことがライ症候群を起こす決定的な要因であるとすれば、アセトアミノフェンのような解熱作用をもつ他の鎮痛剤を用いた治療もライ症候群の原因となるはずである。しかし、アセトアミノフェンによる治療でライ症候群になることはない[434]。したがって、ライ症候群は防御的発熱あるいは防御的痛みのはたらきを単に妨害したことによって引き起こされるという仮説は、除外できる。

しかしアスピリンとは違って、アセトアミノフェンには炎症を軽減するはたらきはない。炎症反応はウイルスに対して次の二つの方法で防御する。（1）感染部位に免疫的防御のはたらきを結集させる、（2）血流を鈍らせて感染部位からのウイルス流出を遅くする。それゆえ感染とライ症候群との関連性に対する説明としては、アスピリンによる炎症反応の抑制を指摘できる。この仮説が正しければ、ライ症候群はアスピリンを用いなかった人たちでも、免疫不全、大量感染、あるいは特別に破壊力の強いウイルスによって防御力が破られた場合には、ときどき起こるに違いない。実際、ライ症候群の発生はアスピリンを使って治療された人たちに限定されない[285, 434, 790]。人間の免疫反応も、ウイルスの増殖が進むにつれてライ症候群の危険性が増加することに対応している。すなわちインフルエンザと水痘ウイルスに対する免疫反応は、ライ症候群を起こさなかった感染者よりも、起こした感染者により高いレベルで起こるのである[655, 165]。マウスを用いた実験もまた、宿主の防御が破られることがライ症候群が進展する要の一歩であるという考えを支持している。大量のインフルエンザウイルスをマウスの血流に直接接種すると、接種個体の大多数にライ症候群と同じ特質をもつ病気を発症させることができる[217]。同様に、人でもインフルエンザウイルスの感染で、ライ症候群が伴うときはより頻繁に、ウイルスの血流侵入が起こっているらしい[217]。ライ症候群による死亡は、脳の循環圧が亢進するために起こる。ウイルス感染がこの増圧をもたらす生化学的メカニズムは明らかでないが、組織と細胞機構に対する損傷が、最終的に圧力を高めるような不均衡をもたらすものと思われる。

マウスにおけるコクサキーウイルスの実験的研究[192, 900]によって、炎症反応の中和が感染を悪化させるという考えが支持されている。感染一〇日以内に抗炎症薬（類アスピリンサリチル酸塩、インドメタシン、イブプロフェン）を投与すると、ウイルス密度、死亡率、組織損傷が増加した。それ以降に投与するとその悪影響は減少した。未感染マウスに薬剤投与してもこのような時間依存性の悪影響がまったく現れないことを考え合わせると、他の効果を差し置いて薬の抗炎症作用がかかわっていることを意味している。

炎症妨害仮説は、ウイルスに感染中はアスピリンの服用を避けるべきであるとする現在の勧告を補強するものである。この施策によって、おそらく米国では毎年数百人の小児が、ライ症候群にかかるのを免れている[216]。しかし炎症妨害仮説はまた、対症療法に関するもっと広範囲な結論にも導く。すなわち他の抗炎症薬も、ライ症候群を起こす恐れのあるウイルス感染症の対症療法に用いるべきではないということである。この示唆について評価するにはさらに実験を必要とする。もしイブプロフェンのような他の抗炎症薬の投与がライ症候群とは無関係であるというデータが示されるなら、少なくとも右に示した単純な形の炎症妨害仮説は誤りである。私は、アスピリン以外の抗炎症薬に関してライ症候群がその投与量の増加と関係があるかどうかを評価する系統的な努力がなされていないということを承知している。しかし次の事例報告は示唆に富む。すなわち、二人の子どもが関節炎治療のために大量のインドメタシンと少量のアスピリンの投与を受けていたが、ウイルスに感染した後にライ症候群の特徴である嘔吐、嗜眠、昏睡に見舞われ、そして突然死した[522]。

実験動物に類ライ症候群を発症させることができれば、この考えを実験的に直接検証することができる。もし炎症反応の妨害がライ症候群を起こしやすくするのなら、アスピリン以外のさまざまな抗炎症薬（たとえばイブプロフェン、インドメタシン、フェニールブタゾン、トルメチン）を用いることによって類ライ症候群を起こす動物はその数を増やすに違いない。発熱と痛みをとる作用はなく、炎症反応を緩和する薬剤（たとえばフェニールブタゾン）を用いれば、炎症に加えて発熱と痛みをとることの相乗的悪影響についての評価も可能になる。

マウスにインフルエンザBウイルスを感染させて類ライ症候群を発症させる研究は、ウイルスがマウス体内で増殖を繰り返さないないので、この考えを検証するという目的に十分答えられるほどよく開発されたものとは言えない[957]。炎症妨害仮説は炎症がウイルスの増殖を抑制することに依存しており、さらにマウスの体内で増殖サイクルが起こらないのであるから、静脈注射による感染マウスがアスピリン投与後、ライ症候群による死亡率が高くなるとは誰も期待できないし、実際そうはならなかった[218]。インフルエンザAウイルス感染によるライ症候群誘発マウスモデルではほんの少し増殖を示したものの、インフルエンザBモデルにおいてはアスピリンがどんな効果も示さなかったので、研究者たちはアスピリンの効果を評価しなかった[957]。

ケナガイタチの体内では、インフルエンザウイルスの反復増殖サイクルが起こり、アスピリンはライ症候群における諸症状の発現を増加させる[247]。アスピリンの代わりにイブプロフェンを用いても、やはりケナガイタチは死ぬ。彼らの病状はいくつかの点でライ症候群に似ているが、ライ症候群の典型的な病型である肝異常を示さない[767]。インフルエンザ感染症に対するイブプロフェンの複合効果は炎症妨害仮説と矛盾しないが、アスピリンとイブプロフェンの効果に差異が見られるということは、これら二剤の独特の生化学的プロセスの違いにもとづく他の複雑な現象が、投与のマイナス効果の一因となっていることを示している。これらの効果が、人のライ症候群といかなる関連性をもつのかは明らかでないが、イブプロフェンのような抗炎症薬とライ症候群との間にどのような関連性があるのかということに注意を怠らないことが決して不当でないことを、十分に示している。これらの効果と以上の進化の論理は、大事をとって、少なくとも新たな研究が完了するまで、ウイルス感染症には抗炎症薬を避けるのがベストであることを示唆している。さらに一般的な結論は、何が対症療法として適切かは、治療によって影響を受ける症状が、進化的にどういう機能をもつのかに依存するということである。この結論は、種々の解熱薬を区別するのに、主として毒性と生化学的な活性速度を基礎にしている現代の典型的な考え方[660]に、もう一つ別の考え方を加えるものである。

こういう判断がごく一般の人々に与えるインパクトはわずかなものでしかないだろう。インフルエンザに起因するライ症候群患者はおよそ二万人に一人である[550]。しかし多数の人々が一般的な治療方針によって処方されると、ライ症候群患者は一〇年で数千人に及ぶと換算される。この数は、この問題についてもっと徹底した研究が行われるべきであること、そしてそのような研究が実施されるまでは、対症療法の適用にはもっと慎重さが求められてしかるべきことを十分に示している。

## 操られ症状とコレラ

人病原体の中には、明らかに自身の利益のために人を操る能力を進化させたものがある。コレラ菌（*Vibrio cholerae*）のおちいる困難を考えてみよう。人に飲み込まれた一群のコレラ菌は、圧倒されるような厳しい試練に直面する。まずはじめに、侵入者は胃酸の風呂につけられ、大量殺戮の憂き目に遭う。コレラ菌にとってそれは、中世の城の襲撃者に浴びせられた熱い油やピッチのようなものであり、生き残る見込みはずっと小さい。胃酸はそのような襲撃者がやってくるたびに百万ものコレラ菌を殺してしまう[495]。この要塞を突破すると、今度は別の侮りがたい任務、すなわち腸管の中で生存するのに大変よく適応し、侵略者たちを殺したり抑圧したりするメカニズムをもつ他の細菌集団との生存競争に直面する[189]。腸管の中の正常な細菌叢が大部分抗生物質により実験的に破壊されたりでもしないかぎり、侵略をもくろむ大方の菌にとって感染に成功する可能性は低い[102]。しかしここはコレラ菌にとって好都合な場所である。コレラ菌はプロペラ状の尾部とわれわれの臭覚に相当する器官を用いて、小腸の内壁にある割れ目を探しあてる。腸管内壁に取り付いたコレラ菌は、腸管細胞内に生化学的変化をもたらす毒素を放出し、そのため腸管内に大量の水と溶質の流動が引き起こされる[727]。この洪水はアルカリ性で塩分を含むので、競合する細菌よりもコレラ菌の増殖をうながし、競合する細菌を腸管外へ洗い流してしまう。重症コレラを発病して数時間以内に、便は濁った汚水状に変わり、その一リットル中には一千億ものコレラ菌がうようよしている[405]。比較的有能な城塞侵略者は城壁の上までたどり着くと、跳ね橋を落とし、城壁をしっかりとつかむ一方、洪水を起こして城門からもとの居住者たちを洗い流し、城を侵略者と城壁をのぼっている他の仲間たちの支配下におく。これら侵略者たちは繁殖のための資材と資源を略奪し、おそらくは一兆を越える子孫を別の城を侵略するために城門から送り出す[334]。城とその中身は徹底的に破壊されるもののの、侵略者の総数が増加するか維持される間、戦略はいつまでも維持される。

コレラ菌について研究している微生物学者たちはコレラ毒素の機能について、それぞれ独立に、ほとんど同じ解釈に（中世的な隠喩を用いることなく）達した[66, 334, 405, 707]。しかしながら、一つよく理解されていない点は、そこにかかわる進化過程の複雑さである。この説明は、侵略成功後、より少量の毒素しか産生せずに他者を「だました」コレラ菌が競争上有利となる、と暗に仮定している。毒素は、コレラ菌が腸管内部の洪水に耐えることができない病原体種に打ち勝って蔓延するように作用するが、毒素産生は高くつく。つまり、毒素をほとんど、またはまったく製造しない系統とより多くの毒素を製造する系統を、以上に述べたような毒素の恩恵が発揮できない培地上で共存させると、前者の増殖力がまさる[67, 69, 444]。コレラ菌集団がいったん腸管内に定着すると、毒素をより少量しか分泌しない集団内の一群の個体は、集団の他の者たちが残しておいた資材を生存と増殖用に活用できるというわけである。

この議論は、コレラ毒素の産生が（ウィルソン[1147]の意味で）一種のグループ淘汰を通じて維持されているという考えを示している。すなわち、少なくともいくらかの毒素産生者を伴って腸管に侵入するコレラ菌グループのみ、腸管感染に成功すると期待される。事実、毒素を産生しない変異体だけからなるグループは感染状態を定着させることが不得手で、腸管侵入後数時間以内にその数は極端に少なくなる[67, 68, 1001]。同様に、経口摂取されたコレラ菌グループは、もし彼らが集団レベルでたっぷりと毒素を産生するなら、容易に感染を成立させるだろう[1001]。

大部分の病原体にとって、このような競合的な淘汰圧はたぶん重要ではない。なぜなら外部環境における混合はわずかでしかなく、一人の体内にいる病原体は互いにきわめて近縁だからである。それゆえ、宿主体内の病原体グループ内における利害対立はわずかで、それは身体の細胞間における利害対立がわずかでしかないのと同じである。しかしコレラ菌はしばしば水によって運ばれるので、人の地域集団に感染しているコレラ菌は頻繁に混合される。だから人に感染を起こす分量のコレラ菌は、人の地域集団中に見られる遺伝的に異質なコレラ菌のサンプルである傾向が強いに違いない。自然淘汰がグループの繁栄に寄与する形質を有利にするのは、このような頻繁な混合と小グループへの分断という条件下においてである[1147]。

もしこの議論が正しければ、個々の宿主の体内での感染の進行に伴って、毒素をより少量しか産生しないコレラ菌が、大量の毒素を産生するコレラ菌に取って代わるはずである。その結果、毒素の産生は、感染初期のコレラ菌の方が感染後期のものより盛んであり、この傾向はとりわけ感染定着するグループが毒素をふんだんに産生するものであるとき著しいはずである。哺乳マウスはコレラ菌系統が人に病気を起こす潜在能力を示す優れた指標となるので[1001]、マウスを使った実験データがこの予測を評価するのに使える。古典型系統のコレラ菌に感染した早期に分離された株は、二～四日後に分離された株よりも強く、毒素産生の主要兆候である水分の蓄積量を増大させた[1001]。興味深いことに、この傾向はそのデータを収集した研究者たち自身が期待したものとは逆で[1001]、どうやら彼らは、グループとしての定着が進展してグループ内の競争に変わるような淘汰圧の変化よりも、感染が成功するのに必要な病原性の見地から問題をとらえていたようだ。感染している間に毒素産生が減少する傾向はエルトール型コレラ菌系統ではなかったが[1001]、この系統は古典型系統に比べ毒素を少ししか産生しない傾向があった[511, 1081]。高い毒素産生レベルはグループの侵入定着を促進するように見えるが、いったん定着するとその障害となる。毒素産生における同様な減少は、毒素の放出により下痢を引き起こす他の細菌でも生じる[189]。

これらのトレードオフを考えると、コレラ菌が毒素産生を微妙に調整する能力を進化させていると予想される。実際、そうなのである。毒素産生は、コレラ菌の乗っ取りに役立つそのほか数種の変更とともに、腸管の中での生存に特有の合図に反応して、調整される[727]。しかしたとえ毒素産生が複雑な管理システムによって条件的に制御されるとしても、毒素産生はさまざまなコレラ菌でそれぞれ異なったレベルで開始される。たとえば古典型コレラ菌は染色体のいろいろな座位に毒素遺伝子のコピーをもつ典型で、この配置によって高い毒素産生レベルが生じる。エルトール型コレラ菌はこのような座位を一つしかもっていない[543, 762]。しかしながらエルトール型の各系統は、それぞれ、この一座位内からの指令の反復の程度が異なり、結果として毒素の産生量が異なる。エルトール型系統の毒素産生レベルは古典型コレラ菌に比べて一般的に低いが、エルトール型系統をマウスで植え継ぐと、毒素産生を増大させるように進化させることができる。病原性に遺伝的変異があるというさらなる証拠は、毒素産生をコントロールする遺伝子を転位させたりそのはたらきを中和することでわかり、このような改変により毒素産生量を二、三倍からおよそ一〇倍まで変化させることができる[444, 558]。

毒素によって誘発され下痢を起こす分泌活性が防御的であるとは考えにくい。感染した人たちは下痢によってあまりにも多量の体液が失われ、そのために障害を受ける。もし毒素によるこの間接的な影響が遮断されるなら、死の危険はなくなる。実際、水分補給溶液を飲ませて体液喪失を補えば、コレラによる死亡はほとんどなくなるのである[482]。

もしコレラ毒素に対する分泌反応が一つの操られであるなら、この操られに対する宿主の防御が自然淘汰によって選択されると期待してよい。しかしながら、分泌反応は自然界に広くゆきわたっている他の毒素類に対する防御でもあるから、このような防御は存在しない。下痢反応という分泌作用が現している局面は、そのような毒素が組織あるいは細胞機構に損傷を与える前にそれらを薄めたり排泄するのを助けることにあるのだろう。いったん、分泌反応がいくつかの毒素に対する防御としてはたらくと、コレラ毒素に対する感受性を低下させて得られる利益よりも、他の毒素攻撃を受けることの不利益が上回るから、コレラ毒素に対する非感受性を進化させることは大変困難である。

以上を考え合わせると、コレラ菌によって生ずる下痢は、この細菌の伝播を促進するための宿主の操られであると見ると、もっともよく説明される。この結論は治療に関係がある。下痢を軽減する対症療法は感染者を助け、かつコレラ菌の蔓延を防ぐに違いない。たとえば、アスピリン、インドメタシン、あるいは他の抗分泌性薬を用いた治療は、分泌液の流出を起こす一連の生化学的反応を遮断することができる[332, 492, 524, 846, 1095]。そうすることにより、このような薬剤は患者を脱水から守り症状を軽減させる一方、もっとも病原性が高い細菌の拡散を減らす。

対症療法における主流の一つは、経口水分補給療法と呼ばれ、糖分と塩分を含んだ溶液を飲むよう奨励して喪失水分を大幅に補充することである。この種の治療はコレラ菌の放出を減らすというよりも、むしろ増加させる可能性がある。この療法により下痢を切り抜けた患者は、感染初期に死んでしまった患者よりもより多くの病原体を放出する。さらに、生存患者においては標準的な経口水分補給療法が下痢の期間を短縮することも、その量を減少させることもない[482]。しかしながら、分泌を抑制する薬やその他の物質を併用した水分補給療法は、病人にとって有益であると同時に病人から病原体が伝播するのを抑制できる。研究者たちはこの目的によくかなった成分、すなわちデンプンを見いだした[482]。たとえば米デンプンは腸管内への体液の流出を減らすことによって下痢の期間を短縮し、排便量を減らす[877]。これらの減少が感染の間に放出される微生物の総数の減少と関係があるかどうかを決定するためには、測定を行う必要がある。もし関係があるなら、このような対症療法は患者を助けると同時にコレラ菌の蔓延も防ぐことができる。

下痢と発熱を伴う病気は、しばしば食欲不振とも関係している。理論上この食欲不振は下痢や発熱と同じく、もし宿主が病原体を餓死させてしまうように食物摂取量を減らしているのなら、防御の一つでありうる。あるいは、もし宿主の食物摂取量の低減が病原体に対する免疫的ないしは生理的な防御を起こさせる能力を低下させるなら、食欲不振は病原体による宿主の操られである。さらにもう一つ、それは宿主も病原体も利することのない、副作用でもありえる。患者に対する支持介護上のデータは、少なくともいくつかの下痢症に対して、これら三つの仮説の最初のものは否定できることを示している。感染期間中、患者に食物を与えると病気の激しさや期間を低減する[419]。これらの病気に対して操られ仮説と副作用仮説は依然として有効である。もし食欲不振が操られであるなら、患者に食物を与えることは患者の回復を増進するだけでなく、病気の蔓延を防ぐことにもつながる。もしこの二重の利益が生じるなら、この介入法にもっと投資することが正当化されるだろう。

病気の生化学的なメカニズムについての進化的評価は、ときに、病気の化学的原因らしく見えたことが実はそうでないことを教えてくれる。エドマンド・ルグランド[634, 635]は、リポ多糖体についてこの結論にたどり着いた。これら部分的に脂質であり部分的に糖である化合物は、多くの細菌の細胞膜から突き出ており、発熱、血液凝固、食欲不振、炎症の引き金になるので、一般的に障害作用をもつ有毒物であると考えられている。ところが反対に、いくつかの事実によると、これらリポ多糖体はわれわれが細菌性の侵入者を察知して破壊するのを助けることが示唆されている。ルグランドが強調するように、リポ多糖体類に対する個々の反応は細菌の侵入に対する防御のはたらきなのだと思われる。これらの反応はもし抑制管理されなければ有害となりうるけれども、リポ多糖体類はこれらの症状を抑制し続ける化学物質産生の引き金ともなる。リポ多糖体類はおそらく、宿主に侵入したり宿主を操るために細菌がもっている道具ではないだろう。なぜならリポ多糖体類は、細菌類の基本的な分類群の一つで、寄生性があるかどうかにかかわらず、すべての種に共通している。むしろ、これら化合物は細菌類の細胞膜の基本的成分であり、われわれの身体が有効に使えるアキレスのかかと、すなわち弱点であるように思われる。

## 操られと防御の同時作用

以上述べたことは、症状を適応から解釈するのがいかに複雑であるかを示している。しかしさらに別の非常な複雑さがある。つまり一つの症状が宿主と宿主に感染している病原体の双方にとって、同時に役に立つことがある。

赤痢菌（*Shigella*）は、腸管内壁の細胞に侵入することにより血便を引き起こす赤痢の主な起因菌である。赤痢菌は侵入性が高く、それが引き起こす下痢が防御であるとともに操られでもある可能性を浮かび上がらせる。この場合下痢は、赤痢菌と腸管内壁との接触時間を減らすようにその菌を洗い流すことになるから、患者の利益となる。接触時間の減少は腸管組織の破壊を減らすと同様に、他の組織への侵入も減少させるに違いない。この下痢防御仮説は塩酸ジフェニルオキサレートとアトロピンを実験的に投与することによって検証された。ローモーチルという商品名で市販されているこの薬は、腸の運動性を抑えることにより下痢を緩和する。もし腸の運動性が危険な赤痢菌を洗い流しているのであれば、この対症療法は宿主に傷害を与えるに違いない。それはまさに起こったことだった。未治療患者が回復した後も、治療を受けた患者はなお病気のままだったのである[276]。

しかし下痢はまた伝播を促進することになるから、赤痢菌にとっても利益となる。この利益を実感してもらうために、私が繰り返し行ってきた簡単な実験をしてみるようお勧めしたい。この次公共トイレに行ったら、一メートルほどトイレットペーパーを犠牲にして、便座の上に平らに置く。そして水を流す。トイレットペーパーに無数の水滴がついたのに気づくだろう。便一ミリリットル中に数百万の細菌がいることを思い浮かべて欲しい。あなたの前にトイレを使った人が水様下痢患者であれば、水を流す直前まで一〇億もの細菌が便器一面にいたのである。水を流したとき数千の細菌が便座の上に飛び散ったであろうし、二百個よりも少ない細菌が口の中に入っただけで病気を引き起こすのである[277]。便座に手が触れないように、あるいは便座に触れた身体部分に手を触れないように、どれほど注意しているだろうか。トイレから出る前に手をきれいに洗って細菌の裏をかいたと自己満足しているかも知れないが、手を洗った後に蛇口に触らなければならなかったはずである。あなたの前にトイレを使った人を考えてみよう。その人の指が蛇口に触る前、その指は多孔性のトイレットペーパーの一方の側にあったのだ——とてもではないが、安心できるものではない。ことに公共トイレのペーパーの品質を考えれば、なおさらである。

生活の質の向上を図るためには、このトイレ伝播を阻止することが大変重要であるにもかかわらず、これについての科学的研究はほとんど発表されていない。もちろん、これはもっとも魅力的だといえる研究環境ではない。それにもかかわらず、英国の科学者R・I・ハッチンソンは、D群赤痢菌（*Shigella sonnei*）によって下痢症が流行したときに、四箇所の公共トイレと一軒の人家で献身的に科学的研究をやり遂げた[513]。彼女は採集便座の約三分の一からD群赤痢菌を検出し、下利便は便座を汚染するが固形便は汚染しないことを実験的に示した。保育園の子どもたちの約半数は腰掛けているとき便座に触り、その三分の一は手を洗う前に顔や口に触った。指の汚染は、便が液状であれば試験した五種類のトイレットペーパーの全部で、固形便であっても四種類のペーパーで起こった。D群赤痢菌はトイレの条件下で低湿度、高温、間接日光にさらされて二、三日生存したが、高湿度、低温、日光がほとんど入らない状況では数週間生存した。したがってこの病原体の大発生は、後者の状況が満たされる冬期に起こった。

それゆえ赤痢菌によって起こる下痢は、宿主と寄生者の双方に有益なものとするともっともうまく説明できる。このような双方に利益のある症状は、進化的に比較的安定となるから、ごくありふれたものであるに違いない。単に操られであって防御的でない症状は、宿主に操られを免れるような淘汰圧を加えるはずである。単に防御的である症状は寄生者に、防御を打ち破るような淘汰圧を与えるはずである。症状が寄生者と感染した宿主の双方に役立つとき、これらの淘汰圧は減少する。敗者は下痢の結果感染する人たちである。しかし敗者の損失は（感染者が前の感染者の親戚縁者でないかぎり）寄生者と前の宿主によって演じられる進化のゲームに影響を与えない。

しかしながら、彼らの損失は政策決定と関係している。症状が寄生者と宿主の双方に利益をもたらすとき、対症療法は難しい微妙な社会問題となる。症状を緩和することはその患者に害を与えるが、病気の蔓延を抑制することができる。治療をするかどうするかの決定は難しい。治療によって被ると予想される患者への害と、さもなくば病気にかかる他の人たちが受けると予想される利益とを、比較してなされなければならない。感染している人たちが衛生的処置をきちんと実践できない場合には、トレードオフは対症療法を行う方に傾く。感染者が他の人たちから隔離されている場合には、トレードオフは治療を差し控える方に傾く。

このような決定はまた、病気に対して対症療法とは違った方法によってどの程度対処できるかについても考慮しなければならない。防御的症状は結局その患者を助ける可能性が高いとはいえ、幾分かの対価を伴う。たとえば、発熱は組織に損傷を与え、下痢は貴重な体内の塩類や栄養分を喪失させる。もし防御的症状を中和すると同時に効果的な抗生物質の投与がなされれば、これらの対価を支払うことなしに病原体を排除できる。抗生物質の効果が全体として防御的症状がもたらす全般的な効果よりも優れているかぎり、その投与は好ましい。一つの問題は、われわれが対症療法の対価についてまだ十分知らないことである。また別の問題は、病原体が抗生物質耐性を発達させ、そのことが防御的症状の代わりとしての抗生物質の効力を低下させ、薬量を増やす必要が生じ、それゆえに同じレベルの防御を行うためには患者の対価（すなわち抗生物質の副作用）も増えるというところにある。症状のもつ機能に十分注目してこなかったため、現在それへの知識が欠けており、ひいては、医者も患者も、治療法の決定の結果妥協点をどこにとったらよいかという十分な知識もないまま、決定を行わざるをえないことになっている。

下痢についての現在の情報から、対症療法について包括的な一般化を行うよりも、寄生者‐宿主のあらゆる組み合わせを個々に分析することが必要だということがわかる。ある特定の病原体とそれに関連した特定の症状に限定して考えた場合でさえ、ある薬剤を用いて症状を治療することは有害でも、別の薬剤ならば許されることがある。右に述べたように、赤痢菌感染症の下痢を治療して腸の動きを制限すると、病状を悪化させる。しかし、次サリチル酸ビスマス（bismuth subsalicylate、ペプトビスモルという商品名で市販されている薬剤の活性成分）を用いて下痢を治療しても、どんな悪影響も認められなかった[278]。

対症療法におけるこの違いは、下痢という防御作用に代わって機能するビスマス製剤の腸管被覆効果と抗菌活性によるものと思われる[262, 401, 426]。しかしこの違いには、もっと基本的な原理を反映した別の面がある。ある特定の症状というものは、別個の分離できる要素からなっている。赤痢菌による下痢は腸管内容物の激しい動きと腸管内壁の細胞からの分泌物の増加により起こる。激しくなった動きへの対抗処置をとることによって赤痢による下痢を抑えることは、防御としての症状を妨害することになるだろう。しかし次サリチル酸ビスマスを用いて腸管中に流出する体液を減らしても、病気の予後を悪くすることはない[299]。したがって赤痢菌感染症の体液の分泌は、コレラの場合と同じく、病原体による伝播のための宿主生理の操られなのかも知れない。対症療法により分泌活動を減らせば、効果的な伝播のために必要な便の流動化を減らすことになり、病原体に害を与えるだろう。しかしながら脱水症状は、たぶん宿主にも赤痢菌にも、そしてさらに言えばコレラ菌の場合にも、双方に有害な副作用である。これは、人が物理的に病原体を伝播しうるチャンスを減らすことにより（たとえばもしその人が死んだり、あるいは重篤化して動けなくなった場合）病原体に害を与え、身体組織の体積と溶質濃度を低下させることにより人に害を与える。

これまで下痢に焦点を当てて考えてきたが、ほとんどの症状に対しても同様の議論を行うことができる。たとえば、呼吸管から病原体を追い出す咳は、おそらく病原体を他の人に伝播させるのに役立つ。しかし病原体からさらに損傷を受けないようにその人を守るのにも役立っているだろう。後者の可能性を評価するのが難しいのは、発熱についてすでに述べたことと同じである。たとえば病院では、バルビツール酸系催眠薬を処方された患者がよく肺炎を起こし、しかも進展が速い[283]。この結果は、バルビツール酸が咳を抑えてしまうためか、白血球の遊走を抑制するためか、あるいはその両方が原因であるだろう[283]。

## 非感染症の症状

病気が感染性の病原体によるものでないなら、症状の解釈はもっと単純である。病気が微生物に起因するものでないなら、その症状は微生物による操られではあり得ない。このような状況下では、明らかに防御としての機能がいちばんありえるから、対症療法は全体として有害なものであると言えそうである。それほど確かではないが、防御的機能であると認識すれば、あまり症状を訴えない人たちにももっと注目するようになるだろう。

マージー・プロフィットは最良の例を二つ示している。どんな父親、母親でも親であることには自ずと気分を滅入らせる部分があるが、まず母親がそれを経験する。しばしば悪心、嘔吐、多くの食べ物に対する嫌悪感が、妊娠して一ヵ月もしないうちに始まる。プロフィット[870, 872]はこの問題に進化学的なメスを入れて、これらの症状が環境中の毒素から成長中の胎児を保護する防御の現れである可能性を評価した。成長中の胎児は発達の間、細胞が多くの重要な組織をつくっていくから、とくに毒素に傷つきやすい。もし毒素が成人の細胞中に突然変異を起こしても、一般にその細胞が犠牲になるだけで、ほとんど害とならない。しかしもし毒素が胚細胞あるいは早期胎児の細胞中に突然変異を起こしたなら、発達中の胎児の数百万の細胞にその変化が伝わり、重大な奇形を起こすことになる。プロフィットは、吐き気の引き金となる食物は突然変異を起こす成分を含んでいる傾向があるということを最初に明らかにした。そして彼女は、流産を比較することによってこの吐き気の効用を分析した。妊娠病に少ししか、あるいはまったくならなかった妊婦は、嘔吐を起こさせるほどの妊娠病にかかった妊婦の約二倍多く流産していた[872]。吐き気は症状的防御であり、この防御が妊婦によっては不十分であることを認識すれば、開業医たちはよりよくアドバイスできるに違いない。吐き気を抑えたり無視するよう妊婦を指導するのはおそらく有害である。進化に聡い医者ならば、これらの不快な感覚がおそらくは保護的機能をもつことを病人に伝え、有害な化合物を含む可能性の高い食品を避けるよう助言するだろう。

プロフィット[871]はもう一つの、一般に何の役にも立たない副作用と考えられているありふれた反応であるアレルギー反応に、同様な進化学的考察を加えた。アレルギー反応の構成要素と調節の複雑さを考えると、なぜこれがそんなにも多くの種において進化し維持されているのかを見きわめる必要がある。アレルギーは時に命を脅かすが、宿主の健康を著しく損ねたり宿主を殺したりするのはごく少数のアレルギー反応機構だけだから、一般的には防御的であると思われる。アレルギーは、免疫グロブリンE（IgE）によって引き起こされるが、これは他にははっきりした機能が確認されていない抗体の一部類である。プロフィットは、IgEが発ガン性をもつ可能性のある化学物質と結合した後でアレルギー反応の引き金を引くことに気づいて、アレルギー反応はこれらの化学物質の排出を補助できる（たとえばくしゃみによって追い出すことによって）、あるいはいったん身体に入った化学物質の移動速度を落とし隔離するのを補助できる（炎症反応を起こさせることによって）と主張した。

この主張に従うと、アレルギーの程度が違う人たちは、癌を進行させる危険度も異なる。しかし、癌とアレルギーの関係を予測するのはあまりに複雑すぎる。アレルギーがより激しいのは、生まれつき強いアレルギー性防御を発動する能力をもっているためでありえる。この場合、強いアレルギー反応を示す人たちの間では癌になる人が少ないと期待される。あるいは、激しいアレルギーは、危険な化学薬品により多くさらされる人たちにより強く起こるはずである。危険物質に多量にさらされるということは、アレルギーを起こす多量の化合物が周りにあるためか、またはより安全な無毒化のメカニズムを用いてこれらの化学薬品を中和する身体能力が低下したためでありうる。このような状況では、より強いアレルギー性防御を示す人たちの間で癌が多発すると予想される。

二〇を越えるいろいろな研究が、アレルギーが癌と関係をもつかどうかを調べた。大部分の研究はアレルギーになりやすい人たちは癌にかかりにくいことを示しており、少数の研究は癌にかかりやすいことを、残りの少数の研究は関係がないことを示している[871]。アレルギーと癌との間に関連性が見いだされる傾向があることは、アレルギーは防御反応であるという考えを支持するものである。もしも大部分の研究が無関係だとする結果であったなら、この仮定は説得力がなかっただろう。しかし少数の研究のみが無関係だという知見が得られたにすぎない。これらの研究においては、前述した二つの強いアレルギーの原因が互いに相殺していたものと思われる。すなわち、ある人たちは強いアレルギー反応と、「高レベルの」癌原物質にさらされて癌にかかりやすい「高い」危険性をもっていた。また、強いアレルギー反応と、「どんな特定レベルの」癌原物質であってもこのアレルギー的防御がそれを上回る効果を発揮して身を守るので、癌にかかりにくい性質をもっている人たちもいた。

これらの洞察が治療方針にどのように影響を与えるだろうか。そして今後どのような影響を与えるだろうか。この疑問に対する答えを想像してみるために、交通を学んでいる宇宙人の学生が１９４０年の典型的なアメリカの町に見学にやってきたと想像してみよう。彼はパトカー、消防車、乗用車、トラックを注意深く研究し、これらの自動車が社会においてそれぞれ異なった機能をもつことを容易に理解する。しかし彼は、何かはっきりした機能をもたず、爆発を起こす傾向があり、時には人々を傷つけるような乗り物がいくつかの工場でつくられるのを目にする。その異星人は、人々がこの乗り物を組み立てるため一生懸命にはたらいているけれども、これらの乗り物は本質的に何の価値ももっていないと結論する。たぶんそれらの乗り物は、人里離れた地域ではっきりしない目的のために使われるときには何らかの小さな楽しみを提供するのであろう。異星人は善意で、これらの車を改造して、爆発しても華やかに見えるが誰も傷つけることのないようにしようと決心する――だがきちんと機能するアメリカの戦車がなかったなら、ヒトラーはあの戦争に勝っていただろう。

多くのアレルギー研究者たちは、これらの考えをあまりこころよく思わないだろう。結局のところ、論理的に考えるなら、アレルギーに関する研究の主な精力は間違ったところに注がれてきたのだ。アレルギーに対する現在の研究助成は、免疫システムのアレルギーを起こす部分をはたらかないようにする革新的な研究の発展に対して行われている。たとえば一つの取り組みは、体内をＩｇＥに結合する受容体で飽和させることによってＩｇＥの活性を無効にすることをめざしている。ＩｇＥがいったん結合してしまうと、ＩｇＥはもはや白血球と結合してアレルギー反応を起こすことができない。したがってアレルギー反応を起こさなくすることは、人を助ける代わりに、癌による死亡といったより大きな脅威を受けやすくする。この分野に従事する多くの研究者の態度は、おそらくあの異星人にひけをとらず善意に満ちている。

障害となるようなアレルギー反応のないマウスは明らかな免疫不全を示さない、と指摘して、ある国立衛生研究所の研究者はよくある見方をこう要約して見せた。「たぶんこれらの細胞は何らかの免疫的防御と関係があるが、それほど重要なものではない。たとえ（アレルギー反応に組み込まれている）この受容体を抑制しても、実際上問題はない」[1129]。研究者たちはたぶん、的確な時に的確な場所を見ていないのだ。もし異星人がアメリカ内でのみ戦車を見たなら、第二次世界大戦中のヨーロッパにおけるその価値を目の当たりにすることはなかっただろう。免疫システムのアレルギー構成部分を中和することが直ちに免疫的な脆弱性をもたらすことはないとしても、何年か後に癌や他の突然変異が原因となる病気の発生率を増加させるかも知れない。

経済的な配慮や既得の利害関係を考えれば、プロフィットの論文は議論のあるところであり、アレルギー研究と臨床の現状に直接的な影響を与えることはないだろう。もしアレルギー反応が広範囲に抑制され続けるなら、追加のテストの機会となる。彼女の仮説には確固たる進化的基礎があり、その帰結が正しいなら、医療によってアレルギーを抑えられた人たちの癌の発生率が高いかどうかを確認するための長期的研究に投資するだけの価値が十分にある。

プロフィットの考えが正しいとしても、適切な治療を行うのに決定的に重要な疑問に答えるためには、さらに厖大な研究をする必要がある。生まれつきの感受性の違いではなく、アレルギー反応の変異が、アレルギー原因物質のさまざまな脅威に対してどれほど責任があるのだろうか。強い反応のどれが過剰反応なのだろうか。もしある人がアナフィラキシー（過敏性）ショックで死亡したなら、アレルギー反応の代価はたしかに生じたかも知れない救命の利益を上回る。必要なのは治療しないで受ける損害と比較しての、治療による損害を予測する能力である。

この節の最初で私は、寄生者によるのでない病気の場合には操られ仮説がしばしば成り立たないので、解釈が単純化されると述べた。しかしアレルギー反応の中には操られと言えるものがあり、また操作であると同時に防御でもあるものもある。ハチに刺された場合がよい例である。ハチによって注入される毒液は、アレルギー反応のマイナス効果を別にすれば、有害な作用をもたないとも考えられる。そうであれば、アレルギー反応は完全に操られであり、その反応を抑制することは有益なはずである。しかしその毒液が有害な直接効果をもっていたらどうなるだろう。毒液が何らかの組織破壊を起こすとしてみよう。この場合も、アレルギー反応はなお操られである。ハチは刺した相手の行動を操って、ハチのコロニーに危害が加えられないように毒を進化させたのである。しかし毒物が使われるのであるからハチの脅威は実際のものであり、アレルギー反応には利益があるだろう。問うべき疑問はあらゆるアレルギー反応に対して問われるべき一般的な疑問の特殊版である。もしアレルギー反応を抑制するとして、アレルギー反応のマイナス効果が毒液のマイナス効果を上回るのはどの点だろうか？

通常のアレルギー反応の多くは操られでありうる。植物組織の中にある副次的な成分に対するアレルギー反応は、脊椎動物がその植物を踏みにじったり食べたりするのを減らすための操られでありえる。ほこりダニとその死骸や糞に対するアレルギー反応は、ほこりっぽいところから人を退散させることになるだろうし、くしゃみは鼻腔の窪みからほこりダニを救い出すことになる。アレルギー反応の一般的な進化論は、このような疑問を明らかにし解決するための明白な枠組みを提供するのである。

## 帰無仮説——副作用としての症状

この章の冒頭で私は、症状というものは宿主に備わる防御でもなければ寄生者による操られでもなく、むしろ宿主にも寄生者にも利益のない、感染の結果として生じる副作用であるかも知れないと述べた。だが症状の治療はそれほど重要ではないと多くの人に思われがちであるにもかかわらず、症状が副作用であるという証拠は、それが防御である、あるいは操られである証拠よりもさらに少ないのである。

曖昧性がもっとも少ない副作用の例は死である。死は、防御と考えるにはあまりにも劇的な方法なので、極端な状況下を除いて、防御の方法とは見なせない。そうした例の一つについては第4章で述べる。同様に、腐肉食性の共食いや捕食によって伝播が起こる場合のように死が伝播を促進するのでないかぎり、死が病原体を利することはまれである（第4章参照）。

症状は副作用であるとする説が証拠を欠くのも驚くにはあたらない。科学的専門用語で言えば、それは帰無仮説である。帰無仮説を受け入れるためには、作業仮説、この場合には症状は防御であるとする仮説と操られであるとする仮説が否定される必要がある。作業仮説の検討はまだ限定されたものにすぎないが、目下のところ帰無仮説が受け入れられるのは非常にまれな条件下においてでしかない。そして、「ただ症状を治療しているにすぎない」という非難を正当化するためには、まさにこの帰無仮説が必要なのである。

# 第3章 媒介動物、垂直感染、病原性の進化

## 動物媒介性寄生者の病原性

### 仮説的トレードオフ

熱帯熱マラリアはなぜ致命的で、普通の風邪は軽くてすむのだろうか。この答えを見つける第一歩は、まず、病原性の各レベルに伴うトレードオフを明らかにすることである。はじめに、宿主の移動に伴って伝播する寄生者を考えてみよう。たとえば鼻風邪を起こすライノウイルスは、鼻腔に沿って並んでいる細胞の内部で増殖し、鼻風邪を起こす。このウイルスはこれらの細胞から鼻の分泌物の中に入り込み、鼻汁やくしゃみに混じって外に出てくる。鼻水を指で抑えると、握手や借りた鉛筆を介して他の人の指にくっ

つく。こうして汚染された指で鼻を触ったり、くしゃみの飛沫を鼻から吸い込んだりすると、運の良いライノウイルスは成長に都合のよい新たな場所を手にすることになる。この二つのルートのいずれが起こるにせよ、宿主の移動性が不可欠である。もしウイルスがあまりに数多く増殖し、その人が重病になって家にとじこもったままになれば、その人の鼻からその日に放出された何千というライノウイルスは、外界にさらされて分解し死んでしまう運命にある。いくばくかのウイルスはおそらく介護にあたる配偶者に感染してなんとか生き延びるかも知れないが、このような伝播は、とりわけ配偶者も動けなくなってしまえば、大きな成功とはいえない。ライノウイルスにとって、人の移動を損なわないことが伝播の可能性を高めるのである。

したがって、われわれの鼻中にいるライノウイルスの増殖は厳しく制限されている。増殖できるところは、鼻腔にある多くの細胞のうちの、わずかな部分に限られている。数少ない細胞がスポット的に感染し、近辺の細胞は決して感染しない。多くの細胞を隔ててまた感染したスポットがあるといった具合に、鼻腔内膜全体にわたってそのパターンが繰り返されている[238]。顕微鏡で見ると、感染した細胞ははっきりした損傷を受けているようには見えない[1149]。このように、増殖が厳しく制限される結果、ライノウイルスの感染は人間の感染症の中でもっとも穏やかである。ライノウイルスによる死亡患者例が報告されたことはない[75]。

しかし、ウイルスがたとえば蚊によって伝播される場合はどうだろう。もし蚊によって媒介されるウイルスが、宿主がそのため病気で動けなくなるほど激しく増殖したとしても、このウイルスにとってさほど不利はなく、適応度の上からは有利となる。媒介動物（この場合蚊）が病人に到達できるかぎり、媒介動物はその病原体を病気で動けなくなった感染者から健康な別の人に伝播することができる。実際、ウサギとマウスを使った実験によって、病気になった動物は蚊の刺咬から逃れにくくなるので、病気によって病原体がより容易に蚊に伝播することが示された[220, 221, 1106]。倫理上、人間を使った比較実験は制限されるが、限られたデータによると同様の傾向が示唆されている。つまり、人が腕を動かさずにじっとしていると、蚊は長い時間吸血できる[639]。このことからわかるように、ウイルスが宿主の体内で大いに増殖し宿主の動きを鈍らせることは、寄生者にとって不利よりも有利な点が多い。さらには、もし寄生者が動物媒介性で、繁殖力が強く、宿主の身体全体に広がるなら、もっと有利である。病原性の比較的低い病原体に比べて、病原性の高い媒介性病原体は血液中や培養細胞中で高密度になり、その結果蚊はより多くの病原体を取り込み、感染を受ける頻度が高くなる傾向がある[172, 240, 450, 754, 893]。したがって病原体が脊椎動物宿主の体内で全身に増殖して広がれば、吸血媒介動物が感染する確率を増加させる。もし全身的な広がりがなければ、媒介動物は宿主が感染している局所のごく近くで刺咬しなければならない。要するに、脊椎動物の体内で猛烈に増殖する媒介性寄生者は、大勝利するのが当然なのである。彼らは適応度の上から不利はほとんど被らず、多くの有利な点ばかりを得るのである。

## 媒介動物と人の病気の致死性

右に示した仮説から、容易に検証できる予測が得られる。つまり、刺咬性の陸生節足動物により伝播される寄生者は、人間や他の脊椎動物などの宿主の中で著しく病原性が高いに違いない。私はこの予測を、通常人に感染するウイルス、細菌、そして原虫に当たって検証した。この予測を人に適用するにあたり、病原体は人から人へと伝播することにより進化的に形づくられてきたと仮定する。それゆえ、人から人へ、まれにしかあるいはまったく伝播しない病原体は考慮しない。この条件に加え、土壌や水といった外界環境において著しく増殖する病原体、あるいは傷病や医療処置と関係するような非自然的な状況下で病気を起こさせる病原体も除外する。さらに胃や腸管の中に棲む病原体も対象外とする。というのは、それらの病原体は宿主の組織だけに依存せず、腸管内の食物に頼って生きているからである。さらに、次章で考察するように、下痢を起こす病原体の中には、媒介性節足動物に相当するものによって伝播されるものがあり、これは病原性に影響を与える。

ほとんどの病原体について、それが媒介性か非媒介性かという分類は比較的簡単である。一つの例外はペストの病原体（*Yersinia pestis*）である。この病原体はノミと呼吸器分泌物の両方によって伝播されるので、ここでは議論の対象から外すことにしよう。

病原性の区分はこれよりちょっとややこしい。なぜなら、特定の症状の強さが必ずしも感染の強さの指標にはならないからである。高熱などの症状の強さは、病原体が宿主の体内で効率的に処理されていることを示しているのかも知れない（第2章参照）。これに対して、もし感染により死亡したなら、その感染は病原性が高いと言ってまず誤りはないだろう。したがって無治療感染者百人当たりの死亡数（致死パーセント。詳細はイーワルド[306]を参照）を病原性の指標として用いた。

病原性の指標として死亡を用いたからといって、死亡が病原体に利益をもたらすものであるとは考えていない。むしろ死というものは、時たま起こる副作用であり、たいていは寄生者と宿主の双方にとって犠牲が大きい（第2章参照）。より強く宿主を食い物にする病原体ほど死をもたらすことが多いに違いないが、それでもその頻度は低い。しかし、宿主への感染によって宿主が寄生者を排除する強力な免疫反応の引き金が引かれるから、高い致死性をもつ病原体にとって、宿主が死亡しても比較的少しの不利を被るにすぎない。病原体の立場から見れば、死亡した宿主も免疫をもつ宿主もほとんど差がない。

　この検証の結果を図３・１に示すが、人の動物媒介性病原体は、非媒介性の病原体よりもずっと病気が重いことをよく示している。この傾向は強いもので、たとえば、病原体を分類学上の属にしたがってグループ分けしても同じである。病原性の低いカテゴリーの病原体を、それらが宿主の移動性を損なうかどうかという観点で見てみると、病原性と動物媒介性伝播との関係がはっきりとわかる。つまり、病原性の低いカテゴリーでも、非媒介性の病原体の大部分では一般的に病状が弱く、動物媒介性の病原体の大部分で決まって病状が重い。たとえば動物媒介性であるチクングニヤとデングウイルスは感染者の一％以下に死亡を起こす。チクングニヤはスワヒリ語の「上に曲げるもの」という意味の語に由来している[436]。この病気の患者は、激しい手足の関節痛に襲われて、仰向けに寝て四肢を上に曲げて苦しむのである。同様にデング熱も骨を砕くような熱病として知られ、患者はまるで骨が砕けんばかりに感じる[436]。

　レヴィンとスヴァンボーグ・イデン[643]は、動物媒介性の病気は熱帯地域により多く、そこでは寄生体固有の病原性よりも他の原因で死亡する頻度が高いと述べ、媒介伝播と致死との関係は、一般に考えられているほど強くないとしている。しかし温帯域の動物媒介性病原体だけを考えても、図３・１に示された動物媒介性病原体による平均死亡率は減少しない。彼らはまた、節足動物媒介性の寄生者がより悪性なのは、単に節足動物の刺咬によって、身体の第一防御ラインである皮膚を通じて寄生者を侵入させるからであろうと主張した。しかしこの議論は、皮膚を通じての接種によって感染する病原体だけによる第二の検

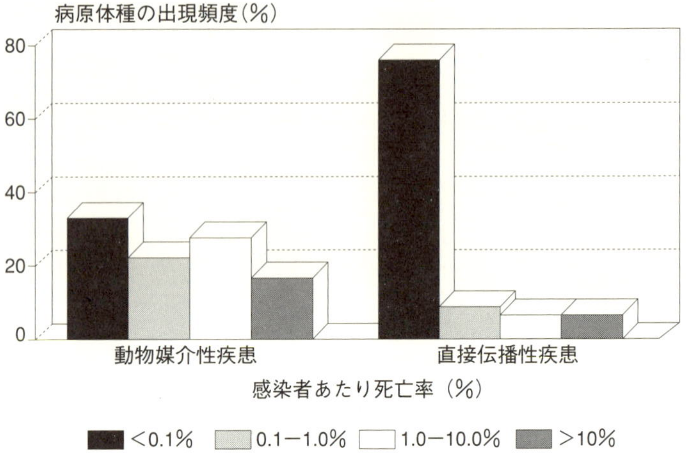


**図3.1　節足動物媒介性疾患による、治療しない場合の死亡率**
人から人へ直接伝播される疾患との比較で示す。節足動物媒介性疾患による致死率の方が有意に高い。($p<0.01$；順序を考慮した$\chi^2$検定)

証を無視している。この検証については次節で述べよう。

## 適応悪性か、それとも限定適応か

図3・1によって支持される理論は、媒介性病原体の病原性が激しいのは、人に対する病原体の適応から生じた、と仮定している。動物媒介性の病原体と非媒介性の病原体は、人に対する致死性に著しい違いをもつにもかかわらず、このことが医学文献中で扱われたことはこれまでなかった。ところが興味深いことに、一人の歴史家がいくつかの動物媒介性の病原体に見られる高い病原性について説明しているのである。W・H・マクネイル[706]である。彼は、「寄生者の宿主への進化適応は、互いの関係が穏やかなものとなるように進む」という、伝統的な考え方に立脚しつつ、寄生者は、節足動物媒介者と

脊椎動物宿主の両方に穏やかな平衡関係を進化させることができないという考えを提示した。つまり、彼の限定適応仮説に従えば、穏やかな関係への進化は、二つの宿主のうちの片方に限られることになる。マクネイルは当然ながら、そのような進化は脊椎動物宿主よりも媒介動物において起こると主張した。なぜなら、伝播にとって、健康な媒介動物は言ってみれば健康な人よりも重要だからだ。

この限定適応仮説と、私が提示した適応悪性仮説とは、人に適応する機会が異なる寄生者集団の間で、感染後の病原性がどう違っているかを評価するときに違いが出る。適応悪性仮説によれば、主に人と媒介動物の間を回る寄生者は、主に人以外の脊椎動物と媒介動物の間を回る寄生者よりも、人に対する病原性がより高くなると予測できる。限定適応仮説では、これを予測できない。

二つの仮説の間に見られる違いは、人に適応した歴史をもたないほとんどすべての生きものを制御することのできる人の免疫システムの特質に起因している。例として、主にサルを脊椎動物宿主としているマラリア原虫を考えてみよう。これらの原虫はサルと蚊の両方の環境に特化された適応をしなければならない。この原虫の中に人に侵入するものがあったとすると、彼らは原虫が適応しているサル環境とはまったく違った生化学的環境に遭遇してしまうことになる。一方、その人が生きてゆくには、その人の免疫システムは新規なものやそうでない微生物の絶え間ない弾幕（抗原）を中和できなくてはならない。したがって、人以外の宿主に適応している寄生者との戦いでは、人の方が有利であるに違いない。結果は比較的穏やかな遭遇戦だろう。もしその原虫が人から蚊へまた蚊から人へと感染を繰り返したとすると、人の兵器（免疫システム）を巧みに避け、人の栄養をたっぷり吸って成長するような変異株が優先的に蚊に取り込まれ、その結果、引き続いて人に伝播する傾向をもつようになる。適応悪性仮説は、人体内での著しい増殖が伝播を損なうことはないと仮定しているので、より速く増殖できる子孫ほど、ほとんど不利益を被ることなく増殖できるに違いない。それゆえその原虫の病原性は、サルから人へ移った元の病原体の病原性よりも高くなる。

限定適応仮説による予測は何であれ、穏やかな関係への何らかの進化が脊椎動物の体内で起こりうるかどうかにかかっている。もし少なくとも何らかの穏やかな関係に向かわせる進化が可能なら、限定適応仮説は、人と媒介者の間での病原体サイクルの回数が増加すればするほど、病原性はそれだけ人で低くなると予想する。穏やかな関係に向かう進化が脊椎動物宿主では不可能であるなら、病原性は人で変化しないであろう。

これらの予測を検証するために必要な情報が、偶然にも過去一世紀にわたって集められ、疫学文献に記録されている。この情報によると、人の中で回ったサイクル数が異なる、きわめて近縁の動物媒介性病原体の比較ができる。比較可能なのは一三例であったが、一例を除いて全部、人でのサイクル数が多いほど、人の病気は重篤になる[306]。それゆえ、得られる証拠は限定適応仮説よりも適応悪性仮説を支持している。

例外は睡眠病で、病原性が低いガンビアトリパノソーマ型の方が、病原性の高いローデシア型よりも、頻回に人の間を回ってきた。この例外は、いかに科学者たちが支配的な考え方によって見るものを形づくるかをよく示している。1980年代まで、病原性はより温和な方向に進化するという考え方が圧倒的であった。したがって、ガンビア睡眠病の温和な性質は、寄生者が人に適応してゆくと、一般に穏やかな関係に向かって進化することの証拠として繰り返し提示された（たとえばハーバートとパラット[469]）。この教訓は単純明快である。生物医学的な文献は大変多く、宿主 - 寄生者関係は大変変異に富んでいるから、ほとんどどんな仮説に対しても矛盾しない実例を見つけることができる。宿主‐寄生者関係の仮説の普遍的な妥当性を検証するためには、特定の仮説を支持するための実例を選ぶのではなく、偏りが生じないようにまんべんなく実例を集める必要がある。

そのような検証には、異なる集団からより正確なデータを集めるためのよく的を絞った研究と、実験動物を用いた実験的検証が必要である。実験的検証は、寄生者がおよそ数ヵ月で十分に進化するので、実現可能である。

実験的検証が可能であるという証拠は、二〇世紀前半、二日熱マラリア原虫（*Plasmodium knowlesi*）と呼ばれるマラリア原虫が治療目的で利用されたことに見ることができる。二日熱マラリア原虫は、サルに自然感染する大部分のマラリア原虫と同じく、サルから人に初めて移されたときには人に比較的温和なマラリアを引き起こす。血液中におよそ千匹／mm$^3$まで増殖するが、これはもっとも温和なヒトマラリア原虫三種の典型的な数値の約一〇分の一である[172, 306]。梅毒を起こす病原体は発熱によって抑制されると思われ、二日熱マラリア原虫は発熱を起こさせるので、効果的な抗梅毒薬が利用可能になる以前には、脳梅毒の患者に二日熱マラリア原虫を人為感染させていた。こうして注射器で患者から患者へと植え継ぎされ、注射器があたかも人工的な蚊の役を果たした。このような植え継ぎが一七〇回を越えた後、このマラリアは脳梅毒に劣らず危険なものとなってしまった。マラリア原虫の密度は五〇万匹／mm$^3$に高まり、病状は生命を脅かすまでになった。蚊による実験的な感染でも、植え継ぎ回数が少ないのであまりはっきりしないが、同様の結果が得られている[162, 183]。

## 時間不足仮説

### 歴史的変化と発疹チフス

病気が原則的に穏やかな方向に進化すると考える研究者たちは、かつてはしばしば致命的であったけれども現在は死者が出ることなどまれな病原体の歴史的な例を、これでもかと言わんばかりに持ち出した。わけてもよく引き合いに出されるのがジフテリア、百日咳、麻疹を起こす病原体である。しかしこれらの研究者たちは、特定の病原体のもたらす死亡率が歴史的に変化するパターンを見過ごしてきた。時間とともに病原性が低下したこれらの病気は、概して動物非媒介性である。媒介性節足動物により伝播される病原体は、地域によっては撲滅されたり、減少したりしたかも知れないが、他の地域では引き続き重篤な病気を起こしている。たとえばヒトマラリアの発生は、もっとも初期の文明にまでさかのぼれる[373, 603]。

バーネットとホワイト[134]は、病原性の進化を説明する時間不足仮説とでも呼べる考えを詳しく述べている。彼らは発疹チフスなどリケッチア病を用いてこの仮説を導き、次のような結論を引き出した。「リケッチア生態系に人が侵入したことの顛末は、もっとも致命的な感染の多くが、生態学的には元来他の脊椎動物――あるいは昆虫――の感染症であって、それらは偶然人にやってきたのにすぎないという、繰り返し見られてきたことを例証している。……たとえば古典的天然痘のようなきわめて致死性の高い感染症はどれも、ごく最近（もちろん生物学的な意味でだが）、人の病気となった病原体によって引き起こされると論じることができる。」

では発疹チフスを詳しく見てみよう。ハンス・ジンサー[1182]の推測を引用してバーネットとホワイト

[134]は、発疹チフスの流行が、おそらく一六世紀のヨーロッパに端を発しているとし、「発疹チフスがこの時期以前に見いだされたという明白な証拠はどこにもない」(p.147) と述べている。しかし、彼らの判断には、別の説明がまったく考慮されていない。発疹チフスが一六世紀に最初に記述されたのは、おそらく、当時、洞察力に富んだイタリアの内科医ジローラモ・フラカストロがいたことによる(第10章参照)。フラカストロの業績の一つは、さまざまな病気を、それぞれ別個の病気であると記述したことである。そして彼が明確に記述した病気の一つに発疹チフスがあった。彼以前の年代の貧弱な記録に頼って、発疹チフスをそれより前の世紀にまでたどった研究者たちもいる。実際バーネットとホワイトの本が出版された年と同年版の『ジンサー微生物学』では、発疹チフスを、二倍もさかのぼる1083年の、サアレルノの修道院における発生にまでさかのぼっている[1013]。一六世紀以前の臨床的記述の質は貧弱であり、明確な記述がないからといってこの病気が存在しなかったとするのは根拠が乏しい。こと発疹チフスに関してはとくにそうであり、この病気は一九世紀初頭まで、腸チフスと臨床的に区別されていなかったのである[1013]。

発疹チフスリケッチアがシラミに対して高い病原性をもつことと、ネズミチフスが人に伝播することとに着目して、バーネットとホワイト[134]は、彼らより昔のハンス・ジンサー[1182]と同じく、「典型的なシラミ媒介性の発疹チフスは近代になって現れた」と結論づけた。しかし今やわれわれは、病原性が高いからといって、それ以前に関係してきた期間が長いか短いかについてはほとんど何もわからないということを知っている。大流行型発疹チフスはたぶん近年になって進化した病気であろう。これに対し、シラミに対する高い病原性は、シラミ媒介性伝播の特異的な性質がいくつか合わさって引き起こされたと思われる。

第一に、シラミは発疹チフスリケッチアを垂直に、つまり親から子へと伝えることができない[940]。動物媒介性病原体の、媒介動物における病原性の低さの原因の一部は垂直伝播にあると言えるので、シラミへの感染は、一般に垂直伝播する動物媒介性病原体が媒介動物で温和なほどには、温和ではないと予想できる（本章の「媒介動物への感染」の節を参照）。

二番目に、ノミのような媒介動物は腸壁に防御用の鞘を備えているのに対し、シラミはそのような第一線の防御ラインを欠いている。それゆえ病原体の分裂増殖が一定レベルに達すると、ノミよりもシラミに対して高い病原性を現す。だからノミ媒介性発疹チフスはシラミにとって致命的なのである。

三番目として、シラミは、寄生対象である宿主が発熱を起こすとそれを離れる性質をもつ。病原体をもつシラミに刺されると五〜二一日後に三九〜四一度Cの発熱が起こり[1013]、さらにこれは一〜二週間、死ぬか回復するまでずっと続く[940]。シラミはリケッチアを取り込んでから四〜六日後に人への感染能力をもつ。感染したシラミは一〜三週間以内に死亡するようだが[940]、発熱した宿主を毛嫌いするので、シラミが発疹チフスの患者に長く留まることはない。まだ感染していない人の密度が高いなら、感染したシラミが死ぬ前に発熱した宿主から別の宿主へ乗り移ることはほぼ確実である。このような条件下においては、不運なシラミでさえ、蚊がマラリアを媒介するのと同じくらい効果的に発疹チフスを伝播する。

バーネットとホワイトはさらに続けて、「ネズミ（とノミの間で回る）型の発疹チフスとシラミ（と人の間で回る）型の発疹チフスのリケッチアには、わずかな違いが認められるが、同種内の地域的な系統差にすぎない」（p.147）と述べる。実際のところは、シラミ型発疹チフスによる人の死亡率はネズミ型のそれの約一〇倍も高いし[306, 1019]、生化学的な比較によると、シラミによって伝播されるリケッチアはネズミ型の地域的な系統でもなければ、近年になって出現したものでもない。マイアーズとウィズマン[778]はさまざまなタイプのリケッチアの遺伝子同士からハイブリッド形成を行う実験を行った。この形成度が高いほど進化的な類似度が高い。すると、すべてのシラミ型発疹チフスの間では一〇〇％の形成があり、シラミ型とネズミ型の間ではそれより低く七〇～七％にすぎなかった。この差異にいったいどれくらいの意味があるかということを感覚的に理解してもらうために、まったく異なった属のリケッチア間の形成度を見ていただきたい。塹壕熱リケッチア（*Rochalimaea quintana*）はシラミ媒介性のリケッチアで、病気にはなるが致死には至らない。第一次大戦中、歩兵の間にいわゆる塹壕熱の流行を起こしたものである。これと発疹チフスリケッチアのどちらの型とのハイブリッド形成度も一五～三三％であった[778]。これらの率はシラミ型とネズミ型の発疹チフスが、ジンサーやバーネットとホワイトが示唆したよりも、はるか昔に分岐した別種であると考えるのがもっとも妥当だということを示している。

**熱帯熱マラリア――時間不足かそれとも適応悪性か**　四種のマラリア原虫が、毎年およそ三億人の新しいマラリア患者を発生させており、人に対する他のいかなる動物媒介性寄生者よりも多くの人を死亡させたり病気に追い込んだりしている[490]。時間不足仮説は、なぜ四種の中で、熱帯熱マラリア原虫が他のどの種より致命率が高いのかを説明するものとして、最近になって提案された仮説である。熱帯熱マラリア原虫は、霊長類感染性の他のマラリア原虫に比べて、トリマラリア原虫により近縁である[1122]。しかし鳥から人に移ったのか、人から鳥へと移ったのかは明白でない[121]。この近縁関係を発見した研究者たちは、鳥起源ということが、なぜ熱帯熱マラリア原虫が他のヒトマラリアよりも病気を重篤にするのかを説明できると考えた。寄生というものが片利共生の方向に進化すると仮定すると、熱帯熱マラリア原虫はわずか一万年くらいしか人の間で進化してきていないと考えられ、起源がこのように比較的最近であるということから、熱帯熱マラリア原虫によるマラリアが格別に激しい症状を起こすのかを説明できるのではないかと、彼らは示唆した（ウォーターズ[1122]とT・F・マカッチェン。後者はレニー[898]から引用）。しかし一万年は十分長い時間ではないか！

他のマラリア原虫種と比較してみると、熱帯熱マラリア原虫はより高い増殖速度をもっており、感染から発症までの期間が短い[893]。この原虫はまた人の赤血球に最高六〇％まで感染するが、他の原虫は通常二％以下でしかない[893]。熱帯熱マラリア原虫がより低い増殖速度を進化させるのに必要な時間は、いったいどれほどなのだろう。前述したように、三日熱マラリア原虫は数年以内で高い増殖速度を進化させた。もし増殖速度の減少が自然淘汰によって選択されたとすると、熱帯熱マラリア原虫なら、速やかにそうすることができたはずである。この原虫は、短い世代期間の中で、さまざまな系統間で有性生殖によって遺伝子を再構成するため、進化的変化に必要な変異性を生み出す大きな潜在力をもっている[881, 1115]。したがって、熱帯熱マラリア原虫の分離株は、たとえ地理的に限られたものであっても、大量の遺伝的変異をもっているのである[43, 713, 714]。

熱帯熱マラリア原虫のような寄生原虫の進化に対しては、一万年は十分に長い。加えて、他のヒトマラリア原虫も、人の間で進化した期間はほんの少し長いだけかも知れないし、むしろもっと短い期間であったかも知れない。ウォーターズたち[1122]によって書かれた進化的系統樹では、熱帯熱マラリア原虫とトリマラリア原虫との関係は、他のヒトマラリア原虫とサル感染性のマラリア原虫との関係とほぼ同じ近さである。しかし、熱帯熱以外のヒトマラリア原虫のそれぞれと、ウォーターズとその共同研究者たちが研究したサルマラリア原虫との関係は、そのほかのサルマラリア原虫との関係よりもっと遠縁である[172, 176, 306, 391]。人の中で進化した期間の相対的な長さについての解釈は、系統樹に、これらのサルマラリアやチンパンジーから分離された熱帯熱マラリア原虫と近縁な原虫（*P. reichnowi*）が含まれていたかどうかで、まったく違ったものになっただろう[373]。

## 季節性と動物媒介性病原体の病原性

もし時間不足仮説が妥当でないとすると、なぜ熱帯熱マラリア原虫は他のヒトマラリア原虫よりも病気を重くするのだろうか。私は、進化論の最節約原理に照らしてずっとすっきり説明できる仮説として、病原性（毒性）ニッチ仮説を提案したい。熱帯熱マラリア原虫の高い増殖率は、患者となりえる人が大勢いて、蚊が年間を通じて活動できる場合に、もっとも有利となる。数学モデルによると、熱帯熱マラリア原虫は、患者に高い死亡率をもたらしてもなお、他のヒトマラリア原虫よりもはるかにすばやく人々の間に拡散できる。さらに、頻繁にかつ絶え間なく伝播が行われるため遺伝的に変異した原虫による重複感染を起こしやすく、この重複感染が病原性の増加を促進するに違いない。増殖速度がより高く、それだけより高密度に達する変異体は、競争上有利となるはずである。それは単に宿主の栄養分を先制して用いるのみならず、それが引き起こす免疫反応が何であっても、もっとゆっくり増殖する競争種を抑制してしまうだろう。したがって重複感染は、熱帯熱マラリア原虫が分布する中核地域にはどこでも見られる[184]。

しかしもし、蚊が長期間姿を消すような場合には、この熱帯熱マラリア原虫の戦略よりも、他の温和なヒトマラリア原虫三種がとる、人の体内でより長い期間生きていられる戦略の方がうまくいく[373]。温和なヒトマラリア原虫の二種、卵形マラリア原虫と三日熱マラリア原虫は、人の体内で潜伏することができ、数年後に再び目を覚まして数を増し、いつでも蚊に感染できるようになる。残る四日熱マラリア原虫は、数十年間感染可能な状態を保っていることができる[171, 373]。三日熱マラリア原虫、サルに感染する数種のマラリア原虫、およびおそらく卵形マラリア原虫において見られる、このような、数年の潜伏期をおいて新たな感染を引き起こす能力は、ヒプノゾイト（hypnozoite 休眠微小体）と呼ばれる原虫の特殊な型による。これは、発病と再発の間の数年間休眠状態となる[176, 603]。三日熱マラリア原虫の系統によっては、遅延性の発育期間をもつものもあり、夏に感染した人は次の年の春まで発病しない[373]。これら温和なヒトマラリア原虫三種の遅延感染性は、蚊や人が一時的にいなくなる場合に有利となるに違いない。このような状況下では、熱帯熱マラリア原虫はその他のヒトマラリア原虫とは違って、急速にその数を減らさざるをえない。

以上の議論は、熱帯熱マラリア原虫が、他の三種によって占められた生態学的ニッチとは異なるニッチを占めるように進化してきたことをうかがわせる。地理的な分布はこの考えに一致する。熱帯熱マラリア原虫は、蚊や人が一年のほとんどの期間存在している地域でのみ、種を維持できる傾向をもつ。たとえばこの原虫を歴史的に見ると、高緯度地域になるにつれて感染原虫の中での割合が減少している[124]。この考えをさらに支持するものに、三日熱マラリア原虫に見られる再発タイミングの変異性がある。感染が比較的連続して起こる地域から分離されたものは、発育遅延や再発を起こす傾向が弱まっている[685]。たとえばニューギニア起源の三日熱マラリア原虫の系統は、休眠とそれに続く再発を示さない[171]。ベネズエラ、ニカラグア、エルサルバドル系統はしばしば数ヵ月以内の短い遅延と再発を起こすが、温帯地域からの分離株は、通常最初の発病までの期間も、また再発までの期間も長い。たとえば、北朝鮮系統は長い遅延を起こすためにプラスモジウム・ヴィヴァックス・ハイバーナンス（***P. vivax hibernans***〔訳注〕hibernansは「冬眠するもの」という意味）と命名されている[171, 173, 373, 603, 998]。このような違いは明らかに、ヒプノゾイトの相対的産生率の系統間差異に起因している[603]。

ヒルを介してイモリの間で伝播するトリパノソーマが中間的な病原性をもつ理由も、おそらく同様の議論で説明できる。ヒルの刺咬行動に強い季節性があるため、増殖しすぎないように十分によくコントロールされていて、年間の大部分を通じてイモリ体内で生存できるようなトリパノソーマが有利となる[392]。トカゲマラリアの病原体であるメキシコマラリア原虫[967]、あるいはしばしばアヒルを殺すマラリア原虫近縁のロイコチトゾーン（***Leucocytozoon***）[373]のような、活動が季節的に限定されている他の多くの動物媒介性の寄生者に見られる中間的病原性を説明する場合にも、この議論は役立つ。ロイコチトゾーンは、自然界では、アヒルの体内に潜伏していたり活性状態でもその密度は一般に低く、感染は温和である[252]。そうして、アヒルに対して自然状態では散発的にしか感染の機会をもたないが、家畜化に伴ってその機会がいつでもあるようになると、進化的な変換によって強い病原性をもつに至る。一〇〇％に達しうるような最高の死亡率は、アヒル農場で新しいアヒルが次々と絶え間なく搬入されるようなときに起こるのである[1000]。

## 伝染性粘液腫症——時間と病原性

進化が必然的に温和な方向に起こると主張する人々は、しばしば、伝染性粘液腫症に関するフランク・

フェナーの研究を引用する[21, 134, 302, 706, 838, 1110]。伝染性粘液腫症ウイルスは南アメリカのウサギに見られ、蚊を介して自然伝播される。この病気は、急増しつつあったウサギ集団をコントロールするために二〇世紀中頃オーストラリアに導入された。このウサギは南アメリカのものとは別種であったが、十九世紀中頃以来オーストラリアの放牧地を丸裸にしつつあった。このウイルスが最初にオーストラリアに導入されたとき、ウイルスは感染したウサギをほぼ全滅させた。その後数年の間に、その致死性は、ウサギの抵抗性増加とウイルスの病原性減少のため、著しく低下した[327]。

科学者はしばしばこの伝染性粘液腫症の顛末を、穏やかな関係への進化のモデルとして引用するが、ウサギたちに語らせればこれとは違った物語となるだろう。進化によってウイルスの病原性が低下し、ウサギの抵抗性が増大した後に見られたウサギの死亡率は、病原性の高い、人の動物媒介性疾患の大部分の死亡率に匹敵していた。それはたとえば、熱帯熱マラリア原虫や黄熱病ウイルスの死亡率よりも高かった。おそらくはさらに重要なことに、病原性の減少傾向はその研究が始まってから一〇年間記録されたが、その後は継続されなかった。実際、このウイルスの本来の病原性はその後の数一〇年に増大したと思われる。この逆転現象は、現在の理論と矛盾しない。この理論は、ウイルスの病原性とウサギの抵抗性との間の問題を軍拡競争の問題と見るからである[280]。

ウサギの死亡率の減少傾向を、病気が究極的には穏やかなものに進化するという議論を強化するものととらえる人は、しばしば、伝染性粘液腫症が南アメリカのワタオウサギ（*Sylvilagus*）では穏やかであることを強調する。しかしこの結論は不適切な証拠にもとづいている。第一、自然集団から得られるデータには、かなり大きな偏りがある恐れが強い。野生ウサギが重い病気にかかれば、死ぬまでそう長くない。

病気のウサギは数日以内に死ぬか、快復するか、それとも捕食者に食べられてしまうだろう。さらにはいったんこの病気がウサギの集団に蔓延すると、幼いウサギは免疫学的に見てもっとも病気にかかりやすいから、非常に幼いウサギに感染が広がる傾向があるに違いない。したがって、ウサギの集団が大変高密度でしかも病原体がごく最近その集団に侵入したのでないかぎり（最近侵入した場合、以前に感染を受けたウサギより最近感染を受けたウサギの方が多くなりうる）、中間的な病原性をもつ病原体によって引き起こされる病気に野生ウサギが罹患しているのを見るチャンスはほとんどないだろう。

熱帯熱マラリアにこの好例を見ることができる。熱帯熱マラリア流行地域に旅行してみるとわかることだが、たとえ血液中から原虫が検出される場合でも、居住者は一般に何時調べてもかなり強い免疫を示し、重篤になることはめったにない。穏やかなものへの進化が必然的であるという考えをもつ研究者は、この事実が、共進化は究極のところ宿主と寄生者の温和なバランス状態を導くという考えを支持するものだ、と指摘してきた[1050]。しかし年齢別感染率をよく見ると、これとは違う結論に達する。マラリアについてもっとも広範囲にわたる野外研究が行われたものの一つであるガーキプロジェクトのデータによると、ナイジェリアの赤ん坊はみんな一歳に達する前に熱帯熱マラリアに感染し、その多くは死亡する[740]。したがって、疫学者が流行地にやってきて、出生後の住民とマラリアの関係を断片的にのみ調査するなら、彼らはこの、人とマラリアの戦いを見逃しているのである。主力戦闘が終わって数ヵ月後に戦争で荒廃した国に入ったカメラマンは、負傷者、傷跡、瓦礫を撮影しても、戦闘で死亡した者を撮影することはほとんどない。それらの写真を見て、戦争で人が死ぬことはないと結論するとしたら、どれほど間違っているだろうか。

## 媒介動物への感染

病原体は媒介動物においても温和な方向に進化するという概念も、同じく根拠のない足場の上に生きながらえてきた。たとえばバーネットとホワイト[134]によると、ロッキー山紅斑熱を起こすリケッチアは「マダニに、生涯にわたる無害な感染を起こさせる」。彼らの本が出版されたのとほぼ同じころ、ブルクドルファーとブリントン[132]は正しい答えに達するのに必要な、周到に統制された実験を行いつつあった。彼らは、この病原体がマダニの産卵能力を減退させ、ときにはマダニを殺してしまうことを発見している。

進化論の原理によれば、病原体は媒介性宿主の中では相対的に温和であるべきことが示唆される。たとえば蚊媒介性のマラリア原虫は、もし蚊の体内で猛烈に増殖して蚊を病気にしてしまうなら、その代償はきわめて大きなものとなる。ふらついた蚊はなかなか宿主にたどり着けないだろうし、たとえたどり着いてもそこでぴしゃりとたたき殺されるのが落ちだろう。媒介動物体内で激しく増殖することも、益するところは少ないに違いない。なぜなら、寄生組織を広範囲に利用し尽くすとしても、脊椎動物の組織と比べて媒介動物は体が小さいから、寄生者の数を少ししか増やせない。また、一匹の蚊が行う刺咬の回数は一般に、人を刺す蚊の数よりはるかに少ないから、一匹の蚊からたくさんの人に感染が拡大する可能性は、一人の人間からたくさんの蚊に拡大する可能性よりも小さい。こうしたことを考えると、動物媒介性寄生者は、もっぱら自分たちの数を増やすための資源基地として脊椎動物宿主を利用し、分布拡散するためのには温和な感染を起こすということになる。

この章の前半では脊椎動物において病気の重篤化が予想される点を確認したが、第二の論点については述べなかった。媒介者における感染は相対的に温和なのだろうか。イエスである。たとえば蚊によって脊椎動物の間に伝播されるウイルスは、蚊の卵の産生や発育を抑制することもあるだろうが、蚊自身を殺してしまうことはほとんどない[311]。これに対し、蚊に感染するが、蚊によって脊椎動物の間に伝播されないウイルスは、蚊が成虫になる前に必ずといっていいほど蚊を殺してしまう[311]。

しかしながら、動物媒介性の寄生者が媒介動物の中で温和であるということには別の説明もある。これら寄生者の多くは、媒介動物のメス親から子どもへと伝播されうるし、このような垂直伝播は温和な方向への進化をうながすに違いない。宿主がうまく増殖するのを妨げる病原体は、宿主からその子孫へと伝播される可能性をなくしてしまう。病原性があるために生じるこうした余計な損失を少なくするために、垂直伝播の可能性をできるだけ高くしようとするほど、温和であることがいっそう有利となるに違いない[308, 333]。

垂直伝播が理論的には病原性を減少させる効果をもつということについては、細菌感染性のウイルスを用いた一連の実験によって証明されている。水平伝播の可能性が少なくなると、ウイルスはいっそう温和になる[129]。水平伝播の可能性が完全に取り除かれると、そのウイルスは水平伝播および感染後の破壊作用に関与する遺伝子を急速に失ってしまう[128]。これに伴い、ウイルスの感染を受けた細菌はいっそう容易に増殖できるようになる。この細菌は、数週間以内で非感染のものと同じくらいの速度で、増殖を始めるようになる[128]。同様の実験において、プラスミドとその細菌性宿主との関係は相利共生的なものへと進化したが[111]、これは進化的予測に一致する[308]。

垂直伝播の重要性は、イチジクコバチに感染する線虫から得られた証拠によっても確認されている。この線虫はしばしばこのハチに激烈な危害を与える。しかし垂直に伝播する傾向をもつ線虫は宿主バチの適応度に穏やかな影響しか与えない[471]。この結果が特筆すべきなのは、線虫とイチジクコバチとの関係が大変古い昔にまでさかのぼり、線虫が昆虫宿主にすばやく適応できるすばらしい潜在能力をもっていると見られるためである[471, 525]。

これらの研究は、媒介動物宿主における温和な方向への進化に、垂直伝播と動物媒介性伝播の両方の影響を説明する必要性を強く示している。垂直伝播と温和化との関係は、蚊 - 脊椎動物伝播サイクルの中に組み込まれていない蚊の寄生者に絞って分析することで、動物媒介性伝播とは独立に評価できる。基礎的資料がもっとも豊富なのは寄生原虫である。寄生原虫はしばしば垂直伝播するが、メス蚊を殺すことはまれである。一方、感染メス蚊から垂直伝播することがまれであるか決してない寄生者は、ほとんどいつもメス蚊を死に追いやってしまう[311]。

明らかに、動物媒介性の寄生者の垂直伝播が考慮されなければならない。実際、媒介動物として蚊を利用するウイルスの間では、ウイルスは垂直伝播されればされるほどいっそう温和になる[311]。しかも、これらの動物媒介性ウイルスは、非媒介性で垂直伝播されるウイルスや、前述の非媒介性原虫よりも、宿主である蚊を死に追いやることがずっと少ないのである[311]。

蚊の細胞や組織が受ける損傷に関する研究も、同様の違いを明らかにしている。蚊の細胞は、一般的に、ほとんど顕在的な細胞損傷なしに、媒介性ウイルスを低頻度で放出する。そして、この損傷は、動物媒介性ウイルスの中では、頻繁に垂直的に伝播するものがもっとも少ない。対照的に、動物非媒介性ウイルスは一般に蚊体内の広範囲にわたって増殖を行い、その過程で細胞や組織を破壊する[311]。

したがって、蚊媒介性ウイルスについての文献が明らかにしているのは、垂直伝播とは独立に、媒介性伝播が媒介動物に対して温和な性質をもつということである。実際、ウイルスの増殖は往々にして制限されていて、ほとんどの蚊媒介性ウイルスは、蚊が刺咬したときウイルスを送り出す唾液腺の中に、十分なウイルスをもつことがないようだ。ほとんどのウイルスは蚊の消化管から唾液腺に移動しようとすることさえないのである。明らかに媒介動物体内での温和な方向への淘汰は、脊椎動物体内で経験した問題と正反対である。高レベルの増殖はときに宿主の死につながるから、病原体の性状と宿主のもつ抵抗性の変異によって、脊椎動物宿主と一緒に死んでしまうものも生じた。彼らは悪性度が高すぎた。システムにおける同様なノイズ的変異として、一方では媒介動物の中で死ぬような系統も生じた。伝播を起こすのに必要なだけの数を生産できなかったり、伝播に必要な宿主を病気にする物質を十分に生産できなくなったりしたためである。彼らは温和でありすぎた。

媒介宿主の中で、媒介性寄生者が相対的に温和であることは、彼らの関係が片利共生とか相利共生とかの方向に進化することを意味しない。脊椎動物宿主に見られるのと同じ種類のトレードオフによって病原性の程度が決定されるのであって、そこへと媒介動物 - 寄生者関係が進化する。媒介動物の中での温和性に関する不利益と利益は日々、あるいは刻々とさえ変化するだろう。このような刻々と変化する損失と利益に対応できる寄生者の順応性のある戦略を進化が引き起こすことができるなら、他の時点では穏やかな関係であっても、特定の時点では中間的な病原性を示す徴候を見るだろう。

一例として、蚊による伝播に関係する一連の出来事を考えてみよう。一匹の蚊が一人の感染者を刺すと、蚊とその人の体内の寄生者とは同じ短期目標をもっている。すなわち、その蚊が多量の血液を吸い取って安全に逃げおおせることができたなら、両方の利益になる。蚊がこの目標を達成できるよう寄生者が助ければ、自分自身の利益にもなる。そして寄生者はまさにそうするだろう。脊椎動物が病気になるのはその例の一つであろうし、とくにマラリアはそうである。なぜなら厖大な数の寄生原虫が、蚊の体内で生きることのできる発育段階に進むことは決してないからである。寄生原虫が大量に増殖して病気が引き起こされれば、蚊に刺咬されやすくなり、寄生原虫の遺伝子に利益をもたらす。想像をできるだけ排して言うと、おそらく感染によって引き起こされる血液の粘度変化がある[932]。蚊は思う存分この薄まった血液を飲み、よりすばやく感染者を離れ、満腹以前に殺されたり吸血を止めさせられたりする可能性を減らす。それから蚊は血液を消化し、一方、寄生原虫は増殖して「飛行機から降り立つ」準備のために唾液腺やその他の箇所へ行く。蚊が新しい患者となる人の方へ飛んでいるとき、蚊と乗客である寄生原虫の利害は一致する。しかし着地してほどなく、双方の利害は食い違ってしまう。

蚊と寄生原虫双方にとって晩餐は危険なものである。もし蚊がためらったり、あまりに長く吸血したり、間違って髪に止まったりしたなら、ぴしゃりとやられて、世界は突如二次元となるかも知れない。蚊の体内に残った寄生原虫にとっても同じく世界は平坦である。吸血蚊は、短い時間内に多量の血液を摂取することにより利益を得る。長すぎる訪問は直ちに死の危険を増す。少なすぎる食物は卵の製造能力を減少させ、もう一度危険な訪問をする必要を生じさせるだろう。

しかしながら、蚊の体内にいる寄生原虫はこれとは違った貸借対照表をもっている。もし感染蚊があまりに長く滞在するなら、寄生原虫にとってその代償は高いが、蚊ほどではない。蚊の注射器型の舌弁まで移動しなかった寄生原虫だけが蚊と一緒に死んでしまうが、これらの不運な寄生原虫でさえ、同じ血縁のものの一部が人に到達できたかぎり、部分的には成功なのである。もっと一般的に、その寄生原虫はできる限り多くの新しい宿主に首尾よく感染することによって、利益を得る。蚊の吸血を妨害することは寄生原虫に二倍の利益を与えることになる。そうすれば吸血部位を探す時間が増し、感染に成功する刺咬の機会を増加させる。さらに吸血量が減少し、それゆえ蚊はその一生を終えるまでに行う刺咬回数を増加させる。

寄生原虫とその媒介動物の間では、ちょうどこのような食い違いが起こる。たとえば蚊は定期的に刺咬し、一回満腹する間に一人以上の人にマラリア原虫を伝播するようである[185]。この多数回伝播はおそらく、機敏な犠牲者から安全に吸血できる吸血量を減らす、原虫による蚊の唾液腺に対する病原的改変によるものである[185]。睡眠病を引き起こす原虫はその媒介者であるツェツェバエと同様な緊張関係にある。感染しているツェツェバエは唾液腺が損傷しているので、感染していないハエに比べ、刺咬場所の探索に長い時間がかかる[1009]。寄生者の見方からすれば、人の行動は伝播をうまく行ってもらうのに必要な部分である。吸血されても身動きできない病人は、蚊に伝播される病原体総量を大きくするし、未感染者の吸血されないようにする動作は、蚊が感染伝播する人々の数を増加させる。

以上述べてきた議論が示しているのは、動物媒介性伝播においては、媒介動物に対する寄生は相対的に穏やかで、脊椎動物宿主に対する寄生は重症的となるということである。病原性のこのパターンによって、寄生者が新しい宿主への運搬のために媒介動物を用い、資源基地として脊椎動物宿主を用いることが可能となる。

## 動物媒介性感染症の防除

### 遺伝的防除

動物媒介性感染症に対する攻撃法として最近盛んに言われているものの一つに、媒介性病原体に対して遺伝的抵抗性がある蚊集団をつくり出す方法がある[179, 722]。病原体が唾液に到達する能力を阻害できる蚊の系統をつくり出し、それを繁殖させればよかろうというわけである。しかしたとえこの阻害がうまくいくということがわかっても、阻害作用が病原体に与える淘汰圧によって無力化されてしまうため、成功するのは短期間だけであろう。遺伝子工学的改変による抵抗性を打ち破ろうとする病原体の潜在能力は大変大きい。なぜなら、遺伝子工学的に改変された蚊集団中に侵入しようとするきわめて大きな進化的圧力のもとで、改変を受けていないもとの蚊集団によって伝播された病原体が、絶えることのない供給源となると思われるからである。そこで、病原体集団の進化的潜在力を減らすために、遺伝子工学的に改変された蚊集団の放出を、蚊の自然集団の大量殺戮とともに行えば、この進化による突破作戦には遅れが生じるだろう。病原体がほとんど遺伝的変異をもっていない場合には、他種の蚊や他種の脊椎動物を利用しようとしてもかなりの長期間を要するに違いないのと同じで、この遺伝子工学的な防御壁を破るのに長時間を要するに違いない。

こう考えると、都市の主たる媒介動物であるネッタイシマカ（*Aedes aegypti*）の黄熱ウイルスに対して、遺伝子工学的に抵抗しようという最近の企ては、何らかの成功を得られるかも知れない。黄熱ウイルスは格別高い突然変異速度をもっているわけではなく、しばしば人以外の哺乳動物で生活史を回し、ネッタイシマカ以外の蚊も利用しているからである。しかし同じ試みを熱帯熱マラリア原虫のようなもっと破壊的な敵（病原体）の防除に応用しようとすると、実質的に何の成功の希望もない。なぜなら、この原虫は有性生殖により、遺伝子工学的な防御壁を打ち破るのに必要な遺伝的変異を急速につくり出してしまうと予想されるからである。

成功するためには、蚊集団のかなりの割合が病原体に対して抵抗性である必要があるが、抵抗性をもった蚊集団が大きくなるとすぐにその抵抗性を打ち破る病原体を残す淘汰圧が増加する。このような防御壁は、寄生者が感染媒介蚊に強い負の効果をもつなら——抵抗性の蚊が競争的に有利となる——、より容易に維持できるかも知れない。しかし、すでに述べたように、動物媒介性病原体は一般的に宿主蚊の中では温和な方向に進化する。それゆえ抵抗性をもつ蚊はもたない蚊に比べて、競合して取って代わる力をほとんどもたないことが多い。自然集団にこの点の証拠を見いだすことができる。自然界にいる個々の蚊の中にはマラリア原虫をカプセルに包み込むことにより抑止できるものもいる。だが、未だ自然集団の中でこのような抵抗性をもつ蚊が、もたない蚊に取って代わったことはない。

## 化学的防除

マラリア原虫は歴史を通じて人に重症な病気をもたらす病原体であり、温和な方向に進化するどんな兆候も見せてはこなかった。マラリア原虫は伝播サイクルを回る間に有性生殖することができるので、われわれが進化の道筋に設置する対原虫障壁を迂回して進化する大きな潜在力をもっている。この潜在力は抗マラリア薬に対する反応によく現れている。

キニーネの使用は、インカ人がキナの樹の樹皮に効果があることを発見した一七世紀中頃にさかのぼることができる。１９３０年代、１９４０年代の帝国建設と戦争の時代、抗マラリア薬に対する需要が高かったため、さまざまなキニーネタイプの薬が合成された。ジャワ島のキニーネ生産地域を日本が独占したため、西側諸国はクロロキンなどの合成薬剤を開発した。１９６０年代、クロロキン耐性のマラリア原虫が出現し、今日、マラリアのもっとも激烈な種類である熱帯熱マラリアはクロロキンに耐性となり、アフリカ、東南アジア、南アメリカの広大な地域に広がっている。

耐性のメカニズムの一つは明らかに、その薬を排出するための生化学的なポンプのはたらきを増強することである。もし抗マラリア薬に感受性のマラリア原虫が、沈むべく運命づけられた水漏れする船で、船底に十分な速度でその薬を排除できないポンプしかもっていないとすると、耐性マラリア原虫の系統はこれらのポンプをずっとたくさんもっているので、水漏れしてもまだ浮かんでいられる。このような系統は、これらのポンプに関する遺伝的な指令書のコピーを多くもっているので、細胞内部を非致死レベルの薬量に保っておくのに十分な数のポンプをつくり出せる。この薬剤耐性の仕組みをつくり出すことは明らかに偉大な進化的挑戦でも何でもない。哺乳動物の癌細胞は抗癌薬を排出するための同じようなポンプを進化させているし、熱帯熱マラリア原虫は仕様の違う二組のポンプ指令書を進化させてきた[1146]。

広く一般に用いられた抗マラリア薬のほとんどに対して、熱帯熱マラリア原虫が耐性を発達させたために、もっと損傷作用が強くて人の命を脅かすほど副作用のある薬を服用せざるをえなくなってしまった[91, 844]。そのことはまた、キニーネとはまったく異なった種類の抗マラリア薬の探索に拍車をかけることとなった。この探索により発見された化合物の一つが、インカ人たちがキニーネを服用していたその一世紀ほど前に中国で用いられていたマラリアの漢方処方の中にあった有効成分であった[578]。キニーネと同じように、この有効成分はマラリアの治療に用いることができる、一連の化学合成剤の基本的な物質となったのである。ただし、この薬の処理を受けたマラリア原虫が耐性を発達させるまで、という点は同じである。これら一連の抗マラリア薬に対して耐性が生じたという最初の兆候については、すでに報告がなされている[805, 1190]。抗マラリア薬の化学的な装備に対して全体的に同様な耐性の兆候が現れたことから、研究者たちは、将来とも新しい抗マラリア薬とそれに対する新しい耐性の出現が連綿として続くことになると結論した[844]。

抗マラリア薬には限界があるため、研究者たちは、細菌やウイルスに対してよい成功を収めたワクチンで免疫化する原理をマラリアに適用しようと、長い間努力してきた。それに、限られた選択枝しかない状況で、ワクチンは長期間にわたり効力が続く希望がもてるから、各国政府も、この開発に焦点を絞って政策を進めてきた[1083]。たゆまず努力が続けられれば、いずれは必ずある種のマラリアワクチンがつくり出されるだろう。しかし、熱帯熱マラリア原虫はその表面のタンパク質を変化させる潜在力をもち[154, 506, 658]、これまで抗マラリア薬を迂回するように進化を成功させてきたのだから、このようなワクチンも長期的というよりむしろ短期的な解決策にしかならないことが示唆される。

## 進化的防除

進化的な見地から検討すると、ワクチンや抗マラリア薬による長期的防除の見通しは暗いが、この章で述べた進化的原理によって短期的防除も長期的防除も同時に行えるアプローチが可能だという希望がもてる。動物媒介性疾患は非媒介性疾患よりも病原性が高いに違いないと予想する理論は、媒介動物は動けない宿主から病原体を伝播することができるという考えにもとづいている。この能力が動物媒介性病原体とともに進化してきたわれわれの歴史の大部分において真実であることに疑いはない。しかしもしわれわれが病原体に対し、動けない宿主からはもはや伝播できないよう介入できるなら、病原体の変異体間の競争バランスをもっと温和なものに有利となるように変化させることができるかも知れない。

マラリアのような蚊媒介性病原体に対してこの目標を達成するためのもっとも簡単な方法は、家屋や病院を蚊が入り込まないような構造にすることである。たとえばスリランカにおける最近の研究によると、泥や椰子の葉の壁と草葺き屋根の隙間の多い家屋に暮らす住民の方が、煉瓦や漆喰の壁と瓦屋根で密閉された家屋で暮らす住民の二倍もマラリアにかかりやすく、屋内に侵入する蚊の数も二倍であることが示された[366]。蚊の侵入をもっとよく防ぐことができるなら、たとえばすべての家屋に防虫網を設置するなど家屋を改造することによって、動物媒介性疾患にさらされる機会をもっと減らすことができる。タイで防虫網が完備され外向きに開く玄関戸を備えた家屋の住人は、防虫網がない家屋で暮らす住人に比べ、デング熱に感染する割合が五分の一であった[584]。しかしおそらくもっと重要なことだが、もしこれらの改善がさらに広範囲な規模で行われたなら、ベッドで療養せざるをえないほど人を冒すマラリア変異体は、病人が動けない間、実際上伝播することができなくなる。強力になった病原性が少なくとも部分的には遺伝的差異によるものであるかぎり、動物媒介性病原体集団は温和な方向へと進化する。温和な熱帯熱マラリア原虫によって産生された感染防御免疫はこれと遠縁の致死的系統に対しても感染防御作用をもち[316]、このことは、熱帯熱マラリア原虫の病原性を減少させる進化が、免疫的抵抗性によっても増強されることを示している。この免疫は以前考えられていたよりも長期にわたって効力が続くので[245]、人間集団中で伝播している熱帯熱マラリア原虫の温和な系統は、より病原性の高い系統に対するワクチンのようなはたらきをする力をもっている。

したがって広範囲に家屋を改良すれば、改良された家屋の持ち主に対してだけではなく、その地域から伝播されるマラリアの及ぶ範囲のすべての人に対して恩恵となる可能性がある。そのもっとも明らかな恩恵は、より温和な三日熱マラリア、四日熱マラリア、卵形マラリアの頻度が減少することよりも、熱帯熱マラリアの頻度がより大きく減少することにある。しかし、種内における病原性の高い系統の占める割合も、とくに熱帯熱マラリア原虫で、減少する。この効果は、一年を通じて長く蚊が発生する気候をもつ地域では、抗マラリア薬に対する耐性が発達するにつれて熱帯熱マラリア原虫が他の温和な系統を圧倒して増える傾向があるのと際立って対照的である[844]。たとえば１９６０年代のはじめ、ブラジルのミナス・ジェライス州では、熱帯熱マラリア原虫によるマラリアは三日熱マラリア原虫によるそれの一〇分の一であった。１９６０年代の終わりまでに、その割合は逆転した[844]。

三日熱マラリアが感染後に長い休止期があることと、媒介蚊に刺咬される季節が限定されていることとの関連性（前述）は、マラリア原虫が、伝播の機会の違いに応じて反応していることを示している。防虫網を取り付けて防御すると、より速く繁殖する原虫にとって不利な状況を一時的にではなく常態的につくり出すことになり、伝播の機会に新たな変化をもたらす。あまりにたくさん繁殖し宿主を動けなくしてしまうマラリア原虫はいずれも、爆発的に増殖するのが潜伏期間の早期であろうと後であろうと、痛手を被るのである。防虫網を取り付ければ、媒介動物が家屋の中に侵入してくるのを防ぐので、デング熱のような病気に対しても、その病原性を減少させるはずである。

過去の作戦が失敗に帰したことから、これら長期にわたる進化的な淘汰を考慮する必要性がますます高くなっている。二十世紀も中頃では、より温和な病原体と長期にわたって共存するという目標は受け入れがたかっただろう。当時の目標は地域的な撲滅であり、最終的には世界全体からの撲滅であった。媒介性寄生者によって三〇年以上もの間教えられてきた今日、目標はずっと控えめである。たとえばマラリア作戦においては、撲滅という目標は抑制するという目標に置き換えられ、それがさらに現在、薬剤耐性の増大に直面して、マラリアの蔓延をなんとか制御するという目標に置き換えられている[123, 844]。

もっとも輝かしい成功物語の一つは黄熱である。しかし黄熱でさえ、二〇世紀の中頃の勝利感は、目下の努力がうまくいっても黄熱を局地的な勃発に限定するにすぎないという認識に道を譲った[742]。黄熱の流行を起こしやすい地域で最近またネッタイシマカが復活したことは[722]、この限定的な目標でさえ楽観的なシナリオにしている。１９８８年から１９９２年にかけて、１９４８年以来の多くの黄熱患者がＷＨＯに報告された。現在は毎年約二〇万人の患者が発生している[31]。殺虫剤抵抗性がこの復活の原因の一つである。防除の努力がなされる中でネッタイシマカはそれへの抵抗性を進化させ、黄熱やデング熱をさらに効率よく伝播するようになってしまった[1132]。黄熱はもっとも防除しやすい媒介性疾患の一つであるから、これはわれわれの努力に冷水を浴びせるものだ。熱帯熱マラリア原虫はワクチンや抗マラリア薬による数十年間の努力にもかかわらず、制御されそうだというどんな兆候も示していない。

目下のところ、蚊の刺咬から身を守ることが、伝播を減らすための多方面のアプローチの中でも大変価値のあるものだと考えられる[1083]。中でも可能な選択肢は、家屋に蚊が入り込めないようにすることで、病原性に対しもっとも強力な進化的な抑止力となるはずである。蚊帳はマラリアとそれによる死亡を減少させることができる[82]。蚊帳がすべての患者に用いられるなら、病原性を進化的にも抑制するものとなろう。しかし蚊帳や忌避剤を用いたいという動機は、感染から免れようとする未感染者がもっとも強い。感染者はこれらを使用しても得るところはより少なく、そして、病気にかかれば几帳面に使えないだろう。病人には蚊から防御された自分の家を思い起こす必要もないし、そのような動機もない。

媒介動物が侵入しない家屋が進化的に効果的であるかどうかは、明らかに、病原体、媒介動物、地域的な人間社会の特定のあり方に依存する。他の要素が介在して、その効果が変わることもあるだろう。熱帯熱マラリアに感染して治療されないと、蚊に感染することができる原虫の形態であるガメトサイトと呼ばれるものが、症状が重い期間、患者の血液中に現れる（キッチン[1197] Fig. 286）。一方、病状が和らいだ後に現れるガメトサイトは、蚊に感染する傾向が少ないが、おそらく宿主の活性化された免疫応答が伝播を阻止するようにはたらくのだと思われる[1006]。しかしながら熱帯熱マラリア患者が治療されると、このガメトサイトは病状が峠を越えた後に出現する性質がある（ガーンハム[374] Chapter 14, Fig.14）。ということはつまり、家屋を蚊が侵入できないようにすることは、治療を有効に行えない、たとえば熱帯熱マラリア原虫が抗マラリア薬に耐性であるか、そのような薬剤を配布できない地域で、もっとも効果的であると示唆される。

家屋に蚊が侵入できないようにすることがマラリア原虫に温和な方向への強い進化を起こさせることになるのかどうかは、これを大規模に、すなわち病原体が互いに交雑している一大集団全体を包む規模で行われるまで、知る術がない。もしこれがうまくいかなかったとして、われわれは何を失うだろうか。人々によりよい生活水準を提供するのにいくばくかのお金を使うだけである。人々は快適な家を得、昆虫がほとんど家の中に侵入せず、したがって動物媒介性の感染をほとんど受けないようになる。もしこれがうまくいくなら、これに加えて、動物媒介性疾患によって経済的、健康的に不利益を被っている住民、その地域への訪問者、およびその他の人々にとってのボーナスということになる。動物媒介性の病原体はより温和となり、治療の上からも短期の防除の上からも、苦しみを少なくし、経済的出費も少なくするだろう。蚊はDDT抵抗性を発達させ、熱帯熱マラリア原虫はクロロキン耐性を発達させることができる。彼らに防蚊家屋に対する抵抗性を発達させてみようではないか。彼らのもっとも実行可能な進化的選択肢は、人間宿主をほとんど病気にさせないことであり、それはまたわれわれの最終目標でもある。

もっと一般的にいえば、このアプローチは、病原体がその宿主に病害を与えることによる適応度上の損失を、われわれが人為的に増大させることができる、という提案である。これらの損失があまりに増加したなら、自然淘汰によって、宿主を動けなくするようなことのない、したがってこれらの損失を被らない病原体変異株が残されることになる。理論上、同じアプローチを用いて、直接伝播性の病原体の病原性を、現在より温和なものとなるよう変化させることができる。もし学校や職場の方針によって、生徒や雇用人はたとえ症状が軽くても自宅で勉強や仕事をするようにするなら、このような病気を引き起こす病原体は伝播の循環からはじき出されてしまうことになる。最終結果は、直接伝播性感染症がもつ本来の有害性が進化的に減少するに違いない。われわれの社会の現在の社会経済的な圧力のもとでは、方針を今すぐ変えて、この移行が十分に行えるようにできるかどうかは疑わしい。しかし私は将来に対してはもっと楽天的である。情報技術が発展するにしたがって、労働者や生徒は仕事や学習を自宅ですることができるようになり、仕事や学習が完了したかどうか、雇用主や先生が確認することも可能になる。これが実現したとき、自宅ではたらくことによる社会経済的損失は少なくなり、病気を起こす病原体が被る適応度上の損失を大きくすることができる。そして、これら直接伝播性の病原体が現在よりももっと温和になるようにすることができる。

第4章

# 媒介動物によらない悪性化メカニズム

## 媒介動物の代わりに捕食者を利用する

動物媒介性伝播は、もっと広範囲に見られる現象の特殊な例である。たとえば「媒介動物」を「捕食者」に、「宿主」を「被食者」に置き換えれば、同じ原理を捕食による伝播に当てはめることができる[308]。寄生者が被食者体内に潜んで、捕食者に伝播されるとき、被食者が楽々と食べられるほど寄生者にとっては好都合であって、適応度上の利益があるといえる。なぜなら、被食者が弱々しくなって動きが鈍くなれば、寄生者はいっそう効率よく捕食者の胃袋に送り込まれるからである。このように捕食によって寄生者が伝播される場合には、寄生者が被食者に対して発現する病原性はいっそう強められるように淘汰圧がはたらき、被食者が死んでも寄生者の伝播は何ら損なわれないわけである。

単包条虫（*Echinococcus granulosus*）を考えてみよう。この寄生者はヒツジなどの有蹄類からオオカミに伝播するが、ヒツジには強い病害を及ぼして衰弱させ、死に陥れることさえある。これはオオカミにとってはヒツジを捕らえるのに好都合であるに違いない。ところが寄生者に感染したオオカミは一般に何らはっきりとした症状を示さず、寄生者の卵がその糞便とともに排出されるにすぎない。寄生者の卵に汚染された草土を何も知らないヒツジが食べると、寄生者の生活サイクルが一巡するわけである。人がこのサイクルの中に入り込むのは、たとえばオオカミの糞便を何かの拍子に口に入れるようなとき、ちょうどオオカミ狩りでオオカミの死体を処理するとき、糞便のついた手をうっかり口に触れてしまったような場合であろう。寄生者の生活サイクルの中で、本来はヒツジに侵入するはずのところを人に侵入するわけだから、ヒツジ体内での激しい病害作用を人体内でも現すことになる。その結果人は、包虫症と呼ばれる病気にかかる。この病気は人の肝臓の中に塊状の嚢胞を生育させ、人を衰弱させ、しばしば殺してしまう。

進化論的に見ると、オオカミはいわば、このオオカミ - ヒツジサイクルの中での巨大な蚊に当たる。この「蚊」が大きいため、オオカミはヒツジを感染させる過程で殺してしまう。死んでしまったヒツジにはもはや感染は起こらないから、オオカミは蚊と違って、ヒツジを捕食するときにヒツジに寄生者を伝播するということはない。オオカミからヒツジに寄生者を伝播するには、環境中にその糞便をまき散らし、ヒツジがそれを取り込む、という方法をとる。

被食者となる動物は重い病気にかかり、捕食者は温和な病気にしかかからないというこの関係は、決して特殊なものではない。寄生虫学のテキスト（たとえばオルソン[808]など）を数冊開いてみるだけで、その生活サイクルに被食者から捕食宿主への伝播を必要とするほとんどすべての寄生者に、このような関係が見られるということがわかる。

## 媒介動物の代わりに宿主の発育ステージを利用する

寄生者の中には、一方で媒介動物であり、他方で内部寄生者でもあるキメラ的動物もある。このような寄生者は内部寄生者として活動するときは宿主に重大な損傷を与え、宿主を動けなくしてしまう。そして宿主を破壊して自分で次の新しい宿主にまで移動できる場合には、宿主を殺しさえする。このように書くと映画「エイリアン」の一場面が思い浮かぶかも知れない。ジョン・ハートのお腹で生活史の一部を過ごして成長した寄生者は、お腹を突き破って飛び出してくる。この場面は気味悪かったが、自分がアブラムシでなくてよかったと思ったものである。この小さな緑色や褐色の昆虫にはおそらく誰でも馴染みがあると思うが、植物の枝に群をなして、その甘い汁を吸って生活している。何も知らずにその枝をつかんだときには手のひらいっぱいにベトベトまつわりついてしまう。だが、このアブラムシに寄生する、針の頭ほどの小さなヤドリコバチの一種（***Aphelinus jacundus***）のことを知っている人はあまりいないだろう。このハチの雌は適当なアブラムシを見つけると体の中に卵を産み付けて飛び去ってしまう。数週間後、このアブラムシは活動力を失い、最後には動けなくなってしまう。アブラムシのお腹は膨らんでいき、裂け、そうしてアブラムシとほぼ同じ大きさにまで成長したハチが飛び出してくるのである。ハチが宿主の間を飛び回って新しい宿主に卵を産み付けていく様は、ちょうど蚊がマラリア原虫を運ぶのと同じである。卵が孵って幼虫がアブラムシを食い尽くしても、ハチは、死んだか瀕死のアブラムシから飛び去って、今度は媒介者に変貌するのであるから、ハチ自身には何ら不利益はない。

ハチに寄生されたアブラムシの方は、このようにして、死というもっとも極端な犠牲を払うのだが、これは実は一方では、もっとも極端な防御でもあるということがわかる。第2章で、私は、一般に死というものが、寄生を受ける立場からは、きわめて激しい防御であるとも考えられるということを指摘した。一匹のハチの寄生を受けた一匹のアブラムシを考えていたのではダメである。エンドウヒゲナガアブラムシ（***Acyrthosiphon pisum***）はアブラムシ寄生バチの一種（***Aphidius ervi***）の寄生を受けて死んでしまう。このアブラムシは無性的に繁殖するため、ある地域の一グループの仲間は互いに近縁で同一の双子同志と考えられる。そこでハチの寄生を受けたアブラムシは自殺行為を行うらしい。つまりハチの幼虫が成長して羽化する前に、アブラムシは乾いた熱い地面に落ちて死んでしまい、同胞たちの運命を救うのである。このとき地面が熱くないと、寄生されたアブラムシとそうでないアブラムシの地面への落下頻度はあまり変わらない[699]。したがって熱い地面という微小環境に落下して死んでしまう行動は、寄生を受けない仲間を防御するための自殺行為だと思われるのである（ちなみにこれは映画「エイリアン」の第3部の結末と同じである）。

宿主体外での寄生者の移動性と病原性の強さとの関係は系統立てて研究されたことがないが、致死性の寄生者のきわめて多くのものが移動性の高い発育段階をもっている[37]。このような適応をうまく行っている寄生者が強い病原性をもっているということは、進化が共生に向かうとする通説に矛盾している。通説を擁護する人たちはこの矛盾に対処するため、言葉を変えてこれを回避する方法をとった。つまりこれら致死性をもつ寄生者は「真の」寄生者ではないとして、捕食寄生者（parasitoid）とか寄生性捕食者と呼んだのである。しかしこれら移動性のある寄生者のもたらす致死率は、一〇〇％から媒介動物性の寄生者に一般的なかなり低い値まで連続的な範囲に及んでいる。致死性をもつ寄生者の致死性は右に見たように「真の」寄生者の間での病原性の強さを説明する同じ進化プロセスで説明できる。そうであるならば、これら捕食寄生者も他の寄生者と同じく、親密な共生から致死的な寄生までの連続的な寄生形態の中の一方の形態をとるように進化してきたのだと考える方が、進化的最節約原理からして妥当というものだろう[308]。

人はなぜこのような破壊的な訪問者から免れているのだろうか。実はわれわれにも同様な戦略で襲ってくる寄生者が多少はいるのである。ウマバエはわれわれの体に傷口を見つけると卵を産み付けることがある。そうしてそこからウジが湧く。これは気味悪いものだが通常生命を脅かすことはない。彼らがわれわれにとって比較的温和なのは、われわれに比べ体の大きさが小さいし、手で打ったり追い払ったりして産み付けられる卵の数を制限できるからである。小さくて無力な雛鳥のような脊椎動物の場合には、これらの寄生バエは、寄生バチ（*Aphelinus jacundus*）がアブラムシに及ぼすのと同程度の損傷を与えることができる。もっと大きな脊椎動物でも彼らを追い払うすべをもたない場合には損傷の程度は大きくなる。たとえばシカは、彼らに鼻の中に卵を産み付けられると組織が損傷して不具になったり死んでしまうことさえある。

体のサイズと病原性に関する以上の議論を発展させると、寄生関係における共生から寄生、さらには捕食へと至る全体像がはっきりする。寄生者が宿主のサイズに近づくと、寄生者が宿主の中にせよ外にせよ、寄生する上での選択肢は狭くなる。もしライオンがシマウマを殺さずに食べることができて競争に打ち勝ち生存して繁殖するのに必要な栄養を完全に摂取できるならば、それに越したことはない。シマウマ一匹を殺してもその量はライオンが食べきれないほどであるし、ライオンがそうやってシマウマを食べていくと弱いものからいなくなってしまい、しばしば、シマウマを襲うのが次第に困難になる。非常に無防備なシマウマに近づいて、二、三口かじり、腹がすいたらまたやって来ればよいのであれば、ライオンの生活は何とのんびりしたものであろうか。シマウマの死自身はライオンにとって有益なことではない。熱帯熱マラリアによる人の死が原虫にとって有益でないのと同じである。寄生者による宿主の死は寄生者の生存・繁殖に必要な摂食行動の激しさの副作用なのである。ライオンは、シマウマを比較的鷹揚に食べても得をする。ライオンはシマウマより体が大きく、移動することができるので、シマウマが死んでさらに肉が欲しければ次のシマウマを探しに行けばよい。

寄生者の大きさが小さくて典型的な捕食者と寄生者の中間の大きさの場合にお互いの生存状態がどうなるのかを思い描くには、もう少し想像力が必要である。たとえばダニが人に取り付いても直接人の生命を脅かすとは思えない。せいぜい感染症を伝播したり強い痛みや疥癬(かいせん)と呼ばれる湿疹を与えるにすぎないだろう。人より小さい動物が宿主となる場合にはそうはいかない。ミツバチにアカリンダニ（*Acarapis woodi*）というダニが取り付くと、ダニはミツバチの気管に入り込んで塞いでしまい、ミツバチの呼吸に大きなダメージを与える[194, 457]。われわれの鼻から何十匹というクモが入り込み肺組織をむさぼり食い、ついには気管を塞がれて死んでしまうようなものである。蚊はわれわれにとってはうるさいものにしか過ぎないが、マウスにとってはちょうど吸血コウモリの大きさのものが襲うのと同じことである。サンショクツバメを襲うツバメナンキンムシは雛鳥の半数も殺してしまう。たった一つの巣に二五〇〇匹もの虫がいたという[122]。もしも二五〇〇匹もの吸血コウモリがわれわれを襲い、殺してしまうとすると、コウモリを寄生者と呼ぶのであろうか、それとも捕食者と呼ぶのであろうか。寄生者の宿主に対する相対サイズが大きくなればなるほど、それは捕食者的になる。選択の幅が狭くなって、そうなるしかなくなるからである。

寄生者の相対サイズが小さくなると選択の幅は大きくなる。この場合寄生者は宿主を殺すことなく食らうことができるし、寄生者がうんと小さければとりたてて障害すらも起こさないだろう。小さな寄生者にはライオンにない選択肢がある。小さな寄生者は宿主に二口三口かぶりつくこともできるが、宿主は痛くも痒くもない。しかし寄生者にとってこのような選択肢は、可能であるからといって必ずしも自然淘汰上有利であるとはいえない。小さな寄生者は宿主の中や表面で繁殖する選択肢ももっている。小さな寄生者といえども繁殖を繰り返せば幾何級数的に集団が大きくなるから、居候よりはむしろ捕食者となって宿主の体を食い尽くすことができるのである。小さな寄生者でも宿主体内で莫大な回数の繁殖を繰り返せば、小さな一口も莫大となる。このような繁殖は成長による体サイズの増大と何ら変わることはない。一群の単細胞寄生者の個々の細胞は単に互いが分離しているにすぎない。こう考えると、人体内の熱帯熱マラリア原虫は全体として一個の比較的大きな体サイズをもっているといえる。この原虫は人の全赤血球のほぼ半数にまで感染できる。病原性についての進化論的アプローチによって、寄生者の集合体のサイズ——およびそれが引き起こす障害——は、しばしば、容易にそれとわかる寄生者と宿主の関係の性質に依存しているということがわかる。宿主が弱くなっているか死んでいる場合の伝播、垂直伝播、寄生者が宿主の外に出た場合の移動性、である。

## 致死的な寄生と宿主の操られ

寄生が宿主にとって致死的であると、寄生者が宿主を操る上での新たな手段を生み出す。宿主がいずれは死ぬのであれば、宿主が自らを傷つけても寄生者の役に立つように仕向けることは、長い目で見て何の不利もない。その好例はコマユバチの一種アフィディウス・ニグリプス（*Aphidius nigripes*）がチューリップヒゲナガアブラムシ（*Macrosiphum euphorbiae*）に寄生するときに見られる[120]。このハチの幼虫は他の寄生バチ（*Aphelinus jacundus* や *Aphidius ervi*）の幼虫と同様、アブラムシ体内で、アブラムシが単にハチの幼虫の包装紙にしか過ぎないような状態になるまで食い尽くすと成長を終えて成虫となり、中から飛び出して来る。しかしアブラムシが死ぬ前にハチはしばしば休眠する。この理由は一年のうち外界が生存に適していない時期をやり過ごすためと見られているが、このことは逆にハチにとっては危険である。休眠が長期間だと宿主のアブラムシが他の捕食者に食べられてしまうだろうし、何らかの物理要因で死ぬ危険もある。さらには他の寄生バチ、アサフェス・ヴルガリス（*Asaphes vulgaris*）の寄生を受けることもある。休眠したハチにとっては宿主のアブラムシが安全な場所に避難しておとなしくしてくれると好都合である。先述のコマユバチの一種のアフィディウス・ニグリプスに寄生されたアブラムシはまさにそのようなことをする。ハチが休眠に入るとアブラムシは巻いて丸まった葉の中や他の安全な場所に移動し、そこを死に場所とするのである。宿主がこのような避難場所に逃げ込むと、寄生バチの寄生バチであるアサフェス・ヴルガリスの餌食となる機会もうんと減る[120]。ハチは自分を守るためにアブラムシの中で事をなす前に、まずアブラムシに最後の行動をとらせたわけである。

避難場所での寄生バチ、アフィディウス・ニグリプスが高い生存率を示すことは、アブラムシの行動変化が、偶然通常の行動が破壊されたことによるのではなく、的確に操られたことを示唆している。これはもう一つの事実によっても傍証される。すなわちアフィディウス・ニグリプスが休眠しない場合もアブラムシの行動は変化させられるが、この場合は少し違っていて、アブラムシは目立つところへ進んで行く。したがって寄生するだけではアブラムシを避難場所に移動させないのである。

捕食者から被食者への寄生者伝播はこのように致死的であるが、進化の選択肢には、宿主に対する奇妙な操りもある。古典的な例としては吸虫の一種、槍形吸虫（*Dicrocoelium dendriticum*）がある。この寄生者はアリを宿主とした後、アリがヒツジに食べられるとヒツジを宿主とする。槍形吸虫の中にはアリからヒツジに自分たちが容易に伝播されるように、アリの脳に侵入してアリの行動をショートさせ、アリがわざわざ草の葉縁に登りつめて顎で葉にしがみつき、ヒツジに食べられるのを待つばかりの行動をとらせるものがある。この吸虫はヒツジに侵入後、ヒツジの糞便中に子孫を放ち、それをアリが食べて次世代となるわけである。捕食によって被食者と捕食者との間を行き来する寄生者には同様な感染様式がかなり広く見られる。多包条虫はノネズミに実験的に感染させると、殺してしまうこともあるが、殺す前に太らせる。太って動作が緩慢になったノネズミは容易に第二の宿主であるキツネの餌食になりやすい。ロイコクロリディアム・パルドクスム（*Leucochloridium pardoxum*）という吸虫はカタツムリに感染し、鳥に食べられて鳥に感染する。この寄生者はただカタツムリの動作を鈍くするだけではない。カタツムリの触角を細いへアピン状のものから膨らんだ色鮮やかなイモムシ状に変化させるため、鳥にとっては非常に魅力的なものに見えてしまうようである。この吸虫にとっては第二の宿主である鳥に侵入しやすくなり、生活史を全うできることになる。

寄生者による宿主の行動操作に関するシンポジウムで、N・A・クロールがこの分野の研究の第一人者J・C・ホームズに、ロイコクロリディアム・パルドクスムを食べる鳥のような宿主は愚かではないかと質問した[491]。なぜ寄生者のたかった餌を避ける行動変化をもたらす能力が進化しなかったのだろうか。ホームズ答えて曰く、「固有宿主は決して愚かな宿主ではない。……システムは寄生者を取り込んでしまうことと餌を容易に得られることとのトレードオフで成り立っている」。システムの研究によれば、寄生者は捕食者にほとんど損傷を与えず、まったく良好な関係しか見いだせない。彼はそう言及した。しかし、「集団的なエネルギー収支のバランス上このようなことが認められるということであって、個々の宿主を見ると、中には寄生者の犠牲となって死んでしまう場合もあることは強調されなければならない」と付け加えた。本書で提出している枠組みはもっと包括的な答えであって、進化過程にも合致している。これらのシステムが安定しているのは、捕食者が媒介動物のようなはたらきをしているからである。寄生者は、ちょうどマラリア原虫が蚊を必要とするように、新しい被食者に到達するのに捕食者を必要とするため、捕食者にはほとんど損傷を引き起こさない。捕食者の集団が益するか害を被るかということは関係ない。寄生者の感染した被食者を食べた捕食者がそのことによって利益を得るかどうかということが問題なのである。寄生者の感染を受ける適応度上の不利益が餌を容易に得る利益に比べて小さいかぎり、捕食者は利益の方が大きいことになる。この議論は、捕食者が愚かなのかそうでないかを評価する上で鍵となるポイントを示している。もし鳥が吸虫の一種ロイコクロリディアム・パルドクスムの寄生を受けていないカタツムリを見つけやすくなったなら、鳥が十分に賢ければ、寄生を受けていないカタツムリを選んで食べるようになるだろう。この場合、カタツムリの密度が十分に大きくなって、寄生されたカタツムリを避けることの適応的な不利益が寄生を受ける不利益より小さいという条件が必要であるが。

# 媒介動物の代わりに被感染性宿主の移動性を利用する

## 待ち伏せ型伝播と病原性

大部分の動物非媒介性の病原体が温和なのに反して、マラリアや黄熱、発疹チフス、睡眠病の病原体がなぜ重症化するのかは、これらが動物媒介性の伝播を行うということから説明できる。しかし、一口に動物非媒介性の病原体といってもピンからキリまであって、変異は大きい。クルウイルス（訳注　ニューギニアの山岳地帯の住民に見られる。クル病を起こし、潜伏期間が長くヤコブ病に似た症状を起こすウイルスの一種）はその中でもっとも致死性の高い病原体の一つである。この病気のきわめて高い致死性は病原体の特異な生活史によって説明できる。死が、伝播を促進するのである。この病気で死者が出ると、人々は弔いのためその肉を食したためである。しかしこの伝播様式はユニークなので、クルウイルスの致死性を説明しても他の病原体についての疑問が残されている。たとえば天然痘や結核は、なぜ他の動物非媒介性の疾患に比べてより重篤なのだろうか。

可能な答えの一つは、さしずめ待ち伏せ仮説と呼ぶことができる。病原体が動けない宿主から次の宿主に伝播するには二つの方法がある。一つは蚊のような動くものによって運ばれる方法、もう一つは感染可能な宿主が病原体のところまでやってくるまで待ち伏せる方法である。この待ち伏せ法が成功するためには、病原体が外界で生存する能力がなくてはならない。動物媒介性の病原体と同じく、待ち伏せ型病原体は、宿主内で増殖して宿主を動けなくしても、何ら不利益は被らず有利な点を得る。したがって待ち伏せ型寄生者の病原性はきわめて強いはずである。

私は昆虫に感染する病原体の中にしばしば高い病原性をもつものがある理由を説明するのにこの待ち伏せ仮説を思いついたのだが[307]、その後で、人の動物非媒介性病原体の致死性が変異をもつ理由も同じ原理で説明できないかと考えた。そうだとするなら、外界で長期間生存できる病原体の致死性はより高いはずである。ブルーノ・ウォルサーと私は人の呼吸器感染症の病原体でこの仮説が成り立つことを検証したばかりである。動物非媒介性の病原体は一般に外界で数時間ないし数日生存でき、人に感染した場合一〇万人あたり一人から一〇人を死亡させる。しかし外界で数週間から数年生存する病原体の致死率はもっと高い傾向がある。中でも際立っているのは天然痘ウイルスである。このウイルスは一〇人に一人を死亡させ、宿主の体外で十余年の生存が可能なのである。結核やジフテリアの病原体は外界で数ヵ月生存でき、病原性の強さもそれに見合ったものである。他の病原体の外界生存期間は数時間から数日と短く、致死率もより低い傾向にある。このように待ち伏せ法による伝播は、天然痘や結核の病原体の毒性が高い理由を説明することができる。

昆虫の病原体についても同様な検証はまだ行われていないが、待ち伏せ仮説はそれらにも当てはめうると思われる。ある種の昆虫に感染する多角体病のウイルスに比べれば、天然痘ウイルスなどは比較的温和に見える。このウイルスは感染個体をほとんどすべて殺してしまい、外界で何年でも生存できる。待ち伏せ型伝播戦略の一つの問題は、病原体が適切な場所でじっと待たなければならないということである。少なくとも多角体病ウイルスの一つは、新しい宿主への侵入をうまく行うために感染宿主を殺すタイミングを計る。つまり幼虫が成虫に変態するのに必要なホルモンを阻害する[811]。そうすると幼虫は幼虫の微小生息環境内で死亡するから、感染を受けるべき次代の幼虫も同じ場所にいるだろう。

待ち伏せ型伝播戦略は宿主の生育場所が限定され保護されているときに、ことにうまく機能するに違いない。もし宿主の生育場所が限定されているなら、殺された後にほどなく新しい宿主がやってくることが多いだろう。そのような場所が光や乾燥、極限温度などから保護されているなら、病原体が宿主の体の外に出た後も長期間の生存を保証されるから、待ち伏せ型伝播が促進されるに違いない。この点から、ミツバチがとりわけ大食らいの待ち伏せ型寄生者の犠牲になっているのも驚くことではない。ミツバチの幼虫は芽胞形成桿菌の一種アメリカ腐蛆病菌（*Bacillus larvae*）の感染を受けると事実上確実に死に至る[759]。この細菌の芽胞は外界でやすやすと五〇年以上も生存できるため（H・シマヌキ、私信）、破壊したハチの巣が感染源となるだけの長い時間幅をもっている。成虫はこの細菌に抵抗性があるため、芽胞を体表に付けて伝播する。したがってこの細菌の新しいハチの巣への伝播方法は、成虫同志の直接接触か、花を介した間接伝播か、汚染された場所に新コロニーがつくられるかのいずれでもよい。伝播のもう一つの経路は、養蜂家が蜜、花粉、ハチの巣を移動するときに細菌がばらまかれる場合である[994]。どういう経路にせよ、この細菌は極端に長生きするため、感染した幼虫が生育して移動する以前に食い尽くされてしまっても、伝播は効率的に行われる。

待ち伏せ型伝播仮説は畜産業にも適用できる。ウシ海綿状脳症はそのおぞましい例である。イギリスでは、1986年に流行が確認されたが、人もこの「狂牛病」にかかるのではないかという恐怖から、一万8千頭の畜牛が処分された[160]。クル病と同じく、この病気は感染した動物の脳を食べることによって伝播を受けた後、神経障害を起こし死亡する。この病気がウシに広がった理由は、飼料添加物に、感染したヒツジの脳が混入したことにあるらしい（ヒツジが感染すると、スクラピーと呼ばれるこの病気によく似た病気にかかる）。この病原体は飼料に混入しなくても、動物の死体から徐々に広がっていき、永続するらしい。土壌中に数年間生存でき、感染動物の死体の残骸の混入した草などを偶然食べてしまうと容易に感染し死亡する[1130]。

## 待ち伏せ型伝播とわれわれの将来

ちょっと見ただけでも、待ち伏せ型伝播仮説は人の病気の歴史に大いに関係があると思われる。天然痘は撲滅された。ジフテリアはワクチンが法律で義務付けられてゆきわたった地域では激減した。結核は二〇世紀後半に栄養状態や住居環境の標準規格の改善が行われ、効力のある抗生物質が使われるに従い着実に減少してきた。エイズの流行はこのような進展に逆行するものである。エイズウイルスＨＩＶが絶滅した天然痘を復活させる恐れはないが、その特長である免疫機能の減弱作用によって、今やアメリカのような国々に結核を呼び戻す勢いをもっており、発展途上国にあっては、ずっと引きずってきた結核問題をさらに悪化させている。エイズの世界的流行が巻き起こった１９８０年代半ば、先進国も発展途上国も等しく、結核の発病率の低下傾向が停止した[1045]。結核菌の年間死亡数は今や約三百万人に達し、他のいかなる病原体にも増して高い死亡率を示すに至り、年間死亡率は上昇すると予想されている[1162]。

ＨＩＶと結核菌は互いに人に対する危険性を強め合う。結核菌は本質的に高い病原性をもっており、ＨＩＶ感染者のエイズ発症を促進する傾向がある[475]。ＨＩＶによってもたらされる免疫系への障害は結核の進行や伝染性を促進し、結核診断テストの有効性を減じる[462, 530, 1034, 1092]。このような相互作用は、結核感染後危険な時期に達する前にそれに気づく機会を失わせやすく、結核が病院や刑務所、ホームレスの仮設住居に発生した後さらにその流行を拡大させる効果があるようである[213, 263, 264, 834]。

結核菌は免疫系の正常な人々にも危険かつ伝染性の感染症を引き起こすため、エイズの世界的流行によって増幅された結核はＨＩＶにあまりかかわりのない人々に対しても深刻な打撃を与えうる。とくに老人は結核に感染しやすい。老人ホームに二年半住んだ老人の結核感染率は新たな入居者に比べ約二倍であった[1033]。毎年二五人に一人が感染していた。病院がちょうどニューヨーク市のようにエイズの流行の中心になる危険性はいっそう増している。結核患者はとくに感染性が強いが、適切な防疫処置がとられる前に長期間混雑した病院に留まることが多い[153]。そのような環境ではかなりの割合で職員が結核にかかり、一部死亡する者も出てくる[153, 264]。ＨＩＶに感染した病院の職員はとくに結核感染を起こしやすい。これは結核に感染しやすいからだけではなく、他の職種の人々に比べてＨＩＶに接触する機会が多いことによる[148]。

問題を難しくしているのは、結核菌によく効くので過去数十年使われていた抗生物質に対する菌の耐性が増大していることである。この耐性は病気の回復を損ない、感染者が新たな感染源となる機会が増えることにつながる[71]。耐性菌はとくにニューヨーク市のような都市部や発展途上国に広く見られ、代替新薬はまだまだ現れそうにない[153, 215, 263, 287]。医療機材・医薬品に乏しく、結核感染率の高い国では、結核菌は、耐性菌であるかどうかにかかわらず、遅かれ早かれ国民を殺戮する主要原因としての悪評を高めていくだろう[341]。

アフリカでは結核がエイズと呼応して広がっていく兆しがとくに強い。何といっても三人に一人が結核に感染している現状がある[1045]。たとえばコートジボワールでは、エイズは主要死因であり、死亡数の六分の一を占めている。首都アビジャンでは1980年代半ばから結核が着実に増加し、死因の第三位にまでのし上がってきた[227]。エイズに呼応した結核の広がりは他のアフリカ諸国をはじめ南北アメリカ、ヨーロッパにも見られる。調査対象グループによって、結核への感染が、エイズ患者の五〇人に一人という場合から、半数以上に見られる場合まである[341, 505, 788, 809]。アフリカでは1990年には二五万人以上にHIV合併症として結核が見られた[1045]。世界人口の三分の一が結核に感染し、HIVも拡大している現状では、HIV合併症による結核の問題はますます悪化するだろう。結局、ここに示した理論によれば、待ち伏せ型伝播によって、以上のような問題、もっと一般的にいえば、今年、来年、さらに近い将来まで、結核による年間何百万人の死がもたらされるわけである。

第5章

# 水が蚊のように移動するとき

## 水媒介性伝播と病原性

経済的に豊かな国の街頭で道行く人に世界でもっともひどい苦痛は何かと尋ねても、下痢をあげる人はいないだろう。それでも、下痢症は二〇世紀半ば以来、大部分は乳幼児だが、年間四百万人から二千万人という、もっとも犠牲者が多いものの一つであった[390, 448, 874, 920, 933, 1020, 1116]。そして、少なくとも過去数世紀にわたってそうであった。

明らかに、下痢症は重要な健康問題の一つである。下痢を引き起こす微生物にはコレラや腸チフスのようにきわめて重篤な病気をもたらすようになったものがある一方、一日数回トイレに駆け込むだけですむようなものもある。この理由を生物学者が説明できるようになったのは、ついこの数年のことにすぎない。

その説明の一つは、蚊の翅と人の水利用形態との類似性を指摘する。水に媒介される病原体も、蚊によって伝播される病原体のように、われわれを病原体の生産マシーンとすることによって利益を収めることができる。重症の下痢に苦しんで動けなくなった人は、病原体を寝具や衣類にまき散らす。それらは水で洗われる。あるいは、付添人が患者の糞便を、トイレや下水、その他の排水路に直接捨てる。このような糞便に汚染された水が飲料水に混ざってしまって何も処理されなければ、たった一人の動けない患者から、何百人という人々が病原体に感染してしまうのである。このプロセスは、水道水の汚染処理が不完全であった過去二世紀にわたって、繰り返し記録されている[648, 861, 866, 914, 983, 1018]。

私も、このような伝播が蚊のような節足動物によって行われる伝播と類似していることを認めて、このプロセスを**文化的ベクター**による伝播と呼ぼう。**文化的ベクター**とは、動けない宿主から他の宿主に伝播させる一群のものであり、少なくともそのうちの要素の一つが人の文化の一面をなしているものと定義する[304]。私は「文化」という言葉を、もっとも広義に用いており、遺伝的ではなしに人から人に受け継がれる、人のあらゆる活動あるいはその生産物を含むものとする。文化的ベクターによって運ばれるものには、（1）感染者から他の人へ運ばれる病原体、（2）他の人のところへ運ばれる感染者自身、あるいは、（3）感染者のところへ運ばれる他の人、がある。

水媒介性伝播の場合、文化的ベクターには、動けなくなった宿主によって汚染された諸々のもの、糞便や汚染物を除去した人、飲用上水道に汚染水を紛れ込ませてしまう下水システム、飲料水を汚染する非文化的で変動する物（たとえば、河川水のような流水）、汚染飲料水を他の人々のところまで届ける人々あるいは設備、などがある。水媒介性病原体にとって感染対象となる人口はしばしばきわめて大きなもので

表５．１　下痢症の水媒介性と致死性

| 病原体 | 死亡率(%) | 水媒介性(%) |
|---|---|---|
| 古典型コレラ菌 *Vibrio cholerae*, classical biotype | 15.2 | 83.3 |
| A群赤痢菌１型 *Shigella dysenteriae*, type 1 | 7.5 | 80.0 |
| チフス菌 *Salmonella typhi* | 6.2 | 74.0 |
| エルトール型コレラ菌 *Vibrio cholerae*, el tor biotype | 1.42 | 50.0 |
| B群赤痢菌 *Shigella flexneri* | 1.35 | 48.3 |
| D群赤痢菌 *Shigella sonnei* | 0.45 | 27.8 |
| 腸管毒素産生性大腸菌 Enterotoxigenic *Escherichia coli* | <0.1 | 20.0 |
| カンピロバクタ *Campylobacter jejuni* | <0.1 | 10.7 |
| サルモネラ属の菌（非チフス・食中毒性） Nontyphoid *Salmonella* | <0.1 | 1.6 |

注．この結果は、共同生活を営むヒトの間によく伝播の見られる胃腸系消化管の病原性細菌のうち、水媒介性伝播も死亡率も両方がきちんと数値化できるものは全て示している。死亡率パーセント値は、100の感染者のうち、有効な治療を受けない場合の死亡数を示している。水媒介性のパーセント値は、文献中、感染様式の分かっているもので、100の流行中の水媒介性のものの数である。死亡率は水媒介性の伝播の程度と有意な相関がある（スピアマン・ランクテストで $p<0.01$）。文献、データ採用過程、計算についてはイーワルド[310]参照。

あるから、それらの人々を自らの繁殖のために宿主として利用できればできるほど、病原体はとてつもなく大きな適応上の利益を得ることになる。

対照的に、伝播が人と人の接触によって行われる場合、宿主を動けなくすると次に感染させうる人の数を著しく減らしてしまうことになる。さらに、病原体の増殖速度が増加したとき、接触した人への伝播確率は急速に頭打ちになる。なぜなら、人の体内で増えるだけで、病原体が環境中に薄められて広くゆきわたることがないからである。したがって、人から人へ伝播する方式は水媒介性伝播に比べて病原性は弱くなる。そういうわけで、以上の文化的ベクター仮説によると、下痢性病原体の病原性は、それらがどの程度水媒介的かという傾向と正の相関をもつと予想される。関連文献を調べてみると、これはそのとおりであった（表5・1）。

レヴィンとスヴァンボーグ・イデン[643]はこの関係について別の説明を行った。それは、水中にいる病原体の摂取は感染病原体量を増加させ、それで重症化するというものである。しかし、この説明は成り立たない。なぜなら重篤性の高い病原体の水媒介性の流行は、同じ病原体の水を介さない流行に比べ致死性が高いとはいえないからである[310]。また、水媒介性伝播と死亡率の間の強い正の相関関係は、ハエ媒介性伝播とか、歴史的時期とか、乾燥抵抗性等との二変数の相関でも説明できない[310]。こうして、あらゆる証拠によって、水媒介性伝播が進化的に病原性の増加をもたらすという考えが支持されることがわかる。

## 地理的パターン

水媒介性伝播と病原性の進化的な結び付きには、病原体が数百年でも数千年でも現在の病原性を進化させられるという仮定がある。この仮定が妥当かどうかは、病原体が文化の変化に反応して、自らの生存に必須な、何らかの鍵となる性質を進化させることができる時間スケールはどれほどかを観察することによって評価しうる。医学文献中、病原体のそのような性質で深く研究されたものは、唯一、抗生物質耐性である。病原体は抗生物質耐性を数週間から数ヵ月の時間スケールで発達させることができる[304]。

これとは時間スケールが違うにしても、もし水媒介性伝播によって病原性の高い病原体が選択されるなら、飲用水を汚染しないようにすることは進化的に病原性の低下をもたらすに違いない。古生物学者が化石記録を用いるのと同様、この予想を評価するには公衆衛生の記録を用いる。理想的には遺伝的に区別できる競合する同種病原体が見つかって、飲用浄水が供給されるようになった前・中・後、つまり先進国の一九世紀半ば以降のそれぞれの頻度が追跡できるとよい。残念なことに、種内変異の詳細な区別が可能になるには二〇世紀にはいってからもさらに数十年を待たなければならなかったため、この目標は達成されないが、二つの方法が残されている。

1 きわめて近縁な細菌種(つまり、同じ属に入るもの)が二〇世紀を通じて知られているため、それらの流行については観察しうる。同属内の種間競争は同種内の競争に比べて弱いはずであるが、同属内の種間には血清学的、栄養学的ならびに生態学的な類似性があるから、種内の比較に比べれば傾向は弱いにせよ、右記の予想を適用できるはずである。

2 二〇世紀の一部の期間については、種内変異の頻度を数量化できる。浄水対策には一般に数十年かかり、多くの国においては未だ不十分であるため、右に概説した一般的な予想は過去五〇~六〇年間に対して有効である。

同属内の比較によると、上水道の浄水度と病原性の高い種から低い種へのシフトには相関がある。たとえばアメリカでは二〇世紀の最初の四半期に浄水対策が大規模に改善された[375]。1930年代までに、もっとも高い病原性のA群赤痢菌1型は中程度の病原性のB群赤痢菌に取って代わられた[275, 449]。浄水対策は二〇世紀半ばまで着々と改善された[195, 407]。そうしてB群赤痢菌はさらに病原性の低いD群赤痢菌に置き換わった(米国疾病防疫センター赤痢菌調査報告 1968-83)。

サルモネラ属菌種にも同様な経過が見受けられる。もっとも致死性の高いチフス菌(*S. typhi*)は衰退し、病原性の低いサルモネラ属菌種が絶対的頻度を増した[375, 784, 1035, 1157]（米国疾病防疫センターサルモネラ属菌種調査報告 1968-78）。

異なった地域におけるそのような菌の交代が行われる時期は、上水道設備の改善の時期と相関しているはずである。後になって浄水が供給された地域はそれ以前に浄水が供給された地域を実験地域とした対照地域と見なせる。実際の傾向を調べてみると、この予想と一致している。たとえば、イギリスの上水道の浄水化はアメリカの浄水対策に先立つこと数十年である[135, 356, 915]。病原性の高いA群赤痢菌1型から中程度のB群赤痢菌への交代はアメリカではイギリスより約三〇年遅れた[103, 113, 325, 351, 393, 512, 513]。アメリカでの上水道の浄水化は、ポーランドでの上水道の改善開始より約四半世紀早かった。そしてアメリカにおける病原性の高い赤痢菌からB群赤痢菌への交代はポーランドより約四半世紀早かったのである。日本および西ヨーロッパではアメリカとほぼ同時期に上水道の浄水化が行われたが、アメリカでの交代と期を一にしてA群赤痢菌1型がB群赤痢菌に、さらにそれがD群赤痢菌へと置き換わった[4, 32, 325, 360, 684, 993, 1051, 1057, 1096]。中国の大部分の地域においては上水道の改善が行われず、赤痢菌の交代現象も見られなかった。日本やアメリカでA群赤痢菌1型が消滅して四〇年、中国には未だこの菌型がはびこっている[32]。しかし香港や上海では二〇世紀はじめ、日本やアメリカで上水道浄化に大幅な進展がなされてほどなく上水道が改善された。そのため、上海や香港ではA群赤痢菌1型は、アメリカと日本での消滅に時をおかず、事実上消滅した[32, 997]。これに類した菌の交代現象の違いは二〇世紀前半のニューヨーク市とニューヨーク近郊農村地域の間でもあり、市部での浄水化は農村部に何年も先んじていた[1035]。

インドでは地域によっては上水道に著しい改善が行われたところもあるが、浄水の供給程度は中国の大部分の地域と似たりよったりで、したがって赤痢菌の菌種の構成もあまり変わらない。二〇世紀を通じてA群1型とB群が多く、これらがD群に取って代わる兆候はまったくない[6, 34, 114, 323, 464, 535, 561, 656, 669, 670, 671, 682, 684, 823, 824, 878, 950, 958, 989, 1123]。バングラデシュの上水道の質はインドより悪く、D群赤痢菌はごくわずかにとどまっている[510, 511, 560, 562, 1041, 1053]。

グアテマラはアメリカ諸国の中でももっとも汚染された上水道しか備えておらず、アメリカ諸国での最近のA群赤痢菌1型の流行源であった[692, 693]。この流行が北上したときは、アメリカまで来てようやく弱まり、菌は分解消滅した。これはおそらく水媒介性の伝播が行われなくなって持ちこたえられなくなったためであろう。この菌の人から人への伝播についての研究が、ロサンゼルスのヒスパニック地区でなされた[1133]。すると汚染のない上水道の供給地区では、平均して一〇人の感染毎に次の感染は四人にしか起こらなかった。こうして伝播を数回繰り返すだけで菌は衰え、死滅した。グアテマラから南部に進んだ伝播についても同様であった。菌はコスタリカで止められた。この国の上水道は比較的きれいであった（L・J・マータ、私信）。グアテマラから南方の地域でもB群赤痢菌に対するD群赤痢菌の割合は、上水道の浄化対策初期の他諸国での割合に近い。コスタリカやパナマの都市の中心部では、浄水度とD群赤痢菌の優勢度の上昇が二〇世紀半ばまでに見られた[596, 597, 749, 750]（M・クーラニー、私信／L・J・マータ、私信）。

以上みな同様の傾向を示しており、赤痢菌の菌種構成に影響を与えうる因子は他にもいろいろありうることを考えれば、とくに注目に値する。また、異なる菌種が互いを排除する方向に作用することが示唆される点も、注目される。たとえばアメリカにおけるB群からD群へのシフトは赤痢菌による感染の全体的な頻度の減少には無関係であった[896]（米国疾病防疫センター赤痢菌調査報告 1968-83）。このような競争の大部分は、おそらく獲得免疫によるものであろう。赤痢を起こす赤痢菌種群は細胞への感染のような基本プロセスに関連した構成分子を共有している。これらの構成分子は構造が似ているため、赤痢菌の一種にこれらに対する免疫ができると、それは他の赤痢菌種にも中和作用をもつ。このような種類の交差免疫は何らかの阻害作用をもつに違いない。しかし最近の研究によれば、種間免疫は種内免疫よりもかなり弱いことが証明されており、赤痢菌の種の一つに対して作成されたワクチンは他種による赤痢をわずかな限られた場合にしか防御できなかった[345, 709, 1117]。

異種間の相互作用の詳細な内容とは無関係に、赤痢菌の地理的存在パターンおよび時間的変化から、上水道浄化対策が赤痢菌種の構成変化と連動していることが示される。水が浄化されるほど、菌種構成は低い病原性へとシフトする。

コレラを引き起こすコレラ菌にも同様な変化が認められた。世界的に見て１９６０年代から１９７０年代にかけて、より病原性の高い古典型から比較的病原性の低いエルトール型に、おおむね置き換わった。この置き換わりは、太平洋諸島と南アジアに唐突に、しかも苛烈に波及していったとされる。地理的な広いスケールではたしかにそうかも知れないが、細かいスケールでの変異が見逃されがちであり、そこにこの大規模な変化の理由に関する手がかりがある。エルトール型コレラ菌が最初に侵入した国では、一般に、すでに浄水化を進めて飲用水の改善が行われていた。たとえばインドのカルカッタでは、バングラデシュのダッカで主要な改善が行われる少なくとも一〇年前に、かなり効率よく汚染されていない水を供給する設備が完備していた。ダッカでの改善は１９７０年代半ばに始まったが、部分的にしか機能していなかった[389]（M・U・カーン／W・B・グリーノーⅢ、私信）。カルカッタでの古典型からエルトール型への移行は1964年までに起こった[224, 225]。その当時バングラデシュにもエルトール型は見られたが、ダッカでの古典型からエルトール型への置き換わりは一〇年ほど遅れ、しかも不完全であった[563]。バングラデシュは周辺国に比べて未だ浄水の供給が不十分な国で、地域的に古典型コレラ菌による流行が残存している唯一の国である[999, 1207]）。

文化的ベクター仮説は疫学者を悩ませてきたもう一つの疑問にも答える。なぜ1960年代に、世界的にエルトール型コレラ菌が古典型に取って代わる津波のような拡大が起こったのだろうか。エルトール型コレラ菌は紅海のサウジアラビア海岸沿いのエルトール検疫所で病に伏したメッカ巡礼者の間で、1906年に初めて発見された[223]。なぜエルトール型コレラ菌は古典型コレラ菌との競争に半世紀もの間さほどの前進を見せず、それでいて一〇年の間にほとんど完璧に置き換わったのだろうか。文化的ベクター仮説では、二〇世紀半ばの数十年に南アジアで浄水化プロジェクトが大規模に行われ、コレラ菌競争のバランスの傾きを病原性の低いエルトール型側が有利となるようにしたと説明する。

文化的ベクター仮説をいざコレラ菌に当てはめると、病原性、宿主免疫、競争上の有利さといった要因間の関係が込み入っているため、複雑になる。コレラ菌は、競合する菌を腸から勢いよく排出する毒素を出すことによってコレラを引き起こす（第2章）。古典型コレラ菌は一般に病原性の低いエルトール型コレラ菌に比べて毒素の生産量が多い[1081]。毒素量が多いほど、下痢もひどくなる[847]。したがって古典型コレラ菌の産生する毒素が多量なため競争菌はより速やかに排除され、終局的には腸管から外界に、より多くのコレラ菌が排出されることになる。

産生量を測定すると、この量はきわめて厖大となりえることがわかる。有症患者の排泄物中のコレラ菌の密度は、非常に軽症か無症患者に比べて百倍から千倍にもなりうる[225, 260, 261, 861]。同様にコレラ患者の排泄物中の密度は比較的軽症のコレラ性下痢患者の排泄物中の密度の約十倍である[225]。したがって典型的な古典型の感染者は典型的なエルトール型の感染者に比べ、平均してかなり大きな割合で病原体を環境中に排出すると予想できる。二つのコレラ菌各型内に病原性変異があるということは、コレラ菌の繁殖力が、病原性と連関しているのであって、他の性質と連関しているのではないことの今一つの証拠となる。エルトール型系統でもとくに高い病原性株のものと古典型の低い病原性株とを比較すると、反対の結果が出てくる。エルトール型系統は古典型系統に比べ、より少数の菌の侵入によってもっと重篤な病気をもたらし、より純粋培養が行われるほど子孫を多く産むようになる[666]。

バングラデシュの上水道改善の目標は経済的な制限と人口急増によって大きく遅れ、その結果、大多数の国民が今なお糞便に汚染された水を使用している（M・U・カーン／W・B・グリーノーⅢ、私信）。1980年頃、バングラデシュで古典型コレラが再発生した。この再発生はエルトール型コレラの拡大に関する津波モデルの不備をさらけ出したが、疫学者たちはどう説明してよいか思案に暮れるのみであった[286, 744, 955]。

一般に古典型コレラ菌がエルトール型によって置き換わられることの説明としては、これまで、培地上で共存した場合にエルトール型が競争的に優れていること、感染した宿主からの排泄がより長期間にわたること、および屎尿表面や内部に長く生存できるためとされてきた[396, 511]。しかしこれらの議論は、毒素を急速に産生することから起こる広範囲にわたる得失を考えていない。水媒介性伝播が行われている地域での伝播サイクル全般を考えれば、たとえエルトール型が水媒介性伝播が起こっていないところでは有利であるにせよ、古典型コレラ菌が競争に打ち勝つだろう。古典型がこの有利さと引き換えに支払ってきたであろう代償は、他のコレラ菌との競争における遅い成長である。大量の毒素産生には、成長に利用できるはずの資源まで必要とする。

外界での競争に優れていることに依拠した議論は、タイミングの問題も無視している。なぜ病原性の高いコレラ菌は明らかに何世紀にもわたって病原性の低いタイプよりも優勢であったあげく、四半世紀前になって急に置き代えられてしまったのか。エルトール型が腸管外の環境で優れた競争力をもち、共存をものともしないのは確かである。しかし、これでは、バングラデシュで最近見られたエルトール生物型の一時的な交代を説明できない。ハクたち[511]はこの仮定を引っぱり出して、再発生した古典型コレラ菌は古い古典型よりも培地上でエルトール型とよく競争できると指摘した。それでも、再発生した古典型コレラ菌の成長はエルトール型より劣っており、二四時間後にはエルトール型に対する古典型の比は九〇％も落ち込んでしまった。

もしエルトール型が水の浄化によって古典型に取って代わったのなら、バングラデシュで古典型が再興したのはなぜだろうか。この再興は、一過性の免疫を考えに入れるなら、文化的ベクター仮説で説明できる。エルトール型と古典型のコレラ菌は血清学的に交差反応を示す。一方の型に強く感染すると、他方へのかなり強い免疫ができる[326, 666]。ワクチン免疫に関する研究によると、この交差防御は部分的にコレラ毒素に対する免疫の結果である。ワクチンの有効性は、少し毒素を入れることによって改善される[945]。この毒素は実質的には古典型でもエルトール型でも同じである。これらのワクチンは両方の型に対して、その免疫力が衰えはじめるまでの数年間は防御効果があるようだ。したがって、両方の同時感染の機会は少ないにもかかわらず、交差防御の存在はコレラ菌の一方の型に対するワクチンが、免疫系を通して数年にわたって他方の感染を阻害することを示唆している。しかしながら二つの型の構造上の違いにより、免疫系を介した抑制は、それ自身の型に対する方が他方に対してより強力である。バングラデシュで二つの型の相対的な頻度が交互に入れ替わっているのは、この強力な型内抑制のためである。エルトール型コレラ菌に対する免疫が低いとき、１９７０年代半ばに浄水の利用にやや改善が見られ、古典型コレラ菌よりエルトール型を優位にしたのだろう。しかしエルトール型への免疫が増して古典型への免疫が減退したとき、上水道の改善がまだ十分に行われていなかったので、古典型コレラ菌の再発生が起こったものと思われる。実際、過去のコレラの流行を見ると、病気から回復して集団の全体的な免疫力が上昇すると流行の衰退が見られ、新生児や加齢による免疫低下を通して人々の感受性が増加すると流行が勃興するという循環が繰り返される特徴がある[861]。

文化的ベクター仮説の考え方に立ってみると、古典型コレラ菌のこのような循環性は、エルトール型の大流行における他の面の説明に役立つ。古典型コレラ菌の大流行は型どおり数年の間に大破壊をもたらした後おさまったが、エルトール型のもっとも近年における大流行は侵入地域で長く残存する傾向が強かった[397]。この違いは古典型が水媒介性伝播に依存していることから説明できる。古典型コレラ菌が新しい地域に侵入して爆発的に拡大すると、一時的な免疫をもった生存者を大量に速やかにつくり出す。その地域での感受性のある人は感染し尽くされ、流行は衰える。エルトール型コレラ菌は非水媒介性の伝播経路に強く依存しているため、流行の拡大はそれほど激しくなく、また流行範囲も汚染水にさらされた集団にそれほど限られない。拡大速度がより遅いエルトール型コレラ菌が人の集団のかなりの部分に感染するときまでには、最初に感染した人々の免疫は弱くなりはじめる。このような免疫力の低下と、出生・移住により免疫のない人々が集団に加わることが相まって、エルトール型は古典型が残留できなかった地域で残留が可能となると思われる。

以上の説明によって、今後数十年間を予想することができる。もしバングラデシュの上水道が改善されるなら、古典型のコレラ菌は将来次第に小規模な再発生しか起こさなくなり、衰退の一途をたどる。あるいは毒素産生率をエルトール型と同程度まで低下させるような進化を遂げる。もし上水道の汚染が進むなら、コレラ菌は往時を思い出させるような病原性の高いものに復帰してしまう。汚染の改善も進行もないなら、病原性の高い系統および低いものが将来ずっと周期的に出没を繰り返す。同様に、もしある地域でバングラデシュより浄化度の高い水が供給されるなら、古典型あるいは新しい突然変異型いずれにしてもきわめて病原性の高いコレラ菌の再流行は少なくなるかまったく起こらない。ある地域でバングラデシュに比べてもっとひどいかあるいは同じくらいに汚染された上水道の供給しかない場合、病原性の高いコレラ菌が周期的に発生すると予想できる。まさにそのような流行が1992年から1993年にかけて、明らかにインドとバングラデシュで始まった[15, 880]。このときの病原体はコレラ菌の第三の型で、すでに分離されている大部分のコレラ菌より毒素を多く産生できる（W・B・グリーノーⅢ、私信）。右に述べてきた理論的枠組みによれば、この新しい型の子孫系統は、浄水が供給されている地域に侵入・浸透すると毒素産生レベルが低いものとなるよう進化すると予想される。

同様に、比較的低い病原性のコレラ菌が上水道設備の貧弱な新しい地域に広がると、病原性が増大するに違いない。ペルーのリマでは最近二〇年間に急激な人口増加があり、上水道は塩素処理が不十分なことに加えて糞便による汚染を受け、市当局の対策が追いつかないまでになった[23]。ペルーでは1991年はじめごろ、おそらく中国の貨物船の船底の水を介してエルトール型コレラ菌が侵入し、約三〇万人のコレラ患者の発生を見た[298, 397]。症例あたりの全般的な死亡率から考えて、この侵入コレラ菌は病原性が比較的低かったと示唆される。右の水媒介性伝播に関する考えが正しいとすると、流行が始まってから最初の数ヵ月に大規模な水媒介性伝播が行われ、病原体の病原性を高くしたはずである。この考えは厳密に検証されていないが、入手したデータにこれと矛盾したものはない。流行が都市部から農村部に移動するころには、約五%の患者が死亡した。流行が始まった海岸地域での死亡率は一%以下であった[298]。ペルーの流行の最初の半年に分離されたコレラ菌の毒素産生量を測定すれば、この死亡率の違いが病原体の病原性の増加によるものか、農村地帯での医療の不十分なことによるものかを決定するのに役立つだろう。

浄水化と下痢性病原体の発生の歴史的変遷との間に呼応した関係が見られることについて、比較対象それぞれの文化的差異を調査し、事後的な説明を打ち立てることもできるかも知れない。しかし私は、こうした傾向について、私が提示した仮説に代わる一般的な説明を知らない。実際、疫学者たちは古典型コレラ菌がエルトール型に大規模に置き換わったことは、基本的な未解決問題であると繰り返し述べている[286, 396, 744, 955]。

文化的ベクター仮説は一見異常な現象のいくつかを説明する上でも役立つ。病原性の低いエルトール生物型が広がりはじめたとき、マッケンジー[674]の観察によれば、浄水の供給力の強化によって、「死亡率の高い爆発的なコレラの流行は全般的に少なくなったものの、地域流行地での散発的なコレラの発生はとくに目に見えて減っていくことはなかった」。彼は、水媒介性伝播では高密度のコレラ菌が摂取されることになるので重症化するということを示唆したが、水から感染した場合のコレラ菌を調べても致死率が高いようには思えなかった[310]。マッケンジーの観察はコレラ菌集団の遺伝的構成に進化的な変化が起こったことによると考えられるだろう。そのような変化こそ、文化的ベクター仮説から予想されるものである。水媒介性伝播の拡大が弱まることは、もっとも高い病原性をもった系統に抑制的にはたらき、より病原性の低い系統の割合を増加させるはずである。

このような水媒介性伝播と下痢症の重篤性との結び付きは、進化の原理がいかに病原性の進化に対する洞察を与えるかを示している。しかしこのような比較は実験操作できないため、一般的な衛生的基準のような、水媒介性伝播において潜在的に関連のある要因を統制していない。したがって、二種類の研究の必要性がある。第一に水媒介性病原体の大部分をなす三属——ビブリオ菌、赤痢菌、サルモネラ菌——に対する、以上のような相関関係と病原体の流行の比較分析である。第二は、浄水化前後の毒性遺伝子の監視研究を、浄水化の計画されている実験地区と適切な対照地区で同時に実施することである。

## コレラの起源

以上述べてきた病原性の進化を理解するための枠組みが一般性をもつなら、人類の歴史上のいつ、そしてなぜ、強い病原性のある病気が発達してきたのかを説明できなければならない。文献中に記載されている何らかの文化的性質に応じた進化的変化の割合の速さ、たとえば、タンザニアでコレラ菌が流行した最初の五ヵ月間に、分離株のテトラサイクリンに対する耐性が〇%から七六%に変化したこと[720]を考えてみれば、この結論によって示唆される進化的な変化の速さは合理的だといえるだろう。このような進化の速さは、強いレベルの病原性が、病原性の上昇に好都合な文化的条件が起こった後、数週間から数十年の時間スケールでもたらされただろうということを示唆している。

したがって水媒介性伝播に関して言えば、進化による病原性の増大は、都市の大多数の住民に上水道が供給されはじめたがそれが糞便で汚染されていた、もっとも初期の文明にまでさかのぼると考えられるだろう。ハラッパ文明はパキスタンおよびインドに紀元前3000～1800年に存在した文明だが、私の知るところ、激しい水媒介性伝播が起こったと思われるもっとも初期の文明である。

ハラッパの都市住民は、通りに公共井戸か、過密な家の中に個人井戸をつくり、そこから水を得ていた。これらの井戸は開放的なもので、その縁は一般に道路面や家の床面から数インチしか出ていなかった[673]。このようなタイプの開放井戸は、水漏れする下水溝のネットワーク内にあると水媒介性疾患を広めることには定評がある。とくに水が氾濫して地面の汚物をまき散らし下水路からの逆流が流れ込むと、最悪である。ハラッパの都市には、開放井戸を囲んでこのような下水ネットワークがあった。このネットワークは典型的には各街路面から数インチないし二フィート下に煉瓦を積み重ねてつくった下水管からなっていた。この下汚水は浸漬立坑（容量約100立方フィート）に流入し、そこで徐々に地中にしみ込んでいった。この下水システムは開放井戸を包囲してネットワークを形成し、下水口はしばしば井戸口近くに位置していた[400, 673]。

家の外壁には一つか二つの排水用の穴が開けられ、道路の下水システムか立坑か大きな瓶（かめ）につながっていた[673, 1136]。瓶の排水は底に開けられた穴から地面にしみ込むようになっていた。穴の開いていない瓶は明らかに下水を貯めるためのもので、道路の下水システムに運び込まれるか、あふれ出るようにされていた[673, 690]。

こういうシステムの上水道はとくに洪水の場合、非常に汚染されやすかったに違いない。実際、初期の研究者の一人[673]は、これらの下水システムは通常、排泄物の処理には使われなかっただろうという考えを出している。なぜなら排泄物は下水路を詰まらせるし、近くの井戸を汚染するからである。しかしいくつかの発見から、次のような理由で排泄物の処理に使われた可能性が拭い去れない。遺跡を調べると、便所がこの下水システムに直接つながれており、下水路に沿って排液から固形物を分けるために用いられた木製の網状スクリーン、それに通りのマンホールを通って下水システムを定期的に掃除した衛生チームが残したゴミの山が見いだされたのである[690, 882, 1135, 1136]。

この文明の住民は数世紀にわたって世界でもっともすばらしい諸都市を支えて生活を営んだ後、紀元前2000年のはじめにそれらを見捨てた[388]。なぜ都市を見捨てたのか、過去半世紀以上にわたって研究者の興味を引いてきた。戦争、地震、森林破壊、気候変化、さらに交易の衰退などにもとづく仮説が展開されたが、それらの大部分は手にした証拠により却下できる[212, 388]。それにどの理由も、なぜ主要都市のすべてが一世紀前後の期間に捨てられたかを十分に説明できない。そこで研究者たちは「過熟した文化の疲弊」に関する漠然とした議論に走った[388]。おそらくもっとも広く受け容れられた最後の考えは、何らかの生態的な破壊である。しかしこの説明は満足できるものではない。なぜなら、互いに何百マイルも離れた都市が比較的短い期間に異なった生態的な災害によって崩壊したと考えなければならないからである。たとえばある地域で洪水、他では旱魃、さらに他地域では森林破壊、塩化、浸食などなど[388]。文献から導きうる唯一の確かな結論は、一般的なものである。つまり都市生活の一つの面あるいは複数の面が、この文明の最後の数世紀に魅力の少ないものとなったか、あるいは忌避されるものとなったかである。

都市文明をあれほど謳歌していた人々に、それほど広汎な放棄をさせたものは何か。文化的ベクターの概念が新しい仮説を提示する。これはこれまで得られた情報に矛盾しないばかりか、私の信ずるところ、これまでのどの説明よりも節約的である。ハラッパ文化の技術的な進歩が、コレラか同様の破壊的な水媒介性疾患の進化にとって好都合なものとなったのではないだろうか。

歴史的に見ても、コレラが下水に汚染された上水を通じて伝播すると爆発的に広がり、最初の症状が認められて数日内に感染者の大多数を殺してしまう[310, 1018]。何百人もの都市居住者が突然死亡し、農村部ではそんなことがないのに気づくのに何も統計学者は必要ない。このような疫病ではヒステリー現象が起こりやすく、疾病を何かの前兆か神の怒りと考えやすいから、都市がいかに文化の中心であったにせよ、都市からの大規模な移住が起こったことは容易に想像できる。

いったんそのような病原性の高い病原体が進化すると、その病原体に感染した人の密度は、井戸がもっとも広範囲に汚染された都市で最高値に達するはずである。古くて大きな都市ほど、新しい小さな集落よりもこの条件に合う。下水路と井戸が古いほど互いに短絡しやすいし、大きい都市ほど、感染と死の割合を一定のレベルに維持しえ、住めるはずの住民を追い払った。ハラッパで都市が捨てられ続けた数十年の間に、いくつかの都市で大規模な洪水が起こったことも[1136]、水媒介性伝播の機会を増し、病原性の高い病原体の維持を容易にしただろう。

各都市ではおそらくそれぞれ違った時期に疫病の流行が起こったと思われる。病原性のある病原体系統の存在、都市間の移動、都市内の下水路と井戸の短絡具合によって条件が異なるからである。その結果、ある時に一つの都市が見捨てられても別の都市が見捨てられるのは数ヵ月、数年あるいは数十年後だったかも知れない。都市に帰ってきた人々があったにしても、下水に汚染された上水道の問題に直面した。したがって水媒介性の病気は周期的に起こったと思われ、都市以外の場所でまあまあの生活を送ることができた人たちはあえて都市に行かず、都市は無断居住者の住み家となったと思われる。都市が放棄された時期に一時しのぎ的な建築が見られることは、この筋書きを支持している。

この時期に経済的交易が崩壊したことも文化的ベクター仮説と矛盾しない。ハラッパの都市中心部が見捨てられていき、遠距離交易に必要な設備が維持できなくなったならば、経済交易は間接的に損なわれる。さらにたとえば、交易相手が恐ろしい疫病にかかっていると知っていて、とくにその疫病が都市から都市へと飛び火することが記録されているとなれば、メソポタミア人は交易を避けただろう。

このような予想とは独立に、下痢症一般とくにコレラ菌についての指導的専門家であるW・B・グリーノーⅢは、ヴェーダ語文献からコレラ酷似の病気の起源は紀元前2000〜3000年にさかのぼりうると結論した（W・B・グリーノーⅢ、私信）。たとえこの時代にコレラが存在しなかったとしても、何か他の悪性下痢症は存在したし、人の悪性下痢症は概して水媒介性である（表5・1）。

このような状況証拠によって、地球上の最初の偉大な文明の一つが崩壊したのは、文化による技術的革新によって、この場合にはコレラあるいはコレラ類似の病気の進化をうながすような文化的ベクターがつくり出され、文明そのものが破滅に押しやられていった最初の例であったかも知れない可能性がある。他の研究者たちも感染症がハラッパ文明の衰退に手を貸したであろうという考えを提案しているが[281, 553]、文化的ベクター仮説と違って、これらの考えにはあげられた病名（マラリアなど）がとくに都市のハラッパ文化と関連するのかについてはまったく説明がない。

他の初期文明の諸都市がなぜ同じ運命をたどらなかったのか、疑問をいだく人がいるかも知れない。私の予想するところ、この問いに対して完全に答えるには、社会科学者、考古学者、歴史家、それに生物学者が何年も共同して努力する必要があると思う。その結果、他の文明が衰退した要因として病原性の進化的増大が示唆されるかも知れないし、そうでないかも知れない。しかしながら少なくとも他のいくつかの古代文明には、水媒介性伝播に好都合な同様の特質が認められない。下水路はエジプトではまれにしか利用されなかったし、メソポタミアではそれほど大規模なものではなかった[673]。ローマ文明の上水道システムは、高密度の人口を対象としたにもかかわらず比較的汚染のない状態で維持されたに違いない。水が比較的人口過疎な高地からの水路によって運搬供給され、高密度人口地域の糞便汚染下水は下水システムによって効果的に除去されたためである。

文化的ベクター仮説はコレラの歴史に関して、今一つ異なる次元の議論を付け加えることができる。何十年もの間、専門家たちはコレラの起源が何千年もさかのぼると信じてきた[223, 861]。最近になって、コレラはわずか二百年前以内に初めて起こったのではないかと提案する科学者が何人か現れた[498, 707]。最近に起源をもつとする人たちは、コレラ菌が変異に富んだ種であることを強調している。多くのコレラ菌は海洋環境で自由に生存繁殖し、人々の間で継続して伝播する証拠はほとんどない[707]。しかしながらこれまでの証拠は何一つとして、コレラを生ずるコレラ菌系統と人とのかかわりが古代から見られるということと矛盾するものはない。自由生活を行うコレラ菌の存在は、コレラという病気を起こすコレラ菌類に人が強い進化的圧力を与えたことを否定する説得力ある証拠とはならない。それはオオカミの存在が、犬に対して人が進化的圧力を与えたことを否定する説得力のある証拠にはならないのと同じである。鍵となる問題点は、犬とオオカミの間の違いが、人々とのかかわりが進化的圧力となってはたらいたことによるのかどうかということである。

自由生活コレラ菌とコレラを起こす系統との主要な相違点の一つは、毒素を産生するかどうかである。水から分離された系統は、人への感染が行われてかなりの汚染の見られる地域の水でないかぎり、たとえどのようなコレラ毒素であれ通常はほとんど産生しない[730]。――そしてコレラ菌が人に適応するにつれて病原性が増加するというどんな議論にとっても、その中心は、コレラ毒素である。毒素非産生型は一般に毒素産生遺伝子をまったくもっていない[729, 730]。自由生活型のコレラ菌が腸管に入ると多少とも病気を引き起こすとすれば、通常は軽微である[730]。したがってこれらの自由生活型の密度変動と地域集団におけるコレラの発生規模とは関連していない。そしてコレラを起こすコレラ菌は、近くにコレラの患者が発生したときだけ、その地域の水から分離される傾向がある[565, 782]。

マクニコルとドーチ[707]は一八世紀初頭以前に、中世の十字軍、貿易隊商、あるいは船舶航路などによって外部との事前接触があったにもかかわらずヨーロッパでコレラの発生がないことを根拠にして、コレラの近代起源を示唆した。しかしながらこのような条件に対しても、文化的ベクター仮説は、コレラの発生がどのようにして南アジアに限定されて留まっていたのかを説明できる。きわめて高い病原性のコレラ菌が継続して存在できるのは、かなり大きな人口中に水媒介性の文化的ベクターが存在するときに限られる。陸路の貿易路や長期間の航海を行うわずかな船員の間には、このような種類の伝播は起こりそうにない。このような集団では高い病原性のコレラ菌集団は死滅してしまうだろうし、他の病原性のある病原体も小さな隔離集団では死に絶えてしまう。他の病気は性質が異なるので、このような状況でも伝播できた。たとえば天然痘は外界で何年も生存できる[1150]。しかしコレラ菌の古典生物型は一般に水中では数日から数週間で死滅するし、一週間以上も糞便中に放出され続けることはまれである[565, 861]。

マクニコルとドーチ[707]はコレラ菌が約二百年前に突如コレラを引き起こす能力を獲得したと考えている。しかし、以上のように毒素産生をうながす条件がおそらく南アジアで四千年前に存在し、コレラと区別できない病気の進化につながったというのが私の意見である。その病原体が現在のコレラ菌と同じものであったかどうかは、おそらくもっとも重要な問題ではない。この問題に対する深い理解は、免疫不全ウイルスにおいて行われたような、生化学的な時計を用いてコレラ菌の進化的系統樹の進化速度を推定するときになされるだろう[292]。もっと切実な問題は、なぜこのような病原性の高い微生物が進化してきたのかということと、将来において、病原性を高くしたり低くしたりする条件はいったい何なのかということである。

文化的ベクター仮説によれば、毒素産生にさまざまなレベルがあることは、水媒介性あるいは水非媒介性伝播の機会に対する適応状態を表していると考えられる。この議論は、水環境中に自由生活コレラ菌が広汎に存在することにもとづくとする最近の解釈とはまったく異なる。海岸水系から分離されたコレラ菌の中に人感染性のコレラ菌と類似したものが見つかったため、コレラ菌は人に対する偶発的な病原体であり、真の生態的地位は自由生活を行うことであるとした研究者もいた[180, 494, 724]。人に偶発的に感染するのなら、人にはあまり適応していないと考えられよう。

コレラ毒素の自然環境での機能が不明なこと[334, 710]と、人および人糞に汚染された環境中から分離されたコレラ菌の毒素産生能がより高いことは、この仮説と矛盾する。また広範囲の試料から分離されたコレラ菌二六〇系統にわたって生化学的な変異が存在するのも、同様にこの仮説に矛盾する[953]。人のコレラの病原体であるエルトール型と古典型系統はコレラ系統樹の一本の枝を形成し、通常、人の病気と関係のない系統は他の枝を形成している[953]。偶発的病原体仮説の主要な証拠とされていたアメリカのエルトール型コレラの諸系統は、エルトール型の主枝から離れて全体として一つの小さな枝を形成していた[953]。アメリカの毒素産生系統はすべて互いに近縁で、毒素を産生しないアメリカの大部分の系統とは遠い関係にある[155]。実際、それらの毒素産生系統はエルトール型コレラとは遠く離れた関係にあると考えた方が適当であろう[953]。もしコレラ菌が何らかの非寄生性の目的のために毒素を産生する自由生活者であったならば、進化の枝はこんなにはっきりと分かれていないだろうし、毒素産生性でコレラの原因となるコレラ菌は他のコレラ菌とこれほど遠い関係にはないだろう。

以下の説明はこれまでの証拠に、ずっとうまく合致すると思われる。つまりアメリカの毒素産生系統は東方の流行地域から偶然アメリカに取り残されたクローン（チェン他[155]の意味で）である。この系統は人々に偶発的に感染して増殖することにより補充されながら、水環境でまあまあ生存しうるという程度に、かろうじて自らを持続保存してきた。この説明が正しいなら、これらの病原体はアメリカの水環境中で周辺的な存在を維持しているわけであるから、インドやバングラデシュなどの流行地での毒素産生型コレラの維持機構を理解する上でのモデルとして有効ではない。それらの常在流行地域でのコレラの持続性は、しばしば限定されはしても、人々の間で伝播が途切れることなく行われることにより強く依存しているだろう[367]。水媒介性伝播が可能な常在流行地域では、人体内に侵入し繁殖できる可能性が高いため、大量の毒素を産生するコレラ菌が維持される。水媒介性伝播がそれほど容易ではない地域では、毒素産生レベルは低い方がよい。両方の病原性の生態的地位において、どんな毒素もほとんど産生しないような病原体は、いったん感染が成立した後に有利となるから維持されるのだろう（第2章参照）。しかしいずれの場合でも、その生活史は、遺伝的に遠く離れた毒素産生遺伝子をほとんどもたない自由生活コレラ菌の生活史とは大きく異なっている[782, 821]。前者の諸系統は病原的な生態的地位を占めて人への伝播を繰り返す期間、外界で一時的に生存する必要があるのに対し、後者はもっと異質な系統であって、もともと病原性をもたずに水環境に生存し、偶発的に人の消化管に入り込んだときは、本来の生活史のルートが中断していることになる。

## 水媒介性伝播、研究、公衆衛生政策

### 矛盾の解決——証拠と解釈

文化的ベクター仮説は異種間研究に見いだされる明らかな矛盾を解決し、疫学的な研究に必要な要因分解度を高めるのに役立つ。最近の研究は概して下痢症と危険因子との関連性を探索しているが、下痢性病原体が以上述べたような感染経路との関連性をもっていることに注意を払っているものは皆無といってよい。このような現状で、異なる研究によって相反する結果が出されているのも驚くことではない。このような明晰さに欠ける結果をもたらしている大きな理由は、研究対象とした病原体の種類に関係していると思われる。たとえば雑誌『下痢症研究（*Journal of Diarrheal Diseases Research*）』の最近号を見ると、東南中国での研究では、浄化不十分な水の使用と下痢症との関連性が認められたが、国境を挟んだミャンマー（ビルマ）での研究ではそうではなかった[445, 539]。中国の研究では病原体に赤痢菌群が含まれていた。これは表5・1にもあるようにしばしば水媒介性であって、とりわけ中国ではそうであり、A群赤痢菌1型やB群赤痢菌が優勢である[32]。ミャンマーからの分離細菌は大腸菌と非チフス性サルモネラ属の菌種を含むが、通常水媒介性である表5・1に示したような病原体は含んでいなかった[539, 810]。研究者が水媒介性伝播と病原性の関係を認識するならば、特定の地理的条件をもつ地域のいろいろな時期の危険要因を、もっと効率よく探ったり特定したりできる。防疫計画が各地方の病原体の構成に合わせて立てられれば、最終的には年間何百万人という下痢症由来の死亡が大幅に減少するだろう。

二〇世紀後半、コレラ菌の防除計画は論争の的であった。意見の主な不一致の一つは、コレラが本来水媒介性の病気かどうかということに関係していた。長い研究の歴史を踏まえ、１９６０年代から１９７０年代はじめに広く受け容れられた考えは、コレラがほぼ疑問の余地なく水媒介性であるというものであった[367, 1203]。この見解に異を唱えたのはフィーチェム[319, 320]である。彼は、多くの研究で、非水媒介性伝播の可能性が覆い隠されてきた可能性があると指摘した。しかし、フィーチェムの分析の大部分はエルトール型コレラのデータを用い、それをもって主として古典型に依拠した一般化を否定したのであった。たとえば、モズリーとカーン[764]は「単に上水道の浄水化対策を進めたことによってこの病気が世界中から容易に消え去った」と述べたが、これはコレラ菌が水媒介性病原体であることの証拠である。フィーチェムはエルトール型コレラ菌の流行を引用して、この議論に疑問を呈したのだった。文化的ベクター仮説は、これら一見矛盾する議論が共に正しいものでありうると説明する。モズリーとカーンの議論は、対象を古典型コレラに限ればデータに矛盾しない。フィーチェムの論点はもっともであるが、上水道の浄化によって古典型コレラが容易に除去されたことを認識していない。

コレラ菌は論争のもとであったばかりでなく、混乱のもとでもあった。しばしば、伝統的なコレラ流行の記述とは矛盾する流行病の病原体でもあったからである。たとえば、ガン他[427]は「バーレーンやサウジアラビアでの病気のパターンが温和であった理由は不明である」と書いた。文化的ベクター仮説によれば、水媒介性伝播がそのような地理的条件の地域で起こるはずがない。実際彼らは疫学的な研究にもとづき、伝播が公共飲用水の汚染を通じて起こったのではないと結論している。

したがって文化的ベクター仮説は、病原性の変異が水媒介性伝播の変異によって説明できることをはっきりと示して、コレラの疫学にまつわる混乱を収拾し明快なものにする。伝統的な考えでは、コレラはきわめて激しい症状を示す水媒介性病原体であるとされたが、これは古典型に対してはほぼ正しくても、エルトール型にはそうではない。上水道が改善されるにつれ、古典型がエルトール型に置き換わり、コレラ菌に対する伝統的な理解と新しいデータとの間に食い違いが生まれた。このように、重症度と伝播をめぐる混乱と論争の原因は、上水道の浄化による選択圧の変化にあったのである。

## 代替政策

これらの問題が解決されることによって、介入防除戦略の評価にもう一つの変数が付け加えられる。現在のところ、代替介入防除戦略を評価するのに、感染と病気の出現頻度に焦点が当てられていて、進化的な効果は考慮されていない。たとえばド・ゾイサとフィーチェム[237]はコレラ菌とロタウイルスによって起こる下痢症に対する予防接種計画の費用有効性を評価した。彼らは、バングラデシュの五歳以下の子どもすべてにおいて、コレラ菌は下痢症の原因の〇・四%を占め、全死因の八%を占めると推定し、コレラの予防接種はこれらの率を約五分の一ほど下げると推定した。二歳児に予防接種を行うと回避された下痢症一例あたり年間五〇〇ドル（1993 U.S.）、回避された死亡一例あたり一万ドル医療費が節約できると計算された。これらの費用は浄水化の費用と比較してそれよりも安上がりであるとされた。浄水化のコレラ菌の感染頻度への効果は比較的小さなものでしかないことが多い。しかしこれらの推定には、浄水化によってもたらされるはずのコレラ菌の進化的変化によって防げる下痢患者数と死亡数を含めるべきである。もし安全な水がバングラデシュの全人口に対して供給されたなら、古典型コレラ菌に匹敵する病原性をもった系統は死滅するに違いない。１９８０年以来、バングラデシュのコレラ菌感染者の約四分の一は古典型によるものであった。古典型の感染者あたりの死亡率はエルトール型よりも約一〇倍も高い。したがってバングラデシュ全土にきれいな水が供給できれば、コレラによる死亡を半分以下に減らせるはずである。この減少は、強力な予防接種計画で期待される結果の二倍以上である。浄水化の年間費用は個人あたり農村部で約二五ドル、都市部では七五ドル（下水路の使用も含む）となろう[300, 321]。

進化の考えによらない分析では、上水道と衛生環境の改善によりすべての下痢性病原体による死亡を約三分の一ほど減少させると示唆されている[300]。上水道よりも衛生環境の改善の方がより大きな効果があるとされているが[301, 321]、この推定には上水道が病原性に及ぼす進化的効果がまったく考慮されていない。これらの効果はどの程度大きなものだろうか。上水道が浄化された地域では、大部分の病原性の高い殺人的病原体――古典型コレラ菌、チフス菌、A群赤痢菌1型――が事実上消滅した。バングラデシュでは、これら三病原体は下痢症由来の死亡数の約半数の原因となっている。浄水化によってこれらの次に病原性の高い水媒介性病原体（エルトール型コレラ菌とB群赤痢菌）の平均の病原性も下がるはずだから、水媒介性伝播の地域的終息によって、下痢性死亡は、少なくとも五〇％は下がると期待できる。

これが正しいなら、真の費用は予防接種によって救われる人命あたりの費用の約一〇分の一になる（ド・ゾイサとフィーチェム[237]の推定をもとに計算）。進化的な対策は、コレラから救える人命あたりの費用の減少という即効的なメリットに匹敵する別のメリットもある。温和な感染によって他の病原性の高いいずれの系統に対しても、ある程度の免疫力を「予防」費用〇ドルで子どもたちに自然につけることになる。淀んだ貯水池の利用から地下水またはパイプで送られる水の利用へと変わっていけば、非下痢性の病気も減少するだろう。蚊の繁殖場所を取り除くことになって、節足動物媒介疾患が減少するだろう。寄生虫の中には水によって伝播されるものがあり、それ以外のものも頻繁に衣服や食器が洗浄されることによって感染が妨げられるから、寄生虫による病害も減少するだろう[301]。

旅行者への予防接種は費用が高くつくから、進化的な対策が行われることになれば、さらに国際的にも重要なメリットをもたらす。北米からの旅行者に通常のコレラの予防接種をすると一人命を救うのに約二千万ドルかかり、百人ほどがワクチンの副作用に苦しむことになる[677]。もしコレラ菌や他の下痢性病原体を強制的に温和な性質のものに進化させられるなら、国際旅行者は重症な病気から保護され、彼らがコレラ菌の存在地域を離れてから接触した人々も同じく保護されることになる。これらの人命にかかわるメリットに加えて、きれいな水という美観上のメリットもある。

以上に述べたおおよその推定は、たくさんの要因によって変わりうる。たとえば、進化的な原理から予想されるように、バングラデシュのエルトール型系統は他地域のエルトール型系統よりも病原性が高いと思われる[564]。しかしこれらの系統も、上水道が浄水化されるにつれて温和な性質のものへと進化するはずであり、そうして浄水化の費用有効性は増大していく。

経口補液療法は、下痢症との戦いの中でも最重要の治療法と考えられている（フィーチャム[321]参照）。たしかにこれは医科学の成果の中でももっとも費用有効性の高いものの一つに違いない。この治療が速やかかつ持続的に施されるならば、脱水によって死をもたらす下痢性病原体に起因するすべての死亡を事実上簡単かつ安価になくすことができる。経口補液療法は大きな成功物語の一つではあるが、無視できない限界もいくつかある。この治療法は発病後すぐに始めなければならないことと、看護する側の根気を必要とするため、農村地域では効果が低下すると思われる。そして救命はできても患者は組織損傷を受けやすい[482]。この治療によってコレラ菌による死亡は大きく減少できるが[1097]、赤痢菌属やサルモネラ属のもっとも大きな障害作用は脱水よりもむしろそれらが腸管粘膜層へ侵入することからもたらされるので、それらによる死亡を減少させる効果は比較的小さい。水の浄化は、致死的な下痢症のもっとも大きな原因になっているこれら三属の病原体の病原性を同時に低下させて、経口補液療法を補完する（表5・1参照）。

浄水化はもっと直接的にも経口補液療法の総合的な価値を増大させるだろう。補液の調整段階で汚染された水が紛れ込むと、経口補液の溶液が細菌性病原体の増殖を助長させてしまう[92]。

どのような介入防除法にも事実上、病原性に対する何らかの進化的効果があるだろうから、種々の介入防除法を進化的に評価するのはなかなか複雑である。コレラ毒素を組み込んだワクチンは、コレラ菌を温和な性質に向かって進化させるだろう（第11章参照）。伝統的な経口補液療法は、病原性の高い系統に感染した人々が環境中に放出する病原体を増やすのを手助けすることになるから、病原性の進化を増悪方向に動かすことになる。たとえば、もし脱水で死亡者が出ると、明らかに糞便中のコレラ菌が流出する期間は短縮する（第2章参照）。生存者に対しては、伝統的な経口補液療法を施しても排便数や下痢期間を減少させはしないが、米をベースとした新しい製剤はどうやら腸への滲出液を減じることによってこれを可能としている[406, 741, 877]。したがってこの米ベースの新しい製剤は、以前の製剤に比べて未確認ながら進化的なメリットをもたらすかも知れない。

長期間にわたる評価を行う場合も、病気のおかれた地理的および社会的状況を詳しく見る必要がある。財政が限られていれば、地方の居住者には予防接種計画が及ばず、感染してから死亡するまでの期間に速やかな治療を受けることもままならないだろう。上水道計画はいったん実施されれば、そのような弱点をもつ期間もなく機能する。したがって地方居住者にとって上水道計画はとくに歓迎すべきものであろう。進化的な考え方は、種々の対策への投資の相対的な費用有効性の評価に修正を迫るものであり、最終的に、どの介入防除法をいつどこで用いるべきかについて、より包括的な理解を与えるはずである。

# 第6章

# 付添人媒介性伝播（あるいは、いかにして医者や看護婦があたかも蚊やナタや流水となるのか）

## 文化的ベクターとしての付添人

病院などの施設で人々が看護の必要から身体的なかかわりをもつ場合、もう一つの別の文化的ベクターが生まれる。付添人が患者の世話をするとき、彼ら自身は感染することなく、気づかないうちに、患者から患者へ病原体を運ぶことがある。彼らはこのことを直接接触によって行うこともあれば、病院の器具の使用を通じて間接的に行うこともある。ちょうど水や蚊による伝播と同じように、付添人の媒介する伝播では、より速い増殖を行う病原体、したがってより病原性の高い病原体が有利となる。

病院の育児室で下痢症が発生したとしよう。病原体の視点で考えると、新生児は看護婦とはずいぶん異質である。大人には獲得免疫もあり、消化管にも皮膚にも防御してくれる細菌が棲みついているし、強酸性の胃内容物は多くの病原体を腸管に達する前に殺してしまうが、新生児はそうではなく、非常に感染しやすい[73, 688, 1026]。

健康な付添人は比較的感染に抵抗性をもっているが、病院にはびこる下痢性病原体は消毒剤で丁寧に洗浄した後でさえ、彼らの手についているばかりかそこで長く生きながらえ増殖することがある[77, 115, 526, 583]。赤ん坊から分離培養される系統は決まって付添人の手からも分離培養される。このことはしばしば、院内感染の直接の感染源を示すものとされた。一般に同じ系統が付添人の消化管から分離されることはないからである[115, 583, 662, 688, 1038, 1137]。たとえ付添人が時たま病に倒れて動けなくなっても、彼らの仕事を他の付添人が取って代わるので、付添人媒介性伝播は継続して行われることになる。

病院の育児病棟の新生児内で病原体が激しく増殖すれば、病原体は大きな適応度上の利益を得るに違いない。看護婦は一般に日に二〇〜二五回赤ん坊に触る[661]。この回数は付添人媒介性伝播上十分な接触数である。下痢もこの伝播を補強する。なぜなら固形便は付添人にとっては手に触れないようにするのが容易であるが、下痢による飛び散ったフィルム状の便ではそうはいかない。手が汚染されると知らぬうちに何かに触り、手を洗った後にそこから再汚染されうる。これらと組み合わさって問題を大きくしているのは、感染して重症化した赤ん坊はとくに頻繁に世話することになるという傾向である[879]。標準的な衛生状態を維持する努力を高めなければ、このような接触の増加によって付添人の皮膚に病原体が定着する機会が増大してしまう（たとえばラヴ[661]）。付添人は食事等の行動前には注意深く手を洗うため、患者と違って感染して消化管を冒されることは避けられる。以上の考察に一致して、付添人自身は感染から免れることが多いにもかかわらず、付添人の汚染された手が院内の下痢性病原体の主要な感染源であることが疫学的研究の結果から示唆されている[77, 115, 624, 661, 761, 1069]。

付添人媒介性伝播に費やされる時間的な長さも、院内感染する病原体の病原性の増加を助長するに違いない。母親が赤ん坊を病院から家に連れて帰ると、感染を受けるかも知れない赤ん坊の数は大幅に減少する。病院の付添人と同じで、家庭で赤ん坊に触れる大人は少数でも感染に比較的抵抗がある。しかし彼らが病院の付添人と違っているのは、動けなくなった感染者から病原体を他の赤ん坊に運ぶ可能性がほとんどないということである。したがって院内病原体が温和な性質をもつことによって赤ん坊の体内に長く居続けても、伝播期間を長引かせることのメリットはほとんどないに違いない。逆に、医師らは重症化した赤ん坊をなかなか退院させず病院での手当を続けようとするから、重篤な病気は病院での伝播に費やされる期間を長期化する傾向がある[466]。このように、標準的な衛生環境がだらしないとき、重い症状は、蚊媒介性の病原体と同様、付添人媒介性伝播を補強こそすれ抑制することはないだろう。病気の赤ん坊は元気な赤ん坊に比べて、より高密度の病原体を排出し、より散乱しやすくそれゆえ伝播性のある糞便を排泄し、病院でいっそう手厚く看護され、感染しうる人々がずっと多くいる病院に、より長く入院することになる。激しい増殖とその結果もたらされる重い症状は、伝播の可能性をきわめて大きくするだけでなく、付添人媒介性の病原体にとって適応上の損失が比較的小さい。新生児はたとえ感染が軽微であっても、歩き回って他の新生児のベッドに行くことはできない。

病院での付添人媒介性伝播が進化的に病原性の増加をもたらすのであれば、医学文献中にこのような進化の証拠が発見できるはずである。とくに病院で発見される付添人媒介性の病原体の病原性は院外で直接的な接触によって伝播する系統より高い傾向があり、院内での伝播拡散が引き続いて増大すれば、それだけ病原性も高くなるに違いない。

以上の予想では、病原体は病院環境で数ヵ月から数年のスケールで進化しうると仮定している。新生児育児室での抗生物質に対する進化的な応答はこの可能性に根拠を与える。たとえば新生児に予防的な処置でペニシリンを三週間投与すると、ペニシリン耐性黄色ブドウ球菌の出現頻度がわずかな値から１００％に急激に上昇した[387]。

## 病院における付添人媒介性細菌

### 大腸菌由来の新生児下痢症

大腸菌は、このような予想の検証に適したデータベースを提供する。この細菌は宿主である人に対して何らかの悪影響を与える可能性は通常きわめて小さいが、系統によっては感染した人を動けなくしたり、そのうちのかなりの割合の人を殺すこともある。

病原性に関連した適応度上の利益に関するこれまでの議論に合う事実として、病人は一般に細菌を事実上純粋培養した形で排出する[73, 526, 917, 1044, 1070]。重症化した患者ではとくにそうである[479, 988]。感染しても無症状の人は一般に病原体をずっと低い密度でしか排出しないし、これまでに育児室由来の集団発生の感染源になったことはない[688, 988]。大腸菌性下痢症にかかっていることが明らかな乳児を収容した部屋の中で乳児と接触した人も物も、ほとんどが一日以内に濃厚に汚染されてしまう[917]。
文化的ベクター仮説に合致する事柄に、一般に重症感染症の集団発生は病院か同様の施設で起こるということがある。流行が大規模で地域社会全体に広がる場合、しばしば院内での伝播が強く関係していた。たとえば、1953年10月から1954年2月にかけてアメリカ東海岸に広がり続けた流行の間、「爆発的な発生は施設や病院の病棟、新生児室に限られていた」[73]。同様に1961年冬、シカゴ市とこれに隣接したインディアナ州の地域で集団発生が起こった。これらの地域の二〇乳児に一人の割合で感染が起こり、有症乳児の約半数は病気になる前に地域内二九の病院のうちの一病院に直接あるいは間接の接触があった[688]。病院間での直接的な伝播が疑われたが[918]、患者の突発的発生はしばしば地域社会から病院に持ち込まれる[688]。
院内で伝播サイクルが回った系統は院外の集団で回ったものより病原性が高いだろうか。新生児の感染は院外で感染した母親による母子感染の場合、症状がより軽い傾向がある。たとえば、シンシナチー病院で母子感染した新生児感染症のほとんどすべては無症状であった[187]。この三年前、同じ病院で集団発生が起きたが、院内感染乳児三三人のうち三二人は発症、三人が死亡した[188]。残念ながら提示されたデータでは、この違いが哺乳瓶による人工乳など他の要因によるものかどうかを判断するには不十分であった。
大腸菌の院内系統が生来的に高い病原性をもっていることのさらなる証拠が、実験的研究にある。それによると、それらの系統は多量の感染が必要なものの、大人に中程度から激しい程度までの下痢症を引き起こすことができる[329, 574, 688, 791]。
付添人媒介性の伝播が病原性を高めるとすると、感染者の症状は病院での伝播サイクルが回るほど重くなるに違いない。研究者たちは1940年頃には、大腸菌による育児室での集団発生が院内病原体に起因することに気づくようになり、私はこの頃以来の記録によってこの予想を検証した[304, 309]。その結果、予想は正しいことが確かめられた。病原性のある大腸菌による育児室での集団発生が一週間かそこらで終息してしまうと、感染した乳児はほとんど死亡しなかった。しかし、集団発生が数週間から数ヵ月続くと、感染乳児一〇人あたり約一人が死亡した[304]。1946年から1955年にかけてのニューヨーク北部地方で起こった下痢症の育児室での集団発生の記録をまとめると、もっと限定した地域でも類似の傾向が見られることがわかる。集団発生が始まって第一号の患者が出てから州保健所へ集団発生の報告書が提出されるまでの期間中、後の方ほど死亡率は増加した[304, 453]。

一見しただけで、死亡率と集団発生の期間の長さとの関連は、衛生状態の劣悪さなど、非進化的な要因のためではないかと考える人がいるかも知れない。集団発生を終息させようという努力をあまり払わない病院では、衛生状態の改善にもそれほど努力が払われなかっただろう。したがってそういうところでは、個々の患者はより大量の病原体の感染を受ける傾向が強く、多くの重症感染者を出してしまったかも知れない。しかしながら集団発生の子細を見ると、この解釈に一致しない。集団発生の息の根を止めるために、病院スタッフは一般に、強力かつ長期間の努力によって環境の浄化を行い、伝播サイクルを断ち切ろうとした。このような努力の間に患者の摂取する病原体数は劇的な減少を見たに違いない。それでも、重篤な感染が続いた。深刻な集団発生は、よくあることだが、感染病棟を閉鎖して消毒剤を広範囲に撒布したときにはじめて終焉した（たとえばジェームソン他[526]）。

以上の考察により、院内感染の集団発生の長さと死亡率の関連性の原因として感染量の増加を持ち出すのは説明として弱いことがわかる。この関連性が抗生物質の使い方の違いによるとする説明も受け入れがたい[304]。

病原性の変異が観察されたことと二〇世紀中頃以来病原性の高い病原体による集団発生が減少して来たことは、疫学者の間に多くの混乱をもたらすもととなった[477, 688, 748, 1022, 1059]。新生児下痢症は、その主要な病原体が大腸菌であると認められるまで、信じがたい死亡率の元凶であった。たとえば1930年代半ばのニューヨーク市で、調査された一五病院で誕生した赤ん坊中、下痢症による死亡は約一四人に一人を占めた[350]。

このような病原性の高い大腸菌による集団発生は、今日ではまれである。文化的ベクター仮説はこのことを説明できる。1950年代半ばまでに、大腸菌が新生児下痢症の院内集団発生の主要原因であり、そのような集団発生は隔離と抗生物質で防除できるということが、公衆衛生従事者の間で広く認識されるようになった。そのため付添人媒介性の集団発生が長引くようなことは、今でもそれが起こったときは重症性のものとなりはするが、まれとなった（たとえばジェーコブス他[523]、ボワイエ他[115]）。付添人媒介性伝播が長期化すると進化的に病原性が高められやすいとすると、そのような伝播がまれにしか起こらないならば、病原性の高い大腸菌の院内系統もまれであるということになるはずである。

## 連鎖球菌、ブドウ球菌、および他の細菌

付添人媒介性伝播に関するこのような議論は、大腸菌以外の消化管病原体にも適用できる。たとえば非チフス性のサルモネラ菌の長期集団発生がときおり病院で起こる。非チフス性のサルモネラ菌に院外で感

染した場合は、めったに死なない[310]。しかし院内集団発生の場合はしばしば重症化する。例として1946年と1947年にオーストラリアの病院で起こった二度の集団発生には、非チフス性サルモネラ菌の付添人媒介性伝播が関係していた。集団発生は、それぞれ八ヵ月間続いた。一つの集団発生では七人の感染者あたり一人が死亡し、もう一つの集団発生では三人の感染者あたり一人が死亡した[675, 776, 934]。対照的に、院内の集団発生でも、付添人媒介性伝播がほとんどあるいはまったく認められない場合には、たとえ抗生物質が効かない場合でも、一般にほとんど、またはまったく死亡者は出なかった（たとえばコーラー[587]）。

付添人媒介性伝播は消化管以外の部位に感染する病原体に影響を及ぼす場合もある。大腸菌と同様黄色ブドウ球菌（*Streptococcus aureuss*）は育児室で本来付添人媒介性である[199, 761, 1069, 1155]。黄色ブドウ球菌は満一歳を迎えるまでに乳児の二〇％に感染して定着する[996]。地域集団中ではせいぜい四〇％止まりであるが、院内では関係者の七〇％に感染する[387, 797, 1014]。地域集団内で感染する系統は乳児や母親に感染してもめったに重症化しないが、院内系統は決まって重症化する。例として湿潤性の膿だらけになる皮膚病斑（たとえば膿痂疹）、母親の乳房感染症、そしてときどき見られる致死性皮膚剥脱症候群などがある[343, 711, 797, 996]。

院内系統の破壊的な性質は、1980年頃オーストラリアのヴィクトリア州で病院の間を大きくジャンプして広まった集団発生によく示されている[832]。メルボルン王立病院だけでも、抗生物質耐性の黄色ブドウ球菌が五百人を越す患者に感染した。このうちおよそ半数の患者ははっきりした症状を示し、さらにその約三分の一は死亡した。全病院では約千人の死亡者が出た模様である。地域の多くの病院は患者数の公表に消極的か公表が不可能だったため、正確な数を見積もるのは難しい[832]。顕性感染例は患者のみならず付添人にも見られ、何人かは重症化した。この集団発生は、最終的には、まだ有効であった唯一の抗生物質バンコマイシンを用いることによって終息した。

大腸菌の場合と同様、比較的高い病原性が衛生状態の改善策が実施された後でさえ維持された。たとえばスウェーデンのマルメで起こった激しい集団発生では、大規模な介入防除対策が実施されて院内の連鎖球菌の密度が低下させられたにもかかわらず、顕性感染が二年にわたって職員の間にさえ繰り返し起こった[533]。手洗い励行と手袋の使用についての厳しいガイドラインがつくられて実行され、感染の頻度が減りはじめた。この時点においてもなお連鎖球菌に感染している患者には、症状が認められた。したがって、院内感染性の連鎖球菌感染症の重篤性は、単に感染量が多いためにもたらされたのではないと考えられる。

感染によって細菌が直接血流に入り込むような場合も、病院で感染すると、とりわけ重症化する傾向がある。心内膜炎は心臓内膜の炎症であり、注射や外科処置の際に黄色ブドウ球菌のような細菌が血流に入り込むことによって引き起こされる。ヘロイン中毒者の黄色ブドウ球菌性心内膜炎は一般に感染者の三分の一以下を死亡させるが、院内感染による心内膜炎は一般に半数以上を死亡させる[797]。私はここで心内膜炎が黄色ブドウ球菌にとってメリットがあるとか、この死亡率の違いから院内系統により高い病原性があることが証明されるというようなことを論じているのではない。むしろ私が言いたいのは、心内膜炎をきたす感染症が重症なことは、黄色ブドウ球菌のある特定の系統がいかに病原性が高いかという指標であり、この指標により、院内系統は病原性がとりわけ高いと思われるということである。

この問題をはっきりさせるためには、さらに院内系統と地域社会集団由来の系統の遺伝的な違いについての研究が必要である。しかし、このような線に沿った情報はすでに入手可能である。ブドウ球菌の院内感染によるもっとも重篤な病気の一つは皮膚剥脱症候群である。これは一九世紀以来の院内感染で起こっていて、しばしば致死的である[343]。赤ん坊がかかると、ちょうど皮膚がひどい火傷を受けたようになり薄片状にはがれてゆき、約五人に一人が死亡する。おそらく皮膚の薄片はちょうど下痢のように付添人に菌が移るのをうながし、最後に他の赤ん坊に感染する。薄片化は毒素によって引き起こされ、この毒素の遺伝子は細菌中に発見されている[919]。このように皮膚剥脱症候群のデータによると、少なくともいくつかの院内感染の病原性の高さは、部分的には、病院環境において病原性の高い遺伝子型がもたらすものであるということが示される。

1970年代、B群連鎖球菌（*Streptococcus agalactiae*）はしばしば、二つの致死的な新生児感染症の主要原因となった。一つは血流への細菌感染（菌血症）、もう一つは脊髄や脳膜の炎症（髄膜炎）である[49]。この細菌は一般の成人集団の二％から五〇％に不顕性感染を起こす[48, 181]。院内感染は、多くの新生児を抱え看護スタッフを介して伝染が行われる病棟でとくに起こりやすい[1, 49, 181, 418]。B群連鎖球菌のⅢ型というのはとくに危険で、アメリカではもっぱら病院を感染源として感染しやすい[49]。対照的に母親から乳児への感染はしばしば起こるが、生命を脅かすことはめったになく[49]、誕生時に定着感染した乳児の約一〇〇人に一人が有症となるにすぎない[683]。

健康人がB群連鎖球菌に感染しても有症となることはほとんどないため、院内感染菌の病原性がずっと高いものであるという傾向は見過ごされやすい。たとえばフロリダの病院の新生児感染を調べた結果によれば、母親から定着感染した約四五乳児の誰一人として病気にならなかったが、院内菌に感染した三〇乳児からは重症な病状を呈するものが一人出た。このような違いは全般的な傾向から期待されるものであって、サンプルサイズが小さいから、病院スタッフひいては研究者がその意義を認めて何らかの結論を導くことが憚れるのは明らかである。

イスラエルの病院で定着感染している母親から赤ん坊へのB群連鎖球菌の伝播には、アメリカの病院に類似したものが認められたが、付添人媒介性伝播によって起こったと考えられる感染の頻度はかなり低いものであった[1126]。定着感染した乳児あたりの死亡数が低かったことは、前述の進化的議論に一致していた。約千人の感染乳児中一人のみが重症化した。アメリカの病院ではこの数字は一〇倍も大きかった[683, 1126]。デンマークにおける付添人媒介性のB群連鎖球菌とその病気も、同様に低いレベルにとどまっていた[147]。これらの違いは、もし付添人媒介性伝播が阻止されたなら死亡数を二分の一から一〇分の一に低くできる可能性を示しており、大変参考になる。

大人に見られる死亡率も、院内感染のB群連鎖球菌系統がとくに高い病原性をもつ傾向を示すということに一致したパターンを示している。ハワイの病院で、B群連鎖球菌症による大人の死亡率は、入院期間の後の方でこの菌が初めて分離された場合の方が、入院後二日までの間に分離された場合よりも五〇%も高かった[981]。後の方で分離された連鎖球菌は、はじめの方で分離されたものより院内感染のものである頻度が高いに違いないから、この傾向は文化的ベクター仮説に合致している。類似した傾向の記録は、他病院でも記録されている[362, 1101]。

感染が重症化するかどうかの指標の一つは、感染病原体が血流に侵入してしまったかどうかである。いったんこの侵入が起こると、一般に患者の三分の一から半数に死が訪れる。院外にいる人たちの数はとてつもなく多いが、血流に菌の侵入を受ける患者は概して病院などの施設にいる間に感染を受けている。たとえばクレブシエラ（*Klebsiella*）という肺炎の起因菌があるが、その菌の血流への侵入を受けた患者の五〇％から九八％の感染は院内感染によるものであり、一般に呼吸器官や尿管を経由して感染する。そして院内感染による場合の死亡率は地域集団内感染によるものの二倍であった[1121]。セラチア属（*Serratia*）やエンテロバクター属（*Enterobacter*）など他の細菌は、院内では血流への感染を起こして重症化するが、院外の感染ではめったに重症化しない[1121]。

院内感染と地域集団感染の間の重症度の違いは、入院患者が一般に健康上感染しやすいことと、侵襲的な処置を受ける機会がきわめて多いことによる。このような要因が二つの間の違いの原因となっていることは疑いがないが、研究者たちは病原性の増強がこの違いの原因になっているのかどうかということをきちんと研究してこなかった。この理由はおそらく、付添人媒介性伝播がもつ進化的な帰結に考えが及ばなかったことにあると思われる。

これまでの分析によって、付添人媒介性伝播が進化的な病原性の増強をもたらすという考えが信用のおけるものだということはわかったが、これでこの問題は終わらない。この考えはむしろ、研究の次の段階として、実験的な病院を設定して厳格な方法を用いて付添人媒介性の伝播サイクルを断ち切ってみるというような、介入的な研究をうながす。そうすれば数週間ないし何年かにわたって、病原性のある系統の出現頻度とそれらの影響を監視できる。付添人媒介性伝播が少なくなれば、病原性遺伝子の頻度、感染症の出現レベル、それにしばしば致死的な感染をもたらすものであれば死亡率、そういったものすべてが減少するに違いない。特定の院内病原体の蔓延率が手洗いによってどのような影響を受けるかを評価するために長期研究が行われている（たとえばトンプソン他[1069]）。このような研究領域を病原性遺伝子の出現頻度を定量化することにまで拡大することによって（たとえばDNAハイブリッド形成実験技術の利用[876]）、付添人媒介性伝播がもたらす進化的影響を明らかにできる。病原性遺伝子の頻度は厳格な方法が実施されない対照病院では下降せず、実施した病院では下降するに違いない。付添人媒介性伝播を断ち切ることによって病原性が低下することを理解するのは、重要なことである。ただし、病原性の高い病原体の付添人媒介性伝播が低下するのと引き換えに、他の人からの温和な病原体の伝播が増加する場合があるので、ある特定種の病原体がまったく姿を消すことがない可能性も理解しておかなければならない。

もし以上の考えが正しいとすると、付添人媒介性伝播が認識され抑制される以前には、院内感染は著しく危険なものであったに違いない。まさにそうであった。院内感染が高死亡率であった記録は、病院そのものの起源にまでさかのぼりうる。一九世紀と二〇世紀の初頭、都市の大病院では、通常、入院患者の五人に一人は死んでいたが、地方のあまり混雑していない病院では死亡率はもっと低かった[531]。

病院での高い死亡率の原因が著しく病原性の高い病原体によるものかどうかは、まだ断定されたわけではないが、院内感染症の最初期の研究ですら、付添人媒介性伝播をその原因と見なしている。一九世紀半ば、ハンガリーの医師イグナーツ・ゼンメルヴァイスはウィーン大学産院の初産婦のぞっとするほど高い死亡率をなんとか抑制しようとしていた。彼は妊婦の死亡率が、助産婦が立ち会った場合より医師が立ち会った場合に約三倍も高くなっていることに気づき、分娩後まもなく死亡した母親の医学的検査をした検死室から戻ってきて、そのまま別の母親の分娩に立ち会って医学的検査を行った医師や医学生によって、感染症が伝播されたのではないかと推測した。この悪循環を断ち切るため、患者に接触する前に石鹸で手洗いし、さらにその後に塩素液ですすぐことをルーチン化するようにした。この実践を導入して数週間以内に、死亡率は約一二%から三%に下がった[985]。

今となっては、ゼンメルヴァイスの患者たちの間で、患者から患者への付添人媒介性伝播に対して、死体から患者への付添人媒介性伝播がどの程度であったか見きわめることはできない。しかし検死付添人媒介性伝播は、生きている患者に限定されて起こる付添人媒介性伝播の場合よりはるかに強く病原性の進化を促進するに違いないから、彼の検死伝播の証拠は注目すべきである。もし検死付添人媒介性伝播が起こるなら、病原性が高すぎて宿主を殺してしまう病原体系統であっても、宿主死亡後になお他人に伝播されうる。

不幸なことに、ゼンメルヴァイスは飼い主に噛みついてしまった。彼は、もっとも優れた医療施設が、人々を救おうとしていて実は殺していたのだと吹聴した。そのため、彼はウィーン大学と当時の医療界の有力者たちによって村八分にされた。彼は精神に変調をきたし最後は破綻してしまったが、このような排斥によるストレスがかかわっていたであろう。長く手厳しい非難が続く中で、彼は検死作業中に不注意にも切り傷を負い、生涯をかけて人々がかからないよう力を尽くした感染症によって死んでしまった。

## 付添人媒介性伝播と抗生物質

誰でも医学の教科書を紐解けば、現代医科学がいかに病気の重篤性の変異を分析して、これを宿主の抵抗力や抗生物質耐性の変異、あるいは病原体の病原性のランダムな変異によって説明しようとしているかがわかる。院内感染による死亡は何世紀にもわたって見られたにもかかわらず、私は、病院の環境が病原体の生来の病原性を高くする可能性があるという議論を聞いたことがない。たとえばある有名な医学教科書のブドウ球菌感染症について解説した章の著者たちは次のように書いた。「ブドウ球菌は大部分の人には無害な共生細菌であるが、他の人には病原性のある病原体である。この理由は謎である」[797]。彼らは院内感染によるブドウ球菌感染症は一般に、地域集団内感染よりも重症化することに触れ、いくつか説明を付け加えた。たとえば入院患者はすでに病んでおり衰弱していることが多いことをあげている。しかし病院環境が格別に病原性の高い病原体の存在を許す傾向がある可能性については、まったく考えなかった。

病院環境での抗生物質耐性の進化が非常によく認識されていることを考慮すると、このような見落としは意外に思える。しかし病原性の進化とは違って、抗生物質耐性の進化は現実的に無視できないのだろう。これまで効力のあった抗生物質がもはや効かなくなるのである。抗生物質は同じであって変わることはなく、患者も本質的には同じである。したがって病原体が変化したのに違いない。反対に、ほとんど人々を死亡させることがない病原体が、院内のかなりの入院患者を死亡させた場合には、この病原性の増強は患者の易感染性状態に帰することができた。患者が変わってしまったのである。したがって研究者たちは、強いてさらに答えを求めようとはしなかった。

重症な病気の原因は広く患者の易感染性状態にあるとされる理由はいくつかある。第一に、入院患者は往々にして、傷を負っていたり、外科的処置がされていたり、すでに感染症に冒されていたり、免疫抑制剤の処方を受けていたりして、とりわけ感染症を受けやすい状態にある。感染の受けやすさの違いを特定し数量化することは、病気の重症化の変異を理解し、高度の医療を保証する上で重要である[423]。しかし入院患者の易感染性状態が重要だからといって、易感染性状態のみが院内感染の重症化の唯一の要因であるという結論を正当化することにはならない。意識してかうすうす意識してか、既存体制に大きな利害をもつ人たちは、病原体が高い病原性を著しく発達させ患者を殺しているのに彼ら自身が一役買っているという可能性を軽視させることになった。訴訟沙汰はいわずもがな、なぜ対外関係を閉ざそうとするのだろうか。病院の研究者が地方の病院の微生物学的な記録から情報を得るときの困難さは（たとえばパヴィラード他[832]参照）、病院関係者の間のこの生き残りメカニズムの強さをよく示している。私が病気の進化に関するラジオ番組のためにボストンの一病院の育児室を訪れたとき、同様な抵抗に会った。病院の広報責任者ははっきりと保身的な態度で、まるでヒナの巣を守る鷹のようだった。その病院の新生児管理が付添人媒介性伝播をどう予防するかのモデルであったにもかかわらず、責任者氏は、放送で病院の名を出してはならないと主張した。「問題のある」病院なら、ドアの中に入ることもできなかったろう。

患者の易感染性状態が原因だという主張の背後に潜んでいるのは、医学研究者の間の、進化的なプロセス、そしてこのプロセスを病院環境に適用することに関する理解の、一般的な欠如である。院内で抗生物質耐性が急速に発達すること――この現象は、医学研究者に病原性が進化的な変化をしやすいと警戒させることができた――は、事実の認識を明確にするどころか曇らせたようである。抗生物質の使用は病院にあまねく広まっているため、院内系統のものはかなりの割合で耐性となっている。病原性と抗生物質耐性にこのような関係があるため、抗生物質耐性系統は生来的に病原性が高いのかも知れないと指摘する研究者も出てきた[196]。しかし病院環境から分離された系統についての少なくとも一つの研究によると、抗生物質耐性と抗生物質感受性の系統の間には本質的に病原性の違いは認められなかった[493]。

進化的アプローチは、このような食い違いに解答を与える。院内系統が地域集団系統に比べて病原性が高いのは、付添人媒介性伝播によって病原性が高められるからである。一方、院内系統の抗生物質耐性が強いのは、病院で抗生物質があまねく使われているからである。したがって院内系統と地域集団系統とを比較すると、抗生物質耐性と病原性とは空間的に関連がある。しかし抗生物質耐性の病院系統と抗生物質感受性の病院系統とを比べても、ほとんど違いはないだろう。

抗生物質耐性と病原性の増強の間につながりがあるのは当然だと信ずべき理由は何もないが、抗生物質耐性が通常使われる抗生物質すべてに耐性を発達させるときは、間接的に病原性を高める原因となる可能性がある。抗生物質に感受性のある系統は、それが病原性が高ければ重症な感染は病院スタッフの注意を引いて抗生物質による治療が施されることになり、適応度上の損失を被ることになる。しかしながら抗生物質耐性系統は、抗生物質が広く使用されている状況下では、病原性が高くてもその病原性を損なうものがないので、抗生物質使用に伴う適応度上の損失は比較的小さい。病原性が高いと抗生物質の処方に頼りがちな医療従事者の注意を引くが、耐性があるため医療従事者たちの武器を無効にしてしまう。その結果、付添人媒介性伝播が起こっている状況下で通常使用される抗生物質すべてに耐性が発達するなら、病原性が進化的に増強するに違いない。この考えを検証するのに十分なだけのデータは今までのところない。しかし、これらの研究は、抗生物質耐性と病原性のつながりが、限られた範囲内で使用された抗生物質に広汎な耐性を発達させたのち付添人伝播を何度も繰り返したであろう病原体によるものであることを示唆しており、注目に値する[196, 832]。

抗生物質時代を通じて、黄色ブドウ球菌は高い率で、患者には死亡を、付添人には病気をもたらしてきた[196, 273, 466, 533, 913]。抗生物質に対する広域耐性が進化的に病原性に結び付いているにせよそうでないにせよ、抗生物質耐性の範囲が拡大するのに伴って優秀な抗生物質の数が共に増加することはなく、この脅威は将来への不安を増すものとなっている。問題はブドウ球菌にとどまらない。今や院内感染菌の耐性は分類学的なグループを横断して、実質的にはアメリカの全病院で見いだされている[532]。

抗生物質耐性は、ある一種の病原体がある一つの抗生物質に反応する場合にさえ、しばしば繰り返して生じる。この例に、院内肺炎のありふれた起因菌である肺炎球菌（***Strep. pneumoniae***）によるペニシリン耐性がある[64]。この菌のペニシリン耐性は酵素構造を変化させることにより生み出される。構造変化した酵素はペニシリンの結合力を減少させ、酵素活性を阻害する。これらの酵素の変異を比較すると、ペニシリン耐性は多数回にわたってそれぞれ独立的に発達したことがわかる[430, 771]。

この議論が院内感染の病原体一般に当てはまるものであり、感染症との闘いの重点が付添人媒介性伝播を妨げることよりも感染症の治療に焦点を当て続けられるならば、病原性の高い院内感染の病原体の問題が繰り返し発生すると予想できる。病原体集団はその一部が抗生物質で抑制されても、集団として耐性を発達させさらに病原性を高めるだろう。あるいはまた抗生物質で完全に抑制しても、新種の病原体が、付添人媒介性伝播能と高い病原性を備えた生態的地位を占めることになるかも知れない。抗生物質を用いた抑制が成功を収めないなら、適切な抗生物質が発見されるまで、重症な病気が起こり続けるだろう。

この議論のとおり、付添人媒介性の危険な病原体の大部分は院外ではほとんど大したことはない。一般集団では百人あたり数人に定着するが、重症化することはめったになく、人を宿主とすることなく生活史を全うすることも多い。たとえば腸炎を起こすクロストリジウム・ディフィシール（*Clostridium difficile*）は、一般集団では成人五〇人あたりおよそ一人に定着するにもかかわらず、めったに重症化しない[77]。病院では、とりわけ母乳で育てられない乳児[189]および療養施設に多く、そのようなところでは付添人媒介性であり、ときおり死をもたらす[74, 77, 419, 1191]。黄色ブドウ球菌や大腸菌と同じく、クロストリジウム・ディフィシールは手洗いをルーチン化した後でさえ付添人の手から分離培養される[77]。この菌はとくに抗生物質による治療後に侵入しやすく、文化的ベクター仮説から予想されるように、不顕性感染よりも明白な顕性感染者からいっそう拡散して広まる[77]。病院内および病院間の付添人媒介性伝播は、他の危険な細菌、たとえばセラチア属、シュードモナス属、プロテウス属、エンテロバクター属、腸球菌などのような細菌にも広く当てはまる[566, 739, 965, 966, 1179]。これらの微生物の中には、自由生活細菌と見なすのがもっとも妥当でつい最近になって生活サイクルを人から人に本格的に回す病原体の仲間入りを果たしたものもある。ウォーレス[1111]が指摘したように、異常に感染しやすい患者は、その病原体が人の完璧な病原体として進化するための踏み台の役割をもつのかも知れない。

もし、これら新規の病原体が、抗生物質が広範囲に使用されているさなかに問題になってきたとすると、これらは抗生物質に対する耐性を格別に発達させる性質があると予想される。実際そうである。クロストリジウム・ディフィシールのように、生来耐性のものもある[419, 193]。セラチア属、エンテロバクター属、腸球菌のように、新規抗生物質に急速に耐性を発達させる能力をもつものもある[532, 683, 966, 1178, 1180]。これらの傾向は、厳しい介入防除手段をとらないならば、病院施設が将来とも危険な場所であり続けるだろうということを示している。

病院はエイズの患者にとってとりわけ危険な場所であろう。患者は免疫不全のため感染しやすくなっており、往々にして付添人媒介性の細菌感染にさらされやすい[921, 1082, 1125]。たとえば地域集団感染性の肺炎球菌（*Strep. pneumoniae*）起因性の肺炎の発生率は、一般集団よりエイズ患者で約七倍も高い[862]。エイズ患者は、このような命にかかわる感染を病院内で受けてしまう危険性も同じように高いという状況に直面している[1125]。抗生物質時代にもっとも高い死亡率の記録された肺炎球菌性肺炎が、最近、入院エイズ患者の間で見つかった[841]。関与していた肺炎球菌は、使用されていた抗生物質に感受性があったにもかかわらず、患者の約半数が死亡した。免疫学的に易感染性の患者は肺炎球菌性肺炎にかかると再発しやすいため[605]、他人への長期にわたる生きた感染源となるだろう。院内感染による抗生物質耐性の結核菌も、都市病院で、とくにエイズ患者にとって大きな問題となりつつある[71, 263, 264, 287, 335, 338, 834]。

危険性が増大しているのは、すでにエイズを発症しているＨＩＶ患者にとどまらない。エイズ未発症の比較的わずかな免疫抑制しか受けていない場合でさえ、緑膿菌や結核菌の感染によって生命を脅かされる危険性が増大するようである[263, 566, 663]。

ＨＩＶ陽性の新生児は、ただでさえ感染に対する脆弱性が高いが、それがＨＩＶによってさらに悪化させられる。彼らは黄色ブドウ球菌や他の院内感染病原体によって、往々にして誕生後数週間で死亡する[930]。もし付添人媒介性伝播が院内感染性の病原体を格別病原性の高いものにするとしたら、エイズ患者とＨＩＶ陽性の新生児は、院外に隔離した方が良いことが多いだろう。

# 院内感染性病原体の進化的道筋を変える

## 三方向からのアプローチ

この章で考察してきたことから、病院等において病原性の進化を押しとどめ減速させるには、三方向からの対策が示唆される。（1）病原性を運搬する可能性のあるすべての付添人に厳格な衛生基準を守らせる。（2）温和で感染防御的にはたらく細菌が伝播するように、健康な母親と赤ん坊の間に母乳保育やスキンシップを奨励する。（3）抗生物質は病棟全体に予防的に使うのではなく、使用制限して、病気の赤ん坊に対して限定的に使う。これら三つの対策のそれぞれが、付添人媒介性伝播のサイクルの一部を切断する作用をもっている。

### 衛生基準

付添人の衛生基準の改善は、付添人媒介性伝播を断ち切る方法として証明済みである[282]。病院環境における付添人媒介性伝播の存在が厖大な証拠によって示されていることや、付添人媒介性伝播を抑制するためのガイドラインが広く受け容れられているにもかかわらず、これらのガイドラインはしばしば実際には遵守されていない[624]。たとえばシカゴにある病院の育児室についての最近の研究によると、看護婦が手洗い励行のガイドラインを守ったのは赤ん坊の接触後の場合は半数、患者以外のものへの接触後は三分の一であった。医者はもっと悪く、どちらの接触後も三分の一だけであった[879]。粘り強く励行を奨励して、劇的に改善した例もある[879]。病院スタッフを増員し、対患者比を上げることもガイドライン遵守の傾向を上げるはずであるし、長い目で見れば費用有効性が高いだろう。

手洗いを頻繁に励行しても手についた病原体を完全に除去できないこともままあるが、とくに消毒剤入り石鹸が用いられるなら、病原体の密度は下げられる。手についた病原体の密度が低くなれば、付添人が接触した患者が付添人媒介性の病原体の感染を受ける機会は減少する。たとえ付添人から運ばれる病原体があったとしても、その数が少なければ、患者がもっている温和な性質の病原体の方が、運ばれた病原体との競争に打ち勝つ機会も増すに違いない。手洗いをあまりにも頻回に行うことは、皮膚の自然防御力を損なうから逆効果である[625]。

手洗いをよく実行することに加えて使い捨て手袋を用いれば、さらに付添人媒介性伝播を低下させることができる。たとえば他人と接触するときは必ず使い捨て手袋を用いるようにしたことで、クロストリジウム・ディフィシールの感染率を八〇%ほど減少させることができた[777]。もちろん使い捨て手袋は、病原体の感染源の可能性のあるものに触れるたびに捨てられなければならない。手袋媒介性の集団発生というのがあり(たとえばパターソン他[831])、これを回避するには付添人は手袋を単に自分を守るものと考えるのではなく、担当している患者を守るものだと考える必要がある。

## 母親との接触

二番目の対策は、温和な病原体を積極的に伝播させてそれらの競争力を強化してやることである。この強化策のもっとも簡単な方法は、付添人媒介性伝播のサイクル外からの感染を防止する衛生基準をゆるめることであろう。たとえば母親からその赤ん坊への感染がよく行われるようにすればよい。母親は一般地域集団の病原体をもっていることが多い。地域集団が温和な病原体の繁殖に有利な状態であるかぎり（たとえば上水道には汚染がないなど）、母親からの感染を奨励すること（たとえばできるだけ長くスキンシップを行うことや、あまり頻繁に手洗いを行わないこと、あるいは院内着を着用しないなど）は、新生児に温和な病原体が定着するのを助け、病原性の高い院内系統の感染を阻止することになるはずである。

母親の衛生基準をゆるめるような主張はやや異説に聞こえるかも知れないが、実際は他の介入防除法の中には、これと似た方法でうまくいくことが証明されているものがある。たとえば育児病棟での病原性の高い連鎖球菌の集団発生は、新生児に温和な系統を接種することによって抑えられた（たとえばマッコウィアク[676]、クーパーストック[189]）。母親から赤ん坊への感染を奨励することは、このような接種法よりも二つの点で優れている。母乳により育てられる赤ん坊は母親から母親由来の病原体に特異的な防御抗体を受け取る[189]。これらの抗体は、母親由来のいかなる病原体に対しても、たまたまその中に中程度の病原性をもったものがいても、それらに対する防御を助けるだろう。母親からの感染は費用もかからず制限なく続行できるため、付添人媒介性伝播はその間ずっと回避でき、そもそも病原性が付添人媒介的に増強される機会を減らすことができる。

この意味で、現在多くの疫学者が主張している母乳による保育の方針を支持する新たな理由に、付添人媒介性伝播の進化的な分析が付け加わることになる。今日まで、この主張は新生児下痢症の病状と、死亡率に与える母乳保育の短期的効果という点から行われてきた。経済的に裕福でない国における研究では、人工栄養に依存すればするほどますます乳児の死亡率が高くなる[504]。たとえばブラジルにおける研究では、乳児の下痢症による死亡の危険率は、生後二ヵ月の間に母乳保育を行わなかった場合、母乳保育を行った場合に比べて約二五倍も高いことが示された[1103]。母乳保育を部分的に行った場合は、死亡率もそれに見合って減少した。経済的に豊かな国では死亡率はもっと低いにせよ、母乳保育の同様なメリットは明らかである。ニューヨーク州のバッファローにおけるロタウイルス感染乳児の研究で、人工栄養保育を受けた乳児の半分以上が中程度または激症の下痢を呈した。母乳保育の場合にはひどい下痢症にかかる乳児はおらず、一〇％のみに中程度の下痢が認められた。

このような発見によって、母乳保育による防御機能を高めるため、次のようなことが推奨されるに至った。(1) 生後できるだけ早くからの頻繁かつ密な乳房との接触。(2) 母乳保育の際、補助食品として、水、砂糖、ミルク、調乳のいずれも用いないこと。(3) 乳児を母親と同室にして母乳保育が頻繁に行われるようにすること[504]。これらの方法のいずれもが病原性の高い系統を排除するに違いない。(1) では、母親の比較的温和な細菌叢が最初に乳児に定着して他の菌との競争上有利となる。(2) では病原性の高い系統の乳児への侵入が直接妨害される (たとえば初乳とその後の母乳によって病原性をもつ大腸菌が腸粘膜に付着するのが妨げられる[1003]。(3) では病院スタッフとの接触が減らされ、より病原性の高い院内系統の感染量が減らされる。母子同室の方針は、母親から乳児への感染伝播が優勢に行われることに関連している。ニューヨーク市の長老教会医療センターでは母子同室化を積極的に行っており、新生児から分離された黄色ブドウ球菌の九五％はその母親から受け継いだものだということがわかった[891]。

感染防除のガイドラインの中には、短期間の評価のみにもとづいて判断されているものもある。たとえば院内着の着用の増加によって感染頻度の減少が見られなかったという研究がある。この情報にもとづいて、一着あたり約三〇セントの節約になることもあって、院内着の着用を減らしてもよいのではないかという意見が増えていった[169]。この結論は短期間の研究にもとづいているので、院内着着用の減少による、予想される進化的な結末については考慮されていない。進化的に考えるなら、院内着を着用しない場合に病原体の病原性が高くなるかどうかが明らかとなるような長期間にわたる研究が行われないまま、院内着の着用を全面的に破棄するようなことはすべきではない。新生児育児病棟の場合は、これら長期間にわたる研究には、健康な母親ではなく、付添人が着用するガウンを含めるべきであろう。

## 抗生物質の限定使用

抗生物質の限定使用は施設内での細菌の競争バランスを温和な系統に有利な方向に傾けるのを助けるだろう。もし抗生物質を危険な感染に限定して使用するなら、より温和な系統が施設で生き延びる病原菌プールの中で圧倒的多数派を占める。対照的に、非限定的な、病棟全体にわたる処理は、温和な系統も病原性の高い系統も同様に減らすため、これに付添人媒介性伝播が加わると、病棟の患者の通常の防御的な細菌にも打撃を与えて易感染者を増やし、病原性を高めることにつながる。さらに抗生物質の病棟全体にわたる使用は、抗生物質耐性の発達を強く押し進め、付添人媒介性伝播が加わると、病原性の高い病原体がつくられ、抑制が困難でおそらく不可能にさえなりうる。抗生物質の限定的な使用は、一般地域集団でのまれな病気においてさえ短期間で効果が証明された[602]。温和な系統の蔓延率を上げ、また温和な系統によって防御を行うことに関連する長期間のメリットを考えれば、その効率は測定レベルを超えて高くなるに違いない。

この最後の病原性阻害的な介入防除法は、監視と抑制のための計画を確立することによってもっともよく実現されるものであるから、もっとも高価につく。しかしこれらの計画は、院内感染の発生に対する効果という点から正当化できる。実施されたとき、感染率は、そうでないときに発生したであろう値の約半分に下がった[433]。長期間にわたる研究によって、耐性系統をしっかり追跡し、抗生物質の注意深い選定と限定使用を行うという方針は、抗生物質耐性を低レベルで安定させることが示されている[384]。抗生物質の限定的な使用を通じて病原性の進化的発達が阻害されれば、これらの方針の費用有効性をいっそう高いものにするに違いない。

## 介入防除法の評価

これらの提案を厳密に評価するためには、現在文献に見られる研究よりももっとよく管理された研究を必要とするが、他の目的のためにデザインされた研究がこれらの評価にも用いうることがわかった。集団発生に先手を打って厳格な予防手段がとられているところでは、発生しても無症状なものが優勢である。たとえばニューヨーク市のある病院では、付添人は手洗いを厳しく励行し、病原体に接触しそうな場合にはしばしば手袋や院内着を着用している。そのため付添人媒介性の伝播率は非常に低く、黄色ブドウ球菌をもった約三〇乳児に一人の割合でしか有症とはならなかった[493]。対照的に院内感染による深刻な集団発生の起こった病院では、一般に黄色ブドウ球菌をもつ患者の三分の一から半数が有症であった[196, 274, 832]。

病院等における抗生物質耐性の発生は抗生物質の利用価値をなくしてしまうため、経済的に豊かな国では、院内感染に対して進化的な対策を取り入れることがますます重要になるだろう。経済的にもっと貧窮した国では、すべての抗生物質が何でも手に入るというわけにはいかないことも多いから、進化的対策が発揮する効果は大きい。たとえばミャンマーのラングーンにある産院において、新生児下痢症は新生児を病気乳児室に転室させる主要な理由であり、転室後の死亡率のもっとも高い原因ともなっている[39]。1980年代の間、各病院の方針が次々と変更された結果、衛生状態が改善され、母子同室と母乳保育方式を取り入れた病院も増えた。院内感染による下痢症で死亡する乳児は全体として一二％であったが、正常分娩による新生児については、激しい下痢症にかかる割合は着実に減少し約三分の一となった。帝王切開によって生まれた乳児は、病院スタッフから感染を受けることが多く、母乳をほとんど与えられないため、そのような減少傾向は示さなかった。この乳児らは正常分娩児に比べ、調査期間のはじめには、生命に危険を伴う下痢症に約四倍も高い率でかかり、終わりごろまでには何とこの率は七倍にもなっていた[39]。この研究は進化的な見地から行われたものではなかったため、病原性の進化的な変化が果たした役割については注意が向けられなかった。しかしこのように死亡率が劇的に低下していることは、進化的な効果を評価するためにこのような変更を制度化することの倫理的な妥当性を物語っている。

これらの研究が示唆しているように、衛生基準の法制化は付添人媒介性伝播をしばしば減少させる。これらの対策の目標は単に新たな感染者の出現頻度を減少させることであるが、付添人媒介性伝播を妨害することはそもそも、病原体を温和な性質へと進化させ、高い病原性を進化させないようにすることでもある。したがって進化的な考察が示唆しているのは、付添人媒介性伝播のサイクルを断ち切るための投資は、現在考えられているよりずっと費用有効性が高いということである。

アメリカでは入院患者の二〇人に一人以上または集中治療室患者の七人に一人以上が、院内感染を受けている[259, 432, 879]。肺炎だけを取り上げてみても、その数は際立っている。肺炎は抗生物質時代に感染症による死亡の主要原因だった。肺炎の約三分の一は院内感染が原因であり、肺炎患者の約三分の一が死亡している[64]。いくつかの推定によると、院内感染はアメリカの主要死因の十指に入る[432]。したがって院内病原体の病原性が中程度に減少するだけで、年間何千人もの命が救える計算になる。

# 院外での付添人媒介性伝播

## 老人ホーム

付添人媒介性伝播とその進化的効果という図式は、ただ病院の付添人という特別な場合にだけ当てはめられるわけではない。付添人が病原体を感染者から他人へ機械的に伝播させるどのような施設環境においても、病原性は増強されるだろう。

ウイルスや細菌による数多くの激しい集団発生が老人の長期養護施設で起こっており、そこでは共通して付添人媒介性伝播が見られる[419]。養護施設において感染する肺炎は、前述した院内感染による肺炎の発生率に匹敵している[64]。敗血症による重症感染も蔓延している。オハイオ州のある病院では、1980年代、クレブシエラ敗血症の四三％は院内で、一六％は養護ホームで受けたものであった[1121]。全米における毎年の感染数が養護ホームで一五〇万人というのは、病院で二〇〇〇万人という数より少ないが、どちらも驚くべき多さであることには変わりはない[432]。

院内病原体と同様に、養護ホームにおける病原体の病原性の増強に病原体自身が関与している。だがこのことは、入所者がとくに感染症にかかりやすいためとされ、看過されてきたのだと思われる。たとえば下痢症に関して、老人の場合、体液バランスを維持するための生理的行動的機構はあまりうまくはたらかない[419]。これらの人々が病気にかかりやすくなっていることが、感染した感染症が重くなる主な原因であることは疑いないが、これまで示されたデータによると、この重さの原因をすべて易感染性に求めることには無理がある。今後、養護ホームで回っている系統が、他に比べてより病原性が高いのかどうか、また病原性の増強が付添人媒介性伝播をその原因とするものなのかを評価するために、病原体の性質を注意深く調べる必要がある。

## 犬舎での付添人媒介性伝播

文化的ベクター仮説は、人以外の宿主における付添人媒介性伝播にも適用できる。たとえばイヌパルボウイルスは犬に下痢を起こし、世話をする人の履物や服を介して犬舎内でケージからケージに伝播する[700]。このウイルスは、熱にも、消毒薬にも、環境暴露にもきわめて強い耐性があり[598]、体外で一年以上も生存できる[700]。もっとも致死率の高かった集団発生の代表的なものをあげると、犬舎、子犬の養犬場、動物病院などである[700, 718]。したがって、高い病原性と付添人媒介性伝播の関連性は、文化的ベクター仮説とよく合う。

コロラド州立大学、放射線保健共同実験施設におけるこのウイルス症の長期集団発生に関する記録は、さらに証拠となる。一二〇〇匹の犬の集団に、1978年11月から1980年12月にかけて集団発生が勃発した[1043]。この集団発生のはじめのうちは大部分の感染犬に症状が見られなかったが、終わりごろになると決まって症状を現すようになった。集団発生の終わりごろに発症した犬は一五一匹に及び、うち二七匹が死亡した[1043]。

## 農業に見られる付添人媒介性伝播

植物は移動できないが、付添人媒介性伝播に関するこれまでの議論を当てはめることができる場合がある。明らかに、植物の生活史で移動しない部分に関するかぎり、病原体の増殖によって宿主が動けなくなることは病原体の適応度上不利になることはない。しかし植物は病原体に侵されたとき、成長を極端に短縮して生きながらえることができる。そのため病原体が増殖に利用できる植物組織が少なくなり、この短縮の結果、植物の競争力も減退し、病原体は病原性を高めると適応度上の損失を被ることになる。

病原体が種子や花粉によって運搬される場合、病原体にとって病原性を高くするとさらに適応度上の損失が大きくなる。植物の配偶子や種子は、たとえば風や動物によってかなり遠くまで運ばれるのが普通である。病原体に侵された植物が枯れてしまったり、極端に増殖を切り詰めるなら、病原体を伝播するための主要な手段が妨げられることになる。もっと一般的には第3章でも論議したように、親から子へのこのような垂直伝播は温和な性質を進化させるはずである。

増殖を強化する方向に進化が行われるかどうかは、短期的な結果と長期的な結果の間のトレードオフに依存しているに違いない。長期的な結果としては、植物の成長、生存、繁殖を損なうことによる病原体の伝播の低下がある。このような減少・低下と、病原体の増殖の強化によって短期的な伝播を増大することとの得失が問題である。

このトレードオフに及ぼす付添人媒介性伝播の影響を仮に考えてみると、それは蚊媒介性伝播や病院における付添人媒介性伝播への影響に類似している。昆虫ベクターがあると、病原体は、運搬や拡散のチャンスを手にし、繁殖をより強化し、短期的には適応度上有利となるに違いない。さらに植物体内において増殖と拡散が増大すると、ベクターが他の植物体に感染させるのに十分な病原体量を摂取する可能性が大きくなる。もし異なる遺伝子型の病原体が同一植物体内に共存する場合には、より増殖すればそれだけベクター内に取り込まれる確率も増大する。したがって動物によって媒介される植物の病原体は非媒介性のものよりも病原性が高くなりがちなはずであり、とくに非媒介性のもののうち花粉や種子によって運ばれる場合と比べた場合にその違いは大きいはずである（この場合、病原体は花粉あるいは種子がつくられる程度に繁殖が制限されるはずである）。この予想は十分に検証されていないが、オランダニレ病を起こすカビのような動物媒介性の植物病原体の多くが高い病原性をもっていることと符合している。

だが、植物の病原体で付添人媒介性のものがあるだろうか。農具や手による栽培や収穫、剪定などによる伝播があり、このような文化的・物理的な特性は、文化的ベクターの定義に合う。こういう作業をする人々は、新生児病棟で赤ん坊の世話をする看護婦と同じで、使う道具やすることはずいぶん違っていても、植物を世話するわけである（ありがたいことだ！）。したがって農作業者は、病原体の病原性に対して病院の付添人と同様の進化的な影響を及ぼすに違いない。

付添人媒介性の植物病原体の一つのグループにウイロイドがある。これは約三〇〇ヌクレオチド長の感染性環状RNAである[1007]。この中には壊滅的な集団発生を起こしたものがあるが、他はわずかに病原性があったり、無症状性のものである。もしこの重症度に見られる変異が付添人媒介性伝播の適用範囲が相対的に広いことと関係しているなら、この二つの性質の間に正の関連性が見いだされるに違いない。

実際この正の関連性は存在する[304]。病原性の低い方の代表の一つはアボカド日焼けじみ病ウイロイドである。データによると、この病原体は接ぎ木と種子によってのみ伝播する[1113]。通常の作業者による畑への植栽でも、樹液の注入でも、樹木から樹木への拡散は見られない[830, 1112, 1113]。接ぎ木による感染は、伝播が病気の木から健康な木へ行われるのではないため、文化的ベクターはあまり効率的でない。むしろ種苗場で行われているように、接ぎ木は、感染した木を小分けしたり、単に場所を変えることに等しい。たとえば、苗木の地上部を他の木の幹に接ぎ木するときがそうである。さらに接ぎ木をする際には、一般に病気の木は用いられない。症状の見られる木からもそうでない木からも花粉による伝播が行われることは実験的に示された[248, 249]。種子を介した垂直伝播では、不顕性感染率で見ると一〇〇％に近い値であった[248, 1113]。花のつぼみの方が葉よりもウイロイドの密度がより高いことは[206]、花粉／種子伝播が相対的に重要であることを示している。

アボカド日焼けじみ病ウイロイドは、不顕性感染している木に健康な芽が接ぎ芽されたときや、顕性感染している木の実生苗に病気を起こす[1113, 1114]。症状は一般に果柄と果実に筋や窪みをつくったり、樹皮を粗くしたり、葉にわずかな形成異常を起こすなどに限られている[207]。顕性感染した木はしばしば不顕性感染した新しい葉や枝を出したり、また木全体が不顕性となることもある[207, 248]。

病原性の高い方の極端な例は、ココナッツのカダンカダン病ウイロイドである。これはほぼ例外なく作業者によって伝播する。プランテーションの労働者は木から木に移動しながらナタを使ってココヤシの実を切り落とし、果汁を集めるために実を割る[686]。このウイロイドが付添人媒介性伝播にどのように依存しているかは、フィリピンのルソン島で感染した木のパターンに示されている。民族的な理由のため、別々の民族グループが所有しているプランテーションの間では労働者は移動しない。カダンカダン病は一方の民族グループのプランテーションでは広まったが、プランテーションが接していても、他の民族グループのプランテーションには侵入しなかった[686]。

カダンカダンとは「枯れて行く‐枯れて行く」という意味である。これはフィリピンで1920年代に最初に観察されて以来、ココナッツ産業を破滅に追いやり、「今までに知られているもっとも破壊的な植物病の一つである」[686]と考えられている。

他のウイロイドは、アボカドの日焼けじみ病ウイロイドとカダンカダン病ウイロイドを両極とする付添人媒介性伝播と病原性のスペクトルに沿って、おおむね一様に分布している[304]。付添人媒介性伝播の程度が増加するにつれて、病原性も高くなる。

もしウイロイドがもつごく限られた遺伝情報が付添人媒介性伝播の存在に対して進化的に応答できるなら、他のすべての病原体にもそのような応答を行うのに十分な遺伝物質が備わっているに違いない。ウイロイド以外の農業病原体での付添人媒介性伝播と病原性に関する包括的な分析はまだ行われていないが、以下の例は、付添人媒介性伝播が植物病原体の病原性に広く関与しているであろうことを示唆している。

アルファルファ萎凋病の病原細菌（*Corynebacterium michiganensis* 亜種 *insidiosum*）は、トラクターで土を移動しているときや草刈機によって伝播する[161]。アルファルファ萎凋病は1925年以前には知られていなかった。この病気は次第に破壊的になり、最後にはアルファルファのもっとも警戒すべき病気にまで発達した[161]。同様に、インゲン葉焼病菌（*Xanthomonas phaseoli*）は豆を採取するときに伝播し、収穫量を大幅ないし完全に損なってしまう[161]。対照的に、近縁の黒節病菌（*Pseudomonas syringae*）が豆の木に感染するときは、葉、葉柄、鞘などにスポットを生じる傾向がある。黒節病菌は温和な性質のウイロイドと同様、親から子に伝えられる。

砂糖大根の線虫（*Heterodera schachtii*）は農業機械によって伝播される。これは細根を枯れさせ、砂糖大根が育たないようにしたり、そのサイズを著しく縮小させる[161]。対照的に、小麦やライ麦の線虫（*Anguina tritici*）は種子に感染して新しく蒔かれた土地で発生するが、比較的わずかな減収しかもたらさない[161]。

タバコモザイクウイルスは、タバコやトマトの剪定、支柱立て、結束、覆い掛け、収穫、それに手による授粉のような農作業を通じてこれらの作物に広がる[161]。昆虫ベクター（アブラムシ）、種子、あるいは土を介した伝播は、もしあったにしてもまれである[161, 1015]。この病気は時に致死的であり、それによる組織の損傷と萎縮は感染を受けた畑のエーカーあたり収穫量を半分以下に減収させてしまう[161]。

これらの例は付添人媒介性伝播仮説が広い適用性をもっていることを示しており、注目すべきである。ウイロイドには適用できないいくつかの対立仮説を考えると、厳密な検証が必要であろう。たとえば病原性のある真菌は、しばしば長い生存に耐え風媒介性である。細菌もしばしば長く生存し、こちらは水媒介性である。またウイルスはしばしば昆虫ベクターで運ばれる。これらの伝播様式のそれぞれは、感染した植物から多数の未感染の植物への伝播を可能とするから、どれもが病原性を高めるための淘汰圧としてはたらくことができる。

第7章

# 戦争と病原性

## 生物兵器は慎重に使っても的を外す

冷酷な人たちが科学的な知識を残虐な目的のために使うということが、あまりに明らかになってしまった。主要な科学的発見の大部分は人類の生活を豊かにするが、不幸なことに、それを堕落させる可能性ももっている。本書で述べてきた洞察もこの例外ではない。私は、この知識を人類を滅亡させたり苦悩を味わわせるために使うことを当然集団的に禁ずるだろうと確信している。こういう見方は、世界中のさまざまな勢力が炭疽菌のような細菌を使った生物兵器の開発を競っていた二〇世紀の大部分にあっては純真素朴でしかなかったが[267]、現在はもっと現実的となった。一つには、われわれは微生物が効果的な武器にはならないことを今や知っている。微生物兵器は、その使用者が望まない集団に細菌を伝播する可能性がある。微生物の作用はゆっくりだから、自軍によって汚染された戦闘地域に突入する兵隊など、これらの微生物に対して免疫をもつ者にも感染する突然変異を起こすことがある。

それに、兵器として役立つためには、微生物は環境破壊に抵抗性をもつ必要のあることが多い。とくに爆発によってまき散らされる場合はそうである。しかし、このような抵抗性をもつなら、戦闘地域を何世代にもわたって居住不能とすることがありうる。グルーナード島はこのことを証明している。1942年の夏、スコットランドの北西海岸沖にあるこの小島は、約三〇頭のヒツジのみが実験のためロープにつながれて残され、住民は疎開させられた。炭疽菌の胞子を入れた小さな爆弾が、その近くで爆発させられた[454]。ヒツジたちは翌日から炭疽にかかって死にはじめた。そして現在、すでに半世紀を経ているが、ヒツジでも人間でも無防備でこの島を訪れるなら、同じ運命になるだろう。1942年と1943年に兵器のテスト爆発でまき散らされた胞子は休眠に入り、後一世紀を経てもなお生存能力をもっているかも知れない。もしこのような微生物による攻撃によってこの「炭疽島」を獲得したとしても、なんという戦利品だろう。

# 病原体は思いがけない進化をする

## 文化的ベクター、宿主密度、インフルエンザ

生物兵器の開発と使用による死亡数や病気の罹患数の総数は、戦争による破壊がもたらす病気による死亡数や罹患数に比べれば微々たるものである。二〇世紀はじめ細菌についての知識が病気の抑圧に応用されるようになるまで、感染症は常に武器によるよりもはるかに多くの兵士の命を奪っていた[706]。戦争と病気に関連性があることは長い間認められてきたが、それは単に病気が広がりやすく、人が感染しやすくなるためだとされてきた。戦争が病原体の性質に対して進化的影響を及ぼす可能性については、見過ごされてきた。

病原性が進化して高まることをもっとも劇的に示した歴史的な例の一つは、1918年のインフルエンザの世界的流行である。この流行以来ずっと、疫学者たちは、その病原性の高さにどうしても理解が及ばず、これに匹敵する病原性をもつ病気の世界的流行が再発するのではないかと危惧してきた[133, 619]。二〇世紀半ば、マクファーレン・バーネットは「インフルエンザが1918-1919年に世界的に流行して深刻な病気となったことは、未だ理論疫学上および公衆衛生対策上その理由が解明されていない大問題である」と書いた[133]。彼は「インフルエンザ研究の重要な目標は、1918年の世界的流行型インフルエンザの発生原因を理解することと、その再興を阻止するのに必要な条件を見いだすこと」であるとした[1142]。この「重要な目標」に向けてなしえた進展は、主として、このウイルスの表面抗原（われわれの抗体が攻撃する部分）の変化や、この変化と人の免疫力が流行拡大の可能性に及ぼす影響についての理解に限られていた。「1918年型」のきわめて高い病原性の原因となった条件、あるいは「再興を阻止するのに必要な条件」の理解に向けての進展は、ほとんど見られなかった。病気の病原性に対する進化的アプローチによって、われわれはこの目標に向かって進むことができる。

第一次世界大戦の塹壕戦に付随した環境条件ほど、インフルエンザのような空気媒介性病原体の病原性を高める進化に適したものはあり得なかっただろう。塹壕内の兵士はグループ毎に密着していたため、感染して動けなくなった者でさえ病原体を伝播できた。病気がひどくなって戦えなくなった兵士は、たいてい仲間の塹壕兵から離された。しかしそのときには、同じ仲間の塹壕兵はすでに感染していることが多かった。なぜなら病原体の排出率は症状の出はじめにもっとも高く、すでに感染にさらされてから二、三日後だったからである[81, 151]。

病人はたいてい、混み合った車を乗り継いで、混雑した部屋の間を次々移動された。病気が重症化した兵士は負傷兵とともに野営病院に運ばれたが、通常そこにはテントが張られ、その中で毛布で覆った麦わらの上に横たえられた。重症化した病人と負傷のひどい兵士は、数時間以内にトラックで後送病院に移され、最後は列車で基地病院に移された。移送される患者の数が大変多かったから、これらの作業によって、一人の動けない感染者に接触する未感染者の数がどれほど大きなものだったかはすぐわかるだろう。フランスのヴォーベコートにあったある後送病院の医療部では、一三〇〇床中、インフルエンザと軽症の呼吸器疾患の患者用に三六〇床を準備していた。二四時間毎に、この医療部は八二四人を受け容れて次の病院に送った[667]。戦争の最後の六週間、この病院は約三万四千人の患者を受け容れたが、うち二万四千人が病気にかかっており、さらにそのうち約半数が呼吸器系疾患にかかっていた。インフルエンザが流行したとき、感染症の患者を隔離することはとうていできなかった[667]。

動けない患者から伝播する可能性の高さについては、たぶん患者の視点からもっともよく理解されるだろう。ガイ・エマーソン・バウアーマン・ジュニアは救急車の運転手だったが、1918年夏、赤痢に倒れた。彼は自身の移送について日記に書き記した。

……彼らはわれわれを三、四日のうちに後送すると決定した。われわれはホヨンを攻撃する集中砲火が始まったちょうど六時にヴァシュ・ノワールを後にした。ハブはわれわれを車に乗せてヴィリエまで運転した。彼の運転は車が道を曲がるとき死ぬほど怖い荒っぽいものだったが、私は体の調子が悪くてそれどころではなかった。私はかなり疲弊しており、小さな椅子に座ることもできないほどだったが、床の上に手足を少し伸ばして体を支えていた。後送病院（大きなテント造り）についた後……その夜は苦しかったが、トラックに乗せられて、二〇キロメートル先の次の後送病院に移送された。このときの移送は、他に比べようのないほど最悪だった。私はその病院に着く前に死んでしまうに違いないと思った。われわれはそこに四時間留まり、さらに救急車でクレピーに向かった。そこで彼らはわれわれを病院列車に乗せ、今度はツールーズに向かって二昼夜進んだが、そこはスペイン国境から七五マイルのところだった。病院列車は一台一台が四輪有蓋車で、それぞれ担架を三台備えていた。……ツールーズで女性運転手の救急車に変わり、第一補助病院に向かい、そこで、ソアソンとチエリー城で負傷した第一分隊と第二分隊の歩兵二〇人が収容された病棟に入れられた[112]。

このような混み合った状態で空気媒介性の呼吸器系ウイルスの伝播の可能性が著しく高いことは、ずっと混み合いのゆるやかな、衛生状態もよい二〇世紀中頃の病院でもかなりの伝播が見られたことからも明らかである[766]。

塹壕内から病気の兵士が運び出されると、その後には、代わりとなる未感染の別の兵士が配置される。同じ仲間の塹壕兵が、すでに運び出された兵士から感染していて発病し、同じプロセスが繰り返された。塹壕から離れたところにある陣営でも、兵士たちの密集度、病気の兵士とその交代要員となるまだ感染していない兵士の輸送は、やはり同じように病原性を高めるのに寄与しただろう。

感染者や未感染者を塹壕や病院の間を行き来しつつ運ぶ人も乗り物も、文化的ベクターのはたらきを担う。なぜならそれらは動けない人から未感染者へ病原体を伝播しうるからである。この特別のケースの付添人媒介性伝播では、付添人（たとえば救急車の運転手、患者を病院や移送車に運び込んだりそこから運び出したりする人々）は、動けない患者から未感染者に感染を伝播する際、病原体だけを運搬するというよりむしろ全体のセット、つまり病原体と、病原体が巣くって動けなくなった宿主をともども運ぶ。

このような戦争につきものの、塹壕での戦闘や他の感染症による死亡率の上昇も、病原性を高めることになったに違いない。回復して免疫をもった者が戦闘などで死んでしまうと代わりの者が塹壕に送り込まれるが、彼らはしばしば塹壕内の感染サイクルの病原体系統に感染しやすい。加えて、病原体がきわめて高速に増殖することによって被る損失の一つは、免疫応答がより速くなることや宿主の死亡によって感染期間が短くなることである。他の原因によって宿主が死亡する可能性が増せば、病原性増強による損失は少なくなるはずである。もし乗っている船が敵の砲火によって破壊されようとしているとするなら、その船を棄てた方がよいだろう（できるだけ船の資材を使い尽くして）。しかも、たとえ棄船によって船の将来の使い道を閉ざすことになったとしても、後でなく今がよい。（アクセルロッドとハミルトン[38]は類似の議論を行い、これをもっと形式的に「囚人のジレンマ」によって表現している。）

西部戦線における条件や兵士の移動が1918年の世界的流行に見られた病原性増強の原因であったとすると、伝染力の強いインフルエンザが世界に蔓延した時期と空間パターンは西部戦線における病原性の増強と符合しているに違いない。つまり、この病原性の増強は、宿主の移動性に依存しない伝播が起こっていた西部戦線の軍隊で起きていたに違いない。戦争が終わって、このような伝播を可能としていた活動が行われなくなると、宿主の移動に依存する伝播はより温和な系統に有利にはたらくので、病原性は次第に低下したに違いない。

1918年に大流行したウイルスの高い病原性の起源を過去にさかのぼって特定することはきわめて困難であるが[133]、しかし、そのような性質をもったインフルエンザが初めて現れたのは、西部戦線に近いフランスの軍隊であることが突き止められている[133, 197]。インフルエンザの世界的流行は概して東アジアから広がるので、この起源はきわめて注目すべきである[760]。一般的なインフルエンザの流行では、感染者千人あたりの死亡は一人以下である。戦争終結の直前および直後の数ヵ月間、感染者あたりの死亡率はこの約一〇倍も高かった[769, 793]。戦争後三年間で、この病原性は次第に下がり、通常レベルに落ち着いた[133]。したがって世界的流行の時期と空間パターンに関するわれわれの知識は、西部戦線での病原性の増強に合致する。

この世界的に流行したインフルエンザにかかった人の年齢分布も、他のインフルエンザ流行と違っていた。通常、インフルエンザウイルス感染者はきわめて若いかきわめて年老いた層で死亡率がもっとも高い。1918年の世界的流行では、若年層から中年層でもっとも死亡率が高かった。これは病原性を高める進化が行われたと仮定される主要な年齢層である。もし病原体の増殖に適した生理学的および組織学的性質が年齢によって異なるとしたら、ある特定の年齢層に感染して進化している系統はその年齢層に比較的高い病原性をもつと予想してよいだろう。たとえば発熱や免疫応答は年齢によって異なるし、病原体の増殖にも影響を与えるだろう[447, 725, 1107]。したがって年齢別感染率が典型的なものと違っていたということは、1918年の世界的流行系統が西部戦線の兵士間で高い病原性を進化させたという考えに合致する。

インフルエンザウイルスの分子的な研究によって、いかに単純な突然変異によってウイルスの増殖率や病原性が変化するかということが明らかとなった。このウイルスは外膜から突出するヘマグルチニンと呼ばれる分子をもっている。これは糖とタンパク質からなり、ウイルスを細胞に付着させたり侵入させる役割をもっている。ヘマグルチニンに一つ突然変異が起こって終端部の糖サブユニットがいくつか欠如すると、そのウイルスは細胞培養中で増殖して著しく数を増すことができる[246]。逆の場合として、ヘマグルチニンのタンパク質部分の一つのサブユニットが変化すると、宿主細胞への付着力が低下する[40]。

## 1918年の世界的流行に対する別の説明

人類に最近侵入したのか？　1918年の世界的流行で病原性が極端に高かった理由は未だに関心事でもあり議論の種でもある。最近なされている説明は依然として、高い病原性をもったのは最近人類に侵入したためであるとしている。こういう説明は、中心的な問題に答えていないので十分でない。たとえばゴーマンたち[408]は鳥、哺乳類、ブタから分離されたインフルエンザウイルスの進化的な関係を分子的なデータから再構築した。彼らの分析が示唆するところによれば、人類とブタの系統には二〇世紀初頭の一〇年代に共通の祖先がある。彼らはその共通の祖先がちょうど1918年の流行の直前に人類に侵入したこともありうると示唆した。彼らは議論のあちこちで、インフルエンザウイルスがブタよりも人類の間でいかに維持されたかを強調しているが、1918年の世界的流行に先立つ数年間、ウイルスはブタにおける祖先により維持されたと考えているようである。このように考えた理由は明らかに、この世界的流行に見られた高い病原性の原因が人類に侵入したのが最近であるためだとしたい彼らの考え方にある。インフルエンザの感染源としてブタへの一貫しない扱いはさておき、彼らは中心的な問題を解決していない。ヒトインフルエンザの大流行は1918年の約半世紀前にも見られたが、それは一九世紀にインフルエンザウイルスの祖先が鳥と人の系統に別れた後である。もしすべてのヒトインフルエンザウイルスが1918年頃に人類に確立された系統に起源をもつとすると、1918年以前に人類に流行をもたらした系統はどこから来たのだろうか。とりわけ1918年以後の系統がなかなか消滅しないこと、そして1918年以前の貧困な感染抑制法を考えると、以前の系統すべてが消滅したとはとうてい考えられない。これらの時期の流行が1918年以後の流行によく似ていることから、以前の流行がすべてインフルエンザウイルスの他の二つの主要グループによって引き起こされたとするのは疑わしい。

戦争による病原性増強仮説は、もっと節約的な説明を与える。人と鳥のインフルエンザウイルスの系統は二〇世紀以前に、共通の祖先から別れた。その後、人の系統からいくつかのブタの系統が生じたが、その中の一つは二〇世紀のはじめの一〇年代に分かれた。重要な点は、ブタから人への伝播の際に、人にとりわけ高い病原性をもたらすと考える進化的な根拠が何もないということである。反対に、新規性のある宿主への伝播はほとんどの場合、その新しい宿主に低い病原性をもたらすに違いない。なぜならわれわれの免疫系が新規病原体を押しとどめる能力の方が、その病原体が新規宿主に侵入する能力より大きい傾向があると思われるからである（第3章参照）。

**他の病原体？** スティーヴンス[1039]は1918年の世界的流行に見られた高い病原性に対して別の至近的説明を行った。高死亡率の原因はインフルエンザ菌（*Hemophilus influenzae*）との同時感染にあるとしたのである。彼はこれより後の流行に細菌が関与したことはないと述べている。しかし彼の分析は、なぜインフルエンザ菌の病原性の高い系統が同時に感染するようなことがその後見られなくなったのかを説明していない。

インフルエンザ菌の分離発見率が低いことも厄介である。スティーヴンスはインフルエンザ性肺炎は同時感染の重要な徴候であり、死亡率の増大原因であると考えている。けれども、インフルエンザ性肺炎患者の半数にしかインフルエンザ菌陽性が認められなかった[883, 1039]。

最後の問題は発生時期である。なぜ病原性の高いインフルエンザ菌が第一次世界大戦の終戦時に発生し、戦争後には年々消滅していったのだろうか。スティーヴンスの直接的説明が部分的にでも正しいとしても、インフルエンザウイルスが戦争によって病原性を高めたとする進化的説明はインフルエンザ菌にも当てはまり、発生時期の問題もこの考えによって解決されるだろう。

**付添人媒介性伝播と急速な継代** 第一次世界大戦が終わってほどなく、米国公衆衛生局長官事務所公式記録に、演繹的というより帰納的な根拠にもとづいて進化的な説明がなされている。病原性は「急速な継代」により高められた――つまり、数限りない補充兵を次から次に急速に送り込んで継代させたことによる伝播のためであるとしたのである。のちの研究者も、この議論を繰り返している[133, 197]。しかしこの説明は、何ら進化的な機構について述べていない。むしろ、実験動物間で病原体が速い速度で植え継ぎされると病原体の病原性が高められるという、実験室での観察にもとづいたものにすぎない。文化的ベクター仮説なら、自然淘汰の基本原理から、進化的な機構が演繹的に導かれる。

実験動物での病原体の急速な継代は、第一次世界大戦での兵士間の病原体受け渡しと同じように、病原性を高めることがある。なぜなら宿主が病原体に感染後、他にそれを伝播させるために移動する必要をなくすからである。実験室では、研究者や接種器材が文化的ベクターとなり、病原体をより激しく増殖させ、そのため病原性を高めるように作用する。この文化的ベクターは動けない宿主から病原体を伝播することによって、実験室で急速に継代された病原体系統の病原性を高めることになる。

しかし、速い速度での継代が病原性を直接高めるようにはたらいたかも知れない。感染が始まって直後の植え継ぎでは、感染期間の初期にすばやく増殖する病原体の変異株が選抜される。感染期間の後期にもたらされる障害は、この感染初期の高速な増殖の直接的な結果であろう。

これら二つの代替仮説は、実験によって、一般的な意味で区別されうる。文化的ベクター仮説は次のような実験によって評価できる。実験的に宿主のグループをつくり、そこからランダムに選ばれた動物から病原体（たとえばネズミに感染するマラリアなど）を植え継ぎ、対照グループの方では、同じ速度で、動ける動物からのみ伝播するようにする。文化的ベクター仮説によれば、前者の方が後者よりも病原性を高めるに違いない。継代速度仮説は、病原体の伝播を、動ける宿主から異なった速さで行うことによって直接評価できる。

## 答えの妥当性

1918年の世界的流行における死亡率統計は、これらの淘汰機構を区別する必要性、もっと一般的に言うと、病原性増強への進化的な力を理解する必要性を著しく高めた。われわれは第一次世界大戦の四年間に、戦闘で一千万人もが殺されたと聞いて慄然とする。しかし戦争に続く二年間に世界を席巻したインフルエンザの流行では、何とこの二倍もの人々が死亡したのである[567]。文化的ベクター仮説によると、これらインフルエンザによる死は大部分戦争による進化的な原因によって引き起こされたのであって、決してたまたま戦争と同時に起こったのではない。

もし、われわれの活動によって知らないうちに病原性を高めるような進化的な変化が引き起こされてもそれに気づくことがないとしたら、その代償は病気と死であり、われわれの活動が変化して環境をもとの温和な病原体が淘汰で残されるような状態に戻すまでだけではなく、温和な方向に向かっての進化的な変化が終結するまで、支払い続けなければならない。

宿主の移動性に依拠した費用有効性の議論の明るい面は、1918年のような病原性は、西部戦線に匹敵する状況が現れないかぎり、再現されないだろうということである。現在われわれは、1918年の抗原に対する結合免疫が失われる時期に来ており、1918年の抗原型が再び世界的流行を起こす可能性がある[793]。1976年の「ブタインフルエンザ」は、そのような再興の第一回目であったかも知れない。この系統の抗原型は1918年の流行型のものにきわめてよく似ていたのである[619]。この1976年の流行の死亡率が低かったことは[793]、1918年の世界的流行における病原性が戦時条件に対する進化的な応答であって、単にこの抗原型にもともと備わる不変的な性質ではないという考えに合致する。

しかし私が本書のはじめに触れたニワトリについてはどうだろうか。１９１８年の世界的流行を理解する上でのこのような概念的基礎づけを一般化できるなら、それは１９８３年のペンシルバニア州のニワトリの流行病を理解する基礎も与えるはずである。分子的な証拠によると、病原性の高いニワトリウイルスは北米で多年にわたって感染サイクルを回していた温和な系統から進化した[547]。流行を起こしたウイルスは、自らにとっても高すぎるほどの高い病原性を単に偶然に生じた、突然変異体ではなかった。このウイルスはニワトリに感染すると最高一〇〇％死亡させたが、抑制のためには思い切った手段が必要であった。千七〇〇万羽以上の鳥の廃棄が必要であった[547]。しかしもっと重要な点は、養鶏場には西部戦線と共通な状況が見られることである。きわめて多数の宿主がぎっしりと詰め込まれ、感染して動けないものでもウイルスを他の宿主に伝播することができたのである。

## 微生物病原説以前における戦争と病原性

戦争による病原性の増強効果は、微生物病原説の確立する以前にはとくにはっきりと見られたに違いない。なぜなら伝播が繰り返されて病原性が高められても、それが止められることはめったになかったからである。このような時代には病原体に関する知識がなかったため、この考えをきちんと評価することは困難であるが、微生物病原説以前の戦争で観察された傾向は、戦争は病原性を進化的に高める効果があるという仮説と合致している。

たとえばアメリカ南北戦争では、軍隊はきれいな水や十分な衛生環境を与えられないままに数ヵ月も、一つのキャンプに何十万人もがぎっしりと詰め込まれた。この戦争は他のいかなる戦争にもまして多くの米兵の命を奪ったが、死因の大部分は下痢症であった[1036]。しかし下痢症の死亡率が時とともに次第に上昇したことは、おそらくもっと多くを物語っている。最初の年、連邦軍兵士の千人あたり四人が下痢症で死亡した。戦争の最後の年までには、千人あたり二一人にまで増加した[1036]。慢性疾患による死亡率は1862年の百例あたり三例から着実に上昇し、1865年と1866年には百例あたり二〇例を越えるに至った[1161]。死亡率の同様な上昇は急性下痢感染者にも見られた[1160, 1161]。この上昇は明らかに、衛生状態の悪化による摂取病原体数の増加によるものではない。どちらかというと衛生状態は、戦争終結時に向かってわずかに改善されていた。キャンプの衛生状態を改善するためのガイドラインが回覧配布されたが、実施状況は悪く、水媒介性の伝播を抑制するための効果ある対策はなかなか打たれなかった。病原体が環境中に長期間の間に蓄積するということはない。というのも、これらの病気の原因となった病原体は大体が外界では数日中に死亡するし、数週間以上も生存することはほとんどないからである[27, 93, 100, 202, 271, 325, 380, 395, 513, 927]。死亡率の上昇は、戦争が長引くにつれて感染症に対する易感染性が増したことによるという議論もありうるだろう。しかし、この議論は他の非下痢性の感染症のデータと矛盾する。マラリアと確定診断された症例の死亡率は戦争中大きく上昇しなかった[1012, 1160]。マラリアの病原体は蚊によって媒介されるから、その生来的な病原性が戦争という条件によって高められることはない。以上を考えると、下痢症による死亡率の上昇は、兵士の易感染性や摂取病原体数の著しい増大によるためというより、その病原体の生来的な病原性が高められたためということによってよく説明される。

　アメリカの医務官ジェームズ・ティルトンは、アメリカ独立戦争の二年目と三年目に、下痢症と肺炎を主な原因とする死亡数が、同様な増加を示したことを記録にとどめている。ティルトンは、この期間の病院への兵士の集中とキャンプ由来の病気による死亡が軍隊をまたがって連関していることに気づいた。アメリカ軍における集中化と死亡の程度はフランス軍より高く、フランス軍はイギリス軍より、さらにイギリス軍はドイツ軍よりも高かった[1071]。彼の推定によれば、戦闘で一人死ぬ毎にキャンプ由来の病気で一〇〜二〇人の兵士が死に、軍隊の少なくとも約半数は一般病院によくある病気によって「飲み込まれてしまった」[1071]。

この事態を収拾するため、ティルトンは救護措置の分散化を図った。患者を小さな円形のテント小屋に車輪のスポークのように配置し、頭部は外側に向け足を中央に向けるようにして、中央には火をたいた。そうすると患者の頭部は互いに引き離され、火によって新鮮な空気が供給され、汚染された空気は屋根を通って排気される[1071]。規模が小さなことと空気の流れを一方向にしたことで、空気媒介性の伝播の可能性は減少したはずである。軍規則はワラの焼却、寝具の洗濯、および寝具の日干しを命じており[937]、これらの処置はおそらく、直接伝播性の下痢症病原体および、寝具の埃から出て空気中に漂うこととなったであろう病原性の高い空気媒介性病原体の伝播の可能性を減少させた[201]。この頃までには、医務当局も糞尿のもっと入念な埋土を規定するようになった。とくに赤痢の流行期間には徹底された[531]。大病院で患者がぎゅう詰め状態で診療していたのがこれらの方法に取って代わられるにつれ、院内感染症による死亡率は次第に減少した[1071, 1141]。水の利用法に関するガイドラインもこの期間に配布されたが、水媒介性疾患の集団発生に対するその効果は不明である。このガイドラインはおそらくこの上なく汚染された上水の供給は抑えたものの、医務当局者が、井戸水は冷たいので病気のもとになると信じていたので、井戸水の消費が減り、河川水の消費を増加させることになった[1141]。

病院の諸条件は病原性を高めたであろうし、あるいはキャンプで病原性が高められた病原体に対してその拡散に手を貸しもしたであろう。あるいは両方かも知れない。院内感染者に見られる高い死亡率[531]は、院内伝播が致死性の最大原因であったことを示唆している。病院とキャンプにおける処置が改善された後に死亡率が減少したことは、一方で医師と看護婦にも高い致死性があったことを考え合わせると、主たる死因が、単に不衛生とストレスから来る一般兵士の易感染性状態の結果ではないことを示唆している[531, 1071]。

ある赤痢の集団発生を詳細に調べてみると、死亡率増大の背景に兵士の状態があるのではないということの証拠が追加される。ワシントンが率いる軍隊が1776年4月1日、病院に病人を残してボストンからニューヨークに行軍した。4月半ばに到着したとき「全軍は完璧に健康」であった[70]。軍隊は到着後民家や簡易兵舎に収用されたが、5月10日ごろ、連隊の一つが過密状態のままそこに残され、他はテントに移送された。5月半ばの一週間、この連隊に赤痢が発生した。赤痢の初発患者が出るまでの長い期間があったことと、残りの連隊とこの一連隊内の他の一団にはこの病気が発生しなかったことから、この赤痢が典型的なキャンプ由来系統によるものではないことが示唆された。一〇〇人を越える患者が出た中で、死亡は二人にとどまった[70]。過密状況からすると、感染菌量が多く生活環境も劣悪なことが想像されるが、それでも死亡率は通常の地域社会における赤痢の集団発生の場合相当でしかなかった[310]。赤痢はその後二ヵ月でおさまったが、夏の終わりごろまでには再び軍隊に蔓延しはじめた[70]。

以上のような戦争から得られる状況証拠は、戦時状況は病原体の病原性を高め、微生物病原説確立以前の時代に、この高い病原性が戦争による死亡者の大多数を占める原因になったであろうという考えに合致する。近代の戦争においては、動けない感染者からの伝播サイクルを断ち切ることによって、無意識のうちに歴史的には何百万人もの命を奪ってきた病原性の高い戦時流行病を回避したのであろう。しかし他の病気についてはそういかない。実際、われわれは現在、免疫系を破壊することによって後天性免疫不全症候群（エイズ）をもたらす、ヒト免疫不全ウイルス（ＨＩＶ）に関して、無知の代償を支払っているのかも知れない。

# 第8章 エイズ——どこから来てどこへ行くのか

## どこから来たのか

### 進化的系統樹

現在一千万を超える人々がヒト免疫不全ウイルス（ＨＩＶ）に冒されており、百万を超える人々がエイズを発症し、あるいはエイズで死んでいる。このような数字は、他の病原体によってもたらされている罹患・死亡統計に比べればまだまだ小さいとは言える。たとえば第一次世界大戦の終わりに始まったインフルエンザウイルスの世界的流行においては、一年そこそこの間に二千万を越える人々の命が奪われた。このインフルエンザをはじめ、そのほかペスト、マラリアあるいは下痢症によってもたらされる死亡数に比べ、エイズによる死亡数はまだまだわずかである。しかしエイズの世界的流行には終わりが見えないこと、さらに、エイズの治療法が見つかっていないこと、一年あるいはそれ以上延命させる方法も見いだされていないことが問題である。困難な疫学的問題を解決するのに進化的アプローチが役立つなら、それをＨＩＶにも応用してみるのは、とりわけ時宜にかなったことと思われる。なぜＨＩＶはそれほどに致死性が高いのか、そしてその将来の進化的道筋を変えるために何をなすべきか？

分子生物学の最新成果によれば、ＨＩＶは数十年から数世紀にわたって人に感染していたという。これらの証拠の大部分はウイルスのＲＮＡ塩基配列の違いにもとづいている。これらの差異をある統計学的な方法で解釈すると、二つの主要なグループＨＩＶ‐１とＨＩＶ‐２が、共通祖先から約九〇〇年前に分岐した[292]。これと異なる仮定にもとづく他の統計学的な手法によれば[777]、分岐年代はもっと新しく、一世紀から二世紀前となる。統計学的な仮定によって異なるが、ＨＩＶ‐１の諸系統は１９６０年以前に分岐し[292, 651]、チンパンジー由来のウイルスからはおよそ半世紀あるいは一世紀あるいはそれ以前に分岐した[837]。（マイアーズ他[777]はもっと最近の分岐を示唆しており、アイゲンとニーセルト‐ストルーイ[292]による進化的系統樹およびユエ他[503]の核酸塩基配列のデータでは、もっとも古い起源を想定している。）このチンパンジーのウイルスが果たして人から入ったものなのか、あるいはチンパンジーから人に入ったものなのかははっきりしないが、カメルーンから分離されたＨＩＶ（ＡＮＴ70と呼ばれる[230]）はチンパンジーＳＩＶと人のＨＩＶ‐１が分岐する前に、人‐チンパンジー系列から枝分かれした（マイアーズ他[777]および図８・１）。もしウイルスの伝播がチンパンジーから人方向に起こったとすると、これら二つのＨＩＶ‐１グループを説明するには種間で二回ジャンプが起こったとしなければならない。しかし人からチンパンジーに伝播したとすると、種間ジャンプは一回ですむ。進化的系統樹を見ると、大部分のＨＩＶ‐２の系統とサル免疫不全ウイルス（ＳＩＶ）の中でＨＩＶ‐２にもっとも近縁な系統は、ＨＩＶ‐１とチンパンジーウイルスの共通祖先とほぼ同時期に、先の祖先とは別の共通祖先をもっていることがわかる[292, 777]。

これらの知見から、進化的シナリオは二つの両極端の間のどこかになる。一つの極端なシナリオは、もっとも長い人類との関係を仮定するもので、ＨＩＶ‐１、ＨＩＶ‐２、およびそれらと共通の祖先をもたないＨＩＶが人類の中で約一千年の間進化し、そのうちに偶然種々のサルやチンパンジーに侵入したとする。もっとも短期間の人類との関係を仮定するもう一方の極端なシナリオでは、免疫不全ウイルスは元来人類以外の霊長類で進化してきたもので、二〇世紀半ばごろまでに二種類のウイルスが別々に人類に侵入し、それぞれＨＩＶ‐１および大部分のＨＩＶ‐２諸系統を形成するに至ったとする。

さらに新たなデータが追加されるまでわれわれにできる最善のことは、得られる情報をもとにしてもっとも節約的な進化過程を突き止めることである。核酸塩基配列データによれば、ＨＩＶ‐ＳＩＶグループの中では、ガボンで発見されたマンドリル（*Mandrillus sphinx*）から分離されたＳＩＶがもっとも枝分かれの早いウイルスである。この分岐が示唆するのは、人類にこのウイルスが出現する以前に、このウイルスグループの共通祖先が、マンドリル（あるいはマンドリルのもととなった祖先種）に存在していたということである。これを出発点として、現存する進化的系統樹[292, 368, 559, 777, 798, 1075]――それらの合成模式図を図８・１に示す――を用いることによって、種間のジャンプの回数をもっとも少なくできる進化シナリオを決定できる。このシナリオによると、ウイルスはマンドリルから人にジャンプした。それからほどな

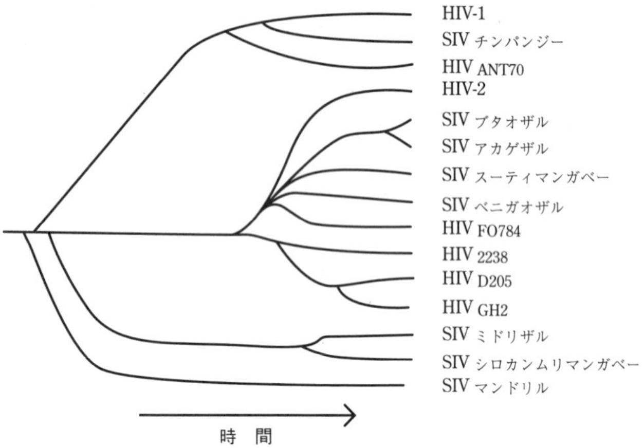


**図8.1　ウイルスの核酸塩基配列から導かれた進化的系統樹の一つ**

HIVはヒトから分離されたウイルスを指し、SIVはヒト以外の霊長類から分離されたウイルスを指す。分岐が時間的に近いほど分岐順序の信頼性は低い。たとえば本文中にも記したようにHIV系統の分岐はアフリカ起源のミドリザルの系統分岐の前なのか後なのかは不確実である。HIV-1諸系統の多岐にわたる大部分のものはHIV-1とだけ記した。HIV-2についても同様である。

くして（図8・1で左から右に進む）、HIV－1とHIV－2の祖先が分かれた。系統樹の片割れ分岐となったHIV－1系列は、ANT70系統と、上で示唆されたように人からチンパンジーにジャンプしたウイルスになった。系統樹のもう一方の枝であるHIV－2系列では、人からミドリザル（*Cercopithecus aethiops*）にジャンプしたウイルスが出現した。ミドリザルのSIVはその後シロカンムリマンガベー（*Cercocebus torquatus* [1075]）に入り込んだ。人に侵入したウイルスはその後二枝に分かれた。この一方の枝からは最終的にはいくつかの子孫系統が分かれて人から分離同定され、GH－2、D205（またはALT）、および2238などと呼ばれる[255, 368, 545, 735, 1198]。分離されたもう一つの系統（7312Aと呼ばれる）は、この枝ともう一方の枝の系統間組換えによるウイルスであろうと推測される[368]。（ハウエル他[499]はそのような組み換えの直接的な証拠を提示した。）この、他方の枝からは、多岐にわたるＨＩＶ-2系統の大部分が出現した。一枝のはじめの枝からはもう一つのＨＩＶ系統が分岐し、Ｆ０７８４と呼ばれる子孫を生じた[368]。ほぼ同時期に、ＨＩＶはサルに侵入し、多くのウイルスに分化し、スーティーマンガベー（*Cerocebus atys*）およびマカクで分離されるに至っている。

研究者たちは、スーティーマンガベーからＨＩＶ-２が供給されたと示唆している[265]。しかしこの示唆は問題である。スーティーマンガベーの系統が、ミドリザルの分岐以後に分かれ、Ｆ０７８４分岐以前に分かれたとすると、いったい系統樹のどこに位置づけられるのだろうか。ＨＩＶ-２系統はすでに存在しており、その時点でスーティーマンガベーの系統はまだない（図８・１）。

他の進化的系統樹によると、マンドリルとアフリカのミドリザルのＳＩＶがウイルス間関係の中でもっとも近縁であることが示唆されている[735, 1079]。これらの系統樹によると、マンドリルとミドリザルのウイルス系統の枝が人のウイルスから生じたか、あるいは人のウイルスがすべて、マンドリルとミドリザルの系統が分かれたすぐ後にそれらのグループから生じたと仮定すると、もっとも少ない種間ジャンプで説明できる。

もし人とサルの免疫不全ウイルスの共通祖先が、分子データから推定されるもっとも古い値よりもずっと以前に生じていたとすると、アフリカのミドリザルのウイルスは、共通祖先のウイルスから過去一万年の間進化してきたことになり、その間に今日のミドリザルのさまざまな系統への分化が見られるに至ったことになる[17]。この解釈では、主要なエラーが、分子的変異量を時間的な長さに置き換える際の分子時計の設定で起こったとしなければならない。突然変異が、初期に何千年もかけてというよりも最近の数十年ないし数世紀にきわめて高率で蓄積されたのだとしたら、あるいは時計の設定に用いられた突然変異が適切でなかったのだとしたら、時計の設定はもっとずっと速くできたはずであり、進化期間はもっとずっと短いはずである[17, 175, 429]。時計の設定が間違っていたとしたら、ジャンプの頻度がもっとも少ないシナリオによって、免疫不全ウイルスが人の中で進化してきた期間はもっと長く、おそらく数十年とか数世紀でなく、数千年というような期間であった可能性が示唆される。

進化速度の変化はこれら分岐順序も変えうるから、ジャンプの方向に関する結論も変えてしまう。もしウイルスが新しい宿主に初めて侵入後、速い進化を行うとしたら、ジャンプの方向を示す足跡を分子に残すだろう。この足跡は核酸塩基配列の中に二種類のカテゴリーの変化として観察されるだろう。つまり、ウイルスの構造変化をもたらす変化と、そうでない変化である。ウイルスが新しい宿主種の中で速い進化を行うと、ウイルスの構造変化をもたらさない塩基配列の変化に対する構造変化をもたらす塩基配列の変化の比率が増大するはずである。デイヴィッド・ミンデル、ジェフリー・シュルツと私は、これらの比率が人からチンパンジーへおよび人からスーティーマンガベーへの移動を示すことを見いだした。驚いたことに人からマンドリルへの移動を示唆する結果も得られたため、マンドリルの系統が人 - ミドリザル系統より古いのかどうかに疑いがもたれることとなった。マンドリルウイルスは他のウイルスと比べて進化速度が速いので、その古さは見せかけのものかも知れない。この結果からは、人とミドリザルの間のウイルスの移動の方向に関する情報は何ら得られなかった。比率による判別がこのように曖昧なのは、分岐後の期間が長くなるにつれて判別力が低下することに原因があるだろう。

## 種間伝播の様式

もし最小ジャンプシナリオが正しいとしたら、ＨＩＶは比較的長期にわたって人類に感染していたことになり、人類は単に他の霊長類からのウイルス受容者であったのではなく、それらに対するウイルスの供給源であったことになる。しかし種間のジャンプ回数に焦点を当てることは有用だろうか。この答えは、ウイルスがどのようにジャンプするかによって違ってくる。もしサルから人へのジャンプが逆方向のジャンプに比べてずっと容易ならば、最小ジャンプシナリオがとくに有用な理由はない。もしサルから人へのジャンプの確率と逆のジャンプの確率がほぼ等しいなら、最小ジャンプシナリオはもっとも合理的な仮説となる。

残念ながら、ウイルスがどのように種間ジャンプを行うかは未だ謎である。生物医学的な処置に伴ってＳＩＶが人に伝播されたのだろうと唱えた研究者もいた。ポリオワクチンはサルの細胞を用いて作成されたため、これらの細胞に感染していたＳＩＶによってワクチンが汚染された可能性がある[611]。似たような状況として、二〇世紀初頭、サルやチンパンジーに自然感染しているマラリア原虫を実験的に人に接種した際、それらの動物の血液が人に注入され、ＳＩＶが人に伝播されたのかも知れない[391]。

これらの生物医学的な事故仮説を受け入れがたいとする議論がいくつかなされている。もし自然界でウイルスがサルの種間や人とサルの間でジャンプしているなら、サルから人へウイルスが伝播するのを説明するのに、生物医学的な事故を持ち出す必要はまったくない。もっと重要なことは、どちらの仮説もＨＩＶとＳＩＶの最新の進化的系統樹に合致しないことである。ワクチン仮説に関して言うと、大部分の系統樹は、疑いのあるサルのウイルスがＨＩＶ－１系統の分岐の後に枝分かれしていることを示している。マラリア移植仮説に関して言うと、チンパンジーのＳＩＶは、ＡＮＴ70を分岐させたＨＩＶ－１のもっとも古い系統が分岐した後にＨＩＶ－１の枝から分かれているように見える（図８・１）。さらにワクチン接種や血液移植が行われて以来の時間スケールが、進化的系統樹で示される時間幅をカバーするには十分長くない（シュルツ[980]も参照）。ＨＩＶが陽性と見られた第一号のエイズ患者は、ワクチン伝播の起こったとされる場所（コンゴ国内）を、実際にワクチン接種が行われる前に離れている[31, 190]。

ワクチン仮説とマラリア移植仮説の限界は、他のレトロウイルスであるＴリンパ球ウイルスを考えても明らかである。感染状況の地理的パターンを見ると、このグループのウイルス群はおそらく数千年に及ぶ期間の間に少なくとも三回、人と他の霊長類の間に伝播を起こしたことがわかる[508, 951, 952, 968]。これらのレトロウイルスが人と他の霊長類の間を何ら生物医学的な事故を介することなくジャンプしたのなら、ＨＩＶの種間転移を説明するのに生物医学的な事故を持ち出す必要はまったくない。

私は、人と霊長類の間のレトロウイルスの性的伝播は除外できると仮定する。その結果二つの仮説が可能性のある一般的な説明として残る。人のサル狩りとその摂食が、人への伝播が起こる一つのルートとなりえるだろう[348, 1023]。しかしこの仮説は、他の霊長類の中で起こっている伝播を説明するのにはあまり適当ではないように思える。これら霊長類のあるものは他の種類を狩るだろうが、任意の二種間の行動的・生態的な相違を考えると、狩りによる種間伝播を考えるのはきわめて困難である（たとえば、図８・１のミドリザルからシロカンムリマンガベーへの伝播）（Ｔ・Ｍ・ブティンスキ、Ｊ・キングドン、私信）。種間転移の原因に狩猟以外のものがあるとしたら、人への転移を説明するのに狩猟仮説を持ち出す必要はなくなる。

おそらくもっとも可能性のある仮説は、動物媒介性の伝播であろう。蚊や他の吸血性節足動物がＨＩＶを人から人に伝播するのはまれであある[507]。しかしたとえきわめてまれであっても、それが起こるのであれば、これまで知られている種間ジャンプの説明は可能だし、霊長類から他の哺乳類にわたる広い範囲の動物に見られる免疫不全ウイルスの存在も説明できる。自然感染を受けた霊長類は、アフリカ中央部および西部において、節足動物の刺咬を受けることのできる距離にあって、節足動物による伝播の起こる可能性のきわめて大きい一地域内に分布していた。もし動物媒介性伝播が行われているなら、人からサルおよびサルから人への伝播はそう大きな違いのない率で起こっているであろうから、最小ジャンプのシナリオが役立つことになろう。

人間からは多岐にわたるＨＩＶが分離され続けている。このうち最近分離されたフランスのエイズ患者から得られたウイルスは、危険因子が不明である[7]。ところで、フランスでサルから人への伝播が起こった可能性は少ない。このような孤立した枝がサルの枝よりも前に枝分かれしているということは（たとえば図８・１のＡＮＴ70やＤ２０５）、ＨＩＶが人の間で長期間にわたって分化してきたという考えに信憑性を与えている。そして、多岐的な分離ウイルスは実際はサルのウイルスであって、最近になって人に侵入してきたために異なっているという考えは雲行きが怪しくなる。

たとえまれであっても人からサルへの動物媒介性の伝播によって説明できるＳＩＶの分岐があり、分子時計が誤ってセットされていなかったとすると、これから一〇年あるいはそれくらいの間に人からサルへの同様のジャンプが行われると予想できる。その理由は、人から伝播されうるＨＩＶプールが現在、過去のどの時期にも増して大きいからである。南アフリカの研究者は最近、捕獲されたヴェルヴェットミドリザルからＨＩＶ‐１と区別できないウイルスを発見したが、どのような伝播経路がありうるかについての議論は行っていない[629]。

## ＨＩＶ‐１の起源

ジェラルド・メイヤーズは、ＨＩＶ‐１の核酸塩基配列にもとづいて、アフリカ中央部の西部地域がＨＩＶ‐１ウイルスの進化的中心地ではないかという考えを提示した[1037]。この考えは、変異の豊富なＳＩＶの大部分がこの地域に生息するマンドリルから分離されたことから、とくに興味深い。すでに述べたように、進化的系統樹によると、このＳＩＶはＨＩＶ‐１系統とＨＩＶ‐２系統が共通祖先から枝分かれする前にＨＩＶ系統樹の幹から分かれている（図８・１）。１９８０年代半ばこの地域から分離されたＨＩＶは、世界的に流行したものと比べかなり大きな違いが見られた[1193]。ＨＩＶ‐１系統の枝から分かれたものでもっとも変異の著しいもの（ＡＮＴ70）も、チンパンジーのウイルスとしてこの地域から分離された[837]。別の近縁なウイルスの一つもチンパンジーから分離されたが、ザイールのちょうど東部で感染を受けたことがわかっている[836]。したがってこれらの証拠は、アフリカ西中央部においてマンドリルと人の間で初期段階の受け渡しが行われたことと一致する。

メイヤーズの考えは、疫学者、ウイルス学者らの批判を浴びることになった。彼らはＨＩＶ‐１の発祥の地がアフリカ西中央部であるということに疑いをいだいた。その地域の人々の間でＨＩＶ‐１に感染していた人の割合はわずかだったからである[695, 1037]。伝統的な疫学的な考え方によると、ＨＩＶ‐１の発祥地では少なくともその頻度がある程度高いはずである。しかしこれから見ていくように、とくに進化プロセスを考慮するなら、メイヤーズの考えは疫学的な原理にかなっている。

## 性交渉相手の取り換えと病原性の進化

### 性交渉相手の取り換えとウイルスの複製

適応度上の損失と利益を考慮することによって、HIVの病原性の進化についてどのようなことがわかるだろうか。比較的一夫一婦制が守られている人間集団で性的伝播が行われる病原体を考えてみよう。あるカップルに感染したとすると、その病原体はどちらかが他の人と性交渉を行うまで感染力を維持しなければならない。婚外交渉がたとえば五年に一回ほどしかなければ、直接伝播型の病原体がもつ標準的な感染力維持期間（すなわち数日から数週間）からすると、病原体は袋小路に入り込んだも同然である。感染力の持続期間を延長できる何らかの方法を手にした変異病原体のみが、性的伝播によって生存を維持できることになる。

感染力を持続させるためには、病原体は新しい宿主への感染力を維持しながら、宿主の免疫システムによって破壊されないようにしなければならない。一つの選択肢は寿命の長い細胞内に潜伏することである。宿主の染色体に組み込まれてウイルスがつくる物質の産生を抑制すれば、性交渉相手が変わるまでの期間ずっと待機できる。たとえば単純ヘルペスウイルスは神経細胞中に潜伏し、増殖を強化したり、神経から皮膚に移動したり、皮膚に水ぶくれをつくって噴出したりして、周期的に宿主からの圧力に対抗する[58, 704, 1138]。ＨＩＶのようなレトロウイルスは寿命が長いわれわれの白血球細胞に潜伏する[1025]。これらのウイルスは白血球細胞間を伝播することができるし、あるいは性交渉の際に最近放出されたものが伝播される。進化の上では、そのような方法で感染力を延長するウイルスにとっての利益と、より高い割合で潜伏することなく子孫を産み出す場合のそれとが考量されなければならない。

ＨＩＶはこのどちらの戦略も可能にできるものをもっている。人体内の感染細胞の大部分は潜伏感染を受けるようである[294, 863]。しかし感染期間中、少なくとも少数のウイルスは活発な増殖を行う[721, 825, 851, 976]。潜伏ウイルスの多くは彼らの遺伝指令書ＲＮＡのＤＮＡコピーをつくり、細胞のＤＮＡに組み込まれる[987, 1174]。このＤＮＡから調節タンパクの産生指令が転写されるが、新しいウイルスの塩基配列に対する指令は転写されない傾向がある[987]。このことが、ウイルスを構成する部品がほとんどつくられない理由である。他のＨＩＶは、子孫の生産が行われる場合であっても、ずっと前に、細胞のＤＮＡにウイルスのＤＮＡを組み込む前に、生産工程を制限するなどして増殖を緩慢に行うようである[668, 1040]。ＳＩＶの研究によれば、系統によって活性化が容易かどうかの違いは、少なくとも部分的には遺伝的に決められている[25]。

ウイルスが潜伏状態にいる傾向を減らすか、あるいはまた活発に複製するウイルスの複製速度を増大させるか、いずれかのやり方でウイルスの複製速度を増大させるような突然変異を考えてみよう。一般に突然変異体ウイルスの構造は変異しない兄弟ウイルスに似たものになる。しかしこれらの突然変異体は一定時間内により多くの子孫をつくり出す。それらの子孫ウイルスの多くは免疫系によって殺滅されるだろうが、より緩慢にしか増殖できない兄弟は、より高速に増殖する突然変異体が引き金となって宿主が備えるに至った防御作用を回避するのに十分なほどに（突然変異と組み換えにより）構造が変わっていないかぎり、とりわけよく殺滅されることとなる。つまり重要な点は、ウイルスの増殖速度を増加させる突然変異の方が、感染者個体内では常に有利だということである。

実際、ＨＩＶ感染患者体内で複製速度が増加するような進化的傾向があることは、免疫細胞の枯渇および発症感染末期に付随してもっとも高い複製速度への到達がなされるということと共に、繰り返し報告されている[12, 42, 158, 182, 328, 424, 650, 971, 975, 1063]。ＨＩＶ系統間の複製速度の違いは、細胞内での増殖速度と、細胞への侵入中あるいは感染細胞が未感染細胞と融合中の細胞膜との相互作用とによるものとされる[164, 330, 481, 668]。細胞培養中のウイルスの増殖度は、細胞融合を通じて伝播が起こる場合、遊離ウイルスによる感染に比べて百倍から千倍大きい[257]。

高速度で増殖する系統はウイルスを取り込んでいる細胞に著しく損傷を与えることが多く[481, 668, 975]、複製速度と細胞損傷はほんのわずかな突然変異によって簡単に変わりうる[229, 347, 949]。細胞内での増殖速度の潜在的変動幅は、感染細胞あたりのＨＩＶがもつ指令のコピー数によって説明できる。とくに損傷作用の激しいＨＩＶの感染を受けた細胞には、ＨＩＶによるＤＮＡのコピーが何百もあり、ＨＩＶのＲＮＡのコピーは何百万にも及ぶ可能性がある[1021]。その結果ウイルスの逆転写により作成されたＤＮＡによるＲＮＡの産生速度は一回の感染の全行程にわたって千倍も増加しうる[721]。活発に複製するＨＩＶは、普通、細胞あたりのタンパク生産量の一％から二％を乗っ取るが、とくに活発なＨＩＶは半分近くを占有してしまうことがある[1021]。

感染の過程で、ゆっくりと複製するウイルスが速く複製するウイルスによって置き換えられるが、この点は重要な問題を提起する。全体としてのＨＩＶ集団中で、ゆっくりと複製するＨＩＶが速く複製するＨＩＶに置き換わるのを防いでいるものは何だろうか。この疑問に答えるには、エイズがどのように伝播に影響しているかを調べなければならない。

エイズの発症期間中は、エイズやＡＲＣ（エイズ関連症候群）の発症以前に比べ、血液中のＨＩＶおよびその構成要素の量が多い傾向にある[47, 318, 485]。エイズにかかった人たちは発症以前に比べて相手を性交渉で感染させるチャンスがおそらく高い。したがって有症期にあるかそれに近づいている感染者は、長期の無症期にある感染者に比べて、性交渉の際に感染させる頻度が高い[840, 873, 931, 959]。しかしながら、ＡＲＣやエイズ発症期間中、血液中のＨＩＶとその構成要素の量は多少増えたとしてもほんのわずかしか増えない。この理由は、明らかに、細胞中で増えたウイルスがこれらの細胞の多数が死滅することによって相殺されているためである[318, 467, 814, 976]。感染者は感染期間のある時点で症状が重くなり、性交渉ができなくなる。ここに至るといかなる伝播ルートも閉ざされ、その人の体内のＨＩＶの一団は進化的競争からはずれる。したがってグループ淘汰（ウィルソン[1147]の意味で）のプロセスが、ＨＩＶが進化できる病原性の上限を設定するのである。要するに、宿主体内では、遺伝的に変異のあるＨＩＶ間の競争により、高い複製速度やエイズおよびＡＲＣの高い病原性が淘汰で残り、宿主の間ではグループ淘汰によって、それらが排除されるのである。

以上の分析によって、次の重要な予測が導かれる。性交渉相手率が増加すれば、ＨＩＶが直ちに増殖す相手あたりの無防備な性交渉の回数と性交渉の種類を反映している[236, 819]。この確率は、「性交渉相手率」というのは、性交渉相手の数を、相手あたりの伝播する確率で重みづけた量である。ここで「性交渉相ることの純利益は増大する。その結果、増殖率が増大し、さらに病原性も増強される。

## 有症患者からの感染と無症患者からの感染

性交渉相手率とＨＩＶの病原性との関係について述べたが、感染末期のＨＩＶは感染期間中のＨＩＶの中でもっとも病原性が高い傾向があると推測される。この推測が正しいとすると、有症期の人たちから感染を受けた感染者たちに見られる病原性は高いはずである。

抗体価の陽転時期からエイズ発症時期までの期間はたしかに一定ではなく、感染源となった人の病状と感染を受けた人たちのエイズへの進展率との間の関係を見いだすのは難しい。抗体陽転時期からエイズ発症時期までの期間は中央値で約一〇年であるが、数ヵ月という短い場合もある[519, 607, 835, 938]。このばらつきの原因は患者の違いだけにあるのだろうか、あるいは少なくとも部分的には、感染したウイルスの病原性の違いにあるのだろうか。

ウイルスの違いによって結末が異なることを示す証拠がある。輸血によって感染した人たちは、それを供給した無症感染者が発症期に近いほどより速やかにエイズに進行した[840, 1118]。同様に、エイズ患者と性交渉をもった人は、無症患者から感染を受けた人に比べてより速やかにエイズに進行した[1094]。これら性的感染を受けた二つのグループ間に見られた違いは、個々の人々の明示的な心理学的あるいは行動的な違いによっては説明できなかった。症状の進行の速い人ほど性交渉相手をより多くもっていたとか、麻薬をより多く用いていた、異なった精神状態にあった、他の感染症による合併症をより多くもっていた、ということはなかった[1094]。したがってこれらの知見から、感染末期のウイルスはとくに病原性が高いために、その感染を受けた人はエイズへの進行が促進されるという仮説が支持される。

別の仮説では、感染源となった人がより進んだ感染時期にあるほど、ウイルスの感染量が増加するとする。血中ウイルス密度は発症期直前一年位の間に一〇倍から一〇〇倍増加して有症期は横ばい状態になる[318, 485]。したがって感染状況がより進んだ人たちから受けた感染者の病状が急速に進行するのは、この感染量の多さに原因がある可能性がある。

性的に感染する場合、この感染量仮説が正しいかどうかは、精液や膣液中のＨＩＶ密度が高いかどうかに依存する。精液中のＨＩＶの測定値はバラツキが大きかったものの、測定値そのものはエイズ発症患者において少なくとも高い結果が得られた[24, 186, 601, 716]。しかしエイズ発症期間中に無防備な性的接触を行う率は、無症状の時期に比べておそらくずっと低く、有症患者自身が性的な興味をなくしていることが多く、彼らと無防備な性的接触を行おうという人たちはあまりいない。したがってエイズを発症した相手との性的接触により新たな感染者に侵入するウイルス総量は、たとえ未発症の感染者たちから侵入するウイルス総量より多いにしても、おそらくわずかでしかない。この議論には証拠がある。性交渉相手を感染させるチャンスは、エイズ発症前に免疫系が障害を受ける時期に急速に増大するが、エイズが進行するとこのような増加は見られない[236]。感染量仮説は血友病からのデータによっても支持されない。ＨＩＶの感染を受けた血友病患者がエイズに進行する割合は、彼らが治療に用いた血漿濃縮物の量と有意な関連性はなかった[399]。

感染源となった人と感染を受けた人の病状の進行率を相関づけた研究では、伝播したＨＩＶの内的増殖率が測定されなかったが、母親からの伝播についての最近の研究にこれを測定したものがある[235]。病気の有症期の特徴である急速な増殖を行う系統によって感染を受けた子どもは、ゆっくり増殖する系統から感染を受けた子どもより、血中のウイルス密度が高く、重症化も速かった。

ＨＩＶが感染してはじめの数ヵ月間の病気の特徴によって病気発症速度が予測される。感染初期に長期間気分が悪かったりその程度が強い場合はエイズへの進行が速い。同様に、エイズの初期症状としての免疫抑制の兆候が見られた場合もそうである[551, 599, 653, 835]。病気進行の速い人にも遅い人にも、感染して数年後には似たりよったりのウイルス密度の増加が見られる。ところが、病気進行の速い人では、感染初期の数ヵ月に、高レベルのウイルスと標的細胞の大幅な減少が認められる[35, 1127]。この傾向は部分的には個人差で説明されるように見えるが[312, 468, 991]、それですべてを説明はできない。感染源となった人の病気が進行した状態にあった場合、および感染したウイルス系統が速い複製を行うものであった場合に、なぜ短期間でエイズに進行するのかを、宿主の抵抗性の違いによって説明することはできない。また、感染源となった人の病気が進行した状態にあった場合、なぜ発症期が早期に出現する割合が高いのかや、感染がとりたてて温和な人の感染源を病状の温和な人にたどることができる理由も、宿主の抵抗性の違いによって説明することはできない[235, 840, 1094, 1118, 1199]。感染源となった人と感染を受けた人のウイルス増殖の様相を比較してみると、宿主とウイルス双方の性質における変異が、感染後の経過を決定していると示唆される[926]。

ＨＩＶは変異を速やかにつくり出す能力をもっているため、人に感染するＨＩＶ集団は遺伝的に異質性に富んでいるだろう。そうして速やかに増殖するウイルスは、ゆっくりと増殖するウイルスよりも、伝播してからより短期間のうちに感染した細胞から出てゆく傾向をもっている[379]。この作用機序は、性交渉相手率と病原性との間に予想される相関関係をおそらくは弱めるものとして提出された[422]。しかし最近示された証拠によれば、新たに感染を受けた宿主におけるＨＩＶ集団は、伝播の際に起こるボトルネック効果や感染ウイルスの一定部分が不均衡な複製を行うために、比較的同質性が高いことが示唆されている[1152, 1156]。さらに感染ウイルス群毎に複製速度に異質性があれば、性交渉相手率が増加するほど、複製速度が増加するような淘汰を幾分とも強めるはずである。なぜなら、伝播後の短期間にさらに多くの性的接触が行われ、そのため、さまざまな感染ウイルス群の中で増殖率の高いウイルスが伝播されるからである。したがって感染ウイルス群内での複製速度の変異も、伝播に必要な条件と宿主内での進化のバランスも、共に同じ予想に導く。すなわち、より高い性交渉相手率がＨＩＶの増殖率を高め、それゆえウイルスの病原性も強めるに違いない。

## 地理的証拠

### HIV-1、HIV-2および性交渉相手率

1980年代はじめから集められたデータはこの予想と一致している。そうしたデータの一つが、ＨＩＶのもっとも基本的な分岐群であるＨＩＶ-1とＨＩＶ-2に関するものである。最近の証拠によれば、ＨＩＶ-2もＨＩＶ-1と同様、最後にはエイズを発症する[788, 804]。しかしやはり最近の証拠によれば、ＨＩＶ-2はＨＩＶ-1より病原性が低い[540, 839, 922]。たとえばセネガルのＨＩＶ-2は、何らかの免疫抑制とエイズとの関連性はあるが、感染婦人のフォロー

アップを四〇〇人年行ったところ、エイズになったのはわずかに一人年で、もう一人年がＡＲＣになった[540, 628]。このエイズ発症リスクはＨＩＶ‐１の感染集団でのリスクに比べて、約一〇分の一である[540, 542, 780]。このＨＩＶ‐２感染者におけるエイズ発症の遅さは、ヨーロッパ人での観察結果と一致している[22, 125, 272]。

ＨＩＶ‐２の感染が無症状的である理由を、エイズを発症するのに必要な進化時間がＨＩＶ‐１に比べてＨＩＶ‐２は十分でなく、最近になって感染が行われるようになったからだとすることはできない。ＨＩＶ‐２の感染率は年齢とともに規則的に増加しており、このことは、何十年にもわたって存在が安定している慢性的なウイルス感染に見られる傾向である[302, 540, 542, 864, 922]。個々の症例歴や保存血清も、ＨＩＶ‐２が数十年あるいはそれ以上にわたってアフリカ西海岸沿いの一帯に広く存在していたことを示唆している[22, 125, 546, 946]。それでもアフリカにおけるＨＩＶ感染者の頻度に対するエイズ患者の頻度は、ＨＩＶ‐１の優勢な地域に比べてＨＩＶ‐２の優勢な地域で著しく低い[922]。エイズあるいはエイズ疑似症候群患者中のＨＩＶ‐１対ＨＩＶ‐２の存在比は、ＨＩＶ感染者集団全体での比に比べて大きいし、エイズあるいはエイズ疑似症候群の患者は、ＨＩＶ‐１に感染している場合の方が、ＨＩＶ‐２よりもより速やかに衰弱する傾向が強い[302, 398, 540, 922, 1139]。同様に、ＨＩＶ‐１はＨＩＶ‐２よりもより速やかに結核にかかりやすく[922]、死体を検案した場合もＨＩＶ‐１の方が多い[227]。

病原性のこの違いは酵素活性の違いによると思われる。ＨＩＶのもっとも重要な酵素の一つといえば逆転写酵素であるが、これはウイルスがもつＲＮＡ上の情報をＤＮＡに転写する。ＨＩＶ‐１の逆転写酵素はＨＩＶ‐２のものより作用速度が速い[483]。逆転写酵素遺伝子を実験的に置換してみると、逆転写酵素の作用速度が速いと子孫ウイルスも速くつくられ、病原性も高くなることが示唆される[481]。HIV‐1とHIV‐2のこの違いの別の原因の一つは、ウイルスの遺伝物質中にある複製を活性化するサイト数だろう[203]。活性細胞はNF‐κBと呼ばれる物質を産生する。この物質はこれらの標的サイトに結合して、潜伏HIVの複製を刺激する。HIV‐2はこの標的サイトを一つしかもたないが、HIV‐1は二つもっている。HIV‐2の潜伏性もさらに深く関与している。HIV‐2はNF‐κBの他にHIV‐1が必要としない活性因子を必要とする[638]。さらに他の因子として、HIV‐1の病原性を強化できるがHIV‐2やマンドリルのSIVに対してはそのような作用のない、アクセサリー遺伝子（「vif」と呼ばれる）もある[948, 949]。

複製や病原性の違いの生化学的な理由が何であれ、母子を組としたデータによると、接触期間が一定であれば、HIV‐1はHIV‐2よりも伝播しやすいということが示されている。コートジボワール（象牙海岸）において、HIV‐1に感染した母親は赤ん坊の半数近くを感染させたが、HIV‐2に感染した母親は赤ん坊の一〇％以下にしか感染させなかった[376]。数学的なモデルも同様に、HIV‐2よりも一回の性交渉あたり四倍も伝播が起こりやすいことを示唆している[540]。明らかにHIV‐1の方が人々の体内で高密度に存在するから、性的接触の際の伝播確率が高くなる。

RNA塩基配列に見られる多岐性と変異の様相[292]をみると、HIV‐1は世界的に流行する少なくとも二〇年前にはすでに人類中に存在していたと示唆される。この推定は1959年にザイールで採血されたHIV‐陽性の血液サンプル、船乗りたちにおけるHIVの存在——その一人は1959年に英国でエイズに似た病気によって亡くなり、今一人は、1960年代はじめに感染して1970年代はじめにエイズで亡くなったと見られている――などによって支持される[190, 355, 781]。エイズ類似の病気はヨーロッパおよび北米で二〇世紀前半に記録があり、おそらく人の間でサイクルを回していたHIVが原因であり、このHIVは宿主の防御機能が不全におちいるまでは比較的無症状な傾向をもつものだったのだろう[617]。アフリカの臨床医たちから直接聞いたところによると、エイズ患者は世界的流行以前はきわめてまれであったとのことである。もし感染者率がある程度大きかったなら、感染数自体がきわめて少なかったのでないかぎり見過ごすことは困難だっただろう[88]。ウイルスの分離が1959年以前にはなかったからといって、人々の間にウイルスが存在しなかったということにはならない。なぜなら1960年代以前に採血された大規模な血清サンプルは、とくにアフリカでは、ほとんど残っていないからである[89]。したがってアフリカ中央部および東部でエイズの世界的流行以前に臨床エイズ患者がまれだったということは、1980年代に現れて世界的流行を起こしたHIV-1は、その祖先のHIVから病原性を高めたのだという考えと一致する。HIVが数十年から数世紀にわたって人類中でサイクルを回していたことがわかり、研究者たちはそのような結論を導き出したのであったが、いつ、そしてなぜ病原性にそのような変化が生じたのかについての明確な説明はされなかった[292]。

右に示されたように、費用有効性に関する議論にしたがうと、性交渉相手率がより高くなると病原性を高めるよう進化をうながすから、一つの説明となる。したがって、HIV-2はHIV-1に比べ、性交渉相手率の低い地域に見いだされる傾向があるはずである。そして、HIV-1の病原性の増大は、性的接触率が増加した後に見られるはずである。入手可能な証拠は、この議論を支持している。

歴史的に見ると、HIV-2は西アフリカ諸国、HIV-1はアフリカ中央部の諸国に現れる傾向があった[302]。ＨＩＶ‐１は１９８０年代半ば西アフリカ諸国に偶発的に持ち込まれたが、その大部分はアフリカ中部諸国に旅行したこれら諸国の住民によるものである[116]。もしＨＩＶの高い病原性が性交渉相手率の増大によってもたらされたのなら、アフリカ中央部および東部の諸国においてその率はもっとも高く、ＨＩＶ‐１感染の共通の徴候としてエイズが現れ始める前の数年ないし数十年の間に、その地域で、この相手率が増加したに違いない。

１９６０年代と１９７０年代に、社会経済的な問題のためアフリカ中央部および東部の農村地域で大規模な移住が起こった。経済的な力関係によるこのような移住は部分的には植民地時代の名残であり、この時代、雇用の集中化に応じて出稼ぎ労働者の数が膨れ上がった。急速に農業が成り立たなくなり、男性は農業地域を離れて工業に仕事を求めた。家族をもたない男性が大人口をなして性市場を形成し、若い女性を農村地域から都市に引き寄せることとなった[170, 219, 509, 977]。西アフリカの人々はエイズの世界的流行以前の数十年間、一般にこのような大規模な移住も性的接触のそのような増加も経験しなかった[509]。

アフリカ中央部および東部の諸国における売春による性的接触の頻度はきわめて高いものがあった。たとえばケニアのナイロビでは１９８５年、売春婦は平均して、経済的に貧困な地域では一年に約千回の性的接触をもち、経済的に裕福な地域では百回を少し越えるほどだった。前者の約三分の二、後者の約三分の一が抗体陽性であった[600, 854]。売春婦の性交渉相手率はザイールのキンシャサでは少し低く、そこでは１９８７年までに売春婦の三分の一以上が感染し、労働現場の男性の約四分の一が売春婦を尋ねていた[802, 854]。売春婦の男性顧客は平均して年間約三〇人の固定した相手をもち、売春婦を訪れない男性の性交渉相手は平均して三人であった[177]。

アフリカでは、売春婦との接触がＨＩＶ‐１感染のもっとも大きな危険因子の一つであった。たとえば１９８０年代半ば、ルワンダのＨＩＶに感染している男性の約八〇％は、過去二年間以上にわたって売春婦との性的接触をもっていた。同様に、売春婦を訪れる男性はＨＩＶに感染している頻度がより高く、他の性交渉相手への高い感染リスクをもっていた[142, 654]。社会的および歴史的なさまざまな理由によって、アフリカ中央部および東部においては、農村地域と都市部両方にまたがって、広い地域で住人たちの性交渉相手率が高かった[592, 623]。性交渉相手率のこのような高い値はＨＩＶ伝播の高い潜在力を生み出した。とりわけコンドームがあまり用いられなかったことと、１９７０年代から１９８０年代はじめにかけて、この地域で他の性感染症が蔓延していたためである[763, 816]。他の性感染症の存在は無防備な性的接触が高い率で行われたことを示す他に、ウイルスの血中への侵入を許す組織損傷を起こして、ＨＩＶの伝播リスクを増したと思われる[142, 691, 789, 802]。

性的接触が地域によって異なることは、偶然にも進化的な実験を行っていることになった。アフリカ中央部および東部では性的接触はかなり増加し、ＨＩＶ‐１系列のウイルス感染者たちは不顕性から重篤な免疫不全症候群を示すものへと変化した。西アフリカの大部分の諸国では性的接触はそれほど大きくは増加せず、ＨＩＶ‐２はＨＩＶ‐１ほど急速な死をもたらすものとはならなかった。したがってこの関係は、エイズの世界的流行が起こったときに見られたＨＩＶ‐１の有害性が性交渉相手率の増加によってもたらされたという考えを支持する。

この解釈は、病原性の進化的変化が、数年から数十年という時間スケールで起こるものと仮定している。この仮定はＨＩＶが急速進化できるというわれわれの最新の知識に一致している。ＨＩＶが細胞内で複製する機構は突然変異や組み換えを促進する[499, 502, 1061, 1062]。ＨＩＶの遺伝情報がそのように変えられると、複製速度もさまざまに変化を受ける[358, 664]。したがって、ＨＩＶは自然淘汰がなしうるきわめて多量の変異を生じさせ、病原性の増強あるいは減弱に向かって高速度で進化的変化が行えるわけである。

## ＨＩＶ－２内における病原性の変異

遺伝的に決められた複製速度の変化に応じて、病原性に段階的な変化が起こりうるということは、ＨＩＶ－ＳＩＶ群を通じて広く認められている。マンドリルのＳＩＶは転写促進タンパク（「ｔａｔ」と呼ばれる）の単一の突然変異によって、複製速度を二倍ほど変化させ、これに応じて細胞内での破壊力も変化した[947]。ＨＩＶ－２も複製速度と症状の発現に応じた病原性の変異をもっているらしい[12]。病原性の増強と増殖力が強化される可能性は、ウイルスの外膜タンパク質の一つ（ｇｐ４１と呼ばれる[770]）の単純な変化によって容易に起こる。というわけで、アフリカのミドリザルのＳＩＶは、ミドリザル自身には無症状のまま経過することが多く、ウイルス密度は比較的低いままである。これは人に見られる無症状のＨＩＶ－１感染に似ている[458]。

高い性交渉相手率によってＨＩＶが高速度で複製し病原性が高いものになることは、ＨＩＶグループの間よりもグループ内部において、より強力に適用されるに違いない。よく似たウイルスほど互いに強い免疫応答を誘発する傾向があるからである。ＨＩＶ－２グループ内でのウイルス間のこのような交差反応は一般に強い。たとえばＨＩＶ－２に対する免疫防御反応はサルのＳＩＶに対してもはたらく[875]。したがって、もしＨＩＶ－２グループでも十分な進化時間が経過し、性交渉相手率の地理的違いが十分なら、前述した進化的議論がこのグループ内にも適用されるに違いない。

病原性の地理的変異が性交渉相手率と関連しているかどうかを決定するための厳密な検討はなされていないが、新たに生じつつある傾向はこの予想に合致している。データは多くないが、もっとも大規模な研究が行われたＨＩＶ－２感染が常在的な二地域で、この違いが現れつつあるようである。セネガルとコートジボワールである。

セネガルでは、ＨＩＶ－２への感染がエイズへと進行することはあまりない（前述）。この温和さは、入手できる限られたデータによると、細胞レベルにも反映されている。セネガルの健康な売春婦はＨＩＶ－２STという系統の感染源となっていた。この系統は細胞培養においてゆっくりと複製し、ほとんど損傷をもたらさない[591]。この系統は、単純な遺伝的変化で増殖力を増大させ病原性のあるウイルスに容易に変化した[606, 770]。研究者たちがセネガルの被検者からＨＩＶ－２を分離するのが困難だった理由は、明らかに、この系統の細胞侵入率や増殖ウイルスの細胞からの排出率が低いためである[591]。

コートジボワールの都市部ではＨＩＶ－１が蔓延する条件が生じたが、セネガルではそのような社会的変化は起こらなかった[76, 385, 804]。セネガルには性交渉相手率が比較的低く抑えられるような文化的要因があったのだろう。田舎に住む者も都市生活者も大家族構造をもち、過去数十年にもわたって農業生産基盤がしっかりと命脈を保ち、婚前交渉や婚外交渉を忌避するイスラム的な伝統があった（Ｏ・Ｆ・リナレス、私信）。セネガル政府も、農村の若者を引き留めるべく奨励金を設けた[381]。そういうわけで、セネガルで行われた性的接触に関する直接的な数量化調査でも、性交渉相手率は低いことが示唆されているのである[855]。

アビジャンでは、ＨＩＶ－２の病原性は比較的高いものの、ばらつきもある。すべての系統ではないが、中には感染した細胞で細胞壊死を引き起こすものもある[303]。ＨＩＶ－２がエイズを引き起こす頻度はＨＩＶ－１よりも少ないようだが、セネガルのＨＩＶ－２よりは多い[226, 228, 376, 540, 804]。したがってアビジャンとセネガルの比較は、性交渉相手率とＨＩＶ－２の病原性の関連性の予想に合致している。

セネガルとアビジャンにおけるＨＩＶ－２の比較も、その他のＨＩＶ－２の地域的違いの比較も、さらに正確で詳細な分析が必要である。異なった地域から分離されたＨＩＶ－２は、西アフリカの隣接国からの分離系統間でさえ、しばしば区別できる[13, 459]。ギニア・ビサウでのＨＩＶ－２の感染は比較的病原性が高いと見られる[787, 788]。これはセネガルよりもアビジャンのものに類似している。この違いにもとづくと、ギニア・ビサウでの性交渉相手率はセネガルよりも高かったと予想される。

アビジャン、セネガルおよび他地域のＨＩＶ－２はほんの二〇～三〇年間に互いに分岐したのかも知れないが、増殖速度の低いものから高いものへの進化はずっと短期間に起こりうる。細胞培養中の温和なＨＩＶ－２系統を一つ、何代か継代しただけで、より頻繁に細胞死をもたらし、細胞間を急速に拡散し、増殖して数を増すようなウイルスに変わってしまう[500]。

## ＨＩＶ－１内における病原性の変異

ＨＩＶ－２系統間の病原性の進化的変化に関する議論は、ＨＩＶ－１系統にも当てはまる。あるＨＩＶ系統が、高い性的接触率を通じて格別急速に伝播するようになったという最近の経歴をもつならば、この系統は著しく病原性が高くなっているに違いない。アメリカにおいて流行が起こった初期のころ、もっとも高い伝播速度が生じたのは、明らかに、六ヵ月間に一〇人もの性的相手を取り替えるのが普通の都心の男性同性愛者間であった[585]。１９８５年までには、サンフランシスコの男性同性愛者の約半数に感染が広がった[747]。もしこの速い伝播が病原性を増強したとすると、1980年代半ばにおいて男性同性愛者に感染したウイルスはとくに悪性の病気をもたらしたはずである。血液凝固因子を経由して血友病患者に感染したＨＩＶの大部分は、1970年代の終わりから1980年代のはじめにかけてのＨＩＶ感染者に由来する[353, 399, 630, 1181]。治療を受けていない同性愛者の大部分は流行後期に感染したから、これら同性愛者からのＨＩＶ系列は、血液凝固因子に紛れ込んだウイルスよりも、平均してみれば、同性愛者間をより急速に、多数回の感染サイクルを経ているはずである。この一連の推測に合致して、感染成立からエイズ発症までの期間は、治療を受けない場合、同性愛者の方が血友病患者よりも短かった[87]。

これら二グループにエイズ発症経過の違いをもたらした要因は、他にもいくつかある。年齢、伝播経路、同時感染している病気の違いなど、すべて関係している可能性がある。年齢と症状の進行の速さに相関が見られたが[631, 1192]、感染したＨＩＶにもともと備わっていた病原性の違いは、十分評価されていない。

症状進行に見られる違いの多くはカポジ肉腫によるものとされている。この肉腫はエイズ発症の指標となる腫瘍で、同性愛者グループにより共通してみられる[87]。またこの違いは、死亡数が増したというより、無症状の期間が短縮したという意味での病原性が増強されたことを示すのかも知れない。なぜならカポジ肉腫はしばしば早期のエイズ発症に関連しているが、早期の死亡とは関連がないからである[472]。カポジ肉腫に端を発するエイズ発症患者の症状は、カポジ肉腫が免疫システムがまだ抑制されていないときにも起こりうるので、最初の一年間ほどはあまり激しくないこともある[59, 472]。早期治療もカポジ肉腫を発症した患者の病気悪化を遅らせる。しかしカポジ肉腫患者と他のエイズ患者との生存率の違いは、ＡＺ

Tによる治療が二年を越えるとなくなる。この間に、HIVはおおむねAZT耐性となるからである[409, 752, 903]（また、本書第9章を参照）。他方、カポジ肉腫患者の生存延長は過大推定されてきたと思われる。最近の研究では、カポジ肉腫患者の生存期間は、他の病気を伴ってエイズを発症した患者とまったく同じく短いということがわかった[1118]。

同性愛とカポジ肉腫の関連性は研究者を混乱させてきた。もっとも広く流布した考えは、カポジ肉腫が他の病原体によって起こるというものである[80, 1108]。この考えを支持するために、研究者たちは、カポジ肉腫の蔓延率が次の場合に高いことをあげている。（1）流行の原発（中心）地、（2）1980年代の前半、（3）カポジ肉腫にかかった男性の異性および同性の性交渉相手、（4）男性同性愛者のうち口－肛門接触を頻繁に行う者[3, 78, 79, 969, 1108]。

一つあるいはそれ以上の病原体が関係しているということもありえるが、以上の危険因子はみな、カポジ肉腫の発症が高頻度なのは、少なくとも部分的には、ウイルスが性交渉相手率の高い値に応じて複製速度を高めるよう進化し、そのようなウイルスの感染を受けたためである可能性と矛盾しない。流行初期からずっと、カポジ肉腫は多くの性交渉相手をもつ人たちの間でとくに蔓延していた[78, 747]。1980年代半ばからカポジ肉腫が減少していることは、性交渉相手率が減少し、もっとも速く増殖する系統が排除されたことから説明できる。同様に、この章での進化的議論によれば、高速度で増殖するHIVは、流行の原発（中心）地やカポジ肉腫患者から感染した人々にもっともよく見いだされるはずである。口－肛門接触を頻繁に行う男性は性的活動も活発な傾向があるため[79]、より高速度で増殖するHIVに感染する傾向も強い。したがって、最近の研究によると、多くの性交渉相手をもった男性は、カポジ肉腫の出現頻度がエイズ発症の遅い患者での出現頻度程度の場合でさえ、エイズをより速く発症する[849]。

糞便により伝播される共感染性微生物も、それだけを見れば、男性同性愛者にカポジ肉腫がきわめてよく見られることに対する合理的な説明のように思われる[78, 79]。しかしこの説明は、最近オーストラリアのシドニーで得られた結果によって根拠があまりないことがわかった。同性愛者、両性愛者どちらの男性でも、口‐肛門接触は減少しなかったのに、カポジ肉腫がはっきりと減少したのである[293]。この議論は糞便中の微生物を経口的に取り込むことにもとづいているが、アフリカのＨＩＶ‐1感染異性愛者にカポジ肉腫が高率に見られることも説明できない。これらの高い率は、性的接触頻度が高いアフリカ中央部で見られるのであるから（右記、およびベラル[78]参照）、ＨＩＶの複製速度が速かったためという論拠の方が、より適切な説明となる。アメリカの異性愛者に見られるカポジ肉腫の減少も、これらのカポジ肉腫患者は多くが両性愛カポジ肉腫保有者から感染していたから、病原性の進化的な減退と一致している[78]。

ＨＩＶの未感染者にカポジ肉腫が見られたため、ＨＩＶ以外の微生物が、男性同性愛者にＨＩＶ感染が高率で見られる原因であることの証拠とされた。しかしＨＩＶ未感染でカポジ肉腫が見られるということは、単に、カポジ肉腫となって現れる異常な細胞増殖が、ＨＩＶが存在しなくても起こりうるプロセスから引き起こされうることを意味しているにすぎない。これは、高率で増殖するＨＩＶほど、男性同性愛者にそのようなプロセスを引き起こしたり、あるいは同様なプロセスの引き金になったりして、カポジ肉腫の高い発生率の原因となりうるという考えを否定するものではない。

男性同性愛者に高い率でカポジ肉腫をもたらしている何らかの共同因子を発見しようという試みは、一〇年以上の研究にもかかわらず、未だ容疑者をつかまえられないでいる[87, 268, 364, 842, 1108]。これはつまり、エイズの世界的流行の初期に男性同性愛者中にカポジ肉腫が高い率で認められたのは、少なくとも部分的には、感染したＨＩＶ－１がより強い病原性をもっていたためであるという可能性の信憑性を高める。

カポジ肉腫に関する生化学的な情報によっても、この仮説はさらに信憑性が高まる。最近、カポジ肉腫の増殖がＨＩＶのｔａｔタンパクにより促進されることが示されている。このタンパクには、潜伏ＨＩＶあるいは緩慢増殖性のＨＩＶを、急速増殖性のＨＩＶに変換するのを助けるはたらきがある[59, 130, 296, 297]。性交渉相手率が高いと、感染初期に複製を行うＨＩＶが淘汰上有利となるはずである。初期の複製はｔａｔの総生産量の増大を意味し、急速に複製するＨＩＶの感染を受けた細胞は、より多量のｔａｔを産生し[668]、急速な複製は感染細胞の増加をもたらすだろう。したがって、ＨＩＶの複製とカポジ肉腫におけるｔａｔの役割は、性交渉相手率の進化的効果と相まって、１９８０年代のはじめに都市中心部で性的活動の盛んな男性の間でカポジ肉腫が特異的に多く発生した理由を説明している。

ｔａｔのこの機序は、一見パラドックスと見られる事柄の説明にもなる。カポジ肉腫は次第に、一般的に見られるエイズの初期徴候ではなくなってきたが、すべてのグループではないにしても、あるグループでは、エイズ発症後のカポジ肉腫発現率がほとんど減少しなかった[843, 939]。このようにカポジ肉腫が依然として存在しているということは、もしカポジ肉腫のエイズ初期徴候としての変化が、単に何らかの感染にかかわる共同因子の有無だけによるのだとしたら、説明しがたい。しかしもしカポジ肉腫の進行する可能性がｔａｔに多くさらされることに依存しているとしたら、カポジ肉腫がなお存続していることは理にかなう。エイズがダラダラと長引くと、ｔａｔにさらされる機会もどんどん増す。

たとえカポジ肉腫を生ずる他の感染病原体が発見されたとしても、その存在だけが、同性愛者での、エイズ初期徴候としてのカポジ肉腫の原因であることを意味しない。実際、ｔａｔがカポジ肉腫を活性化する機序は、他の病原体による免疫系の活性化に依存しているようである[59]。ＨＴＬＶ－Ｉ（ヒトＴリンパ球ウイルスＩ型。第11章を参照）と呼ばれる別のレトロウイルスが、カポジ肉腫を起こす引き金となりうることを示唆する証拠もあがっている[755, 1102]。ＨＴＬＶ－Ｉは構造的・機能的にｔａｔに類似した活性化タンパク（「ｔａｘ」と呼ばれる）を産生する。ＨＴＬＶ－Ｉによって誘発されるカポジ肉腫が見つかったことは、同性愛者に見られる高率なカポジ肉腫が、ＨＩＶおよびそれの産生するｔａｔの直接作用によるものだという議論を、弱めるどころか強めることになる。この別の特異的な共同因子が関与していることが強く支持されるのは、それが男性同性愛者におけるカポジ肉腫の高い発現頻度と関係している場合に限られよう。

ｔａｔ機序は、なぜカポジ肉腫からはじまるエイズ患者が、感染してからより短期間で発症するのに、死ぬまでの期間はそれほど短かくないのかを説明するのにも役立つ[472]。ごく最近出されている仮説の大部分は、ウイルスの長期的活性が免疫系の破壊を起こす引き金となることを示している。免疫系は、ＨＩＶに感染したはじめの数ヵ月間に見られるきわめて活発な複製には十分に対抗できるが、ＨＩＶの長期の攻撃には対応できないようだ。免疫系にとって頭痛の種は、感染が長引くにつれてウイルスが複製し細胞を損傷する速度が増加することにより状況が悪化することである[926, 971, 1064]。もし長引く感染とウイルス複製速度の絶え間ない増加が免疫系破壊の主な原因なら、感染初期の活発な複製は、免疫系の急速な破壊をもたらすことなしにもっと短期間のうちにカポジ肉腫を引き起こすことになる（なぜならｔａｔ産生量が増加するためである。（たとえばマ他[668]参照）。

このｔａｔ機序は、１９８０年代後半のカポジ肉腫の減少の根拠となる。１９８４年頃、男性同性愛者に性交渉相手率の減少が見られた後、潜伏を解除する条件の緩いウイルス変異体が感染に成功する前に免疫系によって破壊される傾向が見られ、感染後潜伏するウイルスの割合が増加した。その結果、以後エイズ発症を決定する徴候としてのカポジ肉腫が見られる割合が低くなった。このような非潜伏性ウイルスを排除する淘汰は、病気自身がもとになるいかなる淘汰作用にも増して、性的接触率が減少するとすぐに起こった。とくに、性的接触率の減少によって、ｔａｔに応答して細胞にカポジ肉腫をつくり出す刺激を与える免疫活性の全体的レベルが下がった場合にはそうであった[159]。

以上のようなシナリオを提示するにあたり、私は、カポジ肉腫にはいくつかの要因が寄与していることを認めざるをえない。ＨＩＶ以外の感染性微生物もそのような要因の一つであろう。しかしながら私の議論は、カポジ肉腫の減少傾向が、何か特別な未発見の微生物による感染率の減少を持ち出さなくとも説明できるということを強調するものである。これら二つの仮説は互いに排他的なものではないのだから、双方とも検証を必要とする。

数年間性交渉相手率が下がっただけでは、カポジ肉腫に対する淘汰作用はそのような著しい変化を起こすには弱すぎると主張する人がいるかも知れない。ことによるとそうかも知れない。だが、カポジ肉腫には可視的な特徴があり、それが人々を積極的に忌避させ、そのことによってこの淘汰作用が増強された点を理解することが重要である。この忌避行動はおそらくカポジ肉腫の紫斑が初めてエイズに関連づけられたときに始まった。それは性交渉相手率に大きな減少傾向が見られた二、三年前のことであった。高速度で複製するＨＩＶのみによるものであったにせよ、ＨＩＶが他の何らかの病原体と共同的に作用したにせよ、カポジ肉腫を起こす病原体をこのように早々と淘汰排除する作用が起こったのであろう。
HIV-1が性交渉相手率の高い地域でより高い病原性をもつという考えは、地理的な比較とも合致している。たとえばザイールのキンシャサでは、高い性交渉相手率は高い死亡率と関連があり、また感染血液の輸血後にエイズへ進行する割合と関連性があった[177, 178]。同様に、エイズ流行が瞬く間に世界に広がった時期、ナイロビの売春婦は世界的に見てももっとも高率の無防備な性交渉相手率を示しており[600]、その分、重症な症状への進行が非常に速い傾向があった[178]。当然、これらの地域から分離されたHIVは、細胞培養での増殖中に格別激しい損傷作用を示した（たとえばヒルシュ他[481]）。もちろんこれらの比較は、HIV感染の重症度に影響しうる他のいくつかの要因を考慮していない。しかしこれらのデータは、性交渉相手率が比較的高い地域においてHIV-1が生来的に病原性が高いのかどうかを評価する必要性をはっきりと示している。

## HIV-1による地理的侵入

以上述べてきたHIVの病原性に関するパターンは、たしかに、進化的議論が正しいことを証明するものではない。だが、病気の重症度の変異が進化的議論と合致することを示しており、これは、他のいかなる一般理論によっても予想されない。これらのパターンは、病原性や性交渉相手率をもっと正確に測定する必要があることに注意をうながすものであり、さらに、HIV-1による地理的侵入の実態を調査する際の原理ともなる。
HIV-1とHIV-2の地理的パターンは、HIV-2が性的接触率が低い地域で遅い伝播を行うよう適応しており、HIV-1が性的接触率が高い地域で速い伝播を行うよう適応しているという考えに合っている。ＨＩＶ‐２が優勢な地域では、ＨＩＶ‐１が優勢な隣接した地域よりも、ＨＩＶの感染率が低い傾向がある。この傾向は、アフリカ西部から中央部にかけての広範囲な地理的スケールでも[505]、また国内のもっと小さなスケールでも見られる[385]。

ＨＩＶ‐１の地理的分布の違いは、主として、ＨＩＶ‐１がＨＩＶ‐２の優勢な地域に侵入できる能力が異なっているためである。ＨＩＶ‐１が侵入した西アフリカの都市は、成長の様子が、アフリカ中央部や東部の人口集中部のそれに非常によく似ていた。たとえばアビジャンは西アフリカの都市で、大規模な都市移住と社会崩壊を経験した。人口は１９７０年代半ば以来四倍に急増し、現在約二百万人である。ＨＩＶ‐１はアビジャン広域区でＨＩＶ‐２の二倍ほど高率に蔓延しているが、コートジボワールの農村地域では二種のＨＩＶがほぼ同率に見いだされる[385, 804]。コートジボワールの北西数百マイルのところにギニア・ビサウがあり、ここはもっとも大きな都市でもアビジャンの一〇分の一もない。ギニア・ビサウではＨＩＶ‐２が優勢で、ＨＩＶ‐１はまれである[331, 788]。

この地理的傾向に対する今一つの説明は、ＨＩＶ‐１が最近になって西アフリカの都市部に偶然侵入し、現在農村地域へ分布を拡げつつあるというものである。後一〇年も情報を集めれば、ＨＩＶ‐１が西アフリカの都市部できわめて優勢なことが、ある都市部では病原性の高いＨＩＶ‐１が、また農村地域ではより温和なＨＩＶが競争上有利であることを反映しているのか、そうではなくて、これらの違いは単に時間的な現象にすぎないのかどうかが明らかになるに違いない。現在まで行われた限られた比較では、ＨＩＶ‐１とＨＩＶ‐２の蔓延率は、ＨＩＶ‐２が優勢な西アフリカ地域、たとえば、ガンビア、ギニア・ビサウ、およびコートジボワールの農村地域では比較的安定したまま留まっている[241, 331, 817]。アフリカ中央部の農村地域でも、ＨＩＶ-１の蔓延率は同様に低く安定している[803, 1202]。セネガルとアビジャンでは、ＨＩＶ-１は過去一〇年にわたって売春婦の間に広がったが、アビジャンでのみ一般人の間に大きく広がった。この間、売春婦の間でのＨＩＶ-２の蔓延率は、セネガル、アビジャン両方で比較的安定していた[540, 586, 637]。

ＨＩＶ-１が性的接触率の異なる地域に侵入すると、性的接触率の低い地域では病原性が弱まるはずである。たとえば、現在から一〇年あるいは二〇年後、セネガル常在性のＨＩＶ-１系列はいずれも、感染伝播に結び付く性的接触率が高いまま維持される近接地域に常在して伝播する系列よりも、病原性が弱まると予測される。

ＨＩＶ-１がＨＩＶ-２の優勢な地域に侵入した後何が起こるかは、部分的には二種のウイルスが互いにどう干渉し合うかの程度に依存するだろう。そのような干渉は、ある程度、両方のウイルスが一人の体内に共存したときに起こるだろう。ウイルスは免疫学的に交差反応を起こすため[60, 1060]、一種のウイルスの感染が他種のウイルスの成長を妨げるということもありうる。しかしながらこの交差反応性は、ＨＩＶ-２グループとその近縁であるＳＩＶ間で見られるよりずっと弱い[910]。いかなる免疫学的な干渉であるかはともかく、それは初感染後にもっとも大きく、しかも激しい免疫不全が起こる前であろう。なぜなら、この時間枠内では、ウイルスレベルは未だ損なわれていない免疫系の抑制下にあるからである。

ＨＩＶ-１とＨＩＶ-２は同じ細胞を攻撃する際にも互いに直接干渉し合う。感染した細胞は、細胞外にいる他のウイルスが侵入するのに付着する必要のある受容体をブロックするか除去してしまう[456]。感染細胞の数は感染初期には少ないが、感染の有症期に近づくと急増し、このような干渉作用の可能性が増す。HIV-2がHIV-1に干渉する方が、逆の場合より強いようである[456]。したがって、性的接触率が低いとき、複製速度をもとにして予想するよりもHIV-2はHIV-1に対する防衛能力が高いかも知れない。しかしながら未感染者との性的接触率が高いと、速い複製を行うHIV-1はHIV-2よりも速く未感染者に蔓延するに違いない。

この競争力の強さは、二種のHIVの全体的な蔓延率だけを考慮するなら非常に小さいように思えるかも知れない。しかし、伝播のほとんどはHIV蔓延率が高いであろうハイリスクグループ内で起こっているのである。アビジャンではHIV-1が優勢だが、三〇歳以上の売春婦一〇人のうちおよそ一人がHIV-1とHIV-2の両方に感染している[254]。セネガルではHIV-1がまれであり[541]、この値はより低い。約一〇〇人の売春婦について混合感染者は一人である。しかしこのようなHIV-1とHIV-2の混合感染、または少なくともHIV-2、HIV-1の順に起こる逐次感染は、これら病原体の間の相互作用が、たとえ同一感染者体内であっても、一方のHIVが他の増殖を妨害するほど強くはないことを示している[110, 383]。

## HIVの地理的分布、適応、起源

### HIV-1の起源

もしHIV-1の侵入を過去にさかのぼって追跡するなら、われわれは最後にHIV-1の発祥の地に到達するはずである。私がこの章の第1節の終わりで述べたように、HIV研究者ジェラルド・マイアーズは最近、アフリカ西中央部がこの発祥地であると提言して批判を浴びた。この批判は、その地域でのHIV-1の蔓延率が低いことにもとづいていた[1037]。しかしこの低い率は、これまでの進化的な分析に合致している。西アフリカ諸国でのＨＩＶ‐２は、アフリカ東部および中央部のＨＩＶ‐１に比べて複製力、病原性とも低く、伝播力も弱くてくすぶるほどのものでしかなく、蔓延率も低い[309, 542, 922]。同じことが、性的接触率が急増しなかった集団中で常在的に進化したＨＩＶ‐１系統にも言えるはずである。アフリカ中央部および東部でこれが急増した原因は、雇用不足であった[509, 977]。雇用不足は西中央アフリカには見られなかった。たとえば、ガボンでは労働力不足があった[1087]。カメルーンでは過去三〇年間経済はかなり安定しており、婦人たちは比較的良好な経済的機会に恵まれていたので、エイズの被害が甚大だったアフリカ中央部および東部諸国に比べて売春婦が少なかった[41]。西中央アフリカ諸国では、隣接の東部諸国で見られたような性的接触率の増加がなかったため、進化的に言って、西中央アフリカに長く常在しているＨＩＶ‐１系列の疫学的な性質は、世界的に流行したＨＩＶ‐１系統より西アフリカのＨＩＶ‐２系統に似ていると考えられる。つまり、この地のＨＩＶ‐１の系統は、アフリカ中央部と東部アフリカのＨＩＶ‐１系統よりも低めの安定した蔓延率を保持していると予想できる。

このように蔓延率が安定しているならば、東中央アフリカのＨＩＶ‐１感染者が二〇から四〇歳の年齢層で流行の高い山を示すという特徴をもっているのと違って、これら西中央アフリカのＨＩＶ‐１系列の感染者は、西アフリカ諸国で見られるＨＩＶ‐２の感染者と同じく、年齢とともに次第に増加するはずである。文献上のデータはこの予想を検証するのに未だ十分とはいえないが、示唆的である。たとえばガボンのＨＩＶ‐１は三〇‐三九歳の年齢層にピークがあり、四〇‐五四歳層と二〇‐二九歳層は同じような低い値となっている[978]。しかしこれらの率は、西中央アフリカに再侵入した非常在性の系列と長期常在系列のものとを区別していない。

このような進化的議論は、西アフリカで長期間常在していた人類中のＨＩＶ‐１系列の病原性を、たとえば、感染とエイズ発症との間の時間的長さを定量化することによっても検証できる。進化的理論が予想するところ、これらの系列の病原性と複製速度はアフリカ中央部および東部の系列よりも低いはずである。

## 免疫不全は起源が最近であることを意味するか？

右の節で展開した議論は、われわれが手にしている証拠と、ＨＩＶが人類と長期のかかわりがあったこととの間には一致が多いにもかかわらず、なぜ研究者たちはＨＩＶが最近になって人類以外の霊長類から人類にジャンプしたという結論をそれほど安易に導き出してしまったのかを説明するのに役立つ。説明の最初の部分は心理的なものである。研究者たちの投げかける疑問が、見いだす答えを形づくる。彼らはこの世界的流行病がどこからやって来たのかと考えた。近縁ウイルスがミドリザル、マンドリル、マンガベー、マカク、チンパンジーから分離され、それらが答えを提供した。人類のＨＩＶはこれらサルからジャンプして入り込んだのだと。もしミドリザルやマンガベーがこの研究を行ったなら、彼らは早計にも人類がＳＩＶの感染源だと結論しただろう。

説明の第二は、古い関係は温和であるという考えを呼び起こす。ＨＩＶは人類にエイズを起こす。ＳＩＶはマンガベーやミドリザル、あるいはチンパンジーにエイズを起こすとは見えないが、アカゲザルとマカクにはエイズ様の病気を起こしうる。もし古い関係は温和なら、ミドリザル、マンガベー、チンパンジーはより古くからの宿主でなければならない。

この章に示した論理は、これとは別の説明を提示する。免疫不全ウイルスは性的に伝播されるから、性交渉相手が替わるのに要するだけの期間、宿主の体内に生存しなければならない。この条件は一般に、ウイルスが長寿命の細胞に感染し、しかもその細胞が免疫学的に破壊されるような引き金を引かないようにしなければならないことを意味している。免疫系細胞に限定して感染するように特殊化すれば、これが可能になる。しかし同時に、もし性交渉相手の交換があまり頻繁には行われないときは、増殖を抑制する必要も生じる。しかしながら性交渉相手率が増加するなら、HIV‐1に示されたように、ウイルスの増殖速度が増すような自然淘汰が行われるに違いない。とはいえHIV‐1の変異体でも、それらの増殖率は比較的限定されていなければならない。なぜならこのウイルスは免疫系の主要細胞に限定して感染するように特殊化してきたからである。もしHIVが無尽蔵に複製するなら、感染者は感染して何年も経った後でなく、発症初期におそらく死んでしまう。実際、実験的にSIVの変異体をマカクに接種し、そのような変異体が淘汰で残るような方法を用いて感染させると、ほどなく爆発的に複製が行われ、マカクは二週間以内に死亡した[1201]。人のHIV感染でも、そのような急速な進行がまれではあるにせよ見られる。

これまで提示してきた進化的なアプローチによれば、免疫細胞への特殊化は一般に増殖率を抑制するような進化をうながし、性交渉相手率増大はこの抑制をゆるめる。たとえこの抑制緩和作用がわずかなものでも、感染後一〇年も経てば免疫系を破壊するのに十分となるだろう。細胞培養でのHIV‐1の増殖を見ると、この抑制がいかに強力なものであるかが証明される。無症期に単離されやすい緩慢増殖性のウイルスは、どんな細胞培養においてもほぼ、連続的な増殖が困難である。感染後期の典型的な急速増殖性のウイルスほど、さまざまな型の細胞中において容易に増殖する[42, 328, 595]。

SIVでもHIVでも、新しい種の中に伝播されると、その免疫系によって排除される傾向がある。なぜなら免疫系は幅広い種類の病原体候補に対して対抗できなければならないからである。この議論は第3

章で行った、なぜ動物媒介性の病原体が新規に宿主となる種の中で比較的温和なものとなる傾向があるのかという議論と同じである。しかし動物媒介性の病原体と違って、免疫不全ウイルスは、免疫系の主要細胞に感染しているために、一般に増殖をきわめて限定的に行うような方向に進化しなければならない。ウイルスが新しい宿主に増殖性をもって感染する能力をもつ状況が比較的まれな場合、新しい生化学的な環境中で増殖を制限するようなきめの細かい機構を偶然備えているということもまずあり得ない。以上から、HIVおよびSIVが初めて宿主となる新しい種に侵入して定着するとき、これらのウイルスは比較的悪性となる傾向があると示唆される。しかしこの傾向は必ずしも、悪性の免疫不全症であればそれが新しいウイルス・宿主の関係を示すのだということを意味しない。性交渉相手率が増加すると病原性が高くなるように進化する結果、古い関係であっても悪性の免疫不全症が進行しうる。

## エイズの将来

### 性的伝播を変える

HIVの進化を理解することによって、なぜ過去において高い病原性レベルの進化が起こったのかということだけでなく、将来病原性がどのように進化するのかも評価することができ、もっとも重要なこととして、人の活動が将来の進化にどのように影響を与えうるかということも評価できる。無防備な性的接触率が減少すれば、HIVの病原性も減少する。もっとも病原性の高い系統を究極的に淘汰によって排除するのは病死であるから、性的接触の減少に呼応してエイズ発症への進行が遅延したかどうかは、十分に高い割合の感染者が発症するまで検出不可能である。十分に高い割合というのがどの程度かは、検出感度に依存している。

都市での男性同性愛者間で伝播の可能性のある性的接触率が急激に減少しはじめたのは1984年頃で、HIVの性的伝播に関する知識が向上したことに呼応したものだった[1030]。この頃に感染した男性同性愛者の約一〇%は四年以内にエイズに進行した[205, 849]。この一〇%の人々にエイズが早期に出現した理由が、主としてそのウイルスがもっとも病原性の高い系統であったためであり、さらに、彼らからの伝播率が劇的に低下した理由が、性的接触率の低下にあるとすると、感染の成立からエイズ発現までの期間の長さは、1980年代終わりまでには検出可能なほどに延長したと考えられる。このような傾向を検出する可能性は、AZTによる治療効果が出てきたことによって込み入ってきたが、ローゼンバーグたち[928]は、これらの効果を説明する精巧な統計学的分析を発表した。彼らは、1988年以前の男性同性愛者に見られた感染成立からエイズ発症までの期間の延長は、すべてAZT治療によって説明できることを見いだした。しかしながら1988年半ば以降、AZT治療では説明できない別の延長要素が加わっていた。ローゼンバーグと共同研究者たち[928]はこの延長要素の説明を試みて、医師がエイズ患者を治療した際、その患者がエイズであることを知らずに効果的に治療していたのだろうと示唆した。しかし一般的に考えて、事実はその逆である。流行が進むにつれ、医師は病気の診断基準に精通するようになり、より早期の診断が行われるようになる。HIVの病原性の進化的仮説によれば、そのような帰納的な仮説とは対照的に、この延長要素が性交渉相手率の低下への反応に帰着するということを演繹的に予想できる[309]。

進化的仮説はまた、性交渉相手率が低下する直前に分離されたＨＩＶは、同性愛者間でこの急速な伝播サイクルが回る以前の早期に分離されたＨＩＶよりも病原性が高いに違いないということも予測する。国際抗体陽転者登録機構により集計された同性愛者の感染者一覧表によれば（Ｒ・Ｊ・ビッガー提供）、この予測は支持される。１９８０年以前に感染した男性は、１９８２年と１９８４年の間に感染した男性よりエイズへの進行速度が遅かった。

進化的仮説は、ローゼンバーグと共同研究者たち[928]が見いだした矛盾点を解決する助けともなるだろう。静脈注射麻薬を常用する同性愛者のエイズへの進行が、８０年代の終わりごろに、ほとんどＡＺＴを使用しなかったにもかかわらず予期に反して緩慢となった。これらの人たちの大部分が同性愛者から感染を受けていたのなら、このパターンは進化的仮説と合致している。

今後数年間に集められるデータを分析すれば、予想された病原性の進化的低下が起こっているかどうかがきちんと解き明かされるはずである。進化的でない事後的な説明では、報告と診断基準が標準化され、どのような人為的な変化も見きわめられるようになるにしたがって、予想より緩慢な進行はなくなるはずであると予想する。

進化的な考察からは、無症状期間が持続的に引き延ばされていくと期待される。なぜなら、１９８０年代半ばに、同性愛者による感染の危険を伴う接触が一貫して減少したからである。たとえばシカゴの男性同性愛者間の無防備な肛門性交の頻度は１９８６年の約四〇％から１９８８年の約二〇％に減少した[5]。サンフランシスコでも同様に、非一対一同性愛者間で１９８４年の約五〇％から１９８８年の約一二％に減少した[1008]。この期間に、性交渉相手の数も同様に減少した[1148]。サンフランシスコの男性同性愛者間で、コンドームの使用頻度が劇的に上昇した。コンドームを常にあるいはほとんど常に使用する率は、現在、同じ年齢・人種の独身異性愛者における率よりも約五倍も高い。二人以上の性交渉相手をもっている人たちのコンドーム使用率は、同性愛者間では一〇倍も高い[149]。しかしながら減少幅はこれらの数字が示すより幾分小さい。なぜなら安全な性行為を行いはじめた者も、約半数は後になって安全でない性行為に逆戻りすることがあるからである[51]。異性愛者は最近一〇年間に安全な性行為を始めたにもかかわらず、実際に起こった減少幅は依然として小さく、これから減少する可能性が大きい[150]。

都市の同性愛者および両性愛者の間での無防備な性的接触の減少は、新しい感染者の減少傾向と関連している[571]。１９８０年代終わりごろにこれらグループの人々の抗体陽転者の割合は、ＨＩＶの伝播に関する知識が広まる以前に比べて約一〇分の一に減少して横ばい状態になった[571]。サンフランシスコではこの減少はもっと急であった[45, 1148]。

１９８０年代半ば以来、北アメリカ、ヨーロッパ、アフリカにおいて無防備な性交渉の率はおしなべて減少した[516, 956, 1093]。世界の他の地域では、エイズの知識向上に反して無防備な性交渉率の減少程度はより小さい。たとえばブラジルは１９８０年代、世界でもっとも高いエイズ蔓延率の一つを記録した。リオデジャネイロの貧しい売春婦たちの八〇％は、当地でのエイズ予防キャンペーンに対して性行為を改めなかった[231]。通常彼女たちは一日五回以上の性的接触をもち、その大部分はコンドームを用いなかった。１９８９年には約一〇％がＨＩＶに感染した[231]。ブラジルにおける異性愛的に感染したエイズ患者は、アメリカやヨーロッパの同様なエイズ患者に比べて半分の生存期間しかない[159]。しかしこのことに対するＨＩＶの病原性および効果的な治療の欠如が相対的にどう寄与しているかについては、未だ確定されていない。

これら地理的相違は、意図しない地球規模の進化的実験が今まさに行われつつあることを示している。伝播率の減少しつつある地域は実験グループである。伝播率が減少していない地域は対照グループである。対照地域のＨＩＶは実験地域に比べて高い病原性を維持していると予測される。たとえば、インドとタイで独自のＨＩＶ－１系統が最近急速に分布を拡げたことは、性的伝播の速さを物語る[168, 256, 640, 702, 848]。タイの売春婦と彼女らの顧客の性交渉相手率は、アフリカ中央部および東部の高い率に匹敵する高さであると見られる[892]。もし伝播率が高いままなら、これらの国でのＨＩＶ－１は病原性が高いまま続くか、あるいは病原性が増強するはずである。インドでは最近ＨＩＶ－２も発見され、急速に広がりつつある[44, 848]。この章で細かく検討したトレードオフが正しいとすると、インドでは今まさにＨＩＶ－２が病原性を増強する進化を行っているのかも知れない。

私は、この地球規模の実験を奨励するため、これらの地域での伝播率を高いまま維持するよう努力すべきだと主張しているのでは断じてない。倫理的な問題を考えれば、まさに逆のことに進化的なアプローチを用いたい。つまりわれわれは、伝播率を低下させることによってＨＩＶの病原性を減弱させる計画に、大いに努力を傾注すべきなのである。そのような介入によって、予測は変えられるだろう。たとえばタイにおける最近のＨＩＶ伝播を低下させるためのキャンペーン[640]が成功を収めれば、その病原性が結局は落ち込むと予想できる。

ＨＩＶの伝播速度を下げるもっとも費用有効性の優れた方法の一つは、性的な接触率のもっとも高い人たちの間に、徹底した教育計画を課すことと、コンドームを配布する努力に焦点を絞ることである。そのような計画が1985年にケニアのナイロビの売春婦たちを対象として実施された。計算してみると、この計画に要した費用は、一回のHIV感染予防あたり約一〇ドルであった。したがって、エイズ患者一人を現地で治療する費用で約一〇回から一〇〇回の感染が予防できたことになる[763]。ルワンダでは一方がHIVに感染した夫婦に的を絞り、成功を収めた。コンドーム使用率が二年で四%から五七%に上昇すると、感染率は半分ほどになった[18]。計画を拡大して性的な接触率が低い人たちにも適用すれば、エイズから一人救命する毎にかかる費用は明らかに増大する。しかしエイズ患者を看護するのに必要な高い費用とHIVの感染を予防するのに必要なわずかな費用の差が桁外れなことを考えれば、計画の拡大は、感染率が低下するという点だけでも十分正当化される。このような種類の予防計画には病原性の進化的な低下という付加的な利点も付随するので、計画拡大の費用有効性はいっそう優れたものになる（助かった人たちや他の性感染症の減少は言うまでもない[763]）。大部分のアフリカ諸国ではコンドームの使用度も低く入手しにくいままであり、他の性感染症（これらはHIVの易感染性を増大させる）もよく見られる[18, 455, 654, 723, 763, 789]。したがってコンドーム、とりわけ抗ウイルス薬を添加したものの使用頻度を増やすことは、HIVの伝播を減少させ、ひいてはその病原性を低下させる上で大きな可能性を広げるものである。

## 注射針媒介性伝播を変える

皮下注射針による病原体の伝播は、蚊による伝播のように（第3章の注射針媒介性マラリアを参照）、病原性の高い遺伝子型を淘汰で残すように作用する。性交渉相手あるいは相手となる可能性をもつ人と違って、注射針はエイズ患者との接触を避けることはないし、病気になったり感染を防御することもない。さらに静脈注射を行う麻薬中毒者は、エイズが重症化していても、性行為よりは注射の方に強い意欲をもつだろう。したがってＨＩＶの注射針媒介性伝播には、文化的ベクターが関与することになる。蚊媒介性および付添人媒介性伝播に酷似した現象が、注射器具を売人や友人を介して使用者の間で渡し合うときに起こる。しかし麻薬切れ発作を起こしている感染者を麻薬常用者の「たまり場」に運搬することも、文化的ベクターの定義に合う。なぜなら動けなくなった感染者を未感染者のところに運ぶからである。同様に、病人たちを伝統的な治療師のところに運ぶことも、もし治療師が皮膚に針を立てるような処置を通じてＨＩＶの感染を伝播するなら、文化的ベクターの定義に合う。ＨＩＶ感染との関連は不明であるが、たとえば西アフリカ諸国では病人を伝統的な治療師のところに運んだり、そのとき滅菌の不十分な手術器具の再利用が行われたりすることが普通に見られる[455, 789]。

ＨＩＶは注射器に付着したまま数日は生きているであろうし[899, 1073]、麻薬中毒者は一般に週に何度も注射を行うから、注射針媒介性の伝播は、ＨＩＶ伝播上の役割がきわめて大きい可能性がある。このことを示す悲劇的な出来事が、カスピ海近くのロシアの都市エリスタで１９８８年末の八ヵ月間に起こった。当地のある病院で滅菌処置が省略され、たった一人の感染者から五〇人以上の子どもに、注射針を介してＨＩＶが感染した。さらに感染した乳児の哺乳によって、七人の母親が感染を受けたことがわかった[72, 859, 860]。

注射針媒介性の伝播が進化的な重大さを秘めているかどうかは、他の伝播様式に比較して相対的な頻度がどうかということと、同時にその絶対的な頻度にもよる。エイズ世界的流行のごく初期のころは注射針媒介性の伝播はたしかにまれであったが、流行が定着するとまもなく多くの地域で事情が変わりはじめた。アメリカでは、流行の早期から麻薬の静脈注射を介した感染がＨＩＶの伝播のかなりの部分を占めていた[250]。１９８０年代終わりまでにニューヨーク市には、ＨＩＶに感染した静脈注射麻薬濫用者が約二五万人に達し、この数は毎年約二万人増えていた。麻薬常用者中のＨＩＶ感染者は、同様に、イギリス、イタリア、タイで急増した[97, 250, 251, 954]。過去数年間、静脈注射麻薬常用者は、アメリカとヨーロッパの全エイズ患者の約四分の一から半数を占めており、ブラジルやタイのような発展途上国においても同様な感染者の増加が見られる[250, 251, 425, 854]。たとえばイタリアでは、性的伝播率が低くなっているため、麻薬の静脈注射による伝播が目立ってきた[144]。最近ではアメリカの状況がこの方向に動いてきている[152]。

ヨーロッパ、オーストラリアおよびアメリカにおいて、感染成立からエイズ発症までの期間は静脈注射麻薬常用者の方が男性同性愛者より短い傾向があるが、有意ではない（ビッガー[87]を私信により訂正）[689, 901]。これらの研究における麻薬常用者の数が少ないため、この違いの解釈ははっきりしない。ニューヨーク市での最近の研究では[984]、麻薬常用者の無症状期からエイズ発症までの経過は、男性同性愛者の経過に比べて約二倍も長いことがわかった[1105]。右記のような違いを見ると、静脈注射麻薬常用者におけるＨＩＶの本来の病原性と、彼らがＨＩＶ感染後病状進行を速める可能性を増すであろう他のさまざまな要因を区別する統計的な方法を用いて、さらに研究を深めていく必要性があると痛感される。

静脈注射麻薬常用者は１９８０年代はじめ、男性同性愛者ほど速やかには感染の危険行為を変えなかった。その後の危険行為の改善も同性愛者に比べて堅実なものではなかった[339, 1090]。その結果、感染成立からエイズ発症までの期間はＡＺＴの利用を前提にして予想される以上に延長することはなかった[928]。

つまり、１９８０年代後期の男性同性愛者における事態と対照的に、静脈注射麻薬常用者間の感染者において、ＨＩＶの病原性が低下した証拠はまったくない。

この点で、異性愛者も感染成立からエイズ発症までのＡＺＴによらない期間延長をしていないことは興味深い[928]。このような病原性低下傾向が見られないことは、ＨＩＶの病原性に関する進化的解釈に一致している。なぜなら異性愛者間での危険行為の減少が同性愛者に比べて早めになされたということも、またより大きな変化を伴ったということもなかったし、異性愛者は静脈注射麻薬常用者からの感染を頻繁に受けているからである[1090]。

注射針媒介性伝播を減少させることは、病原性の進化的な低下を招くに違いない。疫学的なデータによれば、教育、注射針の交換、リハビリテーションによって、中毒者の数を増やすことなく、危険行為と注射針媒介性伝播を減らせることが示されている[63, 250, 679, 701, 807, 1010, 1091, 1134]。しかし計画の関係者でさえ、しばしば、危険性の高い活動を行ってしまう。１９８０年代後期のニューヨーク市で行われた抗麻薬中毒薬メタドン治療計画において、患者たちは一般に月当たり、麻薬常用者のたまり場で平均五回打ち、注射器具を八回共用していることがわかった[1134]。とくに関連していたのは、中毒者がしばしば注射針を共用するのは、街頭で入手できる注射針が少なくて高価なことと、注射針を保持していると逮捕される恐れがあるからだということがわかったことである。そのため、多くの者が一種の注射針媒介性の伝播をせざるをえず、病原性を増強する進化にとってことさら都合がよかったに違いない。麻薬売人の提供する家内工場を使ったり、麻薬常用者のたまり場で装備を貸し借りしたりしたのである[807]。このようなわけで、注射針の購入・交換が合法的にできる地域では、危険性の高い注射針共用の傾向は低い傾向がある[139]。

資金が不十分な場合には、介入計画によって達成された伝播の低減も部分的に損なわれたかも知れない。中毒者たちを一緒にまとめて計画に組み入れると、検査、カウンセリング、リハビリテーションという作業が遅れたときに、伝播の機会を増大する場合がある[1134]。逆に十分な資金によって介入するなら、伝播速度を下げ、病原性も低下させるに違いない。静脈注射麻薬常用者は無防備な性的接触の率も平均より高い傾向があるから[425, 963]、注射針媒介性伝播を減少させることと、性的な伝播率を減少させることとを組み合わせた介入法をとる必要がある。

限られた資金をこのような計画に回して増やせば、現在考えられている以上に保健衛生に大きな効能をもつ可能性がある。なぜなら、現在の推定には病原性の進化的な低下が考慮されていないからである。注射針交換や教育のような長期介入計画の実施中に、病原性の何らかの指標を測定すれば、病原性低下の予想を直接検証できる。とりわけ逆転写酵素活性、ウイルス負荷量、病気進行度の血液指標、発症までの期間などを一斉に測定し、介入前後の病原性を評価することができる。

治療に要する費用に比べれば、注射針媒介性伝播や性的伝播を減らすように考えられた介入計画は、たとえ非進化的なプロセスによるＨＩＶの蔓延縮小だけを考慮したとしても、比較的安上がりである[763, 807]。右に概説した進化的アプローチは、この問題の通常は認識されない次元に率直に目を向けさせる。われわれの進化の基本原理が正しいものであるかぎり、これらの介入計画はつぎ込んだ資金以上に利益をもたらすはずである。すなわち、これらの地域のＨＩＶはもっと温和なものになるはずである。

心理学的研究によると、危険性の高い行動を変化させるには、三つ組のアプローチが必要である。（1）伝播と予防に関する教育、（2）危険な行為を減らそうという動機づけ、（3）教育を受け、動機づけされた人が実際に伝播を減らすようにできる能力（たとえば、性交渉相手に考えを伝え話し合う[339]）。これら三つ組のアプローチを広範囲の地域で展開するよう多少とも努力すれば、伝播速度をさらに減少させる可能性、ひいては病原性を低下させる可能性が増大する。

## HIV-1はどれほど温和になりうるだろうか

この質問に対する答えは、性的伝播と注射針媒介性の伝播速度を、全体としてどれだけ強力に低下させることができるかにかかっている。病原性を進化的に規定している要因の正確な知識がない現状では、単に経験にもとづく推察を行うことしかできない。われわれはＨＩＶ-１の病原性を、他の進化的に近縁なレトロウイルス――つまりＨＩＶ-２の温和な系統やおそらくＨＴＬＶ――レベルにまで低下させられるかも知れない。オーストラリアの最近の研究によれば、現在ＨＩＶ-１の良性系統が伝播している[1199]。したがって、病原性の変異は現存するようである。われわれの仕事は、良性系統が、競合する病原性の高い系統に勝って淘汰されるような予防方策を実施することである。同様に重要なことは、そのような方策を実施することによって、他のレトロウイルスが進化して世界的流行をみたＨＩＶ-１のような病原性の高い病原体にならないようにできるかも知れないということである。

## エイズの病害とHIVの進化

## 多様性の限界と複製速度

この章の根底をなす仮説は、いわば複製速度仮説と言えるが、これに対する代替仮説に、レヴィン[642]の提案した多様性限界仮説がある。彼の仮説は、ノーワークたち[800]の数学モデルにもとづくもので、エイズの根本原因として、白血球の多様性崩壊を強調している。レヴィンの解釈では、ウイルスの複製速度が進化的に増加しているのは感染に伴う副作用であり、たとえ症状の発現に関連があったにしてもほんのわずかであるとする。

ノーワークと共同研究者のモデルのとおり、人体内のＨＩＶ集団は、人の免疫系を一時的にせよ逃れられる変異体を産生する[11, 1077]。免疫系が最終的にこれらの免疫系から免れた変異体に特異的に向けた攻撃を発達させると、この攻撃は減衰させられるように見える[33]。この減衰反応は、免疫細胞の多様性が次第に対応能力を失いつつあることの表れかも知れない[799, 800]。これは、抗原原罪と呼ばれる効果——免疫系がＨＩＶ感染の初期に遭遇する変異抗原にとくに強く反応する効果——によって促進されるのだと思われる[783]。個体内でＨＩＶの変異体が出現し続けるので、免疫細胞がそのうちの特定の変異体にかかりきりになると、新しい変異体に対する防御力を次第に失っていく。最後には免疫細胞の前線配置が拡散して希薄になり、もはや攻撃を回避する新たな変異体を制御することができなくなる。そうするとウイルスの密度は急速に上昇し、エイズ発症に至る[411, 783, 800]。

この多様性限界仮説は、免疫系の攻撃を受けるＨＩＶの外被部の変化によっても支持されている。この部分の進化的変化は、エイズの進行が急速な子どもに比べて、進行が緩慢な子どもにずっと大きい[1151]。

明らかに、進行が緩慢な患者の免疫系はＨＩＶの突然変異体をうまく追いつめ破壊でき、ＨＩＶにその攻撃を逃れるよう進化させ続けるので、ある期間で見たとき、変化の跡を大きくするわけである。

多様性の限界という概念は、ＨＩＶに感染してエイズに進行する中心的なプロセスをよく説明していると言える。しかし前述したすべての相互作用およびレヴィン[642]が提示したすべての証拠は、複製速度仮説とも合致している。多様性限界仮説と複製速度仮説は、互いに排他的なものではなく、相補的なものである。多様性限界仮説は高い病原性の起源に対する究極的かつ進化的な説明というよりむしろ、感染した個体内でのエイズの進行に対する至近的かつ免疫学的な機構を示すものである。この仮説は、破壊性を強めていくＨＩＶの性質が進化的に偶発的なことなのか、性交渉相手率の増加のような環境条件への適応なのかについては何も語らない。多様性限界仮説では、免疫系の大部分が破壊されることは、病気の終期に起こるウイルス複製速度の増大による結果ではなく、むしろ原因であろうと示唆している[799]。しかしながら現在得られている証拠では、ＨＩＶがより損傷作用が強く、より高速に複製するものへと転換するのは、免疫系の破壊に先立つのであって、その逆ではない[42, 182, 594]。たとえ多様性限界仮説がエイズに進行する主要な理由を立証するとしても、生来的な複製速度が速いほど、この進行をいっそう促進するに違いない[799]。ＨＩＶ起因性免疫不全メカニズムに関する他の仮説に対しても、複製速度の役割は似たようなものでありうる。それらの仮説は、概して、ウイルスあるいは免疫系自身によって白血球を過剰に死滅させるメカニズムを考えている（仮説的なメカニズムについて述べているのは以下のとおり。カポンとウォード[141]、フォーシ他[318]、グラント[416]、ホフマン他[489]、インバーティ他[518]、キオンとホフマン[572]、アーサー他[1186]、マクージ他[687]。タースメットとミードマ[1064]は、急速に複製するウイルス型がいかにこれらのメカニズムのいくつかを可能なものとするかについて書いている)。

ＨＩＶの密度を測定した初期の結果では、ごくわずかな、つまり一〇万細胞あたりわずか一個から一〇個の細胞にのみ、ＨＩＶ感染が見られることが示唆されていた。多くの研究者はこの小さなパーセンテージをあげて、複製速度の重要性を軽視してきたが、感染者体内のＨＩＶを高感度測定すると、エイズ患者血中の標的細胞の二〇個に一個、多いときには一〇個に一個も、ＨＩＶが侵入している場合がある[47, 294, 501, 1158]。血漿中のウイルス密度は以前考えられたよりはるかに高い値であり、リンパ節や他のリンパ系組織は標的細胞の大部分が見いだされる場所であるが、そこでは三分の一の細胞が感染していることがある[295, 851]。これらのＨＩＶの大部分はどの時点で見ても静止状態にあり、多くは突然変異が生じているために複製サイクルを続けていけない場合もあるが、これらの比較的不活性なウイルスの多くは、自らが存在する細胞に対してゆくゆくは悪影響を与えるだろう[127]。したがってウイルスが、とりわけ発症した人たちの体内で高密度なことは、ウイルスの複製速度に焦点を合わせる重要性をいっそう際立たせている。

感染源となった人の病状が進んでいる場合、そこから感染を受けるとエイズへの進行が速いという因果関係があることも、ウイルスの複製速度が何らかの役割をもっていることを示す今一つの理由である。もし宿主体内のＨＩＶの増殖速度が発症までの期間の長さを決定するなら、この因果関係は予想されることである。なぜならエイズ発症患者はエイズ未発症患者より、増殖速度の速いウイルスをもっているはずだからである。この知見は、もしエイズ発症患者がＨＩＶに、より大きな多様性をもたらすような進化を導いたとすれば、多様性限界仮説で差しあたりは説明できる。したがって、これらの患者から感染すると、きわめて多様なＨＩＶから出発するため、エイズに進行するのも速い[800]。しかしながら実際にウイルスの多様性を測定してみると、患者がエイズに進行するにつれて多様性が増加するような、どんな傾向も明確に示さない[403]。感染のごく初期には、多様性は低いようである。この理由はおそらく、伝播の際のボトルネック効果のためである[705, 1152, 1156]。感染中期は多様性が増大するが、いったん免疫系が大きく破壊されると、ウイルス集団の多様性はしばしば低くなる[705, 799, 1153]。感染後期においてもっとも活発に増殖する変異体はもはや免疫系により抑制を受けないため、全体の中で占める割合が大きくなる。ボトルネック効果と思われる現象が見られること、および感染後期に多様性の増大が見られないことから、多様性限界仮説を当てはめることの根拠は弱まる。重篤な病気は、エイズ患者からより多様性に富んだウイルス群が伝播することによってもたらされるのではないように思える。

以上の考察をまとめると、ＨＩＶがどのようにして免疫系を不活性化しているかについて未だ正確にはわからないとはいえ、ＨＩＶの増殖速度における進化的な変化に焦点を合わせることが妥当である。進化的な仮説が新しい分野に適用されるときにしばしば見られるように、解決の糸口は、至近的メカニズム（ＨＩＶ感染がいかに免疫系の大きな破壊をもたらしているか）と、進化的な説明（なぜこのウイルスがこのような多くを殺害する性質を進化させたのか）を区別することにある。

## 複製速度と突然変異率——相互作用

複製速度と突然変異率の関係は、エイズの病害に関する機械論的仮説と、ＨＩＶの病原性に関する進化上の原理とを統合する上で重要である。もっとも明白な関係は複製速度が世代時間、つまりウイルスが複製する一サイクルに要する時間に与える影響から生ずる。世代時間が短くなるにつれ分岐する可能性が増大するので、複製速度が速くなればなるほど、ＨＩＶの系列の進化的多岐性がより速やかに生じうる[175]。系列全体の変異はもともと突然変異によって生じたのだから、進化的多岐性は突然変異率と複製速度の関係の一つを反映している。

突然変異率と複製速度の関係の二番目はそれほど明白でない。高い突然変異率はしばしばその微生物にとって高くつく。なぜなら精巧に調整された機構に同調しない傾向があるからである。しかし、ウイルスの外被構造を遺伝暗号化する遺伝子については、高い突然変異率は、免疫系からは違ったものに「見える」突然変異ウイルスをつくることになるので、きわめて大きな利点となりうる。外被構造の異なるウイルスは、それらの親ウイルスを認識することを「学習済みの」免疫系による追尾と破壊を免れるだろう。

高い突然変異率は、ＨＩＶのような細胞に感染後しばしば潜伏期に入るウイルスにとってとりわけ有利な点が多い（前述したように、性交渉相手率が中程度の場合の性的伝播に適応したためであろう）。これらの潜伏ウイルスの大部分が増殖を開始するころまでには、その人の免疫系は、以前活発に増殖したウイルスに対する防御を活性化している。したがって突然変異率が高ければ、免疫系による破壊から十分逃れられるよう、初期のウイルスから分岐するチャンスを増すことになる[175]。

突然変異とそれを起こす逆転写作用を直接測定してみると、ＨＩＶの逆転写酵素は他のレトロウイルスの逆転写酵素よりも大きな速度で突然変異を起こす傾向がある[51, 52, 514, 528, 743, 867, 912, 1058, 1098]。ＨＩＶ‐１の逆転写酵素はＨＩＶ‐２の逆転写酵素よりも高い率で突然変異を起こす[51, 52]。ＨＩＶ‐１の逆転写酵素が突然変異を速く起こす理由は、単にそれがＤＮＡ鎖合成時にいつも速く作用するためである[51, 52, 53, 483]。あるいはＤＮＡの新しい鎖を構築する際に、間違った塩基を結合する能力が高く、突然変異を発生しやすいのかも知れない（たとえばグッドマン他[404]参照）。
　これらの高い突然変異率が人への感染に関係するかについては疑問とされてきた。なぜなら、そのように突然変異率が高ければ感染細胞から生じるほとんどすべての子孫ウイルスが親ウイルスと違ったものになってしまい、多くの子孫ウイルスが機能不全におちいるだろうからである[1062]。実際、ＨＩＶウイルスはこの代償を払っている。感染細胞中にいるＨＩＶの相当な割合が、突然変異で変わりすぎてしまい、増殖サイクルを全うできないように見受けられる[47]。しかし、この、成功を収めた親の組み合わせのいくつかが失われてしまう損失だけを切り離して考えてはいけない。自然淘汰はこの損失を、親のウイルスからの分岐という利益、つまり免疫的な追尾を一時的に逃れる利益と比較する。右に議論したように、この利益は、しばしば感染後休止期に入るウイルスの複製速度が性交渉相手率が高いことによって増す場合に、とりわけ大きいに違いない。
　したがってＨＩＶは、宿主内での増殖を実質的に増大させるために二つのメカニズムを利用しているようである。つまり細胞内での高い複製速度と、遺伝的変異の速い生成である。このことによって免疫系の攻撃を少なくとも一時的に回避できる構造的に新しいウイルスを生み出して、細胞への感染サイクルの多くで実質的な増殖の強化を成し遂げるのである。
　性的接触率の増加に応じて突然変異率の増大が進化するためには、突然変異率そのものに遺伝可能な変異がなければならない。突然変異は一般に有害なものであるから、突然変異率が遺伝的な基礎をもつ変異の必要性はなさそうだという議論もありうる。しかし最近の研究によって、インフルエンザのＡウイルスの外膜タンパク質の突然変異率が数倍ほども変わることが確かめられている[1047]。このウイルスの全体的な突然変異率はＨＩＶよりもわずかに低い[403]。

## ｎｅｆの役割

ＨＩＶが一回の感染中に高い複製速度を進化させる機構の一つに「ｎｅｆ」（抑制調節因子）と呼ばれるタンパクのかかわるものがある。これはウイルスの***nef***遺伝子の指令にもとづいて産生されるウイルスタンパクである。感染初期、少なくともいくつかのｎｅｆの変異型はＨＩＶの増殖を抑制する[8, 20, 664, 795, 1065, 1100]。別の研究によってｎｅｆタンパクは常にＨＩＶを抑制しているのではなく、ときどき増殖を活性化することさえあるということがわかっているが[10, 46, 442, 570, 575, 1176]、ある型のｎｅｆによる抑制がいくつかの遺伝学的な実験により確認されている。通常の***nef***遺伝子が中和され、突然変異***nef***遺伝子が挿入されると、ＨＩＶの増殖速度は通常の***nef***が挿入されたときに比べ五倍大きくなった[680]。

感染成立からエイズ発症までに通常見られる長い期間は、少なくとも部分的にはｎｅｆによる抑制に原因があるかも知れない[318]。ｎｅｆはＮＦ-κＢによる活性化を阻害する（右記参照）[794]。感染後期に複製速度が高くなり症状が現れてくると、***nef***遺伝子はもはやウイルスに対する増殖抑制効果をもたない[157]。したがって感染後期の有症期にはｎｅｆに対する血中抗体は、無症期に比べてしばしばその量が低下している[814, 902]。ｎｅｆの産生が減少するか、あるいは後期に現れるｎｅｆ突然変異タンパクは、通常のｎｅｆに付着する抗体とあまり反応しない。少数の人の体中では、抑制されないウイルスは明らかに免疫系に破壊されており、場合によってはＨＩＶの血清学的な痕跡が消える。したがって一時的に抗体陰転した人ではｎｅｆがときどき検出される。その量は人によっては血中のウイルス産生物が検出される前に見られる値と同程度である[20, 745]。

感染後の経過中、ｎｅｆによる抑制をあまり受けないウイルス突然変異体はより速い増殖を行う傾向があり、次第に増えて体内のウイルスの大きな部分を占めるように見受けられる。感染初期には体内のＨＩＶのほとんどからｎｅｆが産生されるが、突然変異によってこの抑制が蝕まれるにつれ、この割合は次第に縮小する。

ＨＩＶによる感染には大きな変異があることを考えると、進化的な結末は人によって異なると予想される。ウイルスがｎｅｆによる抑制を失う方向に進化することもあるだろうが、偶然、ｎｅｆの抑制作用を失わない場合もある。実際、これまで得られている研究結果はそのような多様な結末と一致している[157, 244]。性交渉相手率の変化に応じて病原性が増大する方向に進化するか減少する方向に進化するかの素材を提供するのは、このような種類の変異性に他ならない。

ｎｅｆによる複製の抑制は、複製速度が増加する進化をいとも簡単に生じさせてしまう。複製の増強はｎｅｆの機能を純化するより損なう突然変異によって起こるのであろう。そのような損傷性の突然変異はｎｅｆの変異型の中で普通に見られるようであり、突然変異が起こらなければ複製は抑制される[795]。しかしとりわけ強力な形のグループ淘汰（ウィルソン[1147]の意味で）が、この進化に対抗する場合がある。エイズの発症と死によって急速に増殖する突然変異を含んだグループの伝播が阻止され、その結果まだ損傷を受けていないｎｅｆや他の遺伝的指令によってＨＩＶの複製が低いままにとどまっている人々からの伝播が選択的に行われることになる。

ｎｅｆの急速な進化とそのグループ淘汰による維持は、ＨＩＶの感染によるエイズへの進行を説明するだけでなく、ｎｅｆを研究しているチーム間の論争を説明する助けにもなりそうである。*nef*がＨＩＶの増殖を制御するはたらきをもつという初期の報告は、その後なされた研究で何の抑制作用も示されなかったことにより矛盾が生じた[442, 570]。しかしこれらの矛盾した結果は、実験室培養により長期間継代した系統から得られたものである。この実験室の継代がどのように行われるかにより、抑制性の*nef*が淘汰で残されるのか排除されるのかが違ってくる。遊離ウイルスと感染細胞の両方を未感染の細胞集団に頻繁に移すやり方で継代した場合、複製を抑制する*nef*が排除される実験条件になる。これは体内のＨＩＶ集団が感染期間にわたって*nef*による抑制を受けない方向に進化するのとちょうど同じである。そのように実験室での継代を長期間続けると、ｎｅｆの産生増強を排除する淘汰も行われることになる。いったんｎｅｆが何の利点も生み出さなくなれば、それを生産することはウイルスの増殖に使うことのできる資源を枯渇させることになる。したがってもっとも広汎に室内継代されたＨＩＶ分離株の一つは、ウイルスの増殖を阻害しないｎｅｆをわずかに産生したにすぎなかった[474]。非抑制性ｎｅｆをもつ突然変異体への変化は、細胞培養により継代する数世代内に急速に起こることがある[626]。

しかしながら、実験室における継代移植が長い間隔で生育した感染細胞を移植する場合、損傷が少ないｎｅｆにより抑制を受けるウイルスが競争上有利となるかも知れない。これは、細胞のｎｅｆ産生が、細胞の受容体分子の削減と関連しているためである。他のＨＩＶが細胞に侵入するのに、この分子を必要とする[365, 795]。したがって、ｎｅｆによる抑制を受けている細胞内のウイルスは、競合する他のウイルスの侵入から守られている。感染細胞が感受性のある細胞集団に移植されるまでに長い期間が経ったときは、活発に複製するウイルスは手当たり次第に未感染の細胞を破壊してしまい、最後には感染する新しい細胞がなくなってしまう。ｎｅｆによる抑制を受けたウイルスが感染した細胞は増殖することができ、分裂するたびに潜伏ＨＩＶを増殖させる。したがって最終的に感染細胞を新しい培地に移したときや、感受性のある新しい細胞集団に移したときに、ｎｅｆの抑制を受けたＨＩＶが不釣り合いに多い傾向が生ずる。感染細胞を細胞培養中に次から次に移したとき、ちょうどこのようなことが起こるようである[1185]。

明らかに継代法の違いや人体内のｎｅｆ産生に対しする淘汰圧の違いのため、*nef*遺伝子の異なる機能的進化が引き起こされた[233, 1065, 1176, 1177]。ｎｅｆがもつ機能のこうした多様性は、感染期間中のｎｅｆ産生のさまざまなパターンと、ｎｅｆに関する論争を説明するのに役立つ[20, 894]。もっとも過激な論者（たとえばキルヒホフとハンズマン[575]）は、それとなくｎｅｆの機能はどのようなＨＩＶでも一定だと仮定している。ＨＩＶの外被タンパクと同様、ＨＩＶのｎｅｆタンパクにはきわめて変異に富んだ部分がある[912, 1176]。そのため、自然淘汰の作用する変異を速やかに生じさせることができる。もっと重要なことには、感染した宿主内で生じる*nef*遺伝子の変化を測定すると、ときおり、それらが遺伝暗号化するｎｅｆタンパクの機能に応じた淘汰が行われていることが示される[101, 556]。

ｎｅｆの問題も、もっと一般的なＨＩＶの病原性に関する話題も、なぜウイルス学者や分子生物学者が、疫学者や医者のように、進行しつつある進化プロセスに気づく必要があるのかをよく示している。ＨＩＶを研究している分子生物学者やウイルス学者が非常に短い期間にはたらく進化プロセスにとりわけすぐに気づいたことは、意外ではないだろう（たとえばアスジョ他[42]、チェン－マイヤー他[157, 158]、キム他[570]、マイヤーハンス他[719]）。抗生物質耐性に遭遇した医師たちのように、矛盾するように見える結果に直面し、進化の光を当てることによって合点がいった。今や疫学者の番である。彼らの研究しているＨＩＶが、施策に応じて病原性を変化させるかどうかを研究すべきである。このような原因と結果のネットワークを理解し制御することは、社会科学、自然科学、健康科学の境界領域における二一世紀でもっとも手強い課題であろう。

第9章

# エイズとの戦い
## ――生物医学的な戦略とＨＩＶの進化的応答

### 抗ウイルス薬

#### ＡＺＴによるＨＩＶの抑制

前章で私は、われわれの行動の変化が、ＨＩＶの病原性の進化を変えるだろうという考えを述べた。この提案に実際的な意義があるかどうかは、この病気の治療と蔓延抑制に対する、進化にもとづかない戦略が成功を収めるかどうかにかかっている。もしこれらの伝統的な方法によってエイズの制御や撲滅に完全に成功するということがはっきりするなら、ＨＩＶの進化的制御は実際上の重要性をもたず、理論上だけのものとなろう。これらの選択肢の前途はどうだろうか。

ウイルスは細胞の機構に組み入れられて生活史を完結するので、ウイルス活性を阻害する薬剤によって制御することが困難なことはよく知られている。もし薬剤によってウイルスの重要な機能が阻害されたとすると、われわれの細胞の何か重要な機能も阻害されることになるだろう。したがってＨＩＶ研究者の一般的なアプローチは、ウイルスの侵入と増殖に際してのウイルス特有のステップを突き止めることであった。もしこれらの重要なステップを阻害できたなら、ＨＩＶの増殖を阻害でき、細胞が行うべきプロセスは傷つけないですませられるかも知れない。

ＨＩＶを制御するターゲットの一つは逆転写酵素である。この酵素はＨＩＶがそのＲＮＡに遺伝暗号化された情報をＤＮＡに転写するのに用いる。この情報が転写されたＤＮＡは新たなＨＩＶの生成に用いられるから、逆転写酵素活性を阻害すれば、ＨＩＶの増殖を阻止することになる。科学者たちが逆転写酵素の活性を阻害する薬剤の研究に血まなこになってきたのも驚くにあたらない。このような化合物の中で、最初にエイズに対する効果が確認されたものがＡＺＴ（アジドチミジン azidodideoxythymidine、別名 zidovudine）であった。ＡＺＴはＤＮＡの構成要素と同じではないが、よく似てつくられている。類似しているため、ＤＮＡの通常の構成要素と同様に逆転写酵素に結合するが、わずかに違うため、ちょうどフォードのエンジンにクライスラーの部品を装着したような具合になる。不一致のため、転写は停止する。ＡＺＴによりエイズの進行を遅らせることができ、エイズ患者の寿命を一年ほど延ばすことができる[336, 337, 753, 1048]。

エイズ患者におけるＡＺＴのこの成功は興味ある疑問を引き起こした。ＡＺＴがもしエイズ発症前の無症期のウイルスの複製を抑制できるとすると[253]、エイズ発症前に用いれば、エイズの発症自体を遅らせることになるのだろうか。答えは少なくともいくつかの症例ではイエスである。この答えを出した研究手順は[1105]、アメリカにおけるＡＺＴ使用に関する現行のガイドラインに対する基礎的な資料として用いられている。研究者たちは患者をＴ４細胞の血中濃度に従って分類した。この細胞はヘルパーリンパ球――白血球――であり、適切な防御体制を築くために他の白血球を刺激する。Ｔ４細胞はＨＩＶの攻撃を受けるので、Ｔ４細胞の密度減少はＨＩＶ感染がエイズに進行していることの指標である。発症期の遅延は、血液一$mm^3$あたり五〇〇個未満のＴ４細胞しかない患者群にＡＺＴを投与した場合のみに見られたため、この閾値密度が投与上の基本的基準として認められた[344, 354, 461, 555, 785]（Ｔ４細胞密度はきわめて変異が大きいが、一般に健康人では一〇〇〇個／$mm^3$、死直前のエイズ患者で一〇〇個／$mm^3$である）。

## ＡＺＴ耐性と病状進行

研究者たちは、一般にこれらや類似のＡＺＴ使用法を支持しているが、適切にも、耐性や副作用によって、感染の全過程にわたって効力が損なわれることに注意をうながしている[414, 785, 936, 1049, 1105]。ヨーロッパの研究者や政策立案者はとくに注意深かった。たとえばイギリスの保健局は、Ｔ４細胞が二〇〇～五〇〇個／$mm^3$にあり、かつ急速に密度を低下しつつある時に投与を行うよう提唱している[30, 377, 1049]。注意声明は出されたが、適切なＡＺＴ投与のタイミングについての評価は、早期投与にかかわる進化的観点からの得失について大ざっぱな見解を与えたにすぎなかった。これらの得失をもっと精細に考察すると、入手できるデータによるかぎり、アメリカで現在受け容れられている治療ガイドラインは必ずしも妥当なものではない。反対に、データを解析してそこに含まれる進化的プロセスを考慮すると、発症まで数年余を残している無症期の患者は、たとえＴ４細胞が五〇〇個／$mm^3$以下でも、ＡＺＴ投与を受けるべきではないだろう。

前章で触れたように、ＨＩＶには遺伝的変異を生み出す強力な潜在能力がある。遺伝的に異なったウイルスをその生存度が大きく違うことを利用して取り除き、そうしてこの遺伝的変異を一掃してしまうと、きわめて急速な進化的変化が起こる。このような急速進化が、ＡＺＴの投与に深く関係するＨＩＶの二つの特性において生じる。第一は複製速度である。これは単独の感染過程中に増加する[158, 650, 971, 1063]。第二の特性はＡＺＴ耐性である。これも単独の感染過程中に増加する。この耐性は、エイズ発症患者にＡＺＴを投与したときに初めて確かめられた[621, 622]。その少し後になって、無症期の感染者にＡＺＴを投与するとエイズの発症が遅延することが示された[109]。投与六ヵ月後、約半数の患者に耐性突然変異の一つが見いだされた。ＡＺＴによる投与が始まって二年後、患者の九〇％にこの突然変異をもつＨＩＶが見いだされた。この突然変異は他の突然変異と共同して、部分的な耐性を与えた[105]。

人の中でＨＩＶがＡＺＴに高い耐性をもつことと、これらの人々が、ＡＺＴ耐性をあまりもたないＨＩＶに感染した人よりエイズ発症への進行が速いのかどうかということを報告にまとめるには、数年の観察が必要である。新生児期に感染した幼児を観察すると、このプロセスが促進されうることがわかる。なぜなら感染後のエイズへの進行は、大人より幼児でもっと速いからである。ＨＩＶ-１の感染を受けて有症となった二三幼児の研究によると、細胞培養により調べたＡＺＴ耐性の増大は、健康状態が悪化する速さと強く関係していた[1080]。得られた証拠で見るかぎり、ＡＺＴ耐性によってＡＺＴの効果が減退し、それが患者の健康悪化を引き起こしたと証明するには至らないが[107, 905]、耐性の高さと悪化との関連性は、たしかにその考えを支持するものである[409, 746, 1080]。

今一つ最近の研究で、一八人の感染した大人についてＡＺＴ耐性突然変異四種類が比較されている[108]。突然変異の存在は病気の進行度と関連があったが、統計学的に有意ではなかった。統計学的な有意性が認められなかった理由は、サンプルサイズが小さかったためと思われる。あるいはこれは、もっと悪い問題から生じているのかも知れない。つまり対象とした四個の突然変異にさらに別の突然変異が生じてＡＺＴ耐性を増しているのかも知れない。ＡＺＴ耐性は、逆転写酵素の形態の多様な変化によって引き起こされうるし、さらにこの変化は、多くの異なった突然変異によってもたらされうるから、理論的にはこの可能性がある。ＡＺＴ耐性の計測によると、もし耐性がもともと対象とされた四座位の耐性突然変異からだけもたらされたとすると、この変異の程度は期待されるより大きい。現在のところ、五座位における七個の突然変異によって耐性がもたらされることが知られており、さらに多くの突然変異が発見されるはずであるという証拠も得られている[214, 369, 394, 552, 905, 907]。たとえば最近分離された系統は、通常のＡＺＴ感受性系統に比べ、一万倍を越える耐性をもっていた[765]。この分離系統は、通常のタイプと違って、逆転写酵素遺伝子に一一個の突然変異をもっていた。このうち八個の突然変異は逆転写酵素の活性領域にあったが、もともとＡＺＴ耐性に関連するとされた四個の突然変異のうちでは一個しか見つからなかった。耐性度がたった一個の突然変異に原因があるとするには、あまりに高すぎる。おそらくもっと別の一つ以上の突然変異が関与しているだろう[765]。

## 耐性、複製速度および投与のタイミング

以上の知見は全体として、感染無症期のＡＺＴ投与に対し、またＨＩＶに対し抗ウイルス薬を広く用いる上でも、重要な意味合いがある。これらの意味合いを十分に理解するためにまず、感染無症期からエイズに進行するまでの期間がＡＺＴによって遅延するということの証拠を考えてみよう[1105]。この遅延の統計学的な有意性は、無症期のＨＩＶ感染者の偏ったサンプルに依存している。もっと詳しく述べると、ＡＺＴ投与群と偽薬群の違いは、調査期間中にＡＺＴの投与を受けなかったならば有症に至ったであろう人たちだけである。投与の平均期間は約一年であった。したがって、調査結果は単に、無症者二〇人のうち、一年以内に発症したであろう一人が、この発症に至る進行を遅延させることを示すにすぎない。ＡＺＴ耐性は一年の投与では部分的にしか発達しない傾向があるから[109]、これらの人たちにＡＺＴを投与することは妥当である。エイズ関連症候群とエイズそのものの治療が必要となるであろう時点で、重篤な症状が遅延し、なお少なくともある程度ＡＺＴが効果をもっている。

しかし、Ｔ４細胞数が五〇〇個以下の無症候感染者二〇人のうちの残る一九人はどうなのであろうか。ＡＺＴの処方を受ける前にＴ４細胞数が五〇〇、四〇〇、三〇〇個／$mm^3$の患者が一八ヵ月以内にエイズを発症した割合はそれぞれ四%、八%、一六%であった[314]。これらの数字は１９８０年代半ばのロサンゼルスにおける男性同性愛者の無症候感染者から集計されたものであり、ＡＺＴの効果が認められた後だとはいえ、スピードをゆるめている近年の進行速度をおそらく過大推定していると思われる[928]。感染後一〇年以内にエイズになる確率はおよそ五〇／五〇である。しかしこの進行のタイミングは人によってず

いぶん異なる[519, 607, 631, 938]。これらの数字を見ると、研究で偽薬を投与されたほとんどの患者の無症期は、おそらく広く何年にもわたって分布していたことがわかる。

この期間幅の大きな広がりは重要である。なぜなら入手できたデータでは、患者にＡＺＴを投与しなかった場合に比べて、ＡＺＴ投与によって一年あまりエイズへの進行が遅延できたにしても、それがＡＺＴの効果だとは正当に見なされないからである。このことにもっとも関連するデータがエイズ発症前の患者に対する大規模な調査から得られている。この患者たちは、エイズ進行への可能性を示す徴候の違いによってグループ化された[414]。ＡＺＴ投与によりエイズへの進行が二年以上遅延した患者は、グループ内の非投与メンバーが試験開始初年に相当程度エイズへの進行が見られたグループであった。これに対して、グループ内の非投与メンバーが初年度内にほとんどエイズへの進行を見せなかった患者グループでは、ＡＺＴ投与による遅延は見られなかった。

ＡＺＴ投与を続けた無症患者の小さなグループにおいて、二年間での発症への進行は一年あたり八％の割合であった[768]。この割合は偽薬群とほぼ同じであり、平均一年間ＡＺＴ投与を受けた無症患者群の二倍である（前述）[1105]。ＡＺＴによる延命効果も、投与期間が長引くにつれ、二年をめどに減退する。この二年というのはＡＺＴ投与による死亡率の低下が、統計学的に有意でなくなる時期である[415]。別の説明を試みるにはさらに調査・研究を行う必要があるが、以上の結果は、ＡＺＴ投与を二年続けるとＨＩＶの耐性が増し、ＡＺＴ投与開始後一年間にわたって見られると報告されている薬効を帳消しにしてしまうという考えと合致している。

有症期初期の患者に関する最近の研究[438]も、この議論を補強するものである。エイズ発症前の早期に

ＡＺＴを投与された患者は、その約一年後にＡＺＴ投与を始めた患者よりエイズへの進行が緩慢であった。しかしこのような利点は投与期間が二年に及ぶと消滅し、早期投与患者は後期投与患者より長生きしなかった。投与による利点の消滅は、ＡＺＴ投与の実施された患者とそうでない患者を比較した場合にも、同様に見られた。ＡＺＴ投与患者は平均して長生きするが、約二年を越えて投与するとこの利点は消える（たとえばモンフォーテ[1188]）。

エイズ専門家の間で、早期投与患者の悪化促進効果はパラドックスと考えられているが[191, 313]、患者体内でＨＩＶが幾何級数的に増殖する潜在力をもっていることと、前述した二つの進化プロセス（つまり感染後の過程で、ＡＺＴ耐性と複製速度が増大する進化を見せること）に照らし合わせてみれば、この結果は当然である。もっと詳しく述べると、有症感染者に対する早期投与が最初エイズへの進行を遅延させるのは、ＨＩＶの幾何級数的な増殖がＡＺＴ投与によって抑制されるからである。有症患者で投与開始が遅れた人は、最初のうちはＡＺＴが投与されなかったために当初進行が早まる。これは不利な点である。しかしＡＺＴ投与が開始されるや、これらの後期投与患者は、ＨＩＶがまだ耐性を十分に発達させていないため、ＡＺＴによって効果的にＨＩＶ抑制が行われ、有利となる。これらを考え併せると、早期投与患者においてはＡＺＴ耐性ＨＩＶが、患者の免疫系が許すかぎり、幾何級数的な増殖を行える体勢を整えている。しかし早期にＡＺＴが投与されていた間、複製速度増大への進化が継続して行われてきたので、早期投与患者のＨＩＶは、早期投与開始時よりも後期投与開始時に、ずっと大きな内的複製速度をもっているに違いない。後期投与患者のＨＩＶも、投与開始時にはこの高い複製速度の潜在力をもっているが、ウイルス集団はこの時点ではまだＡＺＴに感受性があるので、ＡＺＴ投与により一時的に抑制されうる。こうしてＡＺＴによる早期投与患者において最初に見られる進行遅延は、ＨＩＶが複製速度の大きな潜在力を進化させた時点で、後期投与患者に見られるＡＺＴの効果によって帳消しにされる。この解釈によれば、総合的な結果としては、早期投与患者は後期投与患者に比べて最初のうちこそ臨床的に顕著な改善が見られるものの、後期投与が開始されてほどなく、この最初の利点は消滅する。

この解釈はエイズへの進行が、感染の過程を通じて生ずるＡＺＴ耐性と病原性の進化的変化との双方に依存していることを仮定している。これらが及ぼす影響についてはなお評価が行われている最中であるが、得られている証拠によれば、感染の過程を通じて生ずる病原性の増強は、ＡＺＴを投与されている無症患者の病状進行に影響を与え、投与中に生ずる部分的耐性が、この病状進行の必要条件らしいことが示唆されている[105, 106]。

有症期の投与に関するかぎり、これらの進化的トレードオフを認識してもその価値はほとんど解釈上のものに留まる。有症患者の早期対後期の投与開始に関する費用有効性の評価は改善できるが、有症期の早期投与開始時期をずらすことを正当化はしない（グラハム他[415]、マクリーンとノーワーク[703]も参照）。これに対して、無症期患者に投与した場合の結果については、これらの結果の裏に潜む進化的プロセスを理解することによって、予測的な洞察を得ることができる。もし有症患者に早期投与を開始しても、ＡＺＴ耐性と複製速度が進化的に増大するため延命に失敗するのなら、投与開始を無症期に広げて早めるのは危険である。なぜなら無症期のＡＺＴ投与は、低い率ではあってもＡＺＴ耐性の進化をうながすからである[903, 906]。有症期の早期投与開始によって長期間の延命効果が認められないことから[438]（右記参照）、有症期の耐性発達が、ＡＺＴに認められる薬効のいくつかを帳消しにしてしまうことがわかる。そうであるなら、有症期以前にも耐性を発達させることはおそらく問題を悪化させることになる。なぜなら、耐性をもたらす突然変異は耐性度全体に加算的に作用するからである[620, 622, 903, 906]。

この問題をめぐる議論に特徴的なのは、無症期の耐性増大の可能性は理論的な不利益とされ、発症の遅延は証明された利点とされることである[145, 904, 906]。しかしながら、無症期患者の大部分にとって、この比較は、証明された利点と、未検証の理論との比較ではない。むしろ異なった前提に立脚する二つの理論間の比較なのである。もし症状のない感染者に対する現在の治療ガイドラインを受け入れるなら、われわれは次のような前提に立つことになる。すなわち、通常の発症より一年ほど前に投与が開始されたときに起こる発症の遅延は、もっと早期から起こると外挿できる。つまり、投与が通常の発症時期より数年前に開始されれば、発症は遅延すると主張していることになる。しかしながら、有症期におちいってから一年程度の患者に投与を限定するなら（データ上統計学的に利点が認められる患者にのみ投与）、われわれは別の前提の上に立つことになる。つまり、通常の発症時期より数年前に投与を開始することは、それに対してHIVが耐性を発達させるため有症期のHIV感染に対するAZTの効用を減じることになる。

さらにデータが得られるまで、われわれになしうる最善策は、これらの前提のどちらが、われわれの知る生化学的機構にも進化的プロセスにももっともよく合致しているかを評価することである。最初の鍵となる問題はAZT耐性である。無症期患者のHIVに一年あるいは二年投与すると、部分的に耐性となる[903, 906]。このような部分的耐性が、投与を受けている無症期患者の体内で起こっているとすると、耐性を増大させる突然変異をさらに起こしてゆく淘汰作用が続かないと仮定する根拠はない。そのような仮定は、自然淘汰の原理に反する。

二番目の鍵となる問題は、通常見られる発症時期以前に開始される投与が、発症を遅延させるかどうかという点である。投与開始を無症期の終わりに近づけるにつれて、発症が遅延することを示した証拠は、同様な遅延が通常の発症時期より数年前に開始されても見られるという証拠としては、信頼できない。通常の発症から一年以内に投与が開始されると、患者体内のＨＩＶ密度は低下する[109]。ＨＩＶの密度は、Ｔ細胞の不足と発症に関連しているから、投与によって誘導されたＨＩＶの低下が発症の遅延をもたらすと結論するのは理にかなっている。

しかし投与が早期に開始されれば、その患者のＨＩＶはより長期間にわたってＡＺＴ耐性を発達させる進化的圧力のもとにおかれる。もし耐性によってＡＺＴの価値がなくなるなら、ＡＺＴによって誘起される発症遅延も、無症期の投与開始の早さに比例して弱められてしまうだろう。投与開始後一年ほどの間は、ＨＩＶ密度は低下すると予想されるが、いったん耐性が発達すると、二つの理由からＨＩＶ集団の反発的な増殖が起こると思われる。第一に無制御の集団は算術級数的というより幾何級数的に増加することである。ＡＺＴが効力をもっているかぎり、ＨＩＶの幾何級数的な潜在増殖力は抑制される。いったん耐性が発達すると、それまでのＡＺＴ投与による密度減少は、ＨＩＶの幾何級数的な潜在増殖力によって速やかに相殺されてしまう。実際ＡＺＴ投与が止められると、ウイルスレベルはおよそ数週間で反発的に回復し、あるいは投与前のレベルを上回ることさえある[851, 886, 986, 1024, 1027]。同様に、ウイルス密度の指標がＡＺＴ投与開始後数週間で下がるような典型的な変化が見られるにもかかわらず、しばしば投与開始後三ヵ月までに再び上昇しはじめる。この上昇は、ＡＺＴ耐性系統が分離検出されはじめた後、とくに顕著である[888, 895, 1080]。

増殖が反発的に速やかに回復する二番目の理由は、複製速度増大への進化である。AZT療法の期間、HIVの複製は継続して行われ、しばしば血中に遊離ウイルスが検出可能となり、感染細胞内のウイルス量はそれほど低下しない[485, 756, 806, 986, 1086]。複製が継続して行われる理由は一部、リンパ系組織内にありHIVを活発に複製させている保持細胞にAZTが効率よく侵入できないことである[295, 618, 825, 1025]。したがって、発症のずっと以前にHIVの密度を低下させても、そのことは宿主体内での複製速度を絶えず増加させるようにはたらく淘汰作用を除去することにはならない。もしそうなら、いったん耐性が発達すると、耐性系統はAZT投与以前よりも高い速度で複製するはずである。エイズへの進行が結局はHIVの複製速度に依存するかぎり、通常の発症以前に数年間投与を受けた患者は、反発的な密度回復が速やかに起こるから、たとえ発症の遅延が起こったとしてもほんの少しである。またいったん発症した場合、高いAZT耐性のために、悪性症状がAZTにより弱められるチャンスはほとんどない。

以上考えてくると、無症期の早期投与を受けた患者は、AZTが未だかかって発見されていなかったとした場合に比べて良くなったにしてもごくわずかであり、有症期に入る数ヵ月前に投与が開始された場合に比べて悪くなるだろうということが示唆される。皮肉な悲劇であるが、早期投与を受ける患者は、全体としてかなりの経費がかかり、命を繋ぐのに一年あたり二五万ドル以上も必要とするのに[979]、投与の全体としての効果は減少してしまうのである。

有症期の投与より無症期の投与の方が耐性の発達が遅い傾向がこのトレードオフを変えることはほとんどないから、投与に適した時期をもっと早めるというのはどうだろうか。しかし耐性の発達が遅くなる可能性があるからといって、T4数が五〇〇個／mm³以下であるかぎり、投与を発症以前に開始するのがよいとは保証されない。さらにデータが得られるまで、有症期以前のどの時期に投与を開始すべきかについては、これまでの経験をもとに最善の評価を行わなければならない。得られているデータによれば、この時期は有症期以前の二、三ヵ月から一年のオーダーであることが示唆されている。有症期患者において後期投与開始でも早期投与開始に比べ寿命の短縮が認められないこと[438]は、以上述べたことにとくに関連がある。この結果によって示唆されているプロセス（前述）は、無症患者の早期投与の意義を無効とするプロセスと同じものだからである。

ＨＩＶ感染の性質がいくらか詳しくわかってくると、感染のきわめて初期に抗ウイルス薬による投与を行うべきだと主張する研究者も現れた。そのような性質の一つは、感染中のＨＩＶ複製時期である。感染してはじめの数年間でさえ、リンパ系組織で活発に増殖するＨＩＶは多く、それらの組織細胞中のウイルスは細胞外部にある抗体とウイルスの混合物によって抗ウイルス薬からの作用を防護しているようだ。したがってこの防護作用が発達すると考えられる以前に初期複製を抑制する方法として、きわめて初期の投与が提案された[349, 672]。一薬剤に対する耐性の発達によって、多剤療法の効果が低下してしまうような結果を招いていたので、抗ウイルス薬を複数用いてごく初期に投与を開始することを主張した研究者もいた（コックス他[1187]）。これらの議論ではごく初期の投与が推奨されているが、薬剤への耐性が早期に発達してしまうことや、感染成立時にすでに存在している耐性が考慮されていない。ＨＩＶが感染中に耐性を発達させ、複製速度を増加させる傾向があるので、これらの早期投与の論拠は決定的に弱い。

エイズが進行する原因は、免疫系の多様性があまりにも増大することにあるとする数学モデルにもとづいて、ごく初期の投与が主張された（第８章参照）[799]。しかしながらこのモデルは、複製速度がどんどん増加していって新たな突然変異体を生ずるのではなく、むしろ複製が一定の平均速度で生じるとしている。本章で述べた進化的アプローチは、新しい突然変異体の複製速度が連続的に増加することが、無症患者の早期投与を避けるべき主要因であるということを示唆している。

## 感受性の再進化による回復

ＡＺＴが有症期以前に有用であるためには、耐性系統がＡＺＴが存在しないときに感受性方向に進化するかどうかに依存しており、もしそうなら、どれだけ速やかになされるかが重要である。細菌は抗生物質に耐性を発達させた場合、いったん抗生物質から引き離すと、しばしば急速に感受性を進化させる。しかしＨＩＶのＡＺＴ耐性は、細菌に見られる古典的な抗生物質耐性とは異なっている。細菌に感受性回復が普通に見られるのは、抗生物質が存在しなくなった条件の下では耐性細菌が競争上不利だからである[284]。たとえば細菌は抗生物質を中和する酵素を産生するが、そうでなければ競争的優位性を増進するのに利用できる資源を消費することになる。

ＨＩＶのＡＺＴ耐性はこれとは異なっている。逆転写酵素遺伝子の突然変異は明らかにこの酵素の構造を変化させており、ＡＺＴとの相互作用を低下させ、ＡＺＴ存在下でもウイルス遺伝子を転写できるようにする。ＡＺＴ耐性逆転写酵素がこの作用に関してなお競争上の有利さをもっているなら、ＡＺＴが存在しなくなってもＨＩＶは何ら競争上の不利益を被らないだろう。

一方、ＡＺＴが存在しなくなったとき、逆転写酵素の作用は突然変異によって変わるかも知れない。そのような突然変異は一般に逆転写活性を増強するよりむしろ減弱させる。なぜなら、酵素の機能を変える突然変異は、多くがその機能を損なうからである。通常はこの機能減退はＡＺＴが存在しない条件下で競争力の低下をもたらすと予想され、ＡＺＴの使用が制限されたなら感受性の回復が期待されよう。しかしＨＩＶが大きな遺伝的変異産生の潜在力をもつこととＨＩＶの感染持続期間が長いために、ＨＩＶは宿主体内で複製速度を変化させ、明らかに最終的には新しい宿主への伝播のために最適の複製速度を超過してしまう。したがって転写酵素の効率をわずかに下げる突然変異は、伝播にもっとも適した複製速度を超過するまでの期間を遅延させ、結局のところ伝播に不利になるどころか有利になる。したがって耐性をもつＨＩＶは感受性をもつＨＩＶに比べて感染および伝播の全サイクルにわたって、何ら損失を被らないと思われる。

ＡＺＴ耐性逆転写酵素の中に逆転写活性がＡＺＴ感受性の逆転写酵素より劣るものがあるとしても、すべてのＡＺＴ耐性逆転写酵素が劣っていると考える理由は何もない。必要な活性があれば、ＡＺＴの投与を中止しても、耐性より感受性のＨＩＶが選ばれることはない。バウチャーたち[108]は、耐性突然変異の一つ（コドン70）を時間を追って調べてみると比較的不安定であるが、他の突然変異（コドン２１５）は安定であるという傾向を報告した。ある患者では投与が中断されても、後者の突然変異が一年後まで持続した。アルバートたち[14]は、耐性突然変異を多数もっているＨＩＶ系統に感染した患者のＨＩＶ感受性の回復が上の例と同じく緩慢で、患者によりまちまちで変化に富んでいたことを見いだした。

細胞培養中のウイルスを比較した場合、ＡＺＴ耐性の系統の中にはその活性と感染性が、感受性系統と有意な違いを示さないものが見られた[612, 924, 1109]。耐性系統はＡＺＴなし条件下の細胞培養で増殖したとき、感受性を回復したとしてもその速さはしばしば緩慢である[925, 1109]。

これらの考察により、耐性突然変異の中にはゆっくりと感受性を回復する傾向をもつと思われるものが、少なくともいくつかあるということが示唆される。そうであるならば、新たな感染者はＡＺＴ耐性の発達レースで一歩先んじることになり、ＡＺＴ耐性は伝播サイクルを通じて次第に増強される。ＡＺＴ投与開始時にＡＺＴ耐性系統が存在する徴候がすでにいくつか示されている[616, 738, 924]。

ＡＺＴ投与の開始が早いほど、一般ＨＩＶ集団全体に、耐性に必要なさまざまな突然変異がいっそう蓄積される。この蓄積には、とりわけ無症期の投与が深く関連するだろう。なぜなら、無症あるいは良性の有症患者はもっとも性的活動が盛んなことが多いからである。無症患者に対する投与例が増加するにつれて、完全に耐性のウイルスあるいは部分的に耐性のウイルスからの新たな感染者が次第に多くなる。その結果、ＡＺＴ投与開始からＡＺＴ耐性度の特定の段階まで進化する期間が短縮する。もし投与開始に適した時期が、今、有症期に入る六ヵ月前であるとすれば、五年後には三ヵ月かも知れない。もっと一般的に言えば、ＡＺＴ投与患者集団のそれぞれは、発症の遅延がますます一次的なものとなり、有症となったときにＡＺＴの効果が減退している。

明るい面としては、最近なされた二つの研究から、ＡＺＴ耐性の可逆性を示す証拠が若干示されている。一つは、一五人の患者中五人がＡＺＴ投与を中止後一年以内に感受性を回復したことである[614, 615]。ＡＺＴ投与を長期間受けていた患者ほど、感受性の回復は緩慢であった[615]。このことは、高度に耐性が発達したＨＩＶは、耐性の弱いＨＩＶより感受性の回復が緩慢であることを示している。ＡＺＴ投与中止後の期間が長いほど感受性も増加し、このことは、少なくとも患者の中には感受性の段階的な回復が約一年かかって生じた者がいたことを示唆している[614]。感受性に部分的な逆戻りがあることは、二剤の交互投与によって、ＨＩＶが第二薬投与期間中に第一薬に対する感受性を回復するようにもっていけるという希望を与える。

二番目の研究は、そのような交互投与を施した患者を追跡したものである[1028]。ＡＺＴ投与を一年ないしそれ以上行っていたエイズ患者五名の症状が悪化しはじめた時点で、ＡＺＴに替えて別の逆転写酵素阻害剤、ジダノシン（didanosine=dideoxyinosine, ddI）が用いられた。すると患者は好転し、ＡＺＴ耐性が症状悪化にかかわっていたことを示唆している。その次の年、これらの患者のＨＩＶはｄｄＩ耐性を増したが、ＡＺＴ耐性は低下した。ｄｄＩ耐性を増加させたある突然変異が、ＡＺＴ耐性を低下させたのである[1028]。ｄｄＩあり、ＡＺＴなし条件下では、ＡＺＴ耐性突然変異のＨＩＶは、ｄｄＩ耐性、ＡＺＴ感受性の新しい突然変異より競争上不利である。しかしながら初期のｄｄＩによるＨＩＶの長期抑制データによると、結果はＡＺＴ投与によって得られた結果に類似している。つまり数ヵ月も経つとｄｄＩに対する耐性が発達してＨＩＶが勢いを盛り返し、患者は衰弱する[887, 888, 1028]。

現在まで行われた研究によると、多数のいろいろな突然変異がＡＺＴやｄｄＩに対する耐性に影響を与えることが示されている。両方の抗ウイルス薬の使用が増大するにつれ、一方の薬剤への耐性を低下させずに他方の薬剤への耐性を増大させる突然変異なら、どのようなものでも競争上有利となる。このような変異体が勢力を拡大するにつれ、ｄｄＩ投与中にＡＺＴに対する感受性回復は次第に緩慢になる。

ＡＺＴにもｄｄＩにも耐性のＨＩＶ系統が存在することから、この予想が信頼性のあるものだとわかる[527]。このことはまた細胞培養中のＨＩＶの増殖でも確かめられる。ＡＺＴとｄｄＩ両方の濃度を次第に増大させながらこれにＨＩＶをさらすと、両方の薬剤に対する耐性を急速に発達させた。そして耐性系統をこれらウイルス薬のない条件下で二ヵ月培養したところ、感受性は回復しなかった[369]。しかしながら両薬を最初から高い濃度から始めると、耐性の急速な発達は見られなかった[370]。このような違いが見いだされたことは、ＨＩＶの感染した細胞や組織中での薬剤濃度にはおそらく大きな変異があるであろうから、次のような推論への関連上重要である。つまり人体内におけるＨＩＶの増殖は、感受性が長く残る実験条件ではなく、ＨＩＶが両方の抗ウイルス薬に対する耐性を発達させる実験条件に類似しているだろう。

ＨＩＶは、これまで使用されたほとんどあらゆる薬剤に対して耐性を発達させる能力があることを実証してきたが、一つの薬剤に対する耐性が自動的に他の有望薬に対する耐性を生じさせることはあまりない[56, 342, 712, 865, 905, 907, 908, 923, 960]。そこで研究者たちは、異なるウイルス薬の併用を検討してみようと考えた。ＨＩＶが複数の使用薬剤に対して感受性があるなら、それらを併用すればウイルスの相乗的抑制効果をもたらしうる。しかしながら前述したように、ＡＺＴとｄｄＩのような二剤併用によって、最終的には両方への耐性が生じるだろう。さらにＡＺＴ耐性が生じた場合、ＡＺＴをｄｄＩのような他の薬剤と併用して投与することは、第二薬剤の効果を低下させるかも知れない[1187]。研究者たちは二剤戦略に欠点のあるのを見て、今度は三剤併用を考えた。ＡＺＴ、ｄｄＩと、ネビラピン（nevirapine）と呼ばれる今一つ別の抗ウイルス薬を試験管内で同時処方することによって、ＨＩＶ系統の増殖を停止させた[163]。この発見には勇気づけられるが、進化的考察をめぐらせれば、このアプローチも楽観的な見通しは控かれるに違いない。もし三剤併用によって、現存するすべてのＨＩＶ変異体とあらゆる組織に存在する変異体から容易に生じうるすべての変異体のあらゆる複製を完全に停止させられるなら、楽観論を受け入れられるだろう。しかしＡＺＴ耐性に関する知識からは、各抗ウイルス薬に対してさまざまな耐性突然変異が多く見いだされるようになり、さまざまな組み合わせの薬剤耐性ＨＩＶが多数生じると予想できる。そのような組み合わせのたった一つでも三剤同時存在下において何らかの増殖ができるとすると、このわずかに耐性をもった変異体は、複製能を向上させた変異体からなる一大集団を形成するだろう。このプロセスが繰り返されると、抗ウイルス薬がない場合に起こるのと同じ方向に複製能力の進化が生じるに違いない。しかしながら、三剤に対する同時耐性を進化させる上でＨＩＶに困難があれば、何であれ時間稼ぎできることになる。個人のレベルでは、薬剤同時摂取する患者の寿命を延ばし、生活の質を改善するかも知れない。集団レベルでは、併用療法は、ある一つの薬剤だけの場合に耐性が地域全体に拡大する速度を減速させることもありうる。

## 無症期投与の実際的制限

感受性の回復についての不確実さが消えるまで、信頼できるデータにもとづく理にかなった唯一の結論は、一年程度の内に発症すると考えられる無症患者に対して、ＡＺＴを使うべきであるということである。この結論の臨床的な利用価値は、ＨＩＶ感染がエイズに進行するのを予測するわれわれの能力に依存している。現在のところ、ある患者がＡＺＴ投与を受けるべきかどうかを決定するのに用いられる主要基準はＴ４細胞の密度であるが、この基準は差し迫った発症との関連性が非常に弱い。Ｔ４数が五〇〇個以上ですでに有症あるいは有症期に非常に近い人もあれば、Ｔ４数が五〇〇個未満でもエイズに進行するまで何年もある人も多い[815, 991, 1127]。以上示した分析から、Ｔ４数に加えて他の基準を用いる必要性が示唆される。ＨＩＶの進行度を測る他の基準の大部分（たとえばｐ24抗原、β２‐ミクログロブリン、Ｔ４％、ネオプテリン）は個別に用いると大ざっぱな推定しか与えない。しかしながらこれらの基準を組み合わせて用いれば、発症時期を正確に予想するかも知れない [599, 652, 815]。補足的な指標は予想の正確さを改善し、発症までの広い期間にわたる選定時期の予測に寄与することになる。これらの指標には、HIVの遺伝物質の定量（PCR法を用いる）、ウイルス活性の人工刺激と定量（生体外での放射線耐性HIVの発現を用いる）、白血球の構成変化と血液生化学的な変化、病原性に関連するウイルスの性質の直接評価（複製速度や感染細胞が未感染細胞に対して融合を起こす傾向など）がある [318, 694, 786, 941, 970, 971, 1200]。

進化的なプロセスを考慮したこれらの結論は、アメリカのガイドラインより感染無症期での投与に関するヨーロッパのガイドラインの方に合致するところが多い。ヨーロッパのガイドラインでは、T4数が五〇〇／mm³以下でしかも急速に落ち込んでいる患者に投与を限定している [1049]。そのような人は数ヵ月以内にエイズやARCに進行する傾向がとくに強い [131]。もっと正確な複合的な指標（前述参照）を採用することによって、起こるべき結果に応じた細かい対応が可能となるはずであり、発症前のさまざまな時期に投与を開始する際の利点と欠点をもっと正確に見定められるだろう。

このように病気進行を予想指標に依存して判断するということは、AZT投与の短期的な利点と欠点をめぐる論争に密接なかかわりがある。AZTの早期投与は、症状の遅延を示す人々の割合が小さいため疑問視されてきた [1049]。AZTは一年あたりの進行度を八％から四％程度に下げた [1105]。したがってT4数が五〇〇個／mm³以下の一〇〇人の患者を無作為に選んで一年観察するとすれば、わずか四人ほどが発症を遅延させる計算になる。しかしながらもし観察を始めて一年以内に、どの感染者が有症となるかが決定でき、それらの感染者のみに投与したなら、有症進行度が半分になるということは、投与患者の約半数に利益を与えるということである。投与による有害な副作用を差し引いても、投与患者あたりの防御割合はこのように大きく、明らかにいっそう実質的な利益がある。

ＨＩＶ感染が長期間にわたることと遺伝的変異が高率に生じることとは、ＨＩＶの抗ウイルス薬耐性に関する臨床的な取り組みを、抗生物質耐性に関する伝統的な取り組みとは違ったものにする。抗生物質の多剤併用法は、投与を受ける個体内における耐性の発達に対しては、一般にほとんど無視できるほどの影響しか与えない。集団全体の中に抗生物質耐性をもたらすのを遅延させるために、どの時点で抗生物質投与を抑制すべきかに関しては医師により判断が異なるかも知れない。しかし医師各々にとってこの時点がどこにあろうとも、長期的な観点からの集団への不利益を勘案するよりも、一般には自分の患者の利益に重きをおいて決定される。ＨＩＶ感染者たちは、個人の体内にいるＨＩＶが投与された抗ウイルス薬への耐性を発達させてしまう確率が高いという点で、これとは違っている。無症患者に対し有症となる一年位前に投与を開始することは、発症の遅延という点ではよいが、いったん発症したならば、投与を中止することが治療上の利益がかなり大きいかも知れない。これらの相反する利益は、必然的に互いにトレードオフとなる。医師と患者は、長い無症期の後で最終的に発症した場合にはより重篤な症状におちいるのと、短い無症期の後有症期にはいくらか軽い症状ですむのと、どちらかを選ぶ必要があるだろう。

右に述べた進化的分析によると、もしＡＺＴ投与を無症期の早期に始めると、ＨＩＶにＡＺＴ耐性が早く出現し、有症期の遅延はなくなり、エイズはより制御困難となる。部分的耐性系統に感染した人たちは、より速かに完全耐性系統を発達させる傾向があるので、早期投与によってきわめて大きな犠牲を払うことになる。したがってＨＩＶが十分に感受性をもっているならば、通常時期より遅らせて投与を開始すべきである。投与期間の長さと、投与終了後のＡＺＴ耐性度との関係が変化に富んでいるため（たとえばチューダー‐ウィルソン他[1080]）、結論は込み入っているが、この複雑さは、感染時にＡＺＴ耐性が存在する頻度が増すにつれてますます重要になる。これらの考慮点を明らかにするために、ＡＺＴ耐性の測定を感染初期および投与期間中ずっと行う必要がある。最近、ＡＺＴ耐性の存在と程度を検出する方法が向上し（たとえばメイヤーズ他[697]）、この監視がずっと容易に行えるようになった。

理想的には、そのような測定値を偽薬群の測定値と比較すべきである。その実現にとって残念なことに、（そしておそらく偽薬群に属する多くの人たちの将来にとっても残念なことだが）、アメリカの第一次研究で設定された偽薬群は、実験のデータおよび安全を監視している委員会によって終了させられた。委員会がこの措置をとったのは、ＡＺＴ投与がはっきりと発症を遅延させる証拠を示したときであった[1105]。この決定は、無症期に投与することの長期的な有用性の査定を妨げたというだけでなく、ＨＩＶ治療の実験的検討を終わらせるかどうかを決定する際には、進化的プロセスをもっと詳細に考慮する必要のあることに注意を喚起した。右に述べた考えは、偽薬群の廃止措置が偽薬群の大部分の人に対して、監視委員会の思った結果とは正反対の結果をもたらすものだったということを示している。つまり有症となるまで数年間以上あるかも知れない偽薬群患者にとって、偽薬をやめてＡＺＴ投与に切り替えることは、おそらくＡＺＴによってエイズの発症を遅延させる機会を失わせ、いったんエイズにおちいったときは、ＡＺＴによって効果的な治療が受けられる機会を失わせてしまったのである。

進化的考察によると、エイズ発症まで二年あるいはそれ以上ある患者にＡＺＴの使用を奨励する理由はない。したがって倫理的な基準（たとえばフリードマン[352]）は委員会のとった偽薬担当部を終結させる措置を正当化しない。幸運なことに、このアメリカの検討チームに対応するイギリス・フランス検討チームは、偽薬担当部の終結措置をとらなかった。約一七五〇名の患者が参加したこの検討研究は、イギリス・フランスによるコンコルド航空機の共同開発との類似でコンコルド・スタディと名づけられた。コンコルド・スタディによって、最終的には無症患者に対する投与開始時期をもっと正確に定める指標が得られるようになるに違いない。予備的な結果では、右の議論が支持されている。平均三年間投与した後、AZT投与患者は非投与患者に比べエイズ未発症期が長くはならなかったが、約一年の投与による結果は、アメリカの検討結果と矛盾するものではなかった[21]。これらの予備的な結果から、すでに論者の中にはAZTはもはやエイズ発症の遅延薬としては使われないだろうと予想する人々もいる[678]。しかしながら前述したように、進化的考察によればもっと明確な勧告を行える。つまり、AZT投与は、患者がエイズ発症まで一年以上あると考えられる場合には、発症遅延薬としては使用されるべきではない。

コンコルド・スタディでは、偽薬群への参加者は、偽薬群をはずれる選択肢、つまり、いつでもAZTの投与を受けられる選択肢を与えられた。本章で提示した考察は、このような決定にも倫理的な問題を浮かび上がらせる。偽薬群参加者がこの選択に際してよく事態を認識した上で決断するためには、AZT投与を受け容れることによって、エイズ発症遅延はあったとしても少ししかなく、発症した際にはエイズと戦う力がかなり低下してしまっているということを助言する必要がある。

感染無症期におけるAZT投与が広く行われるようになってからほどなく、「HIV感染初期におけるAZT療法に関する最新技術会議」で、「AZT投与を開始するために必要な検査指標としてはT4細胞数以外は見あたらない」と結論された[145]。この宣言は、方策決定と臨床現場にもっとしっかりと進化的な原理を導入する必要性のあることを証明するものである。

## エイズに対する他の戦略

### ワクチン

エイズに対する戦いにおいて最大の希望は、おそらく有効なワクチンの開発におかれてきた。サルやネコの免疫不全ウイルスは人に対するＨＩＶ感染に非常によく似た感染を起こし、これらのウイルスに対する実験的なワクチンは、幾分かの防御効果を示してきた[371, 372, 1119]。このような結果から、同様なワクチンによって人もＨＩＶから防御できる可能性が考えられた。

エイズワクチンとして成功するには、少なくともいくつかのＨＩＶ系統に対して防御ができ、接種された人に重大な副作用を及ぼすことがないものでなければならない。一つ明らかな条件は、病気を引き起こさないことである。他の病気のワクチンには、良性の突然変異体あるいは弱毒化された病原体が含まれていた。エイズにこの方法をとるのは危険きわまりない。なぜなら弱毒化されたり良性のＨＩＶといえども、再進化によって病原性を回復できるからである。この予想はＨＩＶが感染後の進化的変化にきわめて大きな潜在力をもっていることを考えればありうることである。ＨＩＶの病原性遺伝子を選択的に欠失させて、病原性を低下させる方法は危険である。なぜならどのような遺伝子でもウイルスが異なれば作用が異なると思われるからである。たとえば *nef* 遺伝子を欠失させると、ある系統では病原性を低下させるが、別の系統では病原性を高める（第8章参照）[460, 649]。病原性遺伝子を欠失させると、ＨＩＶがその部分を再構築するのは困難なようだが[1189]、他の遺伝子がそれを補うような突然変異を起こし、ワクチンウイルスを増やして欠失以前のレベルまで複製を行い、さらに病原性を回復するような自然淘汰を起こすに違いない。この可能性を評価するためには、多くのワクチン投与動物を用いた長期にわたる研究が必要となる。しかしＨＩＶの進化には万能的なところがあるので、そのような欠失によって病原性が回復する危険性が避けられるとの仮定[1206]はまったくあやしい。死滅病原体を使っても、弱まるとはいえ同様の危険性がある。不完全な死滅ＨＩＶを使えば感染を引き起こし、死滅したＨＩＶの構成要素がわれわれの免疫系と相互作用して、生きているＨＩＶによる感染を増強するだろう[85]。したがってワクチン接種の在来型アプローチのいくつかは、実験的にはそこそこの防御力を示してはいるが、棄却されるか、あるいは少なくとも最初から好ましくない[1119, 1189]。他のアプローチとしては、ＨＩＶの構成タンパクを注射する方法や、他のウイルスを遺伝子工学的に改変してＨＩＶの構成要素をもたせる方法がある。われわれの体がこれらＨＩＶの要素に対して免疫を獲得し、それらをもったＨＩＶが免疫された人の身体に侵入してきたときに攻撃されるようにするというところに期待がある。

いったんワクチン開発に成功したら、病原体がワクチンによって誘起された防御を進化的に回避するのを絶えず止めるようにしなければならない。不幸なことに、得られているデータによれば、人間の免疫防御という障害はＨＩＶにとって克服可能であることが示唆されている。ウイルスはわれわれの細胞にｇｐ１２０と呼ばれる分子を用いて接着する。何百というｇｐ１２０のアミノ酸配列のたった一つだけが変化しても、抗体がこの分子に接着する能力を劇的に減退させることができる。このＨＩＶの突然変異体はこの接着力の低下によって、親ウイルスに対して発動された免疫応答から明らかに逃れられる[521, 1153]。そのようなアミノ酸配列の小さな変化は、宿主細胞に接着するｇｐ１２０上の座位で起こる必要はない。ｇｐ１２０以外の部分に変化を起こし、それによって抗体のウイルスに対する攻撃に抵抗性をもつようにできる[85, 783]。実験的なワクチンに見られる成功の度合いに、ＨＩＶの変異がきわめて重要であることは明白である。ワクチンをウイルスの構成要素から作成し動物を免疫すると、一般に同じウイルス系統に対して約半数の動物が感染を防御する[609, 772, 1119]。ワクチンが異なるウイルス系統から作成された場合も病気を防御する可能性はあるが、一般には感染を防御しない[609]。

エイズワクチンをつくり出すのが困難であることを理解するには、インフルエンザウイルスを考えればよい。このウイルスはＨＩＶよりわずかに突然変異率が低い[403]。新たなインフルエンザシーズンが始まるたびに、最近用いられたワクチンが無効なインフルエンザの流行が発生するのが常である。インフルエンザの死滅ワクチンは比較的危険性が小さいので、これらの新しいインフルエンザ系統は、克明な調査がされ、実験動物が準備されていれば有効に処置されうる。流行の型を定め、増殖させ、死滅させ、流行と戦うためのワクチンとして配布するだけでよい。前述した安全上の理由から、ＨＩＶ死滅ワクチンは危険である。さらに、ＨＩＶの感染期間が長いことと、宿主の免疫が有効に作用しないことから、同時にきわめて多量の変異が存在することになり、しかもこの変異の出現には滞りがない。インフルエンザウイルスと違って、ＨＩＶにはエイズシーズンなどはないのである。ＨＩＶの蔓延をワクチンによって抑えようと努力することは、二一世紀のすべてのインフルエンザの流行をただ一種のワクチンで抑制しようとするようなものである。
この問題をめぐる一つの方法として、われわれの免疫系が認識できるさまざまなＨＩＶタンパクの混合物を含んだワクチンを遺伝子工学的に作成することが考えられよう。一つのＨＩＶ系統は、この混合ワクチン中の一つのタンパクにだけ適合して、免疫系によって認識され排除されればよい。この方法によると、ワクチンを免れることのできるＨＩＶの割合を減らし、ワクチンの効力を回避できるＨＩＶの割合を減らすことができるかも知れないが、おそらく基本的な結末には変わりがない。ＨＩＶが自身のタンパク構造を変えることができるかぎり、ワクチンにより活性化された免疫系の追尾を逃れて増殖できる。
ＨＩＶの変異性に関連するすべての問題を総合してわかることは、ＨＩＶが感受性のある人に感染でき、感染者体内の感受性のある細胞に感染でき、感染した細胞から離れないという事実である[428]。防御できることを示したほとんどすべての研究では、ワクチン接種された個体への感染がウイルスが感染した細胞によってではなく、遊離ウイルスによって行われている。遊離ウイルスに有効なワクチンは病気の進行に対する効果をほとんどもたないだろう。なぜならＨＩＶは、しばしばわれわれの細胞膜でつくった変装マントにくるまれて人に感染すると見られるからである。そして感染細胞による感染拡大は遊離ウイルスに比べるとずっと効率がよいだろう[257, 961]。ワクチンが細胞内のウイルスに対して防御するかどうかを明らかにする研究がわずかながら行われたが、不完全な防御しか示されなかった。不活性化されたＳＩＶは八種類のアカゲザルの遊離ＳＩＶに対して防御するが、感染細胞に対しては半数のサルしか防御しなかった[463]。ＨＩＶ－１ワクチンの一つが三匹のチンパンジーで感染細胞に対する防御を示したが、短期間に限られていた[359]。したがって、ワクチン成功の希望は頼りないものにしか過ぎない[942, 943]。

細胞膜による偽装ウイルスの問題は、効力のあるワクチンが遊離ウイルスを認識するだけでなく、感染細胞を認識し、これを破壊するわれわれの免疫系の細胞をなんとか活性化しなければならないことを意味している。この課題は、もしワクチンに生きているウイルスを使えば、いくつかの感染細胞に対して実現可能である。たとえば生きている良性の麻疹ウイルスでワクチン接種を行うと、麻疹ウイルスはHIVのように細胞から細胞へ直接伝播できるにもかかわらず、麻疹に対する有効な防御力が備えられる[428]。生きた良性のSIVによるワクチン接種でも、同様な防御力がある程度備わることが示唆されている[1189]。

感染細胞は破壊される前に、ウイルスを細胞内分解する。その後ウイルス断片は運ばれて細胞膜内に埋め込まれ、われわれの細胞自身と他の外来細胞を区別するのに用いられる複合物と大変特殊な関係をもつ突起を生ずる。そのようなウイルス由来の突起をもつ細胞は免疫系によって見つけられ破壊される。しかし生きているか不活性化しかされていないHIVによるワクチン接種は危険であり、細胞に取り込ませ適切な分解を行わせることが主要な秘訣となる[85]。たとえこの分解過程の問題が解決しても、潜在的感染の問題が残る。精液と血液に含まれる多くの感染細胞が破壊されない理由は、それらの細胞膜に、破壊を担当する細胞が感染細胞を認識するのに用いるウイルス断片が含まれないためである[944]。それらすべての新たな挑戦が解決できたとしても、さらにウイルスの進化というすさまじい潜在力に直面する。実際このような種類の抑制法を回避するための進化の素材はすでに実在しているだろう。HIVの中に見られる変異にはこの攻撃を回避できるウイルスがある。いくつかのウイルスの断片は、感染細胞を破壊する細胞に提示されないか認識されないのである[85, 850]。

これらの考察によって、安全で効力のあるエイズワクチンを開発することは、そもそも健康科学に課せられた課題の中でももっとも手強いものの一つになるであろうことが示唆される。まだ予想されない困難もあるだろうし、ほどほどの効力をもつワクチンが実用化されるまでにも、何百万という人々がエイズにより死に追いやられるだろう。

## 偽りのドアノブトリック

他の戦略としては、ＨＩＶが生活史を完結するのに必須と思われる化合物を利用する手がある。われわれの白血球の中にはＣＤ４という分子を突出させているものがある。これはＨＩＶのレセプターであり、ＨＩＶがわれわれの細胞に侵入するためにつかむドアノブのようなものである。（Ｔ４の「４」というのは、本章のはじめに触れたが、これらＴリンパ球の細胞膜に存在するＣＤ４のことを指している）。ＨＩＶがＣＤ４をつかむのに用いる手はｇｐ１２０である。願望としては、体内に偽物のドアノブをいやというほどつくり、ＨＩＶがそれらのノブをつかむのに忙殺されて本物のドアを開けさせないようにすることである。ＨＩＶが無防備のまま細胞外に脱落して迷ってしまったら、免疫系で殺滅されるだろう。

調べられたＨＩＶやＳＩＶの系統はもっぱらＣＤ４を侵入に使うばかりか、ＣＤ４分子上のまったく同じ部分を使う。ウイルスがＣＤ４分子をつかむのに使う部分は、ＨＩＶの異なった系統間できわめてよく似ている[538]。このような類似性があるため、偽物のドアノブのバラエティーはそれほど大きい必要はないだろうし、ＨＩＶが偽物のドアノブをつかまないで細胞外に付着している本物はつかめるという構造を進化させる選択肢はほとんどないのではないかと示唆される。

差しあたりＨＩＶが細胞に侵入するのにもっぱらＣＤ４をドアノブとして用いると仮定しても、ＨＩＶ

は、CD４を偽物のドアノブとして使わせようというわれわれの努力を迂回する方法を進化させることができるかも知れない。血中を流れる遊離のCD４の構成要素は、人体細胞膜中に埋め込まれたCD４の構成要素と同じではない。ウイルスはgp１２０の構造を変化させて、遊離CD４と埋め込みCD４とを区別できるようである。たとえばgp１２０分子はCD４と結合する前に細胞膜の要素と相互作用する必要があり、その結果構造変化が行える。あるいは細胞膜に結合したCD４は露出していない遊離CD４の構成要素と相互作用して、遊離CD４への結合を減らせる。どちらのやり方にせよ、ドアのないドアノブへの結合を回避するように進化できるのではないだろうか。gp１２０の大きな変異[505]は、この可能性に信憑性があることを示している。

CD４分子の一部分によって、試験管内ではHIVの感染はうまく阻害されたが、人への感染を抑制する試みは、疑問視される結果に終わった[141]。一つの問題は、正常なCD４をもった細胞密度が高くなるにつれて、阻害能力がかなり失われることである。もう一つの問題はgp１２０の変異性に原因がある。CD４をつかむこの部分に結合する化合物をつくることに的を絞った努力が払われてきた。その理由はgp１２０のこの部分の変化は抑えられているはずだからである。この部分の変化が大きすぎると、ウイルスはCD４に結合できず、したがって細胞に侵入できない。理論上、gp１２０を阻害できれば何であれ、他のウイルス構造に対する干渉よりも長期的解決策をもたらすに違いない。

残念なことに、最近得られた証拠によれば、HIVは遊離CD４に対する結合を排除するよう進化できることが示されている。HIVの実験室系統の阻害は試験管内ではうまくいったが、新たに分離された系統で同じ阻害を行おうとすると、数百倍の濃度のCD４が必要であった[36, 119, 209, 627]。そのような非感受性系統の一つで、CD4を把握するHIVタンパク部分に突然変異がまさに起こったという報告がなされた[141]。このような知見から研究者たちは、宿主の体外での増殖がCD4分子への高い親和性を人工的に選抜しているのではないかという疑いをもった。この考えを追求した結果、驚いたことに、新たに分離されたHIVの結合部位は、実験室系統のものとほぼ同程度のCD4の結合力しかもっていなかった[36, 119]。体内で増殖するウイルスは、明らかに遊離CD4による阻害を受けにくいような他の性質をもっている。

このパラドックスの解答は、われわれの体内のHIVには自らの構造に関する競争的要求があるということだろう。たとえば彼らは抗体と対抗しなければならない。gp120が変化すると、たとえ結合部位そのものは変化しないときでも、抗体への結合も、CD4への結合も影響を受ける[751, 783]。したがって体内のHIVは高次構造を進化させるが、それは細胞内へ侵入するか抗体による攻撃を回避するかのトレードオフである。このトレードオフには体内の標的細胞と試験管内の標的細胞の違いも含まれているだろう。gp120の大きく露出している部分、これはV3ループと呼ばれるが、このわずかな変化でも、攻撃される細胞の種類やウイルスを阻害するCD4の能力に影響するようである[515]。あるいは、gp120の柔軟な高次構造は免疫系による攻撃を防御できるが、そうすることで、gp120の他の部分（V3ループなど）が細胞に付着するまで、CD4に結合する部位を覆う（キャラハン他[138]、ナラ他[783]を参照）。CD4結合部位のこのような覆いは、細胞内への侵入をいくらか弱めるが、遊離CD4への結合は劇的に低下させるだろう。抗体にさらされない細胞培養により増殖するHIVは、細胞に侵入するのに特化して効率的に淘汰され、したがってあまり柔軟性のない、より露出部分の大きなCD4結合部位をもったgp120が進化するだろう。このように免疫系によってHIVに課せられる制限のため、新たに分離された系統が実験室系統より遊離ＣＤ４による阻害を受けにくくなるということもありうる。

遊離ＣＤ４結合性を急速に排除する変化に対するこれらの説明は、十分に検証されていないが、進化的説明の背景となる基本的な根拠については十分な文献がある。実験室系統のＨＩＶが培養され検証に使われるまでには、それらのウイルスは通常、採取元の人体内で多数をなす変異体と違ったものになっている[244, 719]。人体外でＨＩＶの増殖が継続されると、こうした急速分岐が次々と起こる。

遊離ＣＤ４への結合性忌避の進化的変化に対する正確な理由が何であれ、このような変化があるということは、ＣＤ４療法の進化的安定性にとってよい前兆とはならない。ＣＤ４の中程度の濃度では体内のＨＩＶを効果的に阻害しない[208]。しかしおそらくもっと重要なことは、新鮮な分離系統と古い系統との間の違いが、阻害の受けやすさを進化させるＨＩＶの潜在力を示している、ということである。短期間であれば、新しい分離系統に対する阻害は、たとえば毒物質で偽装した遊離ＣＤ４によって、劇的に向上するかも知れない[554]。しかしながらＣＤ４療法が長期化にわたると、細胞上の偽装ドアノブと真のドアノブを区別するＨＩＶ集団が形成される傾向がある。最近の研究によると、ポリオの突然変異体は、そのようなおとりドアノブへの結合を回避できるが、依然として細胞への感染も可能である[1132]。突然変異率のずっと低いポリオウイルスがこの障害を避けて進化できるとしたら、ＨＩＶも同様にできるだろう。

もう一つ問題がある。ＨＩＶは細胞侵入に際し以前に考えられていたほどＣＤ４に依存しないのである。ＨＩＶは明らかに、神経細胞、何種類かの白血球（Ｂリンパ球）、癌細胞、消化管内皮細胞へ、ＣＤ４が存在しなくても侵入できる[86, 118, 317, 758, 1029, 1165]。ＨＩＶがすでにＣＤ４を利用しない細胞侵入能力をもっているなら、ＣＤ４にほとんど依存しないで細胞侵入を果たすよう進化することができるに違いない。

## 人間の知恵 対 HIVの多能性

HIVが繁殖上の障害が生じた場合それを回避するように進化する能力をもつことは、新しい型の細胞へ適応していく実績があることに明らかである。人においては、HIVは単球と呼ばれる白血球に容易に感染し、その中で増殖する。HIVはチンパンジーから取り出した単球には普通は感染できないし、その中で増殖もできない。しかしHIVがチンパンジーに取り込まれてほどなく、進化してチンパンジーの単球への感染力を身につける。HIVはチンパンジーの他の白血球中で生育する能力を身につける[1120]。これを踏み台として、チンパンジー体内で増殖したHIV集団は突然変異と自然淘汰による試行錯誤を経て、やがて以前単球への感染を阻止していた障壁を打ち破る正しい指令の組み合わせを突き止める。この障壁の正確な性質は不明であるが、細胞への感染後速やかに発現される。チンパンジーと人のCD4分子の違いが何らかの役割を果たしているだろう[382]。

目下究明されつつある選択肢とそれらに対して起こりうるHIVの進化的応答についてこれまで見てきたことから、私は次のように結論する。すなわち、たとえ抗体療法、遺伝子療法、あるいは細胞内HIVの生産工程の阻害のようなあれこれのアプローチ[733, 734]による治療が効果を示したとしても、その効力は短期間に留まる。HIVはAZTや他の抗ウイルス薬への耐性の進化を止めないし、CD4断片と生きた細胞上のCD4分子の区別ができるよう進化し、ワクチンや、実験室や、遺伝子操作による細胞によって生産された抗体を回避するよう進化するだろう。

基本的な問題は、HIVが、抗HIV戦略が標的にする弱点によって、すべてのHIVがうまく増殖できないことになるものでないかぎり、それがもはや弱点ではなくなるように進化する、ということである。ＨＩＶは突然変異率が高いため、この競争はＨＩＶに有利に傾く。もしわれわれが数種のＨＩＶに対する魔法の弾丸を見つけても、別のＨＩＶの中にはあらかじめ魔法の鎧をもっているものもあれば、それをすぐ進化させてもつようになるものもあるだろう。したがってわれわれがＨＩＶに対して開発中の解決策は短期的なものであり、これは次々と新しい型に対処が必要なインフルエンザワクチンの開発に似ている。

そうであれば、われわれは何をなすべきか。短期的な解決策を追求することにも間違いなく重要な利益がある。しかし、ＨＩＶを最終的にはより温和な微生物へと変換できるような、長期的な解決策があるだろう、ということも認識すべきである。そうすると、あまりにも短期的な解決策に頼らなければならない必要性は弱まる。前章で述べたように、性的伝播や注射針伝播の頻度を低下させる介入への投資は、そのような長期的な解決策となるに違いない。ＨＩＶをもっと温和な病原体へと、進化的に形質転換させるのである。

# 第10章 過去を振り返って……

一度だけでも自分自身で先人が歩んだ長い道のりをさかのぼろうとした者、自らの知識が生じた歴史的環境に気づいて、それがどれほど明確なものになったかを感じた者、真正の研究者でさえおかしてしまった誤りのもとにあったものを見いだす者、真実の核心はあらゆる誤りにあることを学んだ者、そういう者は歴史的研究を軽蔑する人たちと自らに一線を画すであろう。ウィルヒョウ [1104]

少し仰々しいとは思うが、ウィルヒョウの指摘はなかなか的を射ている。現在の知識を歴史的に見直してみると、その価値がよくわかる。本書に述べてきた、進化と健康科学の結合という考えの基礎となった数々の洞察を理解するために、過去を振り返ってみよう。第一の重要な洞察は、人以外の生物、とりわけ肉眼では見えない微生物がわれわれの生体内で生活して病気を起こすことができるということの認識である。第二の洞察は、個々の人のスケールを越えた、もっと大きな時空スケールで病気を理解することと関係している。この洞察には、人々の間で病気が蔓延し、時とともに病気が変化するということも含まれる。第三の洞察は、顕微鏡レベル、化学的レベルから個体レベル、集団中に病気が蔓延し、時とともに病気の性質が変化する時空的なスケールまで、その全範囲において、われわれの活動が寄生者のもつ影響力を変化させうる、という認識である。

# 病原体としての内部寄生者

## 古代文明における寄生虫

古代文明世界には寄生虫と病気との関係について、かなりの理解があった。メソポタミアと古代エジプトにおける治療法は大部分、宗教活動にもとづいていたが、両文化とも効力のある薬を用いていた。たとえば、両文化とも、ナス科植物のヒヨス葉（hyoscyamus）を用いた。エジプトでは、「回虫類と条虫類による腹痛」を治療するのに、つまり「腹中の魔力を追い出す」のに、これが使われた[1011]。今日、ヒヨス葉の麻酔成分は、ふるえ止めと心拍数安定のために用いられている。これに近い薬であるアトロピンは、近代において下痢による腸過敏症を緩和するために用いられていた。ただし古代に行われたいくつかの治療法と同じく、よくなるというより害の方が大きかったと思われる。というのは、腸の激しい動きは病原体の侵入に対する防御反応であることが多いからである（第2章参照）。

メソポタミア人は、肉眼で見える内部寄生虫に対して、単純だが効果的な外科的手法を用いた。メソポタミア人にとって、苦痛と生活上の支障をもたらすものの一つにメジナ虫（*Dracunculus medinensis*）と呼ばれる線虫があった。これは近年でも数百万人の人々に同様の被害をもたらしている。人がこの虫の幼虫に感染した小さな水棲甲殻類であるケンミジンコがまぎれた水を不用意に飲むと、これに感染する。メス虫は飲み込まれてから体内をあちこち移動して回り、一年も経つと一mにも成長する。体内旅行の出発点はケンミジンコから脱出して潜む胃の中である。次の逗留先は小腸で、そこで幼虫は回り道をするように小腸の壁を通過し、筋肉と結合組織の中をさまよいながら最大の長さまで成長する。この虫は最後に脇の下の組織に侵入し、そこで摂食しながら数ヵ月を送り、雄と雌がランデブーする。数ヵ月の後、メス虫は旅行を再開して皮下に達する。そこではメス虫の輪郭が外からもわかり、あたかも前腕部に浮き出た一mもの長い静脈が皮下の航海に乗り出したかのように見える。産卵の時期が近づくと、メス虫は最後の行き先である脚または足の皮下組織へと向かう。この段階で、この虫は人を操って自分の伝播に都合のよいように仕向ける（第2章の意味で）。虫はトグロを巻き、痒みを伴う水疱をつくる物質を分泌する。水の中を歩き回るとこの激烈な痒みが和らぐが、そうすると水疱が破裂する。破れた水疱の噴火口のような穴の中にはメス虫の産卵口が開口し、そこから数百万という線虫の子虫が解き放たれる。子虫のぴくぴくとした不規則な動きに腹を空かせたケンミジンコが引きつけられ、その線虫を取り込む。線虫はケンミジンコの腸壁を突き破り体腔内で成長する。こうしてケンミジンコは不活発になり、人々がもっとも飲み水を汲み取りそうな水たまりの底に沈んで、寄生のプロセスを再び開始する。

メソポタミア人は事実から正確な結論を引き出した。激しい痒みのある水疱でできた人の皮下には何かがうごめいている。もしこれを引きずり出せたなら、厄介な水疱はなくなるかも知れない。問題は、もし皮膚を切開してその虫を引きずり出そうとすると、虫が切れ、手には虫体のごく一部が残り、その大部分は患者の体内に留まったままで、患者の苦しみがなお続くことである。そこでメソポタミアの医者たちは、虫体を切断しないで引き抜くため、虫が乾いて硬い皮の管になるくらいゆっくりと引っぱり出した。しかしこの方法では虫体全体を取り出すのに一ヵ月もかかり、患者の傷口から一、二フィートもある虫を数週間もぶら下がったままにしておくことはできない。バツが悪いというだけでなく、乾燥した虫が物に引っかかったりして、残りをうまく引き出すチャンスを妨げることにもなる。解決策は、棒に虫をからませて巻き上げることであった。慎重に巻き上げられた虫は秘技を有することの宣伝となり、医者の診療所にそのシンボルとして飾られた。

　このシンボルには、どことなくお馴染みかも知れない。聖書に、モーセの従者たちにとっていかにホー山からの旅が過酷で耐えられないものだったかが記されている。

　しかし、民は途中で耐えきれなくなって、神とモーセに逆らって言った。「なぜ、我々をエジプトから導き出されたのですか。荒れ野で死なせるためですか。……」主は炎の蛇を民に向かって送られた。……民はモーセのもとに来て言った。「わたしたちは主とあなたを非難して、罪を犯しました。主に祈って、わたしたちから蛇を取り除いてください。」モーセは民のために主に祈った。主はモーセに言われた。「あなたは炎の蛇を造り、旗竿の先に掲げよ。蛇に咬まれた者がそれを見上げれば、命を得る。」モーセは青銅で一つの蛇を造り、旗竿の先に掲げた。蛇が人を咬んでも、その人が青銅の蛇を仰ぐと、命を得た。（『旧

約聖書』「民数記」21章5‐9節)

「炎の蛇」とはメジナ虫のことであったと信じている医学者もいる。咬まれた人たちが棹の先にからまった蛇のシンボルを見たとき、とりわけそのシンボルが、「聖地メジナの小さな竜」を取り除く資格のある医者の存在を意味するなら、大いに癒されたことだろう。古代ギリシアのアスクレーピオス医師協会の紋章は杖に巻きついた蛇であり、近代医学では杖の周りにトグロを巻いた二匹の蛇をそのシンボルとして使っている。現代の紋章、神々の使者の杖はローマ神メルクリウスの杖に由来しているが、他と同様に、メジナの小さな竜を抜き取る専門技術という古代の象徴に、少なくとも間接的に由来しているだろう。

古代エジプトの医者たちは寄生虫が多くの病気を起こすことを見いだし、その類推によって他の病気も虫の侵入のせいだと考えた。この類推は大方が間違っていたが、その背後にある論理は、病気の研究を一変させた別の論理的議論、すなわち微生物病原説に類似していた。しかしこの変容がもたらされるには、その後三千年を待たねばならなかった。

古代ギリシア人は注意深く観察、記述して病気を区別し、それから病気を説明する仮説を提出した。エジプト人の考えの上に立って、病気は地、水、火、空気の四つの基本要素の不均衡を意味すると考えた。しかし病気とその流行の原因として小さくて目に見えず自己増殖能のある寄生者を仮定した著作が初めて現れたのは、ルネサンスの末期であった。

## 伝染毒素、瘴気とスケール障壁

ルネサンスの最後の世紀に、イタリアの医学者ギロラモ・フラカストロは彼の時代に流行した疫病である、天然痘、腸チフス、ハンセン病、腺ペスト、梅毒、発疹チフスについて情報を集め、説明を加えた。1546年彼は、病気というものは病気に特異的な病原体によって引き起こされ、それは身体内で増殖でき、人から人へ直接に、あるいは遠く離れていても物に付着して汚染させ、間接的に伝播できるという考えを公刊した。さらに彼は流行の激しさに強弱があるのは、病原体の病原性が変化したことの反映であるという考えも提示した。このような考えを公表したことで、フラカストロは、疫学と病気の流行に進化的変化を適用するという基本的考え方を打ち立てたのである。病原体の存在が文書に現れる三世紀も前のことであり、ダーウィンが進化生物学を着想するのに先立つこと三世紀であった。しかしこれらの考えはほとんど見過ごされた。その理由はおそらく、極度に小さい生きものについて、および大きな生きものの身体を形づくる小さな構成単位についての知識不足にあった。彼の考えはその後顕微鏡レベルの知識が得られて後、よみがえることとなった。

ルネサンス末期の科学的探求の精神を考えると、病原体が病気の原因であるかどうかを批判的にテストするのに三世紀を要したとは意外に思えるかも知れない。顕微鏡はフラカストロが微生物病原説に関する書物の初版を出した後約五〇年も経ってから、ガリレオによって発明された。この顕微鏡によってそれまで裸眼では見ることのできなかった何種かの寄生者を見ることができるようになった。探求を遅らせた原因のおそらくもっと重要なものは、人間が経験する空間的なスケールと病原微生物のずっと小さいスケールに関する知識のギャップであった。フラカストロからロバート・コッホへと、病気の性質に踏み込んだ科学的な探求は、器官系のレベルから器官へ、さらに組織へ、宿主細胞へ、そしてついには宿主細胞と小さな寄生者との相互作用へと、行き当たりばったりにせよ進歩の道を歩んだ。

一七世紀までに、医学関係者たちはアンドレアス・ヴェサリウスのような解剖学者のおかげで、すでに器官系の見地から考えを推し進めていた。人体構造についてのヴェサリウスの細部にわたる解剖と描画は人間生物学の研究方向を、未検証の仮説よりも直接的に観察可能な証拠の探求へと転換させた。

一七世紀、一八世紀の間、病気についてのさまざまな新しい仮説が唱えられ、それぞれ信奉者を集めた。英国の内科医トーマス・シデナムは存在論的見解を推し進め、病気は、宿主体内の一個の生物のように発達した、特異な実体であるとした。彼は個体にすみつく病気を、地面から伸びて花を咲かせやがて死んでゆく植物にたとえた。しかし、シデナムは病気を一個体レベルで解釈していた。彼は、病気の臨床的な違いは理解することができたが、病気そのものが何であるのか理解できなかったため、混乱してしまった。

この問題はついに、イタリアとフランスで進展を見た。ジョヴァンニ・モルガーニとマリー・ビシャーは器官系という構成要素の見地から人体を考えるヴェサリウス流の考え方と、分類愛好家シデナムの考え方とを融合させた。1761年にモルガニーは本を著し、その中で病気の研究を胸、頭、腹というような身体の各部位から離れて主要な巨視的構成単位、すなわち器官へと舵を切った。数百体の解剖から彼は、それぞれの病気は予測可能な方法で異なる器官に影響を与えることを示し、外に現れる病気の症状は器官内の病理学的な変化によってもたらされるという考えを提示した。ついでビシャーは、器官を形づくる組織にまで病気の理解を進めた。彼はある器官を見るとその中では特定の病気が典型的には一つの組織に影響を与えているようだが、同じ器官の別の組織は健全でいられることを見いだした。別の病気はまた別のやり方で器官組織に影響を与えるのであろう。明らかに、感染症についての統合的な理解は組織またはそれ以下のレベルでなされた。モルガニーとビシャーは、個体から器官系、さらに器官を経て損傷を受けた組織のレベルにまで焦点を移した。

今や病気の研究は顕微鏡を待つばかりとなった。1838年に、シュライデンとシュワンは、細胞が組織の構成単位であることを示した。もし感染症を解く鍵が組織以下のレベルにあるなら、細胞こそが観察の場所である。ヨハン・シェーンラインは病気を理解する道具として顕微鏡を用いた。1839年、蚕の真菌性寄生者の新しい発見から洞察を得て、人間の寄生微生物で今日白癬菌（*Trichophyton schoenleinii*）と呼ばれる、頭皮に重い「白癬」を起こす多細胞の真菌を発見した。その一年後、ドイツの解剖学者ヤコブ・ヘンレは、フラカストロの微生物病原説以来三世紀の間積み重ねられてきた証拠と矛盾しないその仮説の一部をよみがえらせた。フラカストロと同じくヘンレは、病気の顕微鏡的な起因物が宿主の体内で増殖できると推論した。フラカストロ以来積み重ねられてきた証拠によって、病気の中には梅毒のように伝染毒素によって人から人へと直接的に伝播できるものもあれば、マラリアのようにしばしば土から発散する毒性物質である瘴気によって引き起こされるものもあると信じる人々が出てきた。ヘンレはフラカストロと同じく、病気の中には直接接触でも間接的でもかかりうるものがあることに気づき、それゆえ、病気の伝染毒素と瘴気とは同じものだと推論した[1002]。

一九世紀はじめにも、過去三千年を通じて存在した一般概念のほとんどが、さまざまな形で残っていた。多くの民衆はなお、病気は天罰であると信じていた。医学哲学は熱烈な信奉者集団に分かれていた。古代ギリシアの体液病因論、固体病因論がなお健在であった。シデナムの存在論的見方のいくつかの解釈が説かれ、病気とは身体機能の異常な状態であると説く新興の生理学派が現れた。別の集団である生気論者たちは、病気になるかならないかは人のもつ生命力の量によると唱えた。

この哲学的な混乱の中にも、将来の発展上有望な特徴が一つ見て取れた。さまざまな学派の中には生気論者シェーンラインのように、議論を際立たせるために、病気の観察結果や予測を用いる人々が出てきた。病気の固体病因論の唱道者たちは、病理学的な崩壊が最終的には人体の固体部位に生じるという考えを提示していた。逆に体液病因論者たちは、人体の液性部位に原因があると主張した[885]。これらの相争う主張のどちらが正しいのかを示すのには証拠が欠けていたが、それは探求のスケールにあった。まだまだ微細さが足らなかったのである。それでも可能な観察を繰り返し統合し分類することによって、より細かなスケールでの探求の基礎が形づくられつつあった。

## 微生物的、極微生物的なスケール

オーストリア人のカール・フォン・ロキタンスキーは自ら何万という死体を解剖して、モルガニーの器官病理学と病気についての洞察を病気の分類体系へと発展させた。ルドルフ・ウィルヒョウは、感染症の時空的なスケールを細胞とそれ以下のレベルに下げることによって、思考を哲学的な解決へと導いた。その中では彼の言う「病理解剖学のリンネ」ロキタンスキーによって開発された病気命名法に基礎がおかれた[801]。しかしウィルヒョウはロキタンスキーのような病理解剖学者とは対照的に、病気のとき、解剖学的な変化も組織学的な変化も存在する必要がないと主張した。すなわち、病気とは宿主細胞の中での生理学的影響を引き起こす化学変化によって引き起こされうるのであって、より高い階層（構造）である組織や器官に対しては解剖学的な影響を与えないためである。この時空的スケールの縮小は１８５４年の彼の論文（Specifiker und Specifisches）に明らかである。「あらゆる解剖学的変化は物質的でもあるが、あらゆる物質的変化は、それゆえ解剖学的なものでもある。それが分子的でありえないと言えようか……物質の微細な分子的変化は解剖学というより生理学の対象である。変化は機能的なのだ……」[1104]。ウィルヒョウは次第に微細なスケールへと進んでいくにあたって、洞察をどこにおいたらよいか、よくわきまえていた。

解剖学、形態学、組織学研究には最大の敬意を払ってよいし、それらをさらなる研究すべてにとっての必要不可欠な基礎と見なしてよい――しかし、それらだけが追求されてしかるべきであり、それらだけが重要であると主張しなければならないのだろうか。身体内の多くの重要な現象は純粋に機能的な性質のものであって、これらを微細な分子変化の見地から機械論的な仮説によっても説明しようとするなら、それらの観察と追求の方法はもはや解剖学的でありえないことを決して忘れるべきではない[1104]。

ウィルヒョウの考え方は体液病因論学派と固体病因論学派の間の矛盾を無効にした。細胞は液体と固体の両方の性質をもっているから、細胞病理学は液相、固相の両方を含む。二世紀に及ぶ医学の紆余曲折によって、ウィルヒョウはシデナムをはるかに越えて進んだ。一九世紀半ばに彼は、器官、組織、そして少なくとも仮説的には細胞レベルで病気の徴候を見分けることができた。しかしシデナムと同様、彼は混乱していた。彼はこれらの微細なレベルで一つの病気を別の病気と鑑別することができたけれども、病気のいかなる本質も見きわめることができなかった。この理解がなければ、生理学的、存在論的な病気の基本的要素は依然としてわからない。

一九世紀最後の四半世紀が始まってすぐ、この病気の実体についての厄介な問題がヘンレの弟子の一人によって解決されることになった。自己増殖する微生物についてのパスツールの証明を基礎として、コッホは炭疽病を起こす特定の細菌を確認した。この発見を契機に、その時代の他の仮説を一網打尽にする証拠がなだれとなってもたらされた。三世紀も前にフラカストロが提示した仮説とほとんど同じ仮説が、ついに確認されたのである。

微生物病原説は、感染症について発せられる質問を根本的に変えた。微生物病原説以前には、人々は病気とは何かと尋ねた。微生物病原説が確立された後は、質問とはどの病原菌がどの病気を起こすのか、病原菌はどのように病気を起こすのか、そしていかに病原菌を抑制することができるのかである。最初の二つの質問に関する研究は、すぐさま多くの細菌性病原体の発見に結び付いた。二〇世紀においても、リケッチア、ウイルス、ウイロイドのようなより小さい病原体の探索が続いた。病気がいかに展開するのかを次第により細かいスケールで理解しようとするこの傾向は、今日、コンマ数秒単位のわずかな時間の間に分子内で起こる機序を解読する研究にまで至っている。ＤＮＡ分子のどの部分が宿主の防御と寄生者の病原性という重要な性質を暗号化しているのであろうか。何がその情報の読みとりと利用を制御しているのか。抗体分子の活性はどのように基本単位の分子配列のわずかな変化に依存しているのか。これらの疑問に関する研究は、肉眼で観察できる病気を、病気にかかった器官、組織、細胞、さらに細胞以下の、分子の構成部分間での相互作用に至るまで統合した。この統合は、感染症に対して個人を防衛するための抗生物質投与とワクチン接種という、二つの基本的な対処法の成熟をもたらした。

## 超生物的スケール

フラカストロが短距離的伝播、長距離的伝播を力説したことは、個々の人間よりも大きな空間的スケールで病気を理解することの必要性を浮き立たせた。病原性は時間とともに変わるという彼の考えは、患者の病気あるいは流行の持続期間よりも長い時間スケールで病気を認識する必要性もまた訴えた。しかしフラカストロはあまりにも時代に先んじていた。

伝播についての考えを発展させ検証するには、一九世紀中庸まで、すなわちジョン・スノーがロンドンの給水ネットワークに焦点を絞ってコレラの伝播を研究するまで待たなければならなかった。コレラの病原体がまだ発見されていなかったにもかかわらず、スノーはコレラが時に水媒介性であることを明らかにした。ロンドンの住宅地区においてコレラ患者の住居毎の記録をつくることにより、彼は未処理下水で著しく汚染されたテームズ川から取水している単一の水供給会社の顧客の間でほぼ全体的にコレラが起こっていることを突き止めたのである。きれいな水源から取水していた競争関係にある別会社の給水を受けていた場合には、コレラはほとんど起こらなかった。これら二つの会社の給水を受けていた住居では、発生が見られた場合もそうでない場合もあった[1018]。スノーはコレラが水により伝播されうることを証明したが、水媒介性でないコレラの発症もあることを示した。これらの患者発生のタイミングを調べることにより、スノーは、コレラは時に汚染された食物または直接接触を通じて伝播され得ることを証明した。スノーがロンドンでコレラの研究をしていたころ、イグナツ・ゼンメルヴァイスはウィーンの病院から集めたデータをまったく同様の手法で分析していた。産後の女性死亡率を表にまとめることにより、彼は医者が手と器具の事前消毒をしなかった場合に高い死亡率が生じていることを証明した。彼は産床熱の原因が、診察時に医者の手により伝播すると推測した（第6章参照）。

スノーとゼンメルヴァイスによるこれらの定量的研究は、他のいかなる研究にもまして疫学分野、すなわち宿主集団における病気の分布と伝播に関する研究の誕生に寄与した。この四半世紀後にコッホがコレラ、結核、その他の感染症を起こす細菌を確認したとき、疫学は急速に成熟した。コッホの発見以来一世紀の間に、研究は分子レベルから集団レベルまで、そして千分の一秒から生態学的時間スケールに至るまで、病気のプロセスを統合してきた。しかしながら、一般的にさらに長い進化的時間スケールの中でこれらの相互作用を統合する試みは、あまり成功しなかった。

微生物病原説は、科学者が感染症に対して強くいだいていた見方を根本的に変える発見を直接導いた。コレラ、ジフテリア、腸チフス、赤痢のような致命的な病原体に感染しながら、何ら症状を示さない場合がある。それでもなお、これら不顕性感染者から伝播した病原体は、しばしば死亡患者を発生させる。大きい空間的スケールで見れば、この発見は、集団発生を制圧するには、顕性患者だけを対象とする以上の考慮がなされなければならないこと、つまり軽症の感染や不顕性感染も病気を拡散しうることを示唆した。これが長い時間スケールで病気を見ることに及ぼした影響は、さらに遠回りの道筋を考慮するということである。この時代前、病気を起こすものは宿主に対する敵対者だと考えられていた。病原体が潜在的に病原性をもちながら温和な感染も行うという発見は、どんな病原体も十分な時間があれば、宿主に不利な影響を与えなくなるという選択肢があるかも知れないということを示唆した。多くの生物学者と健康科学者たちにとってこの選択肢は、宿主に対してだけではなく寄生者にとっても可能なすべてのものの中でも、最善のことだと思われた。寄生者は生存して伝播されるのに十分なだけ宿主の資源を消費でき、住みかと将来の食糧資源はそのまま残しておくことになる。

この確信をパスツールにさかのぼって、デュボス[269]はこう書いている。「もっとも効率のよい寄生者は……もちろん宿主から栄養分をとるが、決して宿主の活力を枯渇させるほどではなく、宿主と協調的に共存するものである……［パスツールにとっての］興味は、感染の潜伏的、休眠的な過程に関連する現象にあった。それは——一時的にせよ——寄生の理想的な形の現れと見なすことができるからである。」微生物病原説が現れたとき、ヴァン・ベネーデン[1088]もまた、寄生者は「寄生者がその存在をむりやり押しつけた宿主が享受するすべての利益が自分の利益となる」という考えを述べた。１９００年代初期、寄生虫学者たちは理論的な進化的結果として、同様な温和な共存関係についての概要を述べているが[1159]、この見方が明確に唱えられ受け入れられたのは、１９３０年代になってからであった。ハンス・ジンサー[1182]、スウェレングレーベル[1050]、それにとりわけシオボールド・スミス[1016]はこの考えを強力に広めた。何年かのうちに、さらに一般化し、病原性のあるレベルは拡散を促進する場合があると示唆する研究者も現れた[28]。もっとも公然と反論する者も現れたが[55, 172, 174]、その代わりとなる進化的な枠組みを提示する者はいなかった。ちょうど一〇年前まで、片利共生を寄生現象の理想形として擁護した人たちは、カリスマ的な本を通して影響力を行使した。たとえばルイス・トーマス[1068]は「進化的な意味において、病気や死をもたらす能力によって得られるものは何もない。病原性はわれわれよりむしろ寄生者を脅かすものかも知れない」と書いた。デュボス[269]はこれについて書かれたH・J・サイモンの本への序文に、この見解を取り入れた。「感染過程は邪悪な寄生者とそれを防衛する宿主との間の戦いの形として現れるのではなく、むしろ生物の間の定常的な相互作用の正常な発現なのである」。彼は「十分な時間が与えられるなら、いかなる宿主と寄生者の間にも最後には平和な共存関係が確立される」と結論した[270]。私は本書の中で、たとえ十分な時間が与えられても、邪悪な寄生者とそれを防御する宿主との間の戦いはしばしば、宿主と寄生者間の定常的な相互作用における、正常な発現であることを論じてきた。

# 第11章　……そして、将来を一瞥（あるいは、WHOにはダーウィンが必要である）

## 新興病原体

### 進化なしの洞察

エイズの世界的流行は、「新興」病原体に注目を集めることとなった。もしHIVエイズウイルスがこのような惨状を引き起こしうるのなら、人や他の生物の中に現存する病原体プールから、どんな新しいウイルスが生まれてくるかも知れないではないか。たとえば、1989年5月、「新興ウイルス――ウイルスの進化とウイルス性疾患」と題する会議が科学メディアの大きな注目を集めた[204, 726, 1128]。その会議は、広い学問分野からの知見を集めるのに大いに役立った。だがその表題にもかかわらず、会議は進化の原理を応用しようとするよりは、むしろ病原性と伝播の至近的メカニズムを強調したのだった。この会議やこの見解から書かれた最近の著述においては、深刻な流行病の発生は隔離された人々や動物の集団から発した病原体が広がることと、比較的友好的な病原体を致命的な病原体にたまたま変容させる突然変異とによって引き起こされるとしている[21, 204, 547, 568, 760]。しかし、一つ疑問が残っており、未だ答えられていない。すなわち、なぜ微生物の中にそんなにも有害になるように進化するものがあり、他方そのようにならない微生物もあるのか。この議論はたいてい、突然変異を致死性の増加要因として持ち出すが、突然変異の存在は話のほんの一部分でしかない。突然変異は病原性の変異がどのようにつくられ得るかということを説明するが、優勢なウイルスがなぜ病原性が高かったり低かったりするのかは説明しない。その問題に完全に取り組むためには、新規の病原性の高い突然変異株が、ずっと前から存在していて、宿主に微妙に調整する時間がたっぷりあった競争者だけでなく、新規突然変異体中の病原性の低い変異株よりも、なぜよりすばやく蔓延したのかということを説明しなければならない。

本書の中で提示した原理が正しいなら、進化疫学の研究者は病原性についてのいくつかの特別の疑問——より至近的なアプローチによって取り組んできた研究者たちによって発せられ、未だ答えられていない疑問——に最終的な答えを与えることができる。たとえばその疑問の一つは、いずれもがT４細胞に感染する、ＨＩＶエイズウイルスとヒトヘルペスウイルス６（ＨＨＶ‐６）の比較にかかわっている[204, 760]。なぜ一方のウイルスは致命的で、他方はそうでないのだろうか。一つの進化学的な答えは、ＨＩＶが著しく変異性に富んでおり、その結果、宿主の体内で病原性を増加させるように進化でき、他方ＨＨＶ‐６はＤＮＡウイルスであり、変異性が大変小さいというものである。変異性が欠如しているということは、感染の初めと終わりの間に病原性がより高い状態へと進化的に転換することが、もしあったとしても、ほとんど生じないことを意味している。別の言い方をすれば、宿主中のＨＨＶ‐６ウイルス集団は遺伝的近縁性が高く、長期間にわたる伝播のためにはよりいっそうの「協調」を必要とするということであり、したがってまた宿主体内での増殖レベルも低く保たれる（第１章と第８章を参照）。全体的な結果は、特定の宿主体内で進化する年月の間、ＨＩＶに比べてＨＨＶ‐６の病原性は比較的増加せず、結局は病原性のレベルが低い。

病原性にかかわる適応度上の損失と利益が重視されることがなかったため、疫学者たちは個々の寄生種が人に感染してきた期間を強調するようになった。その際に仮定されたのは、高い病原性をもつ寄生者は何か別の宿主から近年になって人に伝播したというものである。ちょうど粘液腫ウイルスがオーストラリアのウサギに感染した当初は高い致死性を示し、自然宿主である南アメリカのウサギでは比較的温和であるのと同じだというわけである。この類推の一つの問題点は、粘液腫ウイルスが温和な方向へと進化しなかったことである（第３章）。この粘液腫のシナリオが新興ウイルスに関する議論に当てはめられ、新規の致命的な病原体が温和な方向へと進化する間、われわれは相応の犠牲を払わなければならないということが強調された（Ｗ・Ｈ・マクネイル、ワイス[1128]より引用）。しかしこの粘液腫ウイルスは、生物的防除のための病原体としてオーストラリアに導入されたのである。つまりそれが選ばれたのは、まさにそれがオーストラリアのウサギに並はずれた高い病原性をもっていたからである。したがってこの歴史とこのウイルスが動物媒介で伝播することを考えれば、この粘液腫のシナリオは、宿主‐寄生者の共進化の典型例というよりはむしろ、病原性に関する現在の進化論に合致する特別なケースであると思われる。

この粘液腫ウイルスの話をもっとも適切に人へ適用するとしたら、非常に特別な環境条件が整っている場合に、節足動物媒介性病原体をこれまでその侵入を受けたことのない人集団に導入するとどうなるかである。とりわけ、もしそのような病原体が高い病原性を維持する伝播様式をもち（たとえばもし動物媒介性であり、媒介動物がその新天地にいたなら）、さらにもしわれわれが病原体の病原性変異スペクトル中もっとも強力な病原性をもつものを偶然にも選択してしまったなら、粘液腫の場合に近い状況になるだろう。しかし私の推測では、これに類した病原体の導入は、粘液腫による類推を提唱する人たちが暗示するよりも、その頻度はずっと少ない。われわれがもっともこの状況に近づいたのは腺ペストである。最初にヨーロッパの諸都市に現れたとき、決まってその人口を半減した。

新興ウイルスについて書く人たちは、現代社会において人々がますます移動するようになったため、大規模な致命的大流行の蔓延を制圧する上での手強い障害となっていると、しばしば結論づける。私が述べてきた論理によれば、この障害はもっと制御可能なものになりうるという見込みがある。進化的に見ることによって、われわれは、気をもむ必要がない多くの病原体と、ごく少数の要注意の病原体とを区別できるだろう。大部分の新興病原体とわれわれとの関係は、今後長期にわたってあまり致命的とはならないだろう。しかし本書から引き出されるもっとも重要な結論の一つは、それらの関係の中には重症的なものがあり、他の一群の病原体からこれらの危険な病原体をいかに区別するかに多少とも努力を払った方がよい、ということである。この助言は、将来の病原体が世界的な規模で拡大する前に、迎撃阻止するための政策に予算をつけようと政府が考慮している現在、まことに時機を得たものである[390]。

新興感染症の脅威について最近書かれたものには、将来において問題を引き起こす可能性のあるこれらの病気についての予測がある[569, 760]。しかし、自然淘汰の原理がそうした分析に組み込まれていなかったので、これら以前になされた予測は進化的原理からの演繹的推定というよりも、過去の傾向からの帰納的な一般化であった。局地的に発生する高い致命率の集団発生、あるいは致命率は中程度であっても広範囲な集団発生を引き起こす病原体は、一般的に危険なものと考えられている。新しく認知された肝炎やヘルペスウイルスのような病原体は、比較的温和なウイルスグループから広範囲に分布するようになったものであって、主要な脅威とは見なされていない[390]。

## 進化のかかわり

自然淘汰の原理を適用すれば、ずっと識別力に優れた長期的予知が可能となるはずである。常連の病原体を組上にのせて、この二つのアプローチを対比してみよう。本書で論議した原理を適用すれば、無害の病原体もあれば、指弾の憂き目に会うものもある。進化原理の適用は、努力と限りある資源をどの新興病原体に傾注すべきか、考え方を与えるはずである。以下では、常連の病原体による脅威を評価検討するが、まずは、少なくとも致命的な感染を伴う大流行の恐れに関しては、それほど危惧する必要のないものから取り上げよう。

1967年8月、明らかに実験室のサルから、マールブルグウイルスが人に感染した。このウイルスにより発病者約二〇人の四分の一が死亡したものの、感染者から生み出される新たな感染者が少なすぎたためウイルスの維持は行われず、数回の伝播サイクルの後、この集団発生は自滅した[1023, 1196]。その短命さは決して驚くにあたらない。この病原体の特質には自滅的なものの組み合わせが見られた。すなわちこのウイルスは直接伝播し、急激に病状を悪化させるという特質をもっていた[529]。

マールブルグウイルスがヨーロッパで問題を起こしていたのとほぼ同じ時期、近縁のいとこ筋にあたるエボラウイルスがザイールとスーダンでおよそ千人の感染者をもたらしその約半数を死亡させた[1196]。比較的多数の感染者が出た理由には一部、病院内で汚染された注射針による伝播が関係している[529]。この種の付添人媒介性伝播は比較的病原性の高い病原体に好都合であろう。あるいはこのケースでは、病原体の根絶が遅れたことがかかわっていたかも知れない。この病原体は、通常の直接伝播経路によって安定的に維持されるにはあまりに病原性が高かった（第6章参照）。マウスの一種であるマストミス（***Mastomys natalensis***）から人へ侵入したラッサ熱は、病院環境下で一時的に集団発生したという同じような歴史がある。アルゼンチン出血熱とボリビア出血熱も、哺乳動物から直接伝播した自滅的な病原体の二例であるが、感染して人を動けなくする病害作用が強すぎて人から人への普通の伝播による維持がなされなかった。

これらの病原体の消滅には注意が必要である。これまでの議論では、これらの病原体は外界環境下において長く持ちこたえることがないと仮定している。もしこれらの病原体が長く持ちこたえられるなら、本書の理論的枠組みから、それらは人集団中で病原性の高い病原体として安定的に維持されうることになる（第4章参照）。それゆえ、これらの病原体がわれわれに危険かどうかを十分判断するには、それらの外界での耐久性に関する情報がさらに必要である。

レジオネラ症（**Legionnaires' disease**）はこの主題へのちょっとした変形版である。この病名はフィラデルフィアで1976年の夏に行われた在郷軍人会（**Legionnaire**）大会に由来し、そのとき一八二人の発病者のうち二九人が死亡した[569]。レジオネラ菌は水環境中で人とは無関係に生活し、たとえば換気装置によって空気中に漂い、それを肺まで吸い込むと病気を引き起こす。この菌は外界で長期間生存できるけれども、人から人へのサイクルを持続する機会がほとんどないので、流行的に蔓延する可能性は少ない。

以上に取り上げた病原体は、人の間での直接的伝播に依存し、外界環境における耐久性をもたないかあるいはそのような進化を行わないかぎり、自ら消滅するか温和な方向に進化するはずである。もしこれらの病原体が十分人の間で維持され効率的に人から人へ伝播する能力を獲得したなら、本書の枠組みによれば、これらの病原性は低くなり、他の直接伝播する呼吸器系病原体に見られる病原性の範囲内に収まるだろう。とくに耐久的というわけではない病原体として、この範囲にくるものは病原性の高い方ではインフルエンザウイルスの典型的な系統あるいは麻疹であり、弱い方ではライノウイルスである。しかしながらもしこれら病原体の伝播に文化的ベクターが入り込んでくるか、あるいは病原体が宿主の外で長く持ちこたえるなら、病原性の限界は天然痘、結核それにコレラのようなもっと危険な病原体が示す値になると予想できる。したがって重要な点は、調査を、単に新規の病原体についてだけでなく、病原体の生物学的性状（外界における耐久性および節足動物媒介性伝播など）、および病原性を高くする作用をもつ文化的条件（水媒介性、注射針媒介性、付添人媒介性伝播を行わせるような）についても確立すべきだということである。なぜなら新興病原体が伝播の際それらに依存しているなら、病原性を増すはずだからである。

## 新興病原体としてのヒトT細胞白血病ウイルス

HTLV感染　われわれはヒトT細胞リンパ親和性ウイルス（HTLV、ヒトT細胞白血病ウイルスあるいはヒトT細胞リンパ腫ウイルスとも呼ばれる）をよく監視し続けることが必要である。このウイルスはHIVと同じ科（**Retroviridae**）に属すが、亜科は異なる。二種類のHTLVが発見されており、HTLV‐Iは1978年に初めて分離され、1980年に報告された[858]。これはHIVの最初の報告[61]に先立つこと三年前のことであった。これに対しHTLV‐IIは、HIVが報告されたちょうど一年前に報告されている[537]。

約二〇人の感染者のうち一人に対して、HTLV‐Iはやがて白血球の癌性増殖を誘発し（白血病とリンパ腫）、続発性の麻痺を伴う脳および脊髄の損傷をきたす[96, 573, 590]。癌は、癌細胞内部のHTLVの活性によって引き起こされることを示す証拠があがっている[16, 83, 773, 1166]。HTLVを活性させるtaxと呼ばれるタンパク質は、HIVの活性物質であるtatがカポジ肉腫に必須でないのと同様、この増殖の刺激因子としては必須なものではないと見られている[83, 279, 929, 1168, 1205]（tatによる刺激については第8章に述べた）。taxはまたHTLV‐I感染に関連する神経損傷を誘発する変化を起こす原因となることがある[962]。癌は一般的に致命的であるので[995]、HTLV‐I感染者あたりの致死率は、結核菌のような人病原体の致死率に匹敵する。しかしながらHTLVにより死亡するまでの時間は、感染してから概して数十年後と、長い。

HIV‐1と同様、HTLV‐Iの存在量は不顕性感染のときよりも発症しているときの方が概して一〇倍から一〇〇倍多い[573, 604, 1172]。初期の無症期間に大量のウイルスをもっている人たちは、多数の白血球が奇形になり病気の進行が早い傾向がある[573, 1052]。しかしながら一般に血中におけるHTLVの増殖速度と密度は低く、遊離HTLVが血中から検出されるのはまれである[1074]。この複製レベルの低さは複製を抑制するひとそろいの複雑な遺伝的命令によって制御されているようだ[833]。遊離ウイルスは細胞に感染可能だが[315]、血中遊離ウイルスがまれにしか検出されないことから、研究者たちは主として遊離ウイルスの侵入より細胞の融合によって伝播が起こっていると結論するに至った[773, 1046]。

このようにHTLVの複製が限定されているのは、HIV-1の複製と対照的である。HIV-1は感染期間中ずっと検出される。感染して最初の数ヵ月間、免疫系がまだ無傷で抑制力を発揮する前に血中で高密度に達し、次いで感染後期に免疫系が損傷して抑制力を失ったときに再び、高密度に達する[167, 210, 976]。HIVはまた、とりわけ病原性の高い変異株の中では、ウイルスタンパク質の合成に用いられるメッセージの転写物をより多量に産生し、HTLVよりも細胞に対する致死性が高いことがずっと多い[364, 557, 1021]。余分に産生された転写物はHIVがHTLVよりも高い増殖速度を維持する上での、生化学的なメカニズムの一つとして機能していると思われる。HIVはHTLVよりも広範囲にわたって複製し、伝播しやすいけれども[96]、両ウイルスグループともに宿主体内で増殖を増大させることにより共通に利益を得ていると思われる。ウイルス量を示す指標が増大するに従って、感染可能な者との接触による感染頻度が増加する[96, 486, 964, 1046]。通常、HIV感染細胞数はHTLV感染数より多いが、重症感染者ではこれらの数はほぼ同じである[47, 210, 295, 604, 1124]。

HTLV-IはHIVと同じく、リンフォカインと呼ばれる化合物の産生を増強する。この化合物は通常、白血球の成長と分化を制御し、終局的には免疫系のはたらきを抑制することができる[608, 1173]。少数のHTLV-I感染において、数種の白血球が最後には大量に殺滅される。この大量殺滅は血中のHTLV数が増加するほど激しくなり[1173]、エイズが原因となって引き起こされるニューモシスチス・カリニ（*Pneumocystis carinii*）のような微生物による日和見感染をもたらすきっかけとなる[990]。感染者体内のH

TLV量は一般的には少ないので、この免疫抑制はそんなに重くなく、初感染を受けてから生命を脅かす恐れのある症状が出るまでの期間はHIV-1よりもHTLV-Iの方がずっと長い[911, 1054]。

HTLV-Iによって誘発される癌の徴候が、HIV感染に関連して起こる癌の徴候に類似していることがある。非ホジキン病性悪性リンパ腫と呼ばれる癌は患者の約三%でエイズ発症の指標であり、とくに感染期間がAZT投与によって延長された場合によく見られるようである[856]。つまりHIVの感染期間がHTLVの感染期間に徐々に近づくにつれて、癌の徴候がHTLVにますます似てくる。HTLV-Iによって生じたこれらの癌のほとんどには癌性Tリンパ球が関与しているが、ごくわずかな割合の癌にはHIVによって生じる非ホジキン病性悪性リンパ腫の典型である細胞タイプ(Bリンパ球)の癌もあるようである[773]。相互的に、HIVにより引き起こされる癌のあるものは、T細胞が関与し、HTLV-Iによって引き起こされるT細胞癌と同様に、感染細胞からなっているであろう[470]。

### 伝播と病原性の地理的パターン

人の活動が、感染から発症までの期間を短縮してしまう特別に増殖力の強いHTLVの発達をたまたま助けてしまうというようなことがありうるだろうか。HTLV症と性的伝播の地理的パターンは、このようなプロセスがすでに始まっているであろうことを示唆している。

これまでの十年以上にわたる研究から、HTLVが地理的な広がりを見せ、数千年前から人に感染してきたことが示されている[386, 410, 681]。アメリカ国内では、HTLVは、静脈注射麻薬の常用者の間ではHIV患者の約半数に感染しており、一般人の間では一〇分の一程度に感染している[140, 641]。HTLV-Iは日本、台湾、メラネシア、アメリカ南東部、カリブ海、南アメリカ、イタリア、そしてサハラ砂漠以南の地域で総人口のおよそ一〜一〇％に感染している[99, 137, 243, 646, 681, 715, 1078, 1099, 1169]。それぞれの地域からのＨＴＬＶ‐Ⅰ分離株には、一貫した構造上の差異がある[222, 386, 588, 589, 992]。とはいえ、これら分離株とサル感染性の近縁ウイルスは、おそらく複製速度と突然変異率が低いためか、ＨＩＶよりも変異がずいぶん小さい[290, 613]。これらの地理的差異は、地域間でのＨＴＬＶ‐Ⅰ伝播が過去一〇〜三〇年にわたって、ＨＩＶの伝播よりもずっと限られたものであったことを示している。

ＨＴＬＶ‐Ⅱはパナマの原住民であるグアイミ族の約五％に、ブラジル奥地の原住民の三分の一以上に感染していることが見いだされた。それに加えアフリカ、アメリカの静脈注射麻薬の常用者、そしてヨーロッパでも見つかっている[90, 98, 234, 242, 291, 632, 681]。

ＨＴＬＶ‐Ⅰは注射針や性行為で伝播しうる他、少なくとも一部は授乳を通じて母親から赤ん坊に伝播する[478, 534, 548, 610, 779, 910, 1085]。ＨＩＶもまた母親から子どもに伝播されうるが、ＨＴＬＶの母親からの伝播は、この感染により生殖年齢に達する前に死亡することがほとんどと言ってよいほどないので、温和な方向への進化を促進すると考えられる（垂直伝播と温和な方向への進化についての一般的論議については、第3章を参照）。

さまざまな伝播ルートの重要性は地理的な条件によって異なる。もっとも精力的に研究が行われた2地域に日本とカリブ海地域がある。これらの地域から分離されたＨＴＬＶ‐Ⅰ系統はＨＴＬＶ‐Ⅰ進化的系統樹の同じ枝から派生しており、おそらく過去数世紀にわたってＨＴＬＶ‐Ⅰの祖先から分岐した[951]。

日本では、無防備な性的接触率は比較的低い。経口避妊薬の利用が制限されているので、避妊は主としてコンドームに頼っている[143, 723, 1076]。１９７０年代中に完了した調査によると、避妊を行った全女性の八〇％以上がコンドームを使用しており、二〇代はじめの女性の九〇％以上に使われていた。調査対象の女性の三％のみが、経口避妊薬を使うと答えた[1076]。カリブ海地域では、このパーセンテージは逆転している。たとえばジャマイカの女性の一〇％以下がコンドームを使い、約七〇％が経口避妊薬を使っていた[982]。コンドームの使用率は、カリブ海の他の地域においても低い[435]。

日本のＨＴＬＶは地理的にまとまりをなしていて、伝播が主として母親から子どもへと起こっていることを示している[480, 1054, 1056, 1167]。都市部においてさえ、ＨＴＬＶ感染は、危険性のある性的接触よりも、個人の出生地と強く関係していた[1054]。カリブ海地域では、ＨＴＬＶ-Ｉは性行為による伝播に特徴的なもっと均一的な地理的分布をしており、多数の性交渉の相手をもつ人たちの蔓延率がとくに高い[166, 775, 916]。たとえばトリニダードにおける男性同性愛者たちには、一般人の約六倍もの蔓延率が認められる[62]。

レトロウイルスの性的伝播は、女性から男性へよりも男性から女性へ、よりたやすく起こる傾向があるので[820]、性的伝播によるＨＴＬＶは男性よりも女性にすばやく顕在化する。この女性への偏向が現れる年齢は、ＨＴＬＶの性的伝播の指標となる。女性の優勢な初感染が見られるのはジャマイカとバルバドスでは二〇歳を過ぎてすぐであるが、日本では四〇歳以後である。女性の優勢度は両地域とも年齢とともに上昇する[534, 774, 909, 1055, 1056]。

感染してから症状が現れるまでの期間もまた地域によって異なっている。日本では、最終的にＨＴＬＶ誘起性の癌に至る人たちの年齢は、一生の終わりごろの傾向がある。つまり平均約六〇歳である[995, 1054]。男性から女性への性的伝播は結局女性の感染が優勢となる結果をもたらすけれども、癌発生頻度は女性の方が男性よりわずかに高いだけである。感染者中で見ると女性の方がむしろ男性より低い[590, 1046]。男女間のこのような違いと、親から感染していない人たちがＴ細胞癌にならないことから、癌が基本的に、おそらくはもっぱら、親からの感染者に発達することを示唆している[1046, 1055]。それゆえ生まれてから癌になるまでの六〇年という期間は、感染から癌に至るまでの期間を大ざっぱに反映していることになる。

カリブ海地域においては、感染者たちは早期に、典型的には四〇歳代前半に癌を起こす[773]。ここでは癌の犠牲者は圧倒的に女性であり、癌のもととなる感染が性的伝播によることをうかがわせる。もしそうなら、カリブ海地域においては感染してから癌になるまでの期間はおそらく四〇年よりも短く、日本の約半分である。大ざっぱではあるが移民家族から得られたデータによると、カリブ海出身の英国在住者が、沖縄出身のハワイ在住者よりもおしなべて若年時に癌を起こしていることが示唆される[95, 417]。それゆえ、地理的な違いをカリブ海と日本の何らかの環境条件の違いのせいにすることはできないと思われる。

これらの考察は、性交渉相手率もＨＴＬＶ感染の病原性も両方とも日本よりカリブ海地域で高いことを示している。現在得られている証拠は、この病原性の差異がどれほどＨＴＬＶ固有の有害性によるものなのかを、感染過程におけるこれ以外の影響と対比して評価できるようにデザインされた研究が必要であることに注意をうながすものである。

他の地域から得られているデータはさらに断片的であるが、そこから、性交渉相手率とＨＴＬＶの病原性との関連性という点で一貫した傾向が浮かび上がる。たとえばオーストラリア、ソロモン諸島、パプアニューギニアの原住民において、それぞれ遺伝的に別個なＨＴＬＶ‐Ｉグループが多くの人たちに感染しているが、癌を起こしたり神経学的な病気を起こすことはまれである[9, 576, 952, 992, 1169, 1171]。同様に、社会学的研究によると、パプアニューギニアの女性は婚前交渉の機会が制限されてきた[117]。パプアニューギニアにおける感染パターンは性的伝播の程度も比較的低いことを示している。ＨＴＬＶ‐Ⅰの感染は日本のように、地理的に、また家族集団内にまとまっているが、男性と女性における感染蔓延率はどちらも同じであった。また日本とジャマイカにおいては、この増加が男性よりも女性に一貫して観察されたのに対し、ニューギニアではそのようなことはなかった[517, 549, 1170]。ただ流行地域に移住して一人以上の子を産んだ女性では、性的伝播による感染の証拠があった[117]。

中央、南アメリカからのデータはもっと不完全だが、発症までの期間と性的伝播の可能性は日本とカリブ海の中間程度と見られる[137, 1078, 1140]。たとえばパナマでは癌進展性の感染の割合と性交渉相手率両方の割合とも、ジャマイカよりも低いものと見られる[19, 647, 890]。

## ＨＴＬＶの将来の進化

前節までの比較は、ＨＴＬＶ‐Ⅰ症の地理的パターンが、ＨＩＶと同じように、性的伝播の頻度にもとづく予測に一致することを示唆している。ごく最近、明らかに日本からタイにＨＴＬＶ‐Ⅰが侵入し[1194]、病原性の進化的な増加を追跡する機会が得られることとなった。タイの売春人の間で急速にＨＩＶが広まったことは、性交渉相手率が高いことを意味している。もしこの率がこれから数十年の間に減少しなければ、新たにやってきたＨＴＬＶ‐Ⅰの病原性は増加するに違いない。

現在得られる証拠は、ＨＴＬＶ‐ⅡがＨＴＬＶ‐Ⅰと同じルート、すなわち注射針、性交渉、それに授乳を通じて母親から子へと伝播され得ることを示している[1195]。ＨＴＬＶ‐Ⅱの伝播と有害性の地理的変異についての知識はまだ蓄積されはじめたばかりであるが、同じパターンが生じつつあるようである。パナマのグアイミ族に見られるＨＴＬＶ‐Ⅱの感染は非常に低い割合で伝播していると見られる。その正確な様式は不確かであるが、調査が行われた田舎の地域では、性的伝播と親からの伝播がおそらく低割合で起こっている[889]。すなわち1992年1月の時点で検査された四二人のグアイミ人のHTLV‐Ⅱ感染者の誰からも、まったく病気の所見が認められなかった（リーヴス他[889]、F・グラシアの私信）。

アメリカとヨーロッパでは、注射針による伝播が二種のHTLVに対してとりわけ重要であると思われる[322, 641, 1089, 1175]。長年静脈注射麻薬を常用している者と麻薬密売所に行く人たちがもっとも危険性が高い[322, 641]。彼らの間でのHTLV感染の蔓延率は、HIV感染の蔓延率よりも次第に、しかも着実に増加している[641]。この違いはHTLVがHIVよりも注射針を使う際の伝播率が低いことを意味し、これはおそらくHTLVが血中に少ないためである。HTLVは、HIVが静脈注射による麻薬の使用を通じて蔓延しているアムステルダムのようなヨーロッパの都市の多くにおいてHIVよりも蔓延率が低い[1089]。この低い蔓延率は、もし注射針伝播を促進させるようなより高い増殖速度が進化によって生み出されるなら、HTLVが蔓延する危険性が高いことを示している。

静脈注射麻薬常用者の間を回っているHTLVの系統は、すでに病原性を高める方向への進化の道半ばに来ているかも知れない。アメリカでは、静脈注射麻薬常用者たちの間でのHTLV感染は少なくとも二〇年はさかのぼる[90]。グアイミ族の間におけるHTLV‐Iのように、そしてHTLV‐Ⅱとは違って、アメリカのHTLV‐Ⅱは異常な白血球癌と結び付いている[291, 537, 630, 1184]。HTLV‐Ⅱに感染した細胞内での病理学的変化は、因果関係にある程度の裏付けを与える[736, 929]。注射針媒介を行う麻薬常用者において、HTLV‐Ⅱ感染は神経学的な病気や異常な白血球数とも関連をもっているが、これまで得られているデータでは、HTLV‐Ⅱ感染がこれらの異常を引き起こしているかどうか決めるにはまだ不十分である[90, 869]。最近になって、アメリカにおいてＨＴＬＶ－Ⅱ感染が、ＨＴＬＶ－Ｉによって起こる病気に似た神経学的病気の少なくとも一〇例と関連があることがわかった[452, 484, 1204]。これらの症例のほとんどは先住アメリカ人から見つかった。静脈注射麻薬の使用はアメリカ国内のこの少数民族で比較的一般的なレトロウイルスの伝播ルートとなっているとはいえ[717]、彼らの間での静脈注射麻薬の使用との結び付きははっきりしなかった。しかしそのような結び付きが他の患者間では認められた[452, 484, 544]。

年齢とともにＨＴＬＶ感染者が次第に増加することと、感染の危険に長期間さらされたグループにおいて低い蔓延率しかないということは、ＨＴＬＶの伝播がＨＩＶ伝播よりもゆっくりであったことを示唆している。しかしこの違いはなくなっていくかも知れない。たとえばサンフランシスコにおけるＨＴＬＶ感染の注射針媒介性伝播と蔓延率は、ＨＩＶで一般に見られる値に匹敵している[322]。

不十分とはいえＨＴＬＶの分布と感染についてのこれらの詳細から、ＨＴＬＶが隔絶されていた感染源から逃げ出してきたであろうから脅威的なのではなく、むしろこの病原体が病原性を進化させるのに好都合な環境条件の地域でその方向に進化するだろうゆえに脅威的なのだということを示唆している。突然変異率が低く複製率も低いため過去一世紀にわたって比較的低い病原性が保たれたようだが、これらの性質は進化できる。ＨＴＬＶが高率な注射針媒介性伝播と高速な性的伝播が行われる地域に侵入すると、同じレトロウイルスのいとこ筋にあたるＨＩＶ－１に考えられたのと同じ、病原性の増大方向への進化の道筋をたどることになるだろう。注射針媒介性と性的伝播を減らすことは、このような進化が起こらないようにするのに一役買うはずだし、すでに特別高い病原性を獲得してしまったＨＴＬＶ系統の有害性を減少させるであろう。

逆に言えば、母親から子どもへの伝播を減らす企て（たとえばスギヤマ[1046]、タジマとイトウ[1055]を参照）は裏目に出る可能性がある。温和なウイルスに感染した母親はもっとも多くの子どもを産み、親子伝播のもっとも高い可能性を秘めているから、母親から子どもへの伝播が行われることは、温和な方向への進化を押し進めるに違いない。日本における病気発症のタイミングはこの論議を支持している。ＨＴＬＶは、母親が生殖年齢を過ぎるまで癌を発症させないのである。

進化生物学者たちなら、この論議が老化理論の感染症への応用バージョンだと気づくだろう。つまり生殖年齢が終わる前に有利である性質は、たとえそれが生殖年齢以後に障害や死をもたらすものであっても保持されるのである[441, 1144, 1145]（第1章も参照）。もしこの親子伝播が完全に妨げられてしまうなら、親子伝播に利のある温和な系統がもっぱら抑制され、病原性の増大がもたらされてしまう。さらにＨＴＬＶの親子伝播は、とりわけカリブ海地域では、以前に考えられていたよりも重要性が低いかも知れない[200, 486]。それゆえ性的伝播を阻止する施策なしに親子伝播の阻止施策に投資することは、ＨＴＬＶの病原性を高め、これまで考えられていたよりも短期的な利益は少なく、長期的な損失は増大することになろう。

## 新興肝炎ウイルス

ＨＴＬＶとＨＩＶの注射針媒介性伝播についての論議は肝炎ウイルスにも当てはまる。Ｂ型肝炎は数十年間にわたって広く注射針媒介性伝播の状態が続き、肝炎ウイルスの中ではもっとも重症であると考えられている[630]。たとえば医療従事者の針刺し事故のデータから、ＨＩＶ-１とＢ型肝炎はほぼ同じ割合で死亡事故をもたらしていると示唆される[818, 974]。

Ｂ型肝炎ウイルスの複製と組織損傷との関連性は、ＨＩＶと同様、ほとんど間接的である。Ｂ型肝炎ウイルスが複製して増殖すると免疫システムを刺激し、肝細胞を破壊する[1072]。多くの発展途上国では、Ｂ型肝炎はほとんど母親から子どもへと伝播するので[1072]、進化的な論拠によればＨＴＬＶに対するのとまったく同じ地理的変異が予測される。すなわちＢ型肝炎ウイルスの病原性は、注射針媒介性伝播や性的伝播が優勢な地域ではとりわけ高く、母親からの伝播が優勢な地域ではとりわけ低いに違いない。

Ｃ型肝炎は確認されてから日が浅いので、その症状の激しさについても、また比較的新しくて今後拡大してゆく病原体であるのかどうかなどもわからない。しかしながら、とくに注射針媒介伝播性が強いと思われるので[1163]、精密に調査する価値が大きい。

## 公共施設内とエイズ患者間に現れる新興病原体

第6章で述べたように、病院環境は新しい病原体が人体中に入ってくるのに適した沃土と言える。外科手術とかカテーテル法のような医療行為によって直接組織の中に微生物が移植されてしまうことがあり、入院患者の防御態勢は弱っていて感染しやすいので、たとえその微生物にとっては人が宿主として利用するのにとりたてて適していなくても、移植された微生物に足がかりを与えてしまう。この足がかりかられら微生物は進化して寄生生活に適した能力を磨いていくだろう[1111]。重症な院内感染を起こしうる病原体は多数存在するから、進化疫学者たちの一つの目標は、わずかな数の散発的な感染しか起こさない性質をもった病原性の高い病原体と、重症な病気を際限なく起こしうる――おそらくは、足がかりが得られれば、易感染性ではない集団中にも入り込んで広がりさえする――病原体を区別することである。

付添人媒介性伝播と待ち伏せ型伝播（第4章と第6章）は、この問題を考える上での中心である。付添人媒介性伝播は、病院やその類似施設の内部で病原性を積極的に高める作用をもつが、付添人媒介性の病原体がいったん一般社会集団に逃れて入り込むと、しばしば低い病原性の方向に進化する。しかしこれを一般化して、待ち伏せ型の院内感染性の病原体に適用することはできないだろう。定義からして待ち伏せ型病原体は外界環境中で耐久性があるので、とりわけ付添人媒介性により伝播しやすい。もしこれらの病原体が人に足場を確保したなら、院内では付添人媒介性伝播が起こることによって病原性が高いものとなるだろうし、一般公衆の中でも外界環境中の耐久性があるため高い病原性が維持されるだろう。

院内感染性肺炎の筆頭原因の一つである緑膿菌（*Pseudomonas aeruginosa*）[633]を考えてみよう。この菌は外界環境中で六ヵ月間生存でき、この長さは結核やジフテリアの起因菌などの待ち伏せ型病原体に関して文献中に見られる最大生存期間に匹敵する[732]。この菌は普通、病院の器具に付着して拡散し、たとえ抗生物質による治療が行われても、肺炎あるいは菌血症を起こした場合その約半数を死亡させる[363, 1004]。緑膿菌は生来的に大部分の抗生物質に耐性であり、他の抗生物質に対してもすばやく耐性を進化させることができる[65, 357, 443]。この生来的な耐性は抗生物質の大量投与と相まって、もっと温和な競争種を阻害し、緑膿菌の拡散を助長してきたと思われる[126]。緑膿菌グループが健康な人たちにも感染するよう進化して能力を増大させるなら、もっとも危険な病原体が解き放たれることになる。われわれはすでにこの過程の真っ只中にいるのかも知れない。緑膿菌の感染は抗生物質時代以前にはまれであったが、最近では千人の入院患者につきおよそ一人に見つかり、さらに増加する傾向にある[198, 363, 633]。ほとんどの被害は特殊な緑膿菌のタイプの一つで **0:11** と呼ばれるものにその原因があった[757]。

もしも抗生物質がいつでも効果的な治療を約束するものであれば、これらの問題点は限られた意味しかもたない。しかしながら現存する抗生物質は、緑膿菌のような新興院内感染型の病原体に対してしばしばほとんど利用価値がない[357, 363, 419, 443, 792]。そのうえ、病院内における抗生物質耐性の発達はすばやいので[387]、適切な抗生物質を発見できる前に、病原性の高い系統が相当数の死亡をもたらす可能性が高くなる。院内感染性の黄色ブドウ球菌（*Staphylococcus aureus*）が高い致死性をもつことはこの懸念を例証するものであるが[832]、結核菌（*Mycobacterium tuberculosis*）はなおいっそう危険と思われる。結核菌諸系統における最近の抗生物質耐性の発達ぶりを見ると、病院環境において蔓延性と致死性をさらに高めているように見受けられる[71, 520]。

エイズの世界的流行も同じく、人に対する新しい待ち伏せ型病原体に蔓延の機会を与えている。エイズ患者は頻回に病院や医療施設に入院するので、ＨＩＶの影響、抗生物質耐性、それに病院のような公共施設環境が複合して致命的な結核症の再興をうながしつつある[71, 263, 264, 335, 338, 520, 834]。

多くの入院患者と同様、エイズ患者はとくに日和見的な病原体に感染しやすい。たとえばトリ型結核菌（*Mycobacterium avium*）グループの菌種はアメリカやヨーロッパのエイズ患者に普通に感染している[412, 496]。これらの病原体は宿主の体外で数年間生存でき[732]、抗結核菌薬にはもともと耐性がある[1156]。幸いにもこれらは人から人への伝播力は小さいことが示されているけれども[496]、もし進化によって易感染性でない宿主に伝播できる能力が増強されるとしたら、格別恐ろしい敵と対峙することになるだろう。最近アメリカで見られたトリ型結核菌による肺感染症（肺非定型抗酸菌症）の発生は、この危険性を示しており、エイズ患者を除いて、ヒト結核菌発症者八人のうち一人の割合で起こっている[1156]。ヨーロッパにおけるこのような感染の発生数も、アメリカとほぼ同じレベルにまで増加してきている[239]。

## 節足動物媒介性の新興病原体

われわれは節足動物媒介性の新興病原体にも格別の注意を払う必要がある。節足媒介動物がある地域に移入され流行が始まるときには、二つのルートがありうる。動物媒介性病原体が外からその地域に侵入しうる。あるいは移入された媒介動物によりその地域の他の脊椎動物が宿主となり、それが人に伝播することによって地方病的流行が起こりうる。はじめのルートは、歴史上いくつかのもっとも激しい大流行を引き起こしてきた。腺ペストによる中世ヨーロッパの惨状、植民地時代および初期工業化時代に起こった黄熱によるアメリカとヨーロッパ各都市の断続的なおびただしい殺戮の二つは、この例である。

媒介動物と病原体の同時移入は多くの蚊媒介性ウイルスでよく見られる。なぜならこれらのウイルスはしばしばメスの蚊から子孫へと垂直伝播するからである。垂直伝播するウイルスは温和になる傾向があるので（第3章とイーワルドとシュバート[311]を参照）、感染した蚊に長命を許し、これが感染蚊移入の機会を増やすことにつながる。おそらくもっと重要なことは、垂直伝播がウイルスに伝播のための第二の選択肢を提供することである。蚊の刺咬を通じて人に直接感染する他に、ウイルスは増殖して多くの蚊に感染することができ、感染可能な刺咬を行うまでの時間枠を拡げることができる。

1985年、動物媒介性ウイルスとこれらの関係をもつことが知られている蚊、すなわちヒトスジシマカ（*Aedes albopictus*）がアメリカに侵入した。水中生活するこの蚊の幼虫は再生用にアメリカに運ばれた古タイヤの中の小さな水たまりに、密航者として潜んで太平洋を渡ってきたのだった。この蚊は南部アメリカから南アメリカにいたる広い範囲に侵入した[726, 760]。この蚊は広範囲にわたる流行は未だ起こしていないが、黄熱の主要媒介蚊と同じ属に分類され、デング熱ウイルス媒介蚊の一種である。ヒトスジシマカの分布拡大によって他の節足動物媒介性ウイルスの人への伝播の機会も増大する。この蚊は実験的には、ラクロスウイルスやサンアンジェロウイルスのような人に致命的なウイルスにも感染する。近年フロリダで、危険な脳炎ウイルスがこの蚊から分離された[731]。このウイルスは蚊を通じて人から人へ目立った伝播をしなかったが、これが起こる可能性は少し突然変異すれば当然ありうる。もしこのようなウイルスがこれらの突然変異を獲得すれば、メス蚊から次世代の蚊へとしばしば垂直伝播するので、これらのウイルスを抑制するのが格別難しいということもありうる[1066, 1067]。

これらの危険性は、媒介動物が1年のきわめて長い期間を通じて大量に存在する熱帯地域においてとくに顕著である。数十年の間、東部と南部アフリカにおいてリフトバレー熱ウイルスはウシとヒツジに重い病気を起こすものとして知られてきた。１９７７年までにこのウイルスはエジプトに拡大し続け、そこで二〇万人が感染し、約六〇〇人が死亡し[497]、患者と死者はアフリカ西北部のモーリタニアまで広がった。明らかに、ナイル河のアスワンダムとセネガル河のディアマダムによってつくり出された静水が蚊の数の爆発的な増加をうながすことになり、それがこれら流行の拡大に好都合だったのである。人‐蚊‐人伝播の程度は明らかでない。集団発生の初期にはそのような伝播は実質上存在していなかったのであるが、集団発生の後期に感染者が大多数にのぼったことは何らかの人‐蚊‐人伝播と符合する。感染者体内のウイルス量についても同様である。それはときに血液一ミリリットル中に一億を超え、人を刺す蚊を十分確実に感染させる量であった[497]。

このウイルスは、人に伝播し人体内で急速に増殖できるように数個のハードルを越えてしまった。しかしさらに重要なことには、それが蚊媒介性であることである。もし病原体が人から蚊へ、蚊から人へとその分布を拡大するのに役立つ突然変異株を獲得するなら、ことによると新しい黄熱に相当するきわめて深刻な動物媒介性の病気と対峙する事態もありうる。ここでも、そのプロセスはすでに始まってしまっているだろう。感染の悪性度は二〇世紀の間に増加したように思われる。死者は局地的な初期の集団発生では概して認められなかったが、拡大した後期の集団発生では見られた[378, 402, 796, 1196]。

リフトバレー熱ウイルスがアフリカで新興しつつあったほぼ同時期に、同じ科（Bunyaviridae）のウイルスが大西洋を越えてアマゾン河流域の人々に侵入しつつあった。このオロポウチェウイルスは、通常、人以外のサイクル、おそらく鳥が関与するサイクルで伝播する[853]。しかし過去数十年以上にわたり約二〇万人の患者を出した[726]。明らかに蚊に似たヌカカが媒介した。蚊がリフトバレー熱を伝播するようになったのと同じように、この小虫はおそらく人の活動によりおびただしい個体数にまで増殖した。このケースではカカオの栽培農場の拡大が、捨てられたカカオマメの殻の中につくられた微小な繁殖池の数を増加させたのである。オロポウチェ感染者の約一〇％の人の血中にヌカカに感染させるのに十分な密度でウイルスが出現した。幸運にもヌカカのライフサイクルのため、連続的な伝播はわずか約六ヵ月しか可能でないようである。この狭い時間枠はオロポウチェウイルスが人の動物媒介性寄生者として進化する可能性を制限する。もしこのウイルスの媒介動物がヤブカであったなら、結果は違ったものになったであろう。オロポウチェウイルスは、効率は悪いが蚊によっても伝播されうる[487]。リフトバレー熱ウイルスで起こったように、もしオロポウチェウイルスが突然変異を起こして人の間で連続的なサイクルで動物媒介性伝播を行うようになるなら、進化による大変危険なウイルスの創造を目の当たりにすることになろう。
もしわれわれが新興病原体に対する迎撃努力をそのすべてに等しく分配するなら、導入された場合でも比較的にほとんど害を起こさないような多くの病原体を阻害し、資源をあまりに薄く広くばらまきすぎて、最悪の殺人的病原体を抑圧する機会を逃してしまうだろう。そうする代わりに病原性を進化させ増大させそれを保持する可能性の高い病原体の阻害に焦点を合わせるなら、われわれの監視の目を逃れる最悪な病原体はずっと少なくなるはずである。
デング熱ウイルスは、まさにこのような厄介者病原体の例である。概してデング熱ウイルスはいとこ筋の黄熱ウイルスほど致死的ではないが、黄熱ウイルスと同じくデング熱ウイルスは蚊、すなわちネッタイシマカ（*Aedes aegypti*）によって伝播される。1960年代はじめ、メキシコにおいてネッタイシマカの防除により、そこでのデング熱ウイルスは絶滅に追い込まれた[593]。しかし1970年代の終わりに再侵入して以来、数タイプのデング熱ウイルスが流布している[593]。このように数タイプが存在しているのはとりわけ厄介な問題である。というのは、デング熱は一般に患者が複数のタイプに同時感染しているともっとも致命率が高いからである。監視努力に対してもっと資金援助が行われていたなら、この再侵入は完全に阻止されたか大事に至らない前に摘み取られていただろう。
以上の考察は、至近的な見方から新興病原体について書いている指導的科学者たちが述べているものとはしばしば大変違った結論に導く。自然淘汰を詳しく考慮せずに結論するなら、たとえば、ＨＴＬＶと肝炎のような病原体はすでに広くゆきわたっているので格別に脅威ではないとして簡単に片づけられてしまう[760]。そして両方のアプローチで共に脅威であると認識される病原体も、その理由はそれぞれで異なる。

リフトバレー熱ウイルスは、自然淘汰を考慮しない場合には、このウイルスが地理的に限局されており重症な病気を引き起こすゆえに脅威として認識される。自然淘汰に基礎をおいたアプローチによれば、このウイルスは動物媒介性であり、それゆえ自然淘汰によって相対的に高い病原性が積極的に維持されるに違いないから、脅威として認識されるのである。自然淘汰を詳細に検討すると、新しい病原体の処女地への移動だけでなく、もっと注目すべき対象を広げて、病原体集団内で病原性のもっと高い変異体を積極的に促進するような自然環境やわれわれの文化の性質も考慮することが求められる。それまで隔離されていた集団に新規の病原体が導入された場合にも、致命性が高いながら一時的に存在する病気に比べれば、長い期間存在する病気は、はるかに高率の死亡や苦しみの原因となる。約二千万の人たちが毎年感染症のため死亡しており、数億の人たちが重症な病気にかかって苦しんでいるけれども、ある地域における病原体の新しさ、古さというものはこのような感染症による被害の主たる要因ではない。われわれは病原性の進化について十分に理解する必要があり、そうすることによって、長く存在している病原体によるにせよ、新たに導入された病原体によるにせよ、それらによる犠牲者を減らすことができるのである。

## 進化の道具としてのワクチン

感染症を抑制しようとする昨今の奮闘の中には、たいてい進化的な安定性への評価が含まれていない。むしろ研究者たちは、ワクチンの中に組み込むことができる生化学的な成分のような、病原体の攻撃されやすい面に焦点を当てる。天然痘と黄熱、百日咳、麻疹に対するワクチンの成功は、あらゆる病原体がワクチンにより抑制されうるという希望をいだかせた。しかし結局のところ、征服された病原体のいくつかは特別にまぬけな敵であった。たとえば天然痘ウイルスは実質上、分類学的に近縁であり天然痘ワクチンに使われるワクシニアウイルス（vaccinia virus）を含め、他のすべての痘瘡ウイルスがもっているのと同じ抗原をもっている。ひとたび一つの集団にワクシニアウイルスがあまねく接種されると、ワクシニア抗原に対する免疫が天然痘ウイルスも防御する。それはあたかも、アメリカ独立戦争で赤い制服を着た英国兵を撃ち落とすようなものであった。もしある病原体種の個々の個体がいつも同じ制服をまとっていたなら、識別して彼らを壊滅することはいとも簡単であろうし、それが天然痘ウイルスの場合なのである。しかしほとんどの寄生者はゲリラ戦を敢行する。彼らの外被はきわめて変幻自在であり、識別可能な制服をまとうことなど決してないだろう。睡眠病を起こすもののように、個々の寄生者の中には監視を逃れるために絶えず外被を取り替えるものがある。同一の外被を身につけた病原体を壊滅するための免疫システムは、もしさまざまな外皮を身につけた寄生者が絶え間なくつくり出されているなら、まったく役に立たない。

病原体が将来出現するワクチンを迂回するように進化する能力を評価することは、もちろんのこと、推測的なものでしかない。しかし、遺伝と進化、過去の対決の結果に関する知識にもとづいて、十分に根拠のある推測をすることができる。前章までに述べたように、マラリアのように有性生殖する寄生者、あるいはＨＩＶとインフルエンザのような突然変異性の高いウイルスに対してつくられるワクチンは、部分的で不安定な解決にしかならないと予想される。ワクチン接種はすでに、弱い敵を無力化してしまった。われわれは今や、外被を着替えることによってワクチン接種の攻撃を巧みに避けるであろうもっと狡猾な敵を残している。睡眠病を起こす原虫がするように臨機応変的にそうすることもあり、あるいはＨＩＶとインフルエンザウイルスのように進化的にそうすることもある。また、マラリアを起こす原虫のように、それら両方のメカニズムによる場合もある。

長い期間にわたって効果的に病原体という敵に対処するために、われわれは病原体をより危険性の少ない微生物に進化させるように、病原体についての知識を動員しなければならない。適正なワクチンを選択することは、完璧に撲滅することのできない病原体に対して、ともかくそれを抑制する助けとなりうる。分子生物学と免疫学は、新しいワクチンをつくるための多くの選択肢を提供してきた。これらの選択肢の長期的な費用有効性を評価するために、われわれはもっとも病原性が高い系統を排除する淘汰作用薬としてワクチンを利用することを検討しなければならない。ある寄生者の病原性は彼らが放出するか表面にもっている化学成分と関係している。これらの化学成分に対する免疫を誘導するワクチンをつくれば、これらの化学成分をもたないもっと温和な性質をもつものの方へ病原体の産生バランスを崩すことができる。この場合ワクチンは、天然痘ワクチンがそうであったようには、寄生者のある特別の種類の全個体を一掃することはしない。むしろワクチンは寄生者集団の構成を変える。すなわち、人々はなお感染にさらされるが、障害作用の高い病原体に代わって温和な病原体の感染を受けるのである。

この点をもっともよく示すのがジフテリアである。かつては殺人病原体の代表として名をはせていたジフテリア菌（*Corynebacterium diphtheriae*）は今や、ワクチン接種計画が綿密に施行された地域においては、たとえあったにしてもほとんどと言ってよいほど病気を起こさない。たとえばアメリカ国内では、毎年二千万人に対し一人の患者の発生である[156]。このように減少した最大の理由は、ワクチンが淘汰圧を及ぼしたためである[827, 828, 1084]。古典的なジフテリアが引き起こされる原因はジフテリア菌が放出する毒素の作用である。この毒素を製造するために、ジフテリア菌はウイルス由来の毒素遺伝子をもっていなければならない。そして菌がすぐ近くにある養分、とくに鉄を利用しているときにこの遺伝子のスイッチが入り、毒素を産生する[972, 973]。この毒素は宿主のタンパク合成能を阻害して細胞を死に至らしめ[826, 827]、それが明らかに、ジフテリア菌が用いる栄養物となって供給される。それゆえ、ジフテリアの顕性感染患者は不顕性感染よりもずっと伝染性が高い[728]。

しかしながら、もしジフテリア抗毒素で免疫されていると、毒素を産生するジフテリア菌は、栄養分が限られているときに、貴重な資源を浪費していることになる。このような細菌によって産生される総タンパクの五%が、今や役に立たない毒素をつくるために用いられることになろう[828]。ジフテリア菌の毒素産生株と非産生株の両方がワクチン接種した宿主に感染可能であるが[728]、毒素産生株はワクチン接種した集団内では競争的に不利な立場におかれる。実際、ジフテリアは大規模なワクチン接種計画が実施された地域からは消滅してしまったが、ジフテリア菌の毒素非産生株は残存している[156, 827]。たとえばアメリカ国内で毎年時たま起こる集団発生の原因はたいてい、海外旅行者によるものか、あるいは健康を損ない感染しやすい状態にあるワクチン未接種の小グループの人々の間の限定的な感染サイクルによるものか、あるいは都会の貧しくひしめき合った生活状態によるか、いずれかである[451, 536, 829]。ワクチン接種が行われていて、さらに無毒株によってつくられた自然免疫があれば、これらの菌の巣窟からジフテリアが拡大する可能性は限られたものと見てよい。

ジフテリア菌に関するこのような経験には、われわれがワクチン開発計画に取り組む際の教訓がある。ワクチン開発過程の初期段階で、研究者や資金提供機関は病原体総体のどんな部分、あるいは病原体全体のどんな操りをワクチンとして用いるために考慮すべきかを決定する。開発の後期になると、政策立案者たちはさまざまな選択肢から、どのワクチンを使うかを決定しなければならない。今日までこれらの決定は、防御効果の程度、使い勝手と調剤のしやすさ、コスト、そして副作用の発現頻度などの性質を考慮して行われてきた。進化学的アプローチは、この判断基準リストに、病原体のもつ病原性の進化に対するワクチン接種計画の影響、という重要な一項を追加する。

とりわけ、進化学的アプローチは、病原性の原因となる化合物の類似物がワクチンの中に優先的に組み入れられるべきだと提案する。こうした化合物が組み込まれることもあるが、それは防御、コスト、有害作用を勘案した結果是認された場合であって、進化的な影響が考慮されたわけではなかった。たとえば、最近のコレラ防御ワクチンの開発では、コレラ毒素の一部分を添加したコレラの死菌の実地試験が行われている。伝統的な基準によって評価したとき、毒素を添加したワクチンは、添加しないワクチンと同等かよりすぐれた効果をもつと見られる[945]。しかしその基準には進化的な利点が含まれていないので、伝統的な基準はおそらくそのようなワクチンの効果を過小評価してしまう。毒素が添加されたコレラワクチンがコレラ毒素が病気を起こさないようにするかぎり、ワクチン接種された人たちの体内において毒素を産生することは、コレラ菌にとって不利益になる。もはや利益を生まないどころか、損失ばかり被るはめになる。毒素を産生しない温和な変異株[730]は、毒素産生のために消費されてしまったはずの資源を、彼らの生存と増殖を高める化合物をつくるために用いることになろう。進化上の利益を検討すれば、このような病原性に基盤をおくワクチンの効果が増大すると推定され、そのようなワクチン開発を支えるさらなる根拠を与えるのである。

百日咳に対する標準ワクチンも、これと似た例である。百日咳を起こす細菌、すなわち百日咳菌（*Bordetella pertussis*）の死菌懸濁液をワクチンにしている。このワクチンは、防御するはずの人たちに時折重症な損傷を引き起こすという欠陥をもっており、より安全な代替ワクチンの開発への興味を駆りたてた。百日咳菌によって産生される毒素は防御的免疫反応を誘発するので、毒素ワクチンの開発が目下の努力の中心である[136]。１９８０年代の中頃、化学的に不活性化された百日咳毒素がスウェーデンの試験で赤ん坊約三千人を対象に用いられ、ある程度効果があったものの四人の赤ん坊が死亡した[1042]。その死亡はワクチンとは関係がなかったようだが、慎重な対応がとられることになった[1042]。最新の毒素ワクチンは標準ワクチンよりさらに効果が大きいと思われ、危険な副作用がほとんどない[324, 845, 852, 857]。とりわけ有望視されるのは遺伝子工学的改変毒素で、毒素の危険な部分がなく、免疫を誘発させる部分はほんのわずかしか改変されていない[857]。したがって遺伝子工学的改変毒素は、化学的に不活性化された毒素より安全に強く免疫反応を刺激するであろう[884]。

百日咳の激しい病状はこの毒素によるものであるから、不活化毒素からつくられた安全性の高いワクチンは、ジフテリアの消滅を引き起こしたのと同じ進化のプロセスによって百日咳を抑制するのを助けるかも知れない。いろいろな百日咳菌の系統はそれぞれに対応したワクチンに対する免疫反応によって特異的に攻撃される。このことはある特定のワクチンが百日咳菌のある一定の変異株を差別的に排除することを示唆している[101]。もしそのトキソイドワクチンが従来のワクチンと同じ程度かそれよりも安全であると証明されるなら、進化的効果という余得をもたらす。つまり、病原性の高い百日咳菌は温和な百日咳菌と入れ替わり、温和な系統は残存しているどんな病原性の高い系統にも対処できるよう、人に自然免疫をつけるのである。もしトキソイドワクチンが従来のワクチンよりも安全性が低いか効果が劣るなら、この進化的な考察から、従来のワクチンと同等に安全で効果があるものにするための研究をさらに十分に進めるようようながすことになる。

しかしながら、もしそのワクチンが病原性の高い百日咳菌と同じく温和な系統に対しても防御するようにつくられるなら、この進化的な余得もなくなってしまう。研究者たちは現在、多彩な変異株のどれにも対処できるよう、ワクチンの効力を増強するために百日咳菌の病原性のない成分をさらに追加しようとしている[857]。また同様に研究者たちは、比較的温和なエルトール型コレラ菌に対して免疫を誘発するけれども重症になる古典型に対しては誘発しない化合物をコレラワクチンに含めるべきだと提案している[813]。進化的な考え方によれば、このような追加化合物は、広範囲な微生物に対する防御作用をもつ可能性を基礎にしてのみ選択されるべきではない。むしろワクチンの成分は病気をもたらす成分からつくられるべきであり、可能であるかぎり、温和な変異株が競争的に有利となるような成分からつくられるべきである。

ジフテリアのモデルは、ワクチン開発があまり進んでいない多くの病原体に対して適用できる。たとえば肺炎球菌は肺炎、髄膜炎、重症の耳管感染症を起こし、アメリカだけで毎年約四万人を死亡させている[631]。この菌は、主としてニューモライシンと呼ばれる毒素の産生を通じて有害作用を及ぼす。この毒素は白血球の攻撃力を阻害して細胞膜を破壊する。こうして細菌が栄養分をとれるようにし、感染範囲の拡大を図るのである[84, 935]。研究者たちは肺炎球菌のさまざまな分離株から得られたニューモライシンが類似していることから、将来のワクチンに追加する価値が高い可能性があると見ている[657]。現在用いられているワクチンは、細菌を取り囲む莢膜に見いだされた複合糖鎖をさまざまな系統から寄せ集めたものだが、しばしば弱い防御作用しかもたない[631, 657]。ニューモライシン分子の一部を含んだワクチンは短期の防御効果にはより優れたものがあるが、菌間の競争バランスをこの毒素を産生しない肺炎球菌に有利となる方に傾けるはずである。こうして温和な方向に競争的バランスを変えるに違いない。それゆえ進化的な考察によれば、ニューモライシン添加ワクチン、終局的には完全に肺炎球菌の病因成分から構成されるワクチンの可能性を厳密に追求することがさらに勧められることになる。

いったん安全かつ効果的なワクチンが開発されても、ワクチン開発のプロセスはそれで終了というわけではない。ワクチンによってブロックされないメカニズムによって病原性を再進化させるかも知れない変異株を検出するために、系統の監視を続ける必要がある。たとえば、少数のジフテリア菌系統は、毒素産生なくして病気を起こしうる[536, 1183]。もしこれらの変異株の病原性が何らかの競争的優位の結果であれば、これらの変異株は蔓延するだろう。ワクチン開発では、新たな病原性を発現する化合物の類似物をワクチンに組み入れる方法を決定するにあたって、この進化的プロセスを制御する必要がある。しかしながら、在来型努力の最終目的であった非進化的制御に比べれば、このような形の進化的制御はあまり困難でないということは特筆すべきである。進化的制御には、ある病原体がまったく新しい病原性メカニズムを進化させることを必要とする。

病原性に基礎をおいたワクチンは、病原性を進化的に減少させることに加え、ワクチン接種活動が衰えたときの病気の再燃に対してもっと安定的な防御効果を発揮するに違いない。天然痘ウイルスのように病原体が絶滅されないなら、病気を発症させない成分を基礎としてつくられたワクチンは病原微生物の保菌者を残す。この保菌者は、ワクチン接種率が減少するか病原体がワクチンの防御作用を回避する能力を進化させたとき、病原体をまき散らす可能性がある。

ジフテリアに対するワクチン接種は、病原性に基礎をおいたワクチンによる制御が安定性に優れていることを例証している。ここ数十年、ジフテリア毒素に対する防御免疫をもった人の割合はとりたてて高くならなかった。アメリカでは子どもの約四分の三、大人の約四分の一である[156]。たとえこのジフテリアワクチンがジフテリア菌のすべての系統に対して等しく防御していたとしても、多人数の防御免疫をもたない人たちは、ちょうどワクチン接種活動が弱まった地域で起こった百日咳の再流行のごとく[473, 852]、ジフテリアの再流行にさらされていたことだろう。百日咳の非定型で重症な患者はしばしば正確に報告されないので[465]、ジフテリアと百日咳との実際の違いは一般に考えられているより、おそらくずっと大きい。ジフテリアワクチンは毒素産生系統だけを阻害することにより、温和な系統が生き残れるようにはたらいており、たとえ接種活動が一時的に弱まったりわずかなパーセントの接種もれの人たちを残してしまったとしても、重症な病状を引き起こす系統から防御する。

麻疹、風疹、流行性耳下腺炎（おたふくかぜ）のような主なワクチン接種計画のほとんどは、百日咳で見られたのと類似した状況にある。すなわちワクチン起因性の病気やワクチン未接種者間に広がって大流行を起こすなど、挫折の憂き目にあってきた[346, 473, 476, 852, 1131]。経口ポリオワクチンによる病気の制御は、とりわけポリオの患者が誤診により過大推定されてきたとしても、これらの計画の中でもっとも成功したものの一つであった[232, 944]。しかしながら、広くゆきわたった経口ポリオワクチン投与にかかわる進化的メカニズムは、右に述べたジフテリアワクチンの間接的効果と大変よく似ている。温和な系統を繁殖させて広くゆきわたらせると悪性の系統による感染を防御する。しかしながらポリオワクチンの場合には、温和な系統はワクチンの淘汰作用を受けて残されているというよりも、むしろワクチン中に入れられて投与されている。ポリオの生ワクチンについての進化的不確実さは、主として温和系統間の競争が終局的に病原性を高い方向に逆戻りさせるかどうかという点にある。神経学的な損傷はおそらくポリオウイルスにとって何の利益にもならない副作用であるから（第2章の意味で）、神経細胞に対して損傷を与えるウイルス系統からワクチンがつくられているのではないかぎり、長期的制御の展望はよいと言える。もし神経細胞に損傷を与える系統が用いられるとすると、ワクチン製造に用いられた系統間の競争によってウイルスの複製速度を高め、間接的に神経学的損傷を増加させることになる。

これらの考察は、ワクチン接種対策の進化的な考察と病原性の進化的考察とを統合する必要のあることを強調するものである。生ワクチンは不活化ワクチンよりも優れた効能をもっている傾向があるが、もし生ワクチンを用いるなら、温和な病原体が悪性度を高める方向に進化するようなさまざまな環境条件をもっと十分に理解しておいた方がよい。もしこれを怠った場合、ワクチン接種の努力も期待に反する結果となる。環境の作用は温和な微生物を危険なものへと進化変容させる力をもっており、われわれはそのような環境中におびただしい数の温和な微生物をまき散らしているのかも知れない。生ワクチンの危険性は変異を生み出す速度とその寄生者が進化させる病原性にかかっている。危険性の連続体上で、たとえばＨＩＶの生ワクチンはもっとも危険な端にあると言え、ライノウイルスの生ワクチンは危険性のもっとも少ない端にあると言える。

# 進化疫学とダーウィン医学の出現

## 専門分野の結合

寄生現象を研究する生態学者は進化的アプローチの重要性を強調してきたけれども [26, 306, 645, 696, 868]、人間の疫学は伝統的に進化的な時間スケールよりも生態学的な時間スケールに焦点を当ててきた。進化疫学は疫学の視野を拡げて、病原性や抵抗性、それに病気の徴候の適応的意義など、病原体と宿主がもつ性質の進化的変化も含めた。

疫学分野は、本質的には病気の生態学である。ダーウィンの時代以来、生態学と進化生物学は密接に絡み合ってきた。一見して、疫学にあまりにもわずかにしか進化的考えが取り入れられて来なかったことは、驚くべきことのように思えるかも知れない。しかしながら、医学と疫学の到達目標を考えてみると、このような不十分さの説明が浮かび上がってくる。医学と疫学の一義的な目標は、個々の患者に手を差し伸べ病気の蔓延を制御することである。二〇世紀のはじめの四分の三世紀の間、進化的考えを人間の病気の疫学に取り込もうとする試みもわずかながらあったが、それも進化的変化がこれらの目標に直接干渉を及ぼす場合に限られがちであった。抗生物質耐性の進化に注意が向けられたのはその古典的な例である（第6章参照）。本書の中で提示された考え方は、進化の適用範囲を拡大して健康管理に直接関係する疫学の他の側面も対象とする。すなわち病原性と、より一般的に言えば、病気の徴候の進化である。

進化的アプローチを寄生現象と人以外の生物における寄生虫疾患[1145]を越えて医学的な問題に拡張すると、病気の理解にもう一つ別の次元が現れる。この次元の一つの実際的な利益は、経済的な投資に関係している。たとえば、もし文化的ベクター仮説が正しいとすると、この文化的ベクターを取り除く介入のための費用（たとえば水道水浄化システムの供給、病院における付添人の衛生基準の改善、あるいは農業機具の消毒）を二つの明白な効果に対して評価すべきである。一つ目は疫学者によって伝統的に認識されている短期的な利益、すなわち病気の伝播を減少させることである。二つ目は進化疫学によって明示される長期的な利益、すなわち寄生者の病原性を進化的に減少させることである。

進化生物学、生態学、疫学はもっとも学際的な学問分野に位置する。進化疫学とダーウィン医学が発展すれば、疑いもなくますます他の学問分野を引き入れていくだろう。本書で主張した将来の研究のためには、社会学、心理学、人類学から得られる洞察を取り込んで統合する必要がある。なぜなら、いかに伝播が起こるかだけでなく、関連する社会的背景が伝播を許してしまうかどうか、たとえば動けない感染者から伝播するのか、あるいは新しい対症療法を受けた人から伝播するのかどうかを知る必要があるからである。

## 現状、そしてなすべきこと

過去に何が起こったのかということから将来を形づくるために何ができるかに注意を転じると、否応なしに、「現状（is）」と、「なすべきこと（ought）」の対立に直面する。現在の方策と将来の方策の結果について述べるために、われわれは現在どうであるか、これまでどうであったかについての知識を用いて将来どうであるだろうかを評価する。その評価を使って追求すべき将来の方策を決定するとき、われわれは「現状」から「なすべきこと」へと視点を移す。「なすべきこと」はわれわれの価値観に依存しているので、どんな方策を遂行すべきであるかについては、価値観が違えば自ずと意見が分かれる。しかし、「現状」がどうであるかの知識は、われわれが何を「なすべきか」についての決断に影響を与える。なぜなら、そのような知識によって、それぞれの代替的な行動がわれわれの価値にいかに合致するかを、よりよく評価することできるからである。

病気に対する進化的アプローチの実際的な利点の一つは、迷信というものが知識が不完全なため取り残された空白を埋めようとするところにある。好奇心は進化的な観点からうまく説明できる。好奇心は豊富な知識をもたらし、豊富な知識は生存力と繁殖力を高めることができる。しかしながら好奇心は、それがどのようにはたらくのかという疑問に留まらない。好奇心は、なぜ物事はそれが今そうであるやり方で存在するのかという疑問も起こす。たとえば、なぜ人類は今、エイズという疫病に悩まされているのだろうか。進化的アプローチなしには、科学者たちはこの質問に対する根拠のある答えを示すことはできない。そして、もし科学者たちが確固たる答えを出すことができないなら、ＨＩＶは同性愛者、売春婦、麻薬中毒者を罰するために送り込まれたと信じる宗教的狂信者の方が社会政策や世論に強い影響をもつことになるかも知れない。それゆえエイズの進化的起源についての新しい知見は、非科学的な人々から浴びせられる罪の宣告に対して自らを十分守れない社会経済的、政治的に非力な人たちへの迫害を、より少ないものとするだろう。

将来とるべき選択肢について論じてはいるが、私は社会的に何を「なすべきか」を指示しようとしているのではない。むしろ私は、自然界のプロセス、社会的行動、そして病気の進化の間の関係を理解し、説明しようと試みているのである。私は、これら「現状」型問題の解決は、「なすべきこと」型の選択に関して、よりよい理解に立った選択をする助けになると信じている。だが、個人や集団が行う特定の選択は、個人的、集団的に受け入れたり拒否したりする、特定の社会的な価値観に依存している。

本書の中にある「現状」から「なすべきこと」への多くの飛躍は、個々の特定の地域についての科学的研究の必要性の主張にある。私はある文化的変化が病原性を減少させ得るかどうかを見いだすために、社会的介入をすべきことを訴えた。私は、蚊の侵入を防ぐ家造りに地域的な投資を行い、このような介入によって熱帯熱マラリア原虫やデング熱ウイルスのような動物媒介性病原体の病原性レベルを下げる方向に進化させられるかどうかを判断しようと提案した。私は、水道水の浄水化に地域的な大規模な投資をし、その地域における下痢病原体が、浄水化が行われなかった地域の下痢病原体よりも低い病原性レベルへの進化を行うかどうか判定しようと提案した。私はワクチン開発を試みる場合、病原性をもたらす成分を標的にすべきであり、そうすれば問題を起こす病原体を病原性の低い状態に追い込める見込みが大いにあると提起した。さらにまた私は、性行為と注射針によるＨＩＶの伝播を減らすような計画にもっと大々的に投資し、そのような変化がＨＩＶをもっと温和な状態に追い込むかどうか判定しようと提案した。

これらの介入には多額の資金が必要となる。成果として、何が得られるのだろうか。もし私の仮説が誤っていても、これら介入のほとんどは多くの人たちの生活を美的に改善し、多くの病気と死亡を減少させるだろう。もし私の仮説が正しければ、これに加えてそれ以上の成果が得られる。進化がわれわれに敵対するのではなく、われわれのために役立つようにすることによって、病気に対処する新しい方法を見つけ出すことになるだろう。過去のわれわれの努力は、抗生物質とワクチンという武器を用いることによって、差し迫った脅威である病原体から個々の人々を守ることに焦点が当てられてきた。われわれは進化的な戦術を用いることにより、病原体を変化させて、かつては恐ろしい敵であったものをそうではないようにできるに違いない。そうすれば、病原体が攻撃する直前で阻止したり、攻撃した直後に粉砕する「軍拡競争」にそれほど多額の投資をする必要がなくなるだろう。ある意味では、病原体を飼い馴らして、歴史に示されてきたよりもずっと有害さを低くし、われわれと共存できるようにすべきなのである。

# 訳者あとがき

ウイルス、リケッチア、細菌、寄生虫など人の病原寄生者は、進化的適応の原理から考えて、病原性を次第に減少させ、穏やかな共生関係を結ぶ方向に向かうという常識がある。宿主である病人を殺してしまっては、病原寄生者自身も死んでしまうからだ。

本書の著者であるイーワルドは、痛むお腹をさすりながら、下痢の症状は病原寄生者が他の宿主に移っていく手段ではないかと考えた。「どんな形の伝播が激烈な寄生者に有利で、どんな形が温和な寄生者に有利だろうか」、彼はそう自問したという。

ついに彼はこういう仮説にたどり着いた。もし寄生者が、次の宿主に乗り移るのに蚊などの媒介動物を利用できるなら、たとえ宿主を殺すことになろうとも、寄生者はどんどん増殖して病気を重くするに違いない（適応悪性仮説 adaptive severity hypothesis）。一方、媒介動物を利用できない寄生者は、現在寄生している宿主には活発に動いてもらわないと新しい宿主にたどり着けないから、温和な性質をもつことが有利にはたらく。

イーワルドによると、人間の病原寄生者に見られる病気の悪性度は、ほぼこの仮説で説明できるという。媒介動物が関与するたくさんの寄生者を調べてみると、もし治療しなければ患者の一％以上を死亡させる悪性のものが全体の五割近くもある。媒介動物を必要としない寄生者では、せいぜい一割にすぎない。

そもそも寄生者と宿主との関係はさまざまな角度から論じられ、論争されてきたが、そう古い話ではない。それどころか現在の生物学においてもっともホットな話題かも知れない。ややもすると分子生物学的な技術の進歩の陰に隠れて一般には見えにくいところもあろうが、実はこのようなミクロな生物学をも包含して、生物の存在とその行く末を洞察する中枢をなしている。北アリゾナ大学のピーター・プライスは「地球上の生物種のほとんどは寄生者である」とし、ノッチンガム大学の動物学者D・M・ウェイクリンは「寄生現象がこれほど普遍的に見られるのは、生命の存在様式の一つとしてうまくいくものの証左である」と言う。このような中で、もし寄生者が宿主を殺してしまったら、寄生者も同様に死ななければならないことになるという考え方は根強く残っている。すなわち、適者生存の法則がはたらく結果、より温和な寄生者と、より抵抗力のある宿主が存続してゆくことになる、いわゆる両者にとって利益のある「相利共進化」の考えである。

しかし最近の進化生物学者でこれに賛同するものは多いとは言えないようだ。温和な寄生者は、往々にして悪性度の高い寄生者に生存競争で後れをとることになる。寄生者の悪性度は一般に生殖能力に比例する。もし悪性度の高い寄生者が短時間に多くの子孫をつくるなら、温和な寄生者より常に優勢に立つ。たとえ宿主が今すぐ死んでも、悪性な方が多くの子孫を残すことになる。したがって悪性度の高い寄生者は宿主が一個体でも生きているかぎり増え続けるはずである。最終的には宿主も寄生者も絶滅することになるが、寄生者はそんなことを恐れない。メリーランド大学の進化生物学者D・E・ギルは「人類も含めて、いかなる生物も将来を鋭く見通して、現在を賢明に生き抜く力を示したものは見あたらない」とまで言い切るのである。
そのギルは、イモリに寄生するトリパノソーマの一種である原虫寄生者のあまりに温和な性質に驚きをもって注目した。この寄生者は池とその周辺にいるヒルを介してイモリに感染する。しかし池で生まれた若いイモリはそこから離れて森に入り、成長するまで六年間を過ごすことがわかった。ギルはこの期間が、悪性なトリパノソーマに淘汰圧をかけると考えた。限界点以上の悪性トリパノソーマに感染したイモリ個体は、再び池に戻る前に死んでしまう。したがって温和なトリパノソーマだけが生き残ったイモリと共に池に戻り、ヒルに媒介されて再び若いイモリへと戻っていけるのだ。彼は、六年間という長い期間がこの寄生者を温和な性質に変えたのだと洞察したのであった。

先のギルの発言とは一見矛盾する観察結果のように見えるが、そうではない。寄生者と宿主の相互にはたらく力は、従来考えられていた以上に多様なものなのである。オックスフォード大学の数理個体群生態学者R・M・アンダーソンとR・M・メイは、「宿主と寄生者の相互作用における進化の最終地点は、それぞれの条件、場合によって違うものとなる。しかしほとんどの場合、相利共生へ進化する傾向はない」と、数学モデルを使った検証結果を提示している。

寄生者は子孫を残すために、宿主からより多くの資源を奪えるよう常に適応を続けなければならない。一方、宿主もこれを阻止するべく絶え間ない適応をする必要がある。両者の力が均衡したら、双方ともとりあえずは一安心であろうか。いや、将来とも絶滅を回避するために、寄生者も宿主も間断なき緊張を強いられるのである。シカゴ大学進化生態学者、L・V・ヴァーレンはこのような状態を、キャロルの『鏡の国のアリス』に出てくる話から、「赤の女王の原理」と名づけた。この本の中で、赤の女王は「よいか、ここでは、同じ場所に留まっておりたければ力のかぎり走らねばならんのじゃ」とアリスに言う。常に免疫系を研ぎすませて対処する宿主に対し、免疫系をかいくぐったり宿主を操るなどありとあらゆる工夫をする寄生者。軍備拡張競争にもなぞらえられるこの競争は、結局のところ寄生者の勝利に終わるようにも見える。なぜなら、寄生者は宿主より世代期間が短いので、自然淘汰的な適応が敏速に行えるからである。

軍備拡張競争に後れをとらないために、宿主も高性能な新兵器を開発しなくてはならない。包括適応度学説で有名なオックスフォード大学の故W・D・ハミルトンは「性」こそがその兵器の一つではないかと考えた。生物の本質が「自らの遺伝子をより多く残そう」というところにあるというのが正しいなら、無性生殖の方が都合がよい。進化論的には無性生殖の方がずっと効率のよいプロセスであるのに、子孫の繁栄には実際的に貢献しない性に生殖エネルギーの半分を無駄に投入している。だから本来、性を排除しようとするきわめて強い自然淘汰がはたらいてよいはずである。なぜそのような自然淘汰が起こらないのだろうかと自問し、彼のたどり着いた答えは次のようなものであった。性が生き残るのは、「病気への対抗策」に違いないと。

ウイルス、細菌など人の体内に寄生して病気を起こす生物の進化は信じられないくらい速い。寄生された宿主の側は、性をもつことで大量の遺伝子組み換えを可能にして対応した。いろいろな表現型をもって多様化することで、病原体が示す速い進化に対抗したと考えたのである。ハミルトンは、比較的近い時代になって性を放棄し、無性生殖に戻った昆虫や植物の存在をあげている。それらの共通点はもともと「寿命が短いこと」である。病気の危険が小さければ、配偶者を探すなどという無駄なエネルギー消費はやめておこう、ということだと指摘した。

共進化という言葉の中には、もともと「相利共生」という内容が色濃く含まれており、終わりのない軍備拡張競争に見られる進化をこれに含めるのは無理があるかも知れない。競争のバランスが少しでも崩れたとき、それは双方の絶滅、つまり「相害共生」であり、そもそも進化は終わりを告げる。このように考えると思考はまた元に戻ってしまい、病原体とその宿主の関係は穏やかな共生関係に進むしかないようにも思えてくる。このような混沌とした状況を見事に整理して見せたのが、本書で展開されたイーワルドの洞察である。

彼は、病原体の悪性度が高い方に淘汰される要因として、すでにあげた媒介動物の他に医療関係者の行動、不衛生な上水道など水の供給、無防備なセックスと節操のない性的相手の取り替えなどをあげ、マラリア、院内感染症、コレラ、エイズなど重要な感染症がますます悪性化する危険性を綿密に論証している。悪性度が低い方へ淘汰される要因は、くしゃみや咳など直接的な接触が不可欠な病原体であるとして、他者に感染させるには宿主である病人が十分に活動的である必要があるから、たとえば普通の鼻風邪を起こす病原体は悪性化せず温和な方向に向かうはずだと考えた。世界各地で上水道設備が完備された年代に対応して、致死性の高い古典型コレラ菌やA群赤痢菌はそれぞれの地域で、それより病原性の低いエルトール型コレラ菌、B群（さらにはD群）赤痢菌にとって替わったことが詳しく検証されている。病原体は人の行動や環境の変化などが形づくる伝播様式の違いにより悪性度を増すこともあれば、その反対に低めることもあることを明らかにしたのである。

彼はこのような仮説に従って、エイズの原因ウイルスであるＨＩＶの流行を抑制するには、清潔な注射針と安全なセックスが何にも増して効果があると予測している。集団としての人間の行動がＨＩＶの伝播効率を低下させるようにはたらくなら、感染者を簡単には死に追いやることのない温和なウイルス株が優勢となる。このような対処の仕方により、われわれはＨＩＶそのものの性質を変えてしまえる可能性がある。悪性マラリアについても同様である。マラリア病原体をもった蚊にできる限り刺されないよう、ある地域に住む人々がこぞってそのような対策を立てることにより、やがてはマラリアに感染しても普通の風邪並の症状程度ですんでしまう可能性についても言及している。このような対処の仕方は個人的に行ってもほとんど効果が期待できないのは明らかで、公共的な施策としてなされるべきものであろう。イーワルドは、このような医療政策に進化の原理を応用することの大切さを明確にした。またいわゆるダーウィン医学を取り入れることの重要性を繰り返し説いている。単なる精神訓話ではなく、彼はそれに関し具体的な指針を提示するのに成功した。

病気治療に際し、その症状というものが病原寄生者に対する宿主の防御であるか、それとも寄生者による宿主に対する操りなのかを見きわめ、その症状が寄生者と宿主のどちらにとって有利にはたらくことなのかを知らなければならない。たとえば感染による発熱が宿主による防御反応であれば、この症状は宿主に恩恵をもたらすことになる。となれば、発熱している病人にむやみに解熱剤を投与することの意味を考え直さなくてはならない。反対に、もし発熱が寄生者によって宿主が操られた結果であり、そのような高温状態が寄生者にとって好都合なものなら、急いで解熱剤を投与することは病人を助けることにつながるであろう。下痢症状はどうか、咳はどうかと病気の症状を次々にあげて問いかけても、その答えはすでにずっと昔から用意されているものなのだろうか。驚いたことにこのような考え方の骨格を明確に提示したのは、イーワルドがまったく最初なのである。

マサチューセッツ大学のL・マルグリスは1960年代に、われわれの身体細胞の中にあって、炭水化物と酸素からエネルギーをつくるミトコンドリアはもともと好気バクテリアであり、植物細胞がもつ葉緑体はもともと光合成バクテリアであったという仮説をはじめとした細胞内器官共生説を発表した。当初多くの学者から否定されたこの考えは、その後たくさんの証拠が現れるにつけ、彼女の優れた洞察として声価を高めていった。イーワルドは寄生者 - 宿主関係の終着点が一般に共生関係とはならないことを示したが、相互関係のスペクトルにおいて共生関係へ向かう場合があることを否定したわけではない。実際、病原性が低くなる伝播様式には、前述したような宿主が寄生者との接触をできるだけ断つという様式がある。ただこのような伝播様式は、共生とくに内部共生関係への進化と矛盾する。しかし、さらによくイーワルドが示した伝播様式を見ると、マルグリスの共生説に結び付く寄生者 - 宿主相互関係についての言及があるのに気づく。つまり、寄生者が宿主を垂直伝播（親から子へ、卵あるいは胎児へ直接感染）する場合、水平伝播（垂直感染以外の感染）よりも病原性が弱まるという指摘である。マルグリスの提示したような細胞内共生関係は、連続的な垂直伝播が可能となることによって生じたと考えられ、そこでは寄生者の病原性は究極的に弱まっている。垂直伝播と水平伝播に関する洞察自体はイーワルドが最初ではないが、伝播様式が病原性に与える効果を包括的に提示したイーワルドの貢献の一つとして取り上げられることが多い。

進化の道筋というものは坂道を転げるように一直線に進み、決して元に戻ることのないものだという考え方が、たとえ無意識的であるにせよ、根強く存在している。これに対してハミルトンは、宿主が性の区別により寄生者との軍備拡張競争に先んじる戦い方は典型的な軍備拡張競争とは少し異なり、宿主は寄生者に対する抵抗力を連続的に増加させる必要はないと考えた。百年前に主流派を形成した宿主と同一遺伝子をもつものが再び主流派になることもあるのだと主張したのである。言い換えれば、このような競争は宇宙の彼方にある一点をめざして行われるのではなく、地球のまわり、あるいは近所の公園にある周回コースの上で行われるとの考えである。マルグリスも共生説の提示にあたり同様な主張を展開している。つまり、「生物の進化は進化的系統樹で表されるように分化するだけでなく、枝はまた一緒になって、新しい共生的共同関係をつくることもある」。イーワルドの業績は、ハミルトンやマルグリスのこれらの考えに実際的な正当性を与えたことにもあると言えよう。

このようにイーワルドは、病原性の進化というういわば第二のガラパゴス島に上陸し、観察と仮説の提示に成功した。その証が本書である。

本書は *Evolution of Infectious Disease*, Paul W. Ewald (1994), Oxford University Press, New York. の全訳である。著者イーワルドはカリフォルニア大学で生物学を修め、その後ワシントン大学において鳥類における攻撃の進化論的生態学的な意味論の研究により学位を得て、鳥類生態学者としてスタートした。自然の摂理に対する彼の興味は尽きることなく、昨年までのマサチュセッツ大学アムハースト校や今年になって着任したケンタッキー州にあるルイビル大学における自然科学分野を担当する教授の一人として、ハチドリと花の共進化を研究する一方、人の感染症の進化に関する論考的論文も多い。フィールドワークをこよなく愛してはいるが、病原体が宿主から次の宿主に移る生活史の中で病原性をいつどのように変化させているのかを明らかにするため、マイマイガとこれに寄生する核多角体ウイルスを用いた室内研究にも勤しんでいる。
本書の内容は、1980年代から90年代始めにかけて精力的に行われ、論文に発表された一連の研究業績を一般・研究者向けの啓蒙書として集大成したものである。1991年にスミソニアン研究所から理論医学とその関連分野における特別研究員に任命され、奨学金を得て本書をまとめる最終段階へと進捗を見た。

訳者二人は本書の読者にすぎない。原書を読んでから日本では訳書が出版されていないことに気がつき、ぜひとも出版されてしかるべきだと考えているうちに、自らその役を務めることになってしまった。原書出版元であるオックスフォード大学出版局の渡辺田津美氏には翻訳を決心するに際して親切なアドバイスの数々をいただいた。また新曜社編集部の塩浦暲氏には翻訳出版を快く引き受けていただき、作業の段階でも大変お世話になった。記して格別の謝意を表したい。

2002年9月1日

池本 孝哉
高井 憲治

「訳者あとがき」を書くに際し、本書のほか以下の文献を参考にした。
*Genetics of resistance to bacterial & parasitic infection*, edited by D.M. Wakelin & J.M. Blackwell, Taylor & Francis,

London, 1988.
*The Selfish Gene*, new edition. R. Dawkins. Oxford University Press, 1990.
*Infectious Diseases of Humans*. R.M. Anderson & R.M. May. Oxford University Press, 1991.
Living, Together. John Rennie in *Scientific American*, Vol. 266(1): 122-133, 1992.
*Why We Get Sick*. R. M. Nesse & G. C. Williams. Vintage Books, 1994.（「病気はなぜ、あるのか」長谷川眞理子他訳、新曜社）
京都賞受賞ハミルトン教授大いに語る．１９９３年11月29日付朝日新聞、１９９３．
鏡の国のアリス．ルイス・キャロル著　脇　明子訳、岩波少年文庫、２０００．

# 索 引

◆あ行

アジドチミジン azidodideoxythymidine →略語 AZT 参照
アスピリン aspirin 23, 29-34, 40
アセトアミノフェン（薬名）Acetaminophen 29-31
アビジャン（地名）Abidjan 106, 215-16, 224-26
アブラムシ aphid 93-94, 98-99
アフリカ Africa 82, 106, 199-200, 209-13, 216, 219, 224, 226-28, 233-36, 312, 324-25
アボカド日焼けじみ病 avocado sunblotch 168
アメリカ独立戦争 Revolutionary War 186
操られ manipulation 22, 28-29, 39-40, 52-53, 98-99,（11）
アレルギー allergy 48-52

育児室，育児病棟 nursery 137-38, 161, 163
　看護スタッフ nursery personnel 146
イブプロフェン（薬名）Ibuprofen 30, 32-34
インドメタシン（薬名）Indomethacin 32-33, 40
インフルエンザ influenza 13, 30-35, 191, 246, 278, 286, 309, 328-29
　トリ―― chicken 18-19
　1918年の世界流行 1918 pandemic 17-18, 175, 179-82, 184-85
インフルエンザ菌 *Hemophilus influenzae* 27, 182

ウィリアムズ（人名）George C. Williams iii, 2, 10
ウイルス virus 3-6, 12, 17, 19, 25, 27-34, 55-57, 59, 72, 75-77, 81, 83, 101-4, 170, 175, 177, 179-82, 185, 189, 191-250, 254, 256, 260, 263-73, 276-81, 303-11, 313-14, 319-20, 323-29, 335,（11） →各ウイルスの項も参照
ウィルヒョウ（人名）Rudolf Virchow 287, 295-96
ウイロイド viroid 168-70, 297
ヴェサリウス（人名）Andreas Vezalius Vesalius 293-85
ウシ海綿状脳症 bovine spongiform encephalopahy 104
ウマバエ botfly 95

エイズ AIDS 15, 104-6, 156, 189, 191-92, 198-99, 204-13, 215-23, 227-28, 230-33, 235-38, 240-44, 247-48, 253-56, 258-61, 265, 269, 271-76, 278, 303-4, 311, 320, 322, 339,（11）
　抗ウイルス療法 antiviral therapy 253-86
　――の進行 progression 105, 205-08, 215, 217, 223, 231-32, 237-44, 248, 255-61, 265, 271-72, 280
エイズ関連症候群 ARC 204, 209, 258, 272

疫学 epidemiology　ii, 7-10, 16-18, 130, 132, 175, 292, 299, 337-38,（11）
エジプト Egypt　126, 288, 291, 324
エボラウイルス Ebola virus　308
炎症反応 inflammatory response　23, 31-33, 48, 144, 146,（12）
エンテロバクター属 *Enterobacter*（細菌の一属）148, 155

黄熱 yellow fever　72, 81, 86-87, 101, 309, 323-26, 328
悪心 nausea　47
温和，良性 benignness　3-4, 6-7, 8, 12, 17, 62-63, 66, 69-77, 81-82, 84-86, 88-89, 134-36, 139, 163, 170, 184, 305, 309, 313, 319, 333-34,（12）
オロポウチェ（ウイルス）Oropouche 325

◆か行

蚊 mosquito　56-57, 61, 63, 66, 69-70, 72, 74-81, 84-88, 92-93, 96, 100, 102, 108, 134, 137, 139, 167, 196, 199, 235-36, 323-26, 340
疥癬（かいせん）scabies　96
外膜タンパク質 envelope protein　214, 246,（12）
カポジ肉腫 Kaposi's sarcoma　217-23, 310
ガボン（地名）Gabon　227
カメルーン（地名）Cameroon　192, 227
カリブ（地名）Caribbean　312-16, 319
ガリレオ Galileo　292

寄生現象（関係，生活）parasitism　1-2, 6-7, 10, 14, 68, 80, 94-96, 98-101, 300, 320, 337-38,（12）
棄都市 deurbanization　123-25
逆転写酵素 reverse transcriptase　209, 239, 245, 254, 257, 266-67, 269,（12）
吸虫 trematode　99-101,（13）
狂牛病 mad cow disease　→ウシ海綿状脳症を参照
ギリシア哲学 Greek philosophy　23, 291
菌血症 bacteremia　146, 321

クリューガー（人名）Matthew J. Kluger 23
グループ（群）淘汰 group selection　37, 204, 248,（13）
クレブシエラ *Klebsiella*（細菌の一属）148, 164
クロストリジウム・ディフィシール *Clostridium difficile*　155, 158

結核 tuberculosis　101-2, 104-6, 156, 209, 299, 309, 322
結核菌（抗酸菌）属 *Mycobacterium*　105-6, 322　→結核の項も参照
　トリ型—— *avium*　322
ケニア Kenya　212, 235
下痢 diarrhea　i-ii, 13, 28, 38-46, 58, 107-9, 115-16, 120-21, 125, 131, 133-38, 140-43, 146, 159-60, 165, 186-87, 288, 340,（14）
犬舎 kennel　165
原虫（原生動物）protozoa　26, 57, 61-63, 67-74, 76, 78-79, 81-88, 93, 96-97, 100, 197, 329,　→各原虫も参照
限定適応仮説 restricted adaptation hypothesis　61-62

抗ウイルス薬 antiviral drug　235, 253
　——への耐性 resistance to　255-74, 285

抗原 antigen　175, 184, 328, (14)
抗原原罪 original antigenic sin　241
抗生物質 antibiotic　164, 250, 266, 273, 298, 321-22
――への耐性 resistance to 8, 45, 105, 110, 122, 140, 144, 151-55, 161-62, 257, 266-68, 273, 321-22, 337
抗体陽性 seropositive　212
抗マラリア薬 antimalarial drug;
――への耐性 resistance to　81-83, 85
コッホ（人名）Robert Koch　293, 299
コートジボワール（象牙海岸）Ivory Coast　106, 210, 215, 224
コドン codon　267, (14)
コレラ cholera　12, 15, 28, 35-40, 46, 107, 114-36, 298-99, 309, 331, 333
――の起源 origin of　121-30
コレラ菌 *Vibrio cholerae*　28, 35-40, 46, 114-22, 125-36, 331, 333
古典型 classical biotype　38-39, 109, 114-19, 129, 132-33, 333
エルトール型 el tor biotype 38-39, 109, 114-20, 129, 131-35, 333

◆さ行

細菌 bacteria　13, 24, 28, 36, 38, 40-43, 57, 75-76, 83, 103-4, 111, 131, 137, 140, 143, 145, 155-57, 160-1, 164, 170, 266, 297, 299, 330　→各細菌種の項も参照
ザイール（地名）Zaire　200, 210, 212, 223, 308
サバクイグアナ desert iguana　23
サリチル酸塩 salicylate　32
サル免疫不全ウイルス SIV　192-95, 197-200, 202, 210, 214, 225, 229, 279-80, 281, (14)
サルモネラ属（細菌）*Salmonella*　109, 111-12, 121, 131, 135, 143-44
チフス菌 *S. typhi*　109, 111, 134
塹壕熱リケチア *Rochalimaea quintana* 67
サンフランシスコ San Francisco　216-17, 232-33, 318

死 death　→死亡数を参照
シェーンライン（人名）Johann Schoenlein 294-95
時間不足仮説 insufficient time hypothesis　64-67
至近要因（説）proximate causation　182, 242, 304, 326
自然淘汰 natural selection　i, 2-4, 6, 8-9, 17, 37, 39, 68, 88, 97, 183, 214, 239, 246, 250, 264, 276, 284, 307, 326-27, (14)
ジデオキシノイシン Dideoxyinosine　→ddI を参照
シデナム（人名）Thomas Sydenham 293, 295-96
ジドブジン（薬名）Zidovudine　→AZT を参照
ジフテリア diphtheria　28, 64, 102, 104, 299, 321, 329-34
ジフテリア菌 *Corynebacterium diphtheriae*　28, 329-31, 334-35
死亡数（率）mortality;
エイズ AIDS　217, 223
下痢病原体 diarrheal pathogen　39, 109-10, 121, 124, 133-35
動物媒介性病原体 vectorborne pathogen　58-60, 66, 72
発熱 fever　28
病院 hospital　141-43, 147-50, 155-59, 178, 321-22
捕食寄生者 parasitoid　95

ライ症候群 Reye's syndrome　32-33
病原性の指標としての―― indicator of virulence　58
HTLV　310
出血熱 hemorrhagic fever　308　→デング熱も参照
症状 symptom　21-53, (14)
治療 treatment　i-ii, 21, 29-35, 40, 42, 44-45, 49, 51-53　→防御、操られ、副作用の項も参照
瘴気 miasma　292, 294
食虫属 *Entomophaga*（細菌の一属）26
消毒剤 disinfectant　158
シラミ louse　65-66
進化 evolution　2-3, 6-13, 24-25, 94, 287, 338, 339-41
院内 in hospital　139
下痢症 diarrheal disease　131, 133-36
抗ウイルス薬に対する HIV の耐性 resistance to antivirals by HIV　253-73
新興病原体 emerging pathogen　303-6
動物媒介性疾患 vectorborne disease　72, 84, 88
病原性、毒性 virulence　6-8, 11, 16-17, 57, 61-62, 150-53, 159, 160-64, 167, 175, 184-85, 304-5, 312, 317-19, 327, 331-32
ワクチン vaccine　280, 327-26
HIV　195, 200, 208-17, 230-30, 239-40, 248-51
進化疫学 evolutionary epidemiology　7-10, 337-38
進化的系統樹 evolutionary tree　68, 128, 191-94, 200, 313
真菌 fungus　26-27, 170
新生児 neonate, newborn　137-38, 139-41, 146, 152, 159-61, 163
新生児病棟 nursery ward　167

垂直伝播 vertical transmission　66, 75-77, 97, 166, 168, 313, 323-324, (15)
水痘 chickenpox　30-32
髄膜炎 meningitis　146, 333
スーダン（地名）Sudan　308
スノー（人名）John Snow　298-99

性交渉相手率 sexual partner rate　204-05, 208, 211-16, 218, 229-30, 232, 234, 246, 315-16, (15)
性行動，性行為 sexual behavior　201, 204-48, 313-16, 340
性的伝播 sexual transmission　198, 201, 210, 230-39, 245, 286, 312-20, 340
世界的流行 pandemic　18, 104-5, 119, 175, 179-82, 184-85, 191, 200, 210-13, 220, 223, 227-28, 236, 240, 303, 306, 322, (15)
咳 cough　6, 46, 64, 328, 332-33, 335
赤痢 dysentery　42-43, 114, 176, 187-88, 299, (15)
赤痢菌（シゲラ）属 *Shigella*　42-46, 112-14, 121, 131, 135
A群赤痢菌 *S. dysenteriae*　109, 111-13, 131, 134
B群赤痢菌 *S. flexneri*　109, 111-13, 131, 134
D群赤痢菌 *S. sonnei*　43-44, 109, 111-13
節足動物 arthropod　57, 59, 199
セネガル Senegal（地名）208, 215-16, 225-26, 324
セラチア属（細菌）*Serratia*　148, 155
戦争 warfare　50-51, 67, 73, 173-79, 181-88, 191　→各戦争も参照
線虫 nematode　76, 170, 289

潜伏 latency　70-71, 86, 201-02, 210, 220, 222, 245, 250, 300, (15)
ゼンメルヴァイス（人名）Ignaz Semmelweis　149, 299

◆た行

第一次世界大戦 World War I　67, 176, 182-84, 191
胎児 fetus　47
大腸菌 *Escherichia coli*　28, 131, 140-45, 155, 160
ダーウィン Charles R. Darwin　i-ii, 292, 303, 337
ダーウィン医学 Darwinian medicine　7, 9-10, 337-38
ダニ mite　52, 96
多様性限界仮説 diversity threshold hypothesis　241-44

畜産業 vertebrate agriculture　104
注射器 syringe　63
注射針伝播 needleborne transmission　63, 235-40, 286, 309, 312-13, 316-20, 340
腸球菌 *Enterococcus*（細菌の一属）155
腸チフス typhoid　65, 107, 111, 134, 292, 299
地理的変異 geographic variation;
　下痢症 diarrheal disease　107, 121, 125, 131, 133-36
　マラリア malaria　69-70
　HIV感染 HIV infection　198, 218, 223-24, 234, 241
　HTLV感染 HTLV infection　311-18, 319-20
チンパンジー chimpanzee　192-94, 285

杖（ギリシャ神話に出てくる）caduceus 291
ツェツェバエ tsetse　79
付添人媒介性伝播 attendant-borne transmission　137-41, 143-44, 147-50, 152-59, 161-70, 178, 182, 236, 308-9, 321
ツバメナンキンムシ swallow bugs　97

抵抗性 resistance　→抗生物質，抗マラリア薬，抗ウイルス薬の項も参照
　エイズ患者 AIDS patient　156, 207
　外部環境に対する―― to external environment　165, 174, 308-9, 321
　殺虫剤に対する―― to insecticide　86-88
　宿主 host　12, 72-73, 77, 80-81, 103, 150
　入院患者 patients in hospitals　138, 156
　熱に対する to fever　24-26
定着 colonization　38, 138, 144, 160, (15)
適応悪性仮説 adaptive severity hypothesis　61-62
適応度 fitness　5, 11, 56-57, 76, 88, 91, 100, 138, 140, 153, 166-67, 201, 305,(16)
　包括―― inclusive　5
デュボス（人名）Rene Dubos　1, 300-1
デング熱 Dengue　31, 59, 85-86, 324, 326, 340
伝染毒素 contagia　292, 294
天然痘 smallpox　15, 128, 292, 309, 328

トイレ toilet　43-44
同性愛者 homosexual　216-22, 231-33, 237-38, 258, 314, 339
動物出血性敗血症菌 *Pasteurella multocida*（細菌の一属）27
動物媒介性伝播 vectorborne transmis-

sion　57, 59-60, 62, 66-67, 71-72, 74-77, 79-81, 84-85, 88, 91, 101, 167, 199, 230, 305-06, 323-25, 340
トカゲ lizard　25, 71
毒素 toxin;
コレラ cholera　28, 35-40, 46, 107, 114-36, 298-99, 309, 331, 333
鉄分制限 iron limitation　28
妊娠 pregnancy　47
B群連鎖球菌感染症 *Streptococcus agalactiae*（group B streptococci）infections　146-47
ワクチン vaccine　329-36
HIV　284
突然変異 mutation　6, 17, 47, 51, 81, 180, 196, 202-03, 214, 243-49, 256-57, 262, 266-70, 276-78, 283-86, 304, 313, 318, 325, 328,（16）
トーマス（人名）Lewis Thomas　1, 301
トリパノソーマ（原虫）trypanosome　71,（16）
トルメチン Tolmetin　33

◆な行

南北戦争 Civil War　185

日本 Japan　112, 312-16
ニューヨーク New York　105, 112, 142-43, 160, 162, 188, 237-38
妊娠 pregnancy　47

ヌカカ Midge　325

ネビラピン（薬名）Nevirapine　270
粘液腫 myxomatosis　71-72, 305-6

膿痂疹 impetigo　144
農業 agriculture　10, 26
ノネズミ field mouse　99
ノミ flea　58, 66

◆は行

肺炎 pneumonia　46, 148, 154, 156, 164, 182, 321, 333
梅毒 syphilis　63, 292, 294
ハイブリッド形成 hybridization　67, 149,（16）
麻疹 measles　31, 64, 280, 309, 328, 335
パスツール Louis Pasteur　297, 300
ハチ wasp　76, 93-94, 98-99, 103
白血球 white blood cell　47, 50, 202, 241, 243, 255, 272, 281, 284-85, 310-11, 333,（17）
白血病 leukemia　310
発疹チフス typhus　15, 64-67, 101, 107, 292
バッタ grasshopper　26-27
発熱 fever　23-31, 33, 40-41, 46, 58-59, 63, 66, 180,（17）
ハミルトン（人名）William D. Hamilton　vi, 4-5, 178
ハラッパ文明 Harappan civilization　122, 124-25
バルビツール酸系催眠薬 barbiturate　46
パルボウイルス parvovirus　165
ハンセン病 Leprosy　292

ビシャー（人名）Marie Bichat　293-94
微生物病原説 germ theory　185, 291-92, 297, 299-300
皮膚剥奪症候群 scalded skin syndrome　144, 146
微胞子虫 *Nosema*（原虫の一属）26

病院 hospital;
　肝炎 hepatitis in　319-20
　結核 tuberculosis in　105
　抗生物質 antibiotic in　140, 143-46, 150-57, 161-63
　新興病原体 emerging pathogen in　320
　戦争 warfare　176, 178-79, 186-88
　HIV HIV in　156, 236, 319-20
病害 pathogenesis　240, 244, (17)
病原性（毒性）virulence　6-8, 11-12, 17-18, 297, 300-1, 312, 338, 340, (17)
　新しい宿主中 in new hosts　6, 16-17, 64, 326
　移動性寄生者 mobile parasite　94
　肝炎 hepatitis　319-20
　下痢病原体 diarrheal pathogen　58, 107-36, 340
　コレラ cholera　28, 35-40, 46, 107, 114-36, 298-99, 309, 331, 333
　指標としての死亡 death as indicator　58
　新興病原体 emerging pathogen　303-6, 322, 326
　身体のサイズ body size　95-97
　戦争 war　173-89
　耐久性 durability　101-106, 321
　付添人媒介性伝播 attendant-borne transmission　137-71, 321
　動物媒介性病原体 vectorborne pathogen　55-89, 325, 340
　ヒト免疫不全ウイルス HIV　200-50, 261, 272, 276, 338-40
　ヒトT細胞白血病ウイルス HTLV　309-20
　捕食による伝播 predatory transmission　91
　ワクチン vaccine　327-26, 340-41
フェニールブタゾン（薬名）Phenylbutazone　33
不顕性感染 asymptomatic infection　146, 155, 168, 299
副作用 side effect；
　感染による── of infection　22, 41, 46, 48, 53, 83, 96, 241
　抗生物質による── of antibiotic　45
　ワクチンの── of vaccine　331-32
　AZT 治療法による── of AZT treatment　255, 273
複製速度仮説 replication rate hypothesis　241-42
普通の風邪 common cold　12, 29, 55
ブドウ球菌属 *Staphylococcus*　140, 143-46, 151
　黄色ブドウ球菌 *S. aureus*　140, 144-45, 154-55, 160-62, 322
フラカストロ（人名）Girolamo Fracastoro　65, 292-94, 297
プラスミド（核外遺伝子）plasmid　76, (17)
プロフィット（人名）Margie Profet　47-48, 51

ペスト plague　15, 58, 191, 292, 306, 323
ヘマグルチニン hemagglutinin　180
ヘンレ（人名）Henle, Jacob　294, 297

保育園 nursery　44
防御 defense　22-24, 27-32, 39, 41-42, 44-53, 59, 66, 94, 288, 335, (17)
捕食 predation　53, 73, 91-92, 95-100
捕食寄生者 parasitoid　95
母乳保育 breastfeeding　155, 157, 159-60, 163, 313, 316
哺乳類（哺乳動物）mammal　27-28, 81,

180, 199, 308
ポリオ polio　25, 31, 197, 284, 335-36

◆ま行

マウス mouse　32-34, 38-39, 51, 57, 96, 308
マカク（サル）macaque　195, 228-29
マダニ tick　74
待ち伏せ型伝播 sit-and-wait transmission　101-4, 106, 106, 321
　待ち伏せ型寄生者 — parasite　26
マラリア malaria　7, 25, 55, 61, 63-64, 67-71, 73-74, 78-79, 82-88, 96, 101, 126, 186, 191, 197, 235, 294, 328-29
マラリア原虫 *Plasmodium*　25, 61, 63, 67-72, 74, 79, 81, 85-88, 97, 340, (17)
　熱帯熱—— *P. falciparum*　55, 67-69, 72, 83, 85, 87-88, 96-97, 340
　二日熱—— *P. knowlesi*　63, 68
　三日熱—— *P. vivax*　70, 85-86
　四日熱—— *P. malariae*　70, 85
　メキシコトカゲ—— *P. mexicanum*　25
　卵形—— *P. ovale*　70, 85
　——の有性生殖 sexual reproduction of　68, 81
マールブルグウイルス Marburg virus　307-8
マンガベー（サル）mangabey;
　シロカンムリ— whitecrowned　194, 198
　スーティー— sooty　194-96
マンドリル（ヒヒ）mandrill　193-96, 200, 210, 214, 228

水媒介性伝播 waterborne transmission　107-10, 113, 116-18, 120-21, 122, 124, 126, 128, 130-32, 134, 170, 186-87, 298, 309
ミドリザル green monkeys　194-96, 198, 214, 228

無症 asymptomatic　116, 140-41, 162, 168, (18)　→HIV も参照

メジナ虫 *Dracunculus medinensis*　289, 291
メソポタミア Mesopotamia　126, 288-90
メラノプラス *Melanoplus*（バッタの一属）26
免疫グロブリンE IgE　48, 50
免疫不全 immunodeficiency　128, 156, 189, 191, 193, 195-96, 199, 213, 228, 230, 276

モーリタニア（地名）Mauritania　324
モルガーニ（人名）Morgagni Giovanni　293-94

◆や行

ヤドリコバチ属 *Aphelinus*　93

養護施設 nursing home　155, 164-65
予防 prevention　157, 162, 233, 235, 240

◆ら行

ライ症候群 Reye's syndrome　30-33
ライノウイルス Rhinovirus　29-31, 56, 336
ラッサ熱 Lassa fever　308

リケッチア rickettsia　64-67, 74, 297
リフトバレー熱 Rift Valley fever　324-25, 327
リボ核酸 RNA　11, 168, 192, 202-3, 209-

10, 254,（18）
リポ多糖体 lipopolysaccharide　41
流行 epidemic　67, 86, 110-11, 113, 115, 118-22, 125, 129-30, 132, 141, 176, 179-82, 184-87, 189, 278, 292, 306, 323-24,（18）
流行性耳下腺炎 mump　335
緑膿菌 *Pseudomonas aeruginosa*　28, 156, 321-22
　黒節病菌（緑膿菌属の一菌種）*P. syringae*　170

ルネサンス renaissance　291-92

霊長類 simian primate　67, 193, 197-99
レジオネラ症 Legionnaires' disease　308
連鎖球菌属 *Streptococcus*　27, 146-47
　肺炎球菌 *S. pneumoniae*　27, 154, 156 333-34
　B群連鎖球菌 *S. agalactiae*　146-47

老人ホーム homes for elderly　105, 164
ロキタンスキー（人名）Karl von Rokitansky　295
ロッキー山紅斑熱 Rocky Mountain spotted fever　74

◆わ行

ワクチン vaccine　83-85, 87, 114, 117-18, 135-36, 197, 276-81, 285, 327-26, 340-41

◆A～Z

*Aphidius*（アブラムシ寄生バチの一種）94, 98
AZT　218, 231-32, 237-38, 253-64, 266-75, 285, 312,（11）　→抗ウイルス薬も参照
*Cercocebus*　→マンガベー参照
*Cercopithecus*　→ミドリザル参照
CD4　281-84,（14）

ddI　269-70
DNA　149, 202-3, 209, 245, 254, 297, 304,（16）

gp　277-78, 281-83
Guinea Bissau（地名）135, 140
Guinea worm メジナ虫参照

HIV（ヒト免疫不全ウイルス，エイズウイルス）104-6, 156, 189, 191-250, 253-86, 303-5, 310-13, 316-20, 322, 328, 336, 339-40,（11）
　抗ウイルス薬耐性 resistance to antivirals　255-73, 285
　無症期，不顕性感染 asymptomatic infections　205-6, 214, 229, 232, 237, 247, 254, 258-59, 261-64, 268, 272-75, 310
HTLV（ヒトT細胞白血病ウイルス）221, 309-20, 326,（11）

*Mandrillus sphinx*　→マンドリルを参照
*Mastomys natalensis*（マウスの一種）308

nef（抑制調節因子）247-50, 277,（12）

T4細胞 T4 cell　255-56, 258, 264, 271-72, 275, 281, 304,（15）
tat（転写促進タンパク（因子））214, 220-22, 310,（15）
tax（タンパク）221, 310

# 用語集

**アミノ酸** amino acid　タンパク質の構成単位。各アミノ酸はコドンと呼ばれるリボヌクレオチドなる塩基3つの並びによって遺伝暗号化されている。

**操られ**(あやつ) manipulation　病原体がある症状を引き起こしたときその症状によって病原体の進化適応度が増大する場合、その症状を指す簡略用語。

**遺伝子型** genotype　生物個体がもっている遺伝子の特定の一揃い。

**ウイルス** virus　タンパク外膜とそれに包まれた核酸、そしてときに宿主細胞への感染を可能とする機能をもつ、いくつかの構成タンパクからなる寄生性の微生物。

**ARC**　エイズ関連症候群（AIDS related complex）の略語。HIVに感染後、無症候的な状態からエイズ発症までの進行中しばしば認められる徴候と症状の総体。

**エイズ** AIDS　後天的免疫不全症候群（acquired immune deficiency syndrome）の略語。HIVウイルスの感染によって免疫系の大規模な破壊が誘導される。これに伴い変化に富んだ病状がもたらされ致命的である。これらを包括的に指す用語となっている。

**疫学** epidemiology　宿主集団内や集団間における病気の発生頻度や広がりを研究する科学分野。疫学は病気の流行や広がりに関係する環境、宿主あるいは寄生者のどんな様相をも含める。

**AZT**　（アジドチミジン azidodideoxythymidine = zidovudine）核酸の構成単位であるであるチミンが少し形を変えたもの２分子からなる１分子。HIVウイルスがもつ逆転写酵素のはたらきを妨害することによりHIVウイルスを阻害する。

**HIV**　ヒト免疫不全ウイルス（human immunodeficiency virus）の略語。

**HTLV**　ヒトT細胞白血病ウイルス human T-cell leukemia virus（ヒトＴ細胞リンパ性ウイルスあるいはヒトＴ細胞白血病／リンパ腫

ウイルス)。レトロウイルスの一種。

**nef**　HIVウイルス複製タンパク質で、元来HIVウイルスの複製を抑制する制御因子であると考えられていた。今日明らかになっているところでは、nefには様々な異型が存在し、あるものはHIVウイルスの複製を抑制するが、反対に複製を高めるものもあり、はっきりしたはたらきが不明なものもある。

**炎症反応** inflammatory response　寄生者または他の刺激物によって顕在化するリンパ系および局部組織の反応で、拡張した血管中に血液凝集物が生じ、それに加えて組織中にリンパ液が集積することによって、腫れと発赤が起こるという特徴をもつ。この反応中、病原体破壊作用をもった白血球は血液から組織へ移動する。

**温和(良性、穏やかさ)** benignness　宿主にほとんど害を与えない寄生の状態で、無症状であったり軽い症状のみ現れる。

**外膜タンパク質** envelope protein　ウイルスの表面から突き出た蛋白質で、一般にウイルスと宿主細胞の結合に関与する。

**核酸** nucleic acid　多くのヌクレオチドで構成された鎖状分子で、遺伝情報を暗号化している。

**片利共生** commensalism　他に利害を与えないでもっぱら一方的に利益を得る形の共生関係。適応度上の利害を考慮すると、片利共生を共生関係の一種と見なすことは、正確な類別とは言えない。共生関係にある生物は少なくとも互いに何らかの微弱な影響を与えるものである。もしこの影響を正確に測定できるなら、片利共生であると類別された関係のすべては実際上、少しばかり寄生的であるかわずかながら相利共生的であろう。片利共生は、共生関係の中の不連続な類別関係というよりも、相利共生と寄生との間を分ける理論上の類別線を意味すると言えよう。

**感染** infection　病原体による宿主生物への侵入のこと。その病原体は宿主生物の体内で少なくとも生活史の一部を完了する。

**感染症** infectious disease　病原体によって引き起こされる病気。

**寄生現象** parasitism　片方が他を犠牲にして利益を得る共生関係。

**寄生者、寄生虫** parasite　他生物個体の体内あるいは体表で生活する個体で、宿主個体の適応度を低下させる。私は寄生者という語を多細胞のいわゆる寄生虫のみならず、もっと広く細菌やウイルスなどの病原体をも含めて使っている。

**逆転写酵素** reverse transcriptase　HIVやそのほか遺伝情報を暗

号化するのにRNAを用いるウイルスにみられる酵素。逆転写酵素は、自身のRNAを鋳型とし相補的な１本のDNA鎖をつくり、次にこれに相補的なDNA鎖を元のRNA鎖と置き換える。

**究極的 ultimate**　なぜ生物は現在もっている性質をもつに至ったのかというような、進化的な起源を取り扱うような説明を行う際に用いる（「至近的」参照）。

**吸虫 trematode**　扁形動物門の吸虫綱に属する扁平な寄生虫でジストマとも呼ばれる。一般に脊椎動物宿主と節足動物宿主の両方を必要とする複雑な生活史を送る。吸虫によって引き起こされる人間の病気で最も注目に値するのは住血吸虫症である。

**共生 symbiosis**　２種が共に親密な生活を営むこと。この用語はさらに限定的に、両種に対して純適応度利益を生み出す相利共生の同義語として用いられることがある。私はこの「共生」を相利共生、片利共生、それに寄生の意味をも広く含めて使っている。

**グループ淘汰 group selection**　異なった生物個体グループがそれぞれ異なった成功度をもったとき、そのことによってある性質が選択を受けること。グループ淘汰は通常、グループ内の各個体の成功度にみられる差異と比べると弱いが、もしグループサイズが常態的に小さくまた混ざり合っていたり、グループ内の各個体が遺伝的に近縁関係にあると、グループ淘汰が重要性を帯びる場合がある。このような条件は個々の宿主内に寄生する寄生者集団にとくに適用できると考えられる。この用語の使用は進化生物学者の間で論争の種になっている。と言うのも、この用語は、グループの利益にもとづく実行不可能な筋書きを識別するために、20世紀半ばのある期間用いられたからである。もし実行可能なら、グループ淘汰はしばしば血縁淘汰とまったく同じものか大変似かよったものである。

**系統 strain**　正式には実験室内で繁殖させた病原体の分離株であるが、私はもっとルーズに、共通の系列から最近になって派生した病原体、および遺伝的に大変似かよっているかまったく同じである病原体の呼称として用いている。

**血縁淘汰 kin selection**　ある性質が、性質自身の遺伝的指令を共有している血縁者にはたらく効果の結果なされる、その性質に対する選択作用。言い換えれば、血縁淘汰は遺伝的に血縁関係にある個体を通じて生じた包括適応度の構成要素である。

**血清 serum**　血液成分の液体部分。

**血清反応陽性** seropositive　免疫反応を血清中に検出できるレベルでもっている状態。

**下痢** diarrhea　液状または半液状で体内から排出される大便。

**抗原** antigen　宿主の抗体産生を誘発し、産生された抗体と結合する化合物。

**抗体** antibody　Bリンパ球から放出される蛋白分子で、病原体の表面から突出していることもある抗原と結合する。この結合により、免疫系に属する他の細胞が病原体を認識したり破壊したりするはたらきを助ける。

**抗体陽転** seroconversion　宿主が、感染病原体に対する免疫反応を、血清中に検出できるレベルまで発達させる過程。

**コドン** codon　リボヌクレオチド（RNA）なる塩基３つの並びであり、一つのアミノ酸に対して、あるいはタンパク合成の開始、終止信号に対して遺伝暗号をもつ。RNA中のコドン配列はアミノ酸配列とタンパク質の長さを決定しており、したがってタンパク質のサイズ、形、そして活性を決定する。

**細胞障害性Ｔ細胞（キラーＴ細胞）** cytotoxic T cell　感染した細胞の表面にある抗原を認識してその細胞を攻撃破壊するリンパ球。

**サル** simian　サルまたは類人猿。

**サル免疫不全ウイルス** SIV　サルを宿主とし、これから分離されたレンチウイルス類。

**至近的** proximate　生命過程の仕組みを論じる際の説明を指す。たとえば生き物がいかに機能を現すかというような議論の際（「究極的」を参照）。

**自然淘汰** natural selection　生存や繁殖が互いに異なったものとなる過程を通じて、遺伝子頻度や遺伝子として暗号化された性質に変化が生じること。

**CD4**　ある種のＴリンパ球がもつ受容体であり、他の白血球への結合を司り、このことからそれらの活性に影響を与える。HIVウイルスがもつgp120分子はCD4受容体と結合でき、この作用によりHIVウイルスはリンパ球に侵入できる。

**症状** symptom　宿主が病気にかかっていることを示す認知可能な変化。医学界においてはこれをしばしば主観的な病気の発現とし、徴候（sign）は客観的な病気の発現と定義される。本書において私はもっと幅広く、主観的・客観的な発現の両方を含めて用いる。

**侵入** infestation　多細胞生物による寄生。(理論的論議においては簡潔さのために「感染」にはこの「侵入」の意味を含めて用いている。)

**垂直伝播** vertical transmission　寄生者がある宿主からその子へ直接伝播すること。

**性交渉相手率** sexual partner rate　HIVウイルスの性的伝播の可能力に言及するために私が用いる用語。この率は性交渉相手あたりの無防備な性的接触の量で重みづけられた、新しい性交渉相手と性的接触が行われる率を反映している。

**世界的流行** pandemic　大陸または世界中に広がる病気の集団発生。

**脊椎動物** vertebrate　背骨をもった動物で哺乳類、鳥類、爬虫類、両生類、魚類がこれにあたる。

**赤痢** dysentery　血液が混じった下痢性の病気。

**節足動物媒介性** arthropodborne　節足動物により伝播されることを言う。陸生脊椎動物に対する寄生者による疾患に関係する最も重要な節足動物は蚊、ヌカカ、ツェツェバエ、サシチョウバエ、サシガメ、ブユ、マダニ (tick)、シラミ、ノミ、ダニ (mite) である。

**潜伏** latency　病原体が増殖していないか、していてもきわめて緩慢に増殖しているような静止状態にある感染。

**相利共生** mutualism　適応度上の利益を双方の種にもたらす共生関係。

**タンパク質** protein　アミノ酸が長い鎖状構造でつながった分子。タンパク質の異なった部分の会合によって3次元構造が形作られ、このことがタンパク質の生体構築単位としての機能および生物学的作用の制御を可能としている。

**tat**　HIVウイルスを静止状態あるいは緩慢な増殖状態から活発な増殖状態に転換させる転写促進タンパク (因子)。

**定着** colonization　ある生物が他の生物の表面で生活することで、宿主となった生物にはほとんど害を与えない。

**T4細胞** T4 cell　リンパ球の一種で、他の白血球の活性に影響を与える。外膜から突き出ている受容体としてのCD4分子の存在により特徴づけられる。

**適応的** adaptive　自然淘汰によって選ばれる生物の性質を指して言う。

**適応度** fitness　同一種内の競争者と比較して測られる、生物個体の進化的成功の度合いを表す尺度。ダーウィンは競争者との間で成功度に差が生じることによって、生物と環境との間の適応性が改善される点に着目してこの成功度をとらえていた。現代の進化生物学者は択一的な遺伝的指令の相対的頻度という点に着目してこの成功度をとらえている。

**伝播** transmission　寄生者がある宿主から別の宿主に移動する過程。

**デオキシリボ核酸** DNA（deoxyribonucleic acid）　長い鎖状分子であり、この長さに沿ってデオキシリボヌクレオチドなる塩基4種が様々に配列されることにより遺伝情報が暗号化されている。ほとんどの生物においてこのDNA配列は、その生物が発育したり生命を維持したりするために必要な主要情報庫である遺伝子によって構成されている。

**糖タンパク質120** gp120（glycoprotein 120）　HIVウイルスの表面から伸びているタンパク質性分子。CD4受容体に結合してHIVウイルスの細胞侵入を可能にする。

**突然変異** mutation　遺伝子の構成単位である核酸配列における変化。

**トリパノソーマ** trypanosome　睡眠病などを起こす寄生性原虫。

**ヌクレオチド** nucleotide　核酸の構成単位。各ヌクレオチド分子はリン酸1個と窒素を含んだ4種類の環状分子のうちの1個が結合した糖1個からなっている。DNAではこれらの分子はアデニン、チアミン、シトシン、グアニンの4種である。RNAではチアミンの箇所にウラシルが用いられ、糖はリボース（デオキシリボースの代わりに）であるから、ヌクレオチドはリボヌクレオチドと呼ばれる。RNAとDNAの両者において、情報を暗号化しているのはこれら4種（ヌクレオチド）の分子配列である。

**ハイブリッド形成（核酸の〜）** hybridization　分子生物学においては、2本鎖である核酸の片側1本鎖を相補的なもう1本と結合させること。1本鎖それぞれを2種の異なる生物からもってきた場合、この結合の強さは2種の核酸配列の類似度の指標となり、これから両種の進化的な近縁度の指標となる。

**培養細胞** cell culture　実験条件下において人工的な栄養培地の上で増殖させた細胞。研究者は病原体を研究したり、病原体と宿主細

胞との相互作用を研究するために培養細胞に病原体を感染させる。

**白血球 white blood cell（leukocyte）**　血液、リンパ液、組織中にあって循環している免疫系細胞群であり、侵入微生物および感染細胞あるいは損傷を受けた細胞を、直接的あるいは間接的に破壊するはたらきがある。

**発生率（数） incidence**　一定の時間内に新しく感染した人の数で、総人口に対する相対数で表す。

**発熱 fever**　生物が健康時に通常維持しているよりも高く体温を上昇させること。

**病害 pathogenesis**　病気に罹った生物が発症する過程。

**病原性 virulence**　私はこの語を、寄生者が宿主に及ぼす有害作用の大きさを表すよう広い意味で使う。

**病原体 pathogen**　細胞かそれ以下のレベルの構造をもった寄生者。原虫、細菌、ウイルス性寄生者が含まれる。

**不顕性 asymptomatic**　無症性に同じ。

**プラスミド plasmid**　細菌の細胞内に存在しうる環状DNAであり、細菌の間で伝達されうる。プラスミドが保持しうる遺伝子が暗号化するのは毒素産生、抗生物質耐性、それに宿主細胞侵入能である。

**文化的ベクター cultural vector**　動けない宿主から新たな感染者への伝播を可能とする特質をもった一連の実体のことであり、その特質の少なくとも一つは人類文化の何らかの面を表すものとなっている場合に用いる。

**包括適応度 inclusive fitness**　ある性質に対する遺伝子が次代に引継がれてゆくことに対する、その性質自身の効果。この用語は元来、遺伝子の進化的成功度には、個体自身の直接の子孫を通じてその遺伝子が引き継がれるのはもちろんのこと、血縁者を通じて引き継がれてゆくことをも含めるべきだということを力説するために導入された。進化生物学者は往々にして、「適応度」という用語を広く包括適応度の意味で用いる。しかし狭義には個体自身の繁殖活動を通じて達成される成功度を指すものに過ぎない。

**防御 defence**　個体が病気の徴候を表して自身の進化適応度を増大させることを指す簡略語。

**マラリア原虫 plasmodium（複数形は plasmodia）**　マラリアを起こす原虫病原体。

**蔓延率 prevalence**　宿主集団が寄生者の感染を受けている程度。

**無症性 asymptomatic**　症状を現さない感染を指して言う。

**免疫系 immune system**　炎症のような非特異的な反応、および抗体を抗原に結合させたり、細胞の表面に提示される外来抗原を認識して感染した細胞を破壊するような特異的な反応により、感染から身を守るはたらきをする体内の細胞群。

**リボ核酸RNA ribonucleic acid**　長い鎖状分子であり、その長さに沿って4種の塩基からなる構成単位（リボヌクレオチド）が様々に配列されることにより遺伝情報が暗号化されている。ウイルスの中にはRNAとその中に暗号化された遺伝情報が遺伝子となっているものが何種類かある（ヒト免疫不全ウイルス、肝炎ウイルス、インフルエンザウイルスなど）、これはウイルスの遺伝情報庫であり、ウイルスの侵入と複製に必要である。大部分の生物においては、RNAはDNA中に暗号化された遺伝情報を、タンパク合成が行われている箇所に情報伝達する役目を務める。そのような箇所においては、他の役目をもつRNAと共同してアミノ酸をつなぎ合わせてタンパク質を合成する。

**流行 epidemic**　病気の集団発生を意味し、地理的に広大な地域内の異なった地方グループに同時に影響を与えるような十分な広がりをもつものを言う。狭義にはepidemicは人間集団内での集団発生を、epizooticは人間以外の動物集団内での集団発生に用いる。本書ではepidemicを人の病気にも動物の病気にも広く使う。

**リンパ球 lymphocyte**　特殊化された免疫機能を担い異質な性質をもった一群の白血球。Bリンパ球は抗体産生細胞になる。Tリンパ球は抗原提示細胞に応答して、他の白血球（たとえばBリンパ球のような）を増殖させたり活性化させ、あるいは直接感染細胞を死滅させる。

**レトロウイルス retrovirus**　遺伝情報としてRNAを用いるウイルスの一群であり、この情報を逆転写酵素を用いてDNAに読みかえる。レトロウイルス科（Rentroviridae）に属するものにはレンチウイルス亜科（Lentivirinae）のHIVウイルス、オンコウイルス亜科（Oncovirinae）のHTLVがある。

# 文　献


[1] Aber, R. C., Allen, N., Howell, J. T., Wilkenson, H. W., & Facklam, R. R. 1976. Nosocomial transmission of group B streptococci. *Pediatrics 58*, 346-53.

[2] Aboulker, J. P., & Swart, A. M. 1993. Preliminary analysis of the Concorde trial. *Lancet 341*, 889-90.

[3] Abrams, D. I. 1991. Acquired immunodeficiency syndrome and related malignancies: A topical overview. *Semin. Oncol. 18*, 41-5.

[4] Acton, H. W., & Knowles, R. 1928. *On the dysenteries of India*. Calcutta: Thacker, Spink.

[5] Adib, S. M., Joseph, J. G., Ostrow, D. G., Tal, M., & Schwartz, S. A. 1991. Relapse in sexual behavior among homosexual men: A 2-year follow-up from the Chicago MACS/CCS. *AIDS 5*, 757-60.

[6] Agarwal, S. K., Goel, M., Das, R., & Kumar, A. 1984. Transmissible antibiotic resistance among Shigella species. *Indian J. Med. Res. 80*, 402-8.

[7] Agut, H., Rabanel, B., Remy, G., Tabary, T., Chamaret, S., Dauguet, C., Candotti, D., Huraux, J. M., Ingrand, D., Chippaux, C., Guetard, D., & Montagnier, L. 1992. Isolation of atypical HIV-1-related retrovirus from AIDS patient. *Lancet 340*, 681-2.

[8] Ahmad, N., & Venkatesan, S. 1988. Nef protein of HIV-1 is a transcriptional repressor of HIV-1 LTR. *Science 241*, 1481-4.

[9] Ajdukiewicz, A., Yanagihara, R., Garruto, R. M., Gajdusek, D. C., & Alexander, S. S. 1989. HTLV-I myeloneuropathy in the Solomon Islands. *N. Engl. J. Med. 321*, 615-16.

[10] Akari, H., Sakuragi, J., Takebe, Y., Tomonaga, K., Kawamura, M., Fukasawa, M., Miura, T., Shinjo, T., & Hayami, M. 1992. Biological characterization of human immunodeficiency virus type 1 and type 2 mutants in human peripheral blood mononuclear cells. *Arch. Virol. 123*, 157-67.

[11] Albert, J., Abrahamsson, B., Nagy, K., Aurelius, E., Gaines, H., Nystrom, G., & Fenyo, E. M. 1990. Rapid development of isolate-specific neutralizing antibodies after primary HIV-1 infection and consequent emergence of virus variants which resist neutralization by autologous sera. *AIDS 4*, 107-12.

[12] Albert, J., Böttiger, B., Biberfeld, G., & Fenyo, E. M. 1989. Replicative and cytopathic characteristics of HIV-2 and severity of infection. *Lancet i*, 852-3.

[13] Albert, J., Bredberg, U., Chiodi, F., Böttiger, B., Fenyo, E. M, Norrby, E., & Biberfeld, G. 1987. A new human retrovirus isolate of west African origin (SBL-6669) and its relationship to HTLV-IV, LAV-II, and HTLV-IIIB. *AIDS Res. Hum. Retroviruses 3*, 3-10.

[14] Albert, J., Wahlberg, J., Lundeberg, J., Cox, S., Sandstrom, E., Wahren, B., & Uhlen, M. 1992. Persistence of azidothymidine-resistant human immunodeficiency virus type 1 RNA genotypes in posttreatment sera. *J. Virol. 66*, 5627-30.

[15] Albert, M. J., Siddique, A. K., Islam, M. S., Faruque, A. S. G., Ansaruzzaman, M., Faruque, S. M., & Sack, R. B. 1993. Large outbreak of clinical cholera due to Vibrio cholerae non-01 in Bangladesh. *Lancet 341*, 704.

[16] Alexandre, C., & Verrier, B. 1991. Four regulatory elements in the human c-fos promoter mediate transactivation by HTLV-I tax protein. *Oncogene 6*, 543-51.

[17] Allan, J. S., Short, M., Taylor, M. E., Su, S., Hirsch, V. M., Johnson, P. R., Shaw, G. M., & Hahn, B. H. 1991. Species-specific diversity among simian immunodeficiency viruses from African green monkeys. *J. Virol. 65*, 2816-28.

[18] Allen, S., Tice, J., Vandeperre, P., Serufilira, A., Hudes, E., Nsengumuremyi, F., Bogaerts, J., Lindan, C., & Hulley, S. 1992. Effect of serotesting with counselling on condom use and seroconversion among HIV discordant couples in Africa. *Br, Med. J. 304*, 1605-9.

[19] Allman, J. 1985. Conjugal unions in rural and urban Haiti. *Soc. Econ. Studies 34*, 27-57.

[20] Ameisen, J. C., Guy, B., Chamaret, S., Loche, M., Mouton, Y., Neyrinck, J. L., Khalife, J., Leprevost, C., Beaucaire, G., Boutillon, C., Gras-Masse, H., Maniez, M., Kieny, M. P., Laustriat, D., Berthier, A., Mach, B., Montagnier, L., Lecocq, J. P., & Capron, A. 1989. Antibodies to the nef protein and to nef peptides in HIV-1-infected seronegative individuals. *AIDS Res. Hum. Retroviruses 5*, 279-91.

[21] Ampel, N. M. 1991. Plagues—what's past is present: Thoughts on the origin and history of new infectious diseases. *Rev. Infect. Dis. 13*, 658-65.

[22] Ancelle, R., Bletry, O., Baglin, A. C., Brun-Vezinet, F., Rey, M. A., & Godeam, P. 1987. Long incubation period for HIV-2 infection. *Lancet i*, 688-

9.
[23] Anderson, C. 1991. Cholera epidemic traced to risk miscalculation. *Nature 354*, 255.
[24] Anderson, D. J., Obrien, T. R., Politch, J. A., Martinez, A., Seage, G. R., Padian, N., Horsburgh, C. R., & Mayer, K. H. 1992. Effects of disease stage and zidovudine therapy on the detection of human immunodeficiency virus type-1 in semen. *JAMA 267*, 2769-74.
[25] Anderson, M. G., & Clements, J. E. 1992. Two strains of SIV (mac) show differential transactivation mediated by sequences in the promoter. *Virology 191*, 559-68.
[26] Anderson, R. M., & May, R. M. 1982. Coevolution of hosts and parasites. *Parasitology 85*, 411-26.
[27] Andre, D. A., Weiser, H. H., & Malaney, G. W. 1967. Survival of bacterial enteric pathogens in farm pond water. *J. Am. Water Works Assoc. 59*, 503-8.
[28] Andrewes, C. H. 1960. The effect on virulence of changes in parasite and host. In *Virus virulence and pathogenicity*, ed. G. E. W. Wolstenholme & C. M. O'Connor, pp.34-9. Boston: Little, Brown.
[29] Anonymous. 1989a. An Aussie fungus among us. *Sci. News 136*, 46.
[30] Anonymous. 1989b. Clinical trials of zidovudine in HIV infection. *Lancet ii*, 483-4
[31] Anonymous. 1992. Yellow fever: the global situation. *Bull. WHO 70*, 667-9.
[32] Aoki, Y. 1968. Serological groups of Shigella in Japan and neighboring countries. A review. *Trop. Med. 10*, 116-26.
[33] Arendrup, M., Nielsen, C., Hansen, J. E. S., Pedersen, C., Mathiesen, L., & Nielsen, J. O. 1992. Autologous HIV-1 neutralizing antibodies: emergence of neutralization-resistant escape virus and subsequent development of escape virus neutralizing antibodies. *J. Acquired Immune Defic. Syndr. 5*, 303-7.
[34] Arora, D. R., Midha, N. K., Ichhpujani, R. L., & Chugh, T. D. 1982. Drug resistant shigellosis in North India. *Indian J. Med. Res. 76*, 74-9.
[35] Ascher, M. S., Sheppard, H. W., Anon, J. M., & Lang, W. 1991. Viral burden in HIV disease. *J. Acquired Immune Defic. Syndr. 4*, 824-5.
[36] Ashkenazi, A., Smith, D. H., Marsters, S. A., Riddle, L., Gregory, T. J., Ho, D. D., & Capon, D. J. 1991. Resistance of primary isolates of human immunodeficiency virus type 1 to soluble CD4 is independent of CD4-rgp120 binding affinity. *Proc. Nail. Acad. Sci. USA 88*, 7056-60.
[37] Askew, R. R. 1971. *Parasitic insects*. London: Heinemen.

[38] Axelrod, R., & Hamilton, W. D. 1981. The evolution of cooperation. *Science 211*, 1390-7.
[39] Aye, D. T., Sack, D. A., Wachsmuth, I. K., Kyi, D. T., & Thwe, S. M. 1991. Neonatal diarrhea at a maternity hospital in Rangoon. *Am. J. Public Hlth. 81*, 480-1.
[40] Aytay, S., & Schulze, I. T. 1991. Single amino acid substitutions in the hemagglutinin can alter the host range and receptor binding properties of Hl-strains of influenza-A virus. *J. Virol. 65*, 3022-8.
[41] Azevedo, M., Prater, G., & Dwight, M. 1989. The status of women in Cameroon and Chad. In *Cameroon and Chad in historical and contemporary perspectives*. ed. M. Azevedo, pp.155-75. Lewiston: Edwin Mellen.
[42] Åsjö, B., Morfeldt-Manson, L., Albert, J., Biberfeld, G., Karlsson, A., Lidman, K., & Fenyo, E. M. 1986. Replicative capacity of human immunodeficiency virus from patients with varying severity of HIV infection. *Lancet ii*, 660-2.
[43] Babiker, H. A., Creasey, A. M., Fenton, B., Bayoumi, R. A. L., Arnot, D. E., & Walliker, D. 1991. Genetic diversity of *Plasmodium falciparum* in a village in eastern Sudan. 1. Diversity of enzymes, 2D-PAGE proteins and antigens. *Trams. Roy. Soc. Trop. Med. Hyg. 85*, 572-7.
[44] Babu, P. G., Saraswathi, N. K., Devapriya, F., & John, T. J. 1993. The detection of HIV-2 infection in southern India. *Indian J. Med. Res.. Sect. A 97*, 49-52.
[45] Bacchetti, P., & Moss, A. R. 1989. Incubation period of AIDS in Sam Francisco. *Nature 338*, 251-3.
[46] Bachelerie, F., Alcami, J., Hazan, U., Israel, N., Goud, B., Arenzana-Seisdedos, F., & Virelizier, J. L. 1990. Constitutive expression of human immunodeficiency virus (HIV) nef protein in human astrocytes does not influence basal or induced HIV long terminal repeat activity. *J. Virol. 64*, 3059-62.
[47] Bagasra, O., Hauptman, S. P., Lischner, H. W., Sachs, M., & Pomerantz, R. J. 1992. Detection of human immunodeficiency virus type 1 provirus in mononuclear cells by in situ polymerase chain reaction. *N. Engl. J. Med. 326*, 1385-91.
[48] Baker, C. J. 1977. Summary of the workshop on perinatal infections due to group B Streptococcus. *J. Infect. Dis. 136*, 137.
[49] Baker, C. J. 1979. Group B streptococcal infections in neonates. *Pediatr. Rev. 1*, 5-15.

[50] Baker, D. H., & Wood, R. J. 1992. Cellular antioxidant status and human immunodeficiency virus replication. *Nutr. Rev. 50*, 15-18.
[51] Bakhanashvili, M., & Hizi, A. 1992a. Fidelity of the reverse transcriptase of human immunodeficiency virus type 2. *FEBS Let. 306*, 151-156.
[52] Bakhanashvili, M., & Hizi, A. 1992b. Fidelity of the RNA-dependent DNA synthesis exhibited by the reverse transcriptases of human immunodeficiency virus type 1 and type 2 and of murine leukemia virus: mispair extension frequencies. *Biochemistry 31*, 9393-9398.
[53] Bakhanashvili, M., & Hizi, A. 1993. The fidelity of the reverse transcriptases of human immunodeficiency viruses and murine leukemia virus, exhibited by the mispair extension frequencies, is sequence dependent and enzyme related. *FEBS Let. 319*, 201-5.
[54] Balashov, Y. Z. 1984. Interaction between blood-sucking arthropods and their hosts, and its influence on vector potential. *Annu. Rev. Entomol. 29*, 137-56.
[55] Ball, G. H. 1943. Parasitism and evolution. *Am. Nat. 77*, 345-64.
[56] Balzarini, J., Karlsson, A., Perez-Perez, M. J., Vrang, L., Walbers, J., Zhang, H., Oberg, B., Vandamme, A. M., Camarasa, M. J., & De Clercq, E. 1993. HIV-1-specific reverse transcriptase inhibitors show differential activity against HIV-1 mutant strains containing different amino acid substitutions in the reverse transcriptase. *Virology 192*, 246-53.
[57] Banet, M. 1986. Fever in mammals: Is it beneficial? *Yale J. Biol. Med. 59*, 117-24.
[58] Banks, T. A., & Rouse, B. T. 1992. Herpesviruses—immune escape artists. *Clin. Infect. Dis. 14*, 93341.
[59] Barillari, G., Buonaguro, L., Fiorelli, V., Hoffman, J., Michaels, F., Gallo, R. C., & Ensoli, B. 1992. Effects of cytokines from activated immune cells on vascular cell growth and HIV-1 gene expression: implications for AIDS-Kaposi's sarcoma pathogenesis. *Journal of Immunology 149*, 3727-34.
[60] Barin, F., Denis, F., Baillou, A., Leonard, G., Mounier, M., M'Boup, S., Gershy-Damet, G., Sangare, A., Kanki, P., & Essex, M. 1987. A STLV-III related human retrovirus, HTLV-IV: Analysis of cross-reactivity with the human immunodeficiency virus (HIV). *J. Virol. Methods 17*, 55-61.
[61] Barre-Sinoussi, F., Chermann, J. C., Rey, F., Nugeyre, M. T., Chamaret, S., Gruest, J., Dauget, C., Axler-Blin, C., Brun-Vezinet, F., Rousioux, C., Rozenbaum, W., & Montagnier, L. 1983. Isolation of a T-lymphotropic retrovirus from a patient at risk for AIDS. *Science 220*, 868-70.

[62] Bartholomew, C., Saxinger, W. C., Clack, J. W., Gail, M., Dudgeon, A., Mahabir, B., Hull-Drysdale, B., Cleghom, F., Gallo, R. C., & Blattner, W. A. 1987. Transmission of HTLV I and HIV among homosexual men in Trinidad. *JAMA 257*, 2604-8.

[63] Barthwell, A., Seney, E., Marks, R., & White, R. 1989. Patients successfully maintained with methadone escaped human immunodeficiency virus infection. *Arch. Gen. Psychiaty 46*, 957.

[64] Bartlett, J. G., O'Keefe, P., Tally, F. P., Louie, T. J, & Gorbach, S. L. 1986. Bacteriology of hospital-acquired pneumonia. *Arch. Intern. Med. 146*, 868-71.

[65] Barton, L. L., Lustig, R. H., Fong, C., & Walentik, C. A. 1986. Neonatal septicemia due to Pseudomonas aeruginosa. *Am. Family Physician 33*, 147-51.

[66] Barua, D. 1970. Survival of cholera vibrios in food, water and fomites. In *Principles and practice of cholera control*. Geneva: World Health Organization.

[67] Baselski, V. S., Medina, R. A., & Parker, C. D. 1979. In vivo and in vitro characterization of virulence deficient mutants of Vibrio cholerae. *Infect. Immun. 24*, 111-16.

[68] Baselski, V. S., Medina, R. A., & Parker, C. D. 1978. Survival and multiplication of Vibrio cholerae in the upper bowel of infant mice. *Infect. Immun. 22*, 435-40.

[69] Basu, S., Bhattacharya, P., & Mukerjee, S. 1966. Interaction of Vibrio cholerae and Vibrio el tor. *Bull. WHO 34*, 371-8.

[70] Beardsley, E. 1788. History of a dysentery in the 22nd regiment of the late continental army. In *Proceedings of the New Haven Medical Society*, pp.68-71. New Haven, Connecticut: New Haven County Medical Society.

[71] Beck-Sagué, C., Dooley, S. W., Hutton, M. D., Otten, J., Breeden, A., Crawford, J. T., Pitchenik, A. E., Woodley, C., Cauthen, G., & Jarvis, W. R. 1992. Hospital outbreak of multidrug-resistant Mycobacterium tuberculosis infections. Factors in transmission to staff and HIV-infected patients. *JAMA 268*, 1280-6.

[72] Belitsky, V. 1989. Children infect mothers in AIDS outbreak at a Soviet hospital. *Nature 337*, 493.

[73] Belnap, D., & O'Donnell, J. J. 1955. Epidemic gastroenteritis due to Escherichia coli O:111. *J. Pediat. 47*, 178-93.

[74] Bender, B. S., Laughon, B. E., Gaydos, C., Forman, M. S., & Bennett, R. 1986. Is Clostridium difficile endemic in chronic-care facilities? *Lancet ii*,

11-13.
[75] Benenson, A. S. 1990. *Control of communicable diseases in man*, 15th edition. Washington, D.C.: American Public Health Association.（アメリカ公衆衛生協会編, 日本公衆衛生協会訳, 1963『伝染性疾患予防の原理』日本公衆衛生協会, 原書第 9 版（1960）の訳.）
[76] Benoit, S. N., Gershy-Damet, G. M., Coulibaly, A., Koffi, K., Sangare, V. S., Koffi, D., Houdier, R., Josseran, R., Guelain, J., Aoussi, E., Odehouri, K., Ehouman, A., & Coulibaly, N. 1990. Seroprevalence of HIV infection in the general population of the Cote d'Ivoire west Africa. *J. Acquired Immune Defic. Syndr. 3*, 1193-6.
[77] Bentley, D. W. 1990. Clostridium difficile-associated disease in long-term care facilities. Infect. *Control Hosp. Fpidemiol. 11*, 432-8.
[78] Beral, V. 1991. Epidemiology of Kaposi's sarcoma. *Cancer Surv. 10*, 5-22.
[79] Beral, V., Bull, D., Darby, S., Weller, I., Came, C., Beecham, M., & Jaffe, H. 1992. Risk of Kaposi's sarcoma and sexual practices associated with faecal contact in homosexual or bisexual men with AIDS. *Lancet 339*, 632-5.
[80] Beral, V., Jaffe, H., & Weiss, R. 1991. Overview: cancer, HIV and AIDS. *Cancer Surv. 10*, 1-3.
[81] Berlin, B. S. 1980. Influenza. In *The biologic and clinical basis of infectious diseases*, 2nd. edition, ed. G. P. Youmans, P. Y. Paterson, & H. M. Sommers, pp. 353-66. Philadelphia: W. B. Saunders.
[82] Bermejo, A., & Veeken, H. 1992. Insecticide-impregnated bed nets for malaria control: A review of the field trials. *Bull. WHO 70*, 293-6.
[83] Berneman, Z. N., Gartenhaus, R. B., Reitz, M. S., Blattner, W. A., Manns, A., Hanchard, B., Ikehara, O., Gallo, R. C., & Klotman, M. E. 1992. Expression of alternatively spliced human T-lymphotropic virus type I pX mRNA in infected cell lines and in primary uncultured cells from patients with adult T-cell leukemia/lymphoma and healthy carriers. *Proc. Natl. Acad. Sci. USA 89*, 3005-9.
[84] Berry, A. M., Paton, J. C., & Hansman, D. 1992. Effect of insertional inactivation of the genes encoding pneumolysin and autolysin on the virulence of Streptococcus pneumoniae type 3. *Microb. Pathog. 12*, 87-93.
[85] Berzofsky, J. A. 1991. Approaches and issues in the development of vaccines against HIV. *J. Acquired Immune Defic. Syndr. 4*, 451-9.
[86] Bhat, S., Spitalnik, S. L., Gonzalezscarano, F., & Silberberg, D. H. 1991. Galactosyl ceramide or a derivative is an essential component of the neural receptor for human immunodeficiency virus type 1 envelope glycoprotein

gp120. *Proc. Nail. Acad. Sci. USA 88*, 7131-4.
[87] Biggar, R. J. 1990. AIDS incubation in 1891 HIV seroconverters from different exposure groups. *AIDS 4*, 1059-66.
[88] Biggar, R. J. 1986. The AIDS problem in Africa. *Lancet i*, 79-83.
[89] Biggar, R. J. 1988. Overview Africa, AIDS, and epidemiology. In *AIDS in Africa. The social and policy impact. Studies in African Health and Medicine. Vol.10.*, ed. N. Miller & R. C. Rockwell, pp.1-8. Lewiston/Queenston: The Edwin Mellen Press.
[90] Biggar, R. J., Buskel1-Bales, Z., Yakshe, P. N., Caussy, D., Gridley, G., & Seeff, L. 1991. Antibody to human retroviruses among drug users in three East Coast American cities, 1972-1976. *J. Infect. Dis. 163*, 41-6.
[91] Bjorkman, A., & Phillips-Howard, P. A. 1991. Adverse reactions to sulfa drugs: Implications for malaria chemotherapy. *Bull. WHO 69*, 297-304.
[92] Black, R. E., Levine, M. M., Clements, M. L., Angle, P., & Robins-Browne, R. 1981. Proliferation of enteropathogens in oral rehydration solutions prepared with river water from Honduras and Surinam. *J. Trop. Med. Hyg. 84*, 195-8.
[93] Blaser, M. J., La Force, F. M., Wilson, N. A., & Wang, W. L. L. 1980. Reservoirs for human campylobacteriosis. *J. Infect. Dis. 141*, 665-9.
[94] Blatteis, C. M. 1986. Fever: Is it beneficial? *Yale J. Biol. Med. 59*, 107-16.
[95] Blattner, W. A., Nomura, A., Clark, J. W., Ho, G. Y. F., Nakao, Y., Gallo, R., & Robert-Guroff, M. 1986. Modes of transmission and evidence for viral latency from studies of human T-cell lymphotrophic virus type I in Japanese migrant populations in Hawaii. *Proc. Natl. Acad. Sci. USA 83*, 4895-8.
[96] Blattner, W. A. 1990. Epidemiology of HTLV-I and associated diseases. In *Human Retrovirology: HTLV*, ed. W. A. Blatter, pp.251-65. New York: Raven Press.
[97] Blattner, W. A. 1991. HIV epidemiology: past, present, and future. *FASEB J. 5*, 2340-8.
[98] Blattner, W. A. 1989. Retroviruses. In *Viral infections of humans*, ed. A. S. Evans, pp.545-92. New York: Plenum.
[99] Blayney, D. W., Blattner, W. A., Robert-Gurdoff, M., Jaffe, E. S., Fisher, R. I., Bunn, P. A., Patton, M. G., Rarick, H. R., & Gallo, R. C. 1983. The human T-cell leukemia-lymphoma virus in the southeastern United States. *JAMA 250*, 1048.
[100] Block, N. B., & Ferguson, W. 1940. An outbreak of Shiga dysentery in

Michigan. *Am. J. Public Hlth. 30*, 43-52.
[101] Blumberg, B. M., Epstein, L. G., Saito, Y., Chen, D., Sharer, L. R., & Anand, R. 1992. Human immunodeficiency virus type-1 nef quasispecies in pathological tissue. *J. Virol. 66*, 5256-64.
[102] Bohnhoff, M., Miller, C. P., & Martin, W. R. 1964. Resistance of the mouse's intestinal tract to experimental Salmonella infection. I. Factors which interfere with the initiation of infection by oral inoculation. II. Factors responsible for its loss following streptomycin treatment. *J. Exp. Med. 120*, 805-828.
[103] Boøjlen, K. 1934. *Dysentery in Denmark*. Copenhagen: Bianco Lunos Bogtrykkeri.
[104] Boorstein, S. M., & Ewald, P. W. 1987. Costs and benefits of behavioral fever in Melanoplus sanguinipes infected with Nosema acridophagus. *Physiol. Zool. 60*, 586-95.
[105] Boucher, C. A. B. 1992. Clinical significance of zidovudine-resistant human immunodeficiency viruses. *Res. Virol. 143*, 134-6.
[106] Boucher, C. A. B., Lange, J. M. A., Miedema, F. F., Weverling, G. J., Koot, M., Mulder, J. W., Goudsmit, J., Kellam, P., Larder, B. A., & Tersmette, M. 1992a. HIV-1 biological phenotype and the development of zidovudine resistance in relation to disease progression in asymptomatic individuals during treatment. *AIDS 6*, 1259-64.
[107] Boucher, C. A. B., & Lange, J. M. A. 1992. HIV-1 sensitivity to zidovudine and clinical outcome. *Lancet 339*, 626.
[108] Boucher, C. A. B., O'Sullivan, E., Mulder, J. W., Ramautarsing, C., Kellam, P., Darby, G. Lange, J. M. A., Goudsmit, J., & Larder, B. A. 1992b. Ordered appearance of zidovudine resistance mutations during treatment of 18 human immunodeficiencyy virus-positive subjects. *J. Infect. Dis. 165*, 105-10.
[109] Boucher, C. A. B., Tersmette, M., Lange, J. M. A., Kellam, P., DeGoede, R. E. Y.,y Mulder, J. W., Darby, G., Goudsmit, J., & Larder, B. A. 1990. Zidovudine sensitivityy of human immunodeficiency viruses from high-risk, symptom-free individuals duringy therapy. *Lancet 336*, 585-90.
[110] Boudart, D., Lucas, J. C., Muller, J. Y., Besnier, M., & Courouce, A. M. 1992. Serologicaly evidence of successive HIV-2 and HIV-1 infections in a bisexual man. *AIDS 6*, 593.
[111] Bouma, J. E., & Lenski, R. E. 1988. Evolution of a bacteria/plasmid association. *Naturey 335*, 351-2.

[112] Bowerman, G. E. 1983. *The compensations of war. The diary of an ambulance driver during the great war.* Austin, Tex.: University of Texas Press.

[113] Bowes, G. K. 1938. Outbreak of Sonne dysentery due to consumption of milk. *Br. Med. J. ii*, 1092-4.

[114] Boyd, J. S. K. 1940. Laboratory diagnosis of bacillary dysentery. *Trams. Roy. Soc. Trop. Med. Hyg. 33*, 553-71.

[115] Boyer, K. M., Petersen, N. J., Farzaneh, I., Pattison, C. P., Hart, M. C., & Maynard, J. E. 1975. An outbreak of gastroenteritis due to E. coli 0142 in a neonatal nursery. *J. Pediat. 86*, 919-27.

[116] Böttiger, B., Palme, I. B., daCosta, J. L., Dias, L. F., & Biberfeld, G. 1988. Prevalence of HIV-1 and HIV-2/HTLV-4 infections in Luanda and Cabinda, *Angola. J. Acquired Immune Defic. Syndr. 1*, 8-12.

[117] Brabin, L., Brabin, B. J., Doherty, R. R., Gust, I. D., Alpers, M. P., Fujino, R., Imai, J., & Hinuma, Y. 1989. Patterns of migration indicate sexual transmission of HTLV-I infection in non-pregnant women in Papua New Guinea. *Int. J. Cancer 44*, 59-62.

[118] Brichacek, B., Derderian, C., Chermann, J. C., & Hirsch, I. 1992. HIV-1 infectivity of human carcinoma cell lines lacking CD4 receptors. *Cancer Lett. 63*, 23-31.

[119] Brighty, D. W., Rosenberg, M., Chen, I. S. Y., & Iveyhoyle, M. 1991. Envelope proteins from clinical isolates of human immunodeficiency virus type-1 that are refractory to neutralization by soluble CD4 possess high affinity for the CD4 receptor. *Proc. Natl. Acad. Sci. USA 88*, 7802-5.

[120] Brodeur, J., & McNeil, J. N. 1989. Seasonal microhabitat selection by an endoparasitoid through adaptive modification of host behavior. *Science 244*, 226-8.

[121] Brooks, D. R., & McLennan, D. A. 1992. The evolutionary origin of Plasmodium falciparum. *J. Parasitol. 78*, 564-6.

[122] Brown, C. R., & Brown, M. B. 1990. The great egg scramble. *Nat. Hist. 2*, 34-40.

[123] Brown, P. B. 1992. Who cares about malaria? *New Sci. 136*, 37-41.

[124] Bruce-Chwatt, L. J., & de Zulueta, J. 1980. *The rise and fall of malaria in Europe. An historico-epidemiological study.* Oxford: Oxford University Press.

[125] Bryceson, A., Tomkins, A., Ridley, D., Warhurst, D., Goldstone, A., Bayliss, G., Toswill, J., & Parry, J. 1988. HIV-2-associated AIDS in the 1970s. *Lancet ii*, 221.

[126] Buisson, Y., Nizou, J. Y., Talarmin, A., & Meyran, M. 1992. Nosocomial spread of a Pseudomonas aeruginosa phenotype producing a betalactamase strongly induced by clavulanic acid in vitro. *Pathol. Biol. 40*, 566-72.

[127] Bukrinsky, M. I., Stanwick, T. L., Dempsey, M. P., & Stevenson, M. 1991. Quiescent T lymphocytes as an inducible virus reservoir in HIV-1 infection. *Science 254*, 423-7.

[128] Bull, J. J., & Molineux, I. J. 1992. Molecular genetics of adaptation in an experimental model of cooperation. *Evolution 46*, 882-95.

[129] Bull, J. J., Molineux, I. J., & Rice, W. R. 1991. Selection of benevolence in a host-parasite system. *Evolution 45*, 875-82.

[130] Buonaguro, L., Barillari, G., Chang, H. K., Bohan, C. A., Kao, V., Morgan, R., Gallo, R. C., & Ensoli, B. 1992. Effects of the human immunodeficiency virus type 1 tat protein on the expression of inflammatory cytokines. *J. Virol. 66*, 7159-67.

[131] Burcham, J., Marmor, M., Dubin, N., Tindall, B., Cooper, D. A., Berry, G., & Penny, R. 1991. CD4% is the best predictor of development of AIDS in a cohort of HIV-infected homosexual men. *ADS 5*, 365-72.

[132] Burgdorfer, W., & Brinton, L. P. 1975. Mechanisms of transovarial infection of spotted fever rickettsiae in ticks. *Ann. N.Y. Acad. Sci. 266*, 61-72.

[133] Burnet, F. M., & Clark, E. 1942. *Influenza: A survey of the last 50 years in the light of modern work on the virus of epidemic influenza*. Melboume: Macmillan.

[134] Burnet, F. M., & White, D. O. 1972. *Natural history of infectious disease*, 4th edition. Cambridge: Cambridge University Press.（新井浩訳, 1966『伝染病の生態学』紀伊国屋書店, 原著第 3 版の訳.）

[135] Burnet, J. 1869. *History of the water supply to Glasgow, from the commencement of the present century*. Glasgow: Bell and Bain.

[136] Burnette, W. N., Mar, V. L., Whiteley, D. W., & Bartley, T. D. 1992. Progress with a recombinant whooping cough vaccine: A review. *J. Roy. Soc. Med. 85*, 285-7.

[137] Cabrera, M. E., Gray, A. M., Cartier, L., Araya, F., Hirsh, T., Ford, A. M., & Greaves, M. F. 1991. Simultaneous adult T-cell leukemia/lymphoma and sub-acute polyneuropathy in a patient from Chile. *Leukemia 5*, 350-3.

[138] Callahan, L. N., Phelan, M., Mallinson, M., & Norcross, M. A. 1991. Dextran sulfate blocks antibody binding to the principal neutralizing domain of human immunodeficiency virus type 1 without interfering with gp120-CD4 interactions. *J. Virol. 65*, l543-50.

[139] Calsyn, D. A., Saxon, A. J., Freeman, G., & Whittaker, S. 1991. Needle-use practices among intravenous drug users in all area Where needle purchase is legal. *AIDS 5*, 187-93.

[140] Cantor, K. P., Weiss, S. H., Goedert, J. J., & Battjes, R. J. 1991. HTLV-I/II seroprevalence and HIV/HTLV coinfection among United States intravenous drug users. *J. Acquired Immune Defic. Syndr. 4*, 460-7.

[141] Capon, D. J., & Ward, R. H. R. 1991. The CD4-GP120 interaction and AIDS pathogenesis. *Annu. Rev. Immunol. 9*, 649-78.

[142] Carael, M., Van De Perre, P. H., Lepage, P. H., Allen, S., Nsengumuremyi, F., Van Goethem, C., Ntahorutaba, M., Nzaramba, D., & Clumeck, N. 1988. Human immunodeficiency virus transmission among heterosexual couples in central Africa. *AIDS 2*, 201-5.

[143] Carey, R. F., Herman, W. A., Retta, S. M., Rinaldi, J. E., Herman, B. A., & Athey, T. W. 1992. Effectiveness of latex condoms as a barrier to human immunodeficiency virus-sized particles under conditions of simulated use. *Sex. Transm. Dis. 19*, 230-4.

[144] Cargnel, A., Orlando, G., Zehender, G., & Zanetti, A. R. 1991. Drug addiction and AIDS. *Biomedical and social developments in AIDS and associated tumors*, ed. G. Giraldo, M. Salvatore, M. Piazza, D. Zarrilli, & E. Bethgiraldo, pp.45-54. Basel, Switz.: Karger.

[145] Carpenter, C. C. J., Brookmeyer, R., Couch, R. B., Fischl, M. A., Frazer-Howze, D., Friedland, G., Kidd, P. G., Lagakos, S. W., Mayer, C., Osbom, J. E., Richman, D. D., Saag, M. S., Sande, M. A., Sanford, J. P., Sherer, R., Schram, N. R., Thompson, M. A., Volberding, P. A., & Wolff, S. M. 1990. State-of-the-art conference on azidothymidine therapy for early HIV infection. *Am. J. Med. 89*, 335-44.

[146] Carruthers, R. I., Larkin, T. S., Firstencel, H., & Feng, Z. 1992. Influence of thermal ecology on the mycosis of a rangeland grasshopper. *Ecology 73*, 190-204.

[147] Carstensen, H., Henrichsen, J., & Jepsen, O. B. 1985. A national survey of severe group B streptococcal infections in neonates and young infants in Denmark, 1978-83. *Acta Paediatr. Scand. 74*, 934- 41.

[148] Castro, K. G., Dooley, S. W., & Curran, J. W. 1992. Transmission of HIV-associated tuberculosis to health-care workers. *Lancet 340*, 1043-4.

[149] Catania, J. A., Coates, T. J., Kegeles, S., Fullilove, M. T., Peterson, J., Marin, B., Siegel, D., & Hulley, S. 1992a. Condom use in multi-ethnic neighborhoods of San Francisco: The population-based AMEN (AIDS in

Multi-Ethnic Neighborhoods) study. *Am. J. Public Hlth. 82*, 284-7.
[150] Catania, J. A., Coates, T. J., Stall, R., Tumer, H., Peterson, J., Hearst, N., Dolcini, M. M., Hudes, E., Gagnon, J., Wiley, J., & Groves, R. 1992b. Prevalence of AIDS-related risk factors and condom use in the United States. *Science 258*, 1101-6.
[151] Cate, T. R. 1972. True myxoviruses. In *Zinsser microbiology*, 15th edition, ed. W. K. Joklik & D. T. Smith, pp.897-904. New York: Appleton-Century-Crofts.
[152] Centers for Disease Control. 1989. Coordinated community programs for HIV prevention among intravenous-drug users—California, Massachusetts. *Morbid. Mortal. Weekly Rep. 38*, 369-74.
[153] Centers for Disease Control. 1991. Nosocomial transmission of multidrug-resistant tuberculosis among HIV-infected persons—Florida and New York, 1988-1991. *Morbid. Mortal. Weekly Rep. 40*, 585-91.
[154] Certa, V., Rotmann, D., Matile, H., & Reber-Liske, R. 1987. A naturally occurring gene encoding the major surface antigen precursor p 190 of Plasmodium falciparum. *EMBO J. 6*, 4137-42.
[155] Chen, F., Evins, G. M., Cook, W. L., Almeida, R., Hargrettbean, N., & Wachsmuth, K. 1991. Genetic diversity among toxigenic and nontoxigenic Vibrio cholerae 01 isolated from the Westem hemisphere. *Epidemiol. Infect. 107*, 225-33.
[156] Chen, R. T., Broome, C. V., Weinstein, R. A., Weaver, R., & Tsai, T. F. 1985. Diphtheria in the United States, 1971-81. *Am. J. Public Hlth. 75*, 1393-7.
[157] Cheng-Mayer, C., Iannello, P., Shaw, K., Luciw, P. A., & Levy, J. A. 1989. Differential effects of nef on HIV replication: Implications for viral pathogenesis in the host. *Science 246*, 1629-32.
[158] Cheng-Mayer, C., Seto, D., Tateno, M., & Levy, J. A. 1988. Biologic features of HIV-1 that correlate with virulence in the host. *Science 240*, 80-2.
[159] Chequer, P., Hearst, N., Hudes, E. S., Castilho, E., Rutherford, G., Loures, L., & Rodrigues, L. 1992. Determinants of survival in adult Brazilian AIDS patients, 1982-1989. *AIDS 6*, 483-7.
[160] Cherfas, J. 1990. Mad cow disease: Uncertainty rules. *Science 249*, 1492-3.
[161] Chester, K. S. 1942. *The nature and prevention of plant diseases*. Philadelphia: Blakiston.
[162] Chin, W., Contacos, P. G., Collins, W. E., Jeter, M. H., & Albert, E. 1968. Experimental mosquito transmission of Plasmodium knowlesi to man and

monkey. *Am. J. Trop. Med. Hyg. 17*, 355-8.
[163] Chow, Y. K., Hirsch, M. S., Merrill, D. P., Bechtel, L. J., Eron, J. J., Kaplan, J. C., & Daquila, R. T. 1993. Use of evolutionary limitations of HIV-1 multidrug resistance to optimize therapy. *Nature 361*, 650-4.
[164] Chowdhury, M. I. H., Koyanagi, Y., Suzuki, M., Kobayashi, S., Yamaguchi, K., & Yamamoto, N. 1992. Increased production of human immunodeficiency virus (HIV) in HIV-induced syncytia formation: an eff-cient infection process. *Virus Genes 6*, 63-78.
[165] Chu, A. B., Nerurkar, L. S., Witzel, N., Andresen, B. D., Alexander, M., Kang, E. S., Brouwers, P., Fedio, P., Lee, Y. J., & Sever, J. L. 1986. Reye's syndrome: Salicylate metabolism, viral antibody levels, and other factors in surviving patients and unaffected family members. *Am. J. Dig. Child. 140*, 1009-12.
[166] Clark, J., Saxinger, C., Gibbs, W. N., Lofters, W., Lagranade, L., Deceulaer, K., Ensroth, A., Robert-Guroff, M., Gallo, R. C., & Blattner, W. A. 1985. Seroepidemiologic studies of human T-cell leukemia/lymphoma virus type I in Jamaica. *Int. J. Cancer 36*, 37- 41.
[167] Clark, S. J., Saag, M. S., Decker, W. D., Campbell-Hill, S., Roberson, J. L., Veldkamp, P. J., Kappes, J. C., Hahn, B. H., & Shaw, G. M. 1991. High titers of cytopathic virus in plasma of patients with symptomatic primary HIV-1 infection. *N. Engl. J. Med. 324*, 954-60.
[168] Clements, A. 1992. Thailand stifles AIDS campaign. *Br. Med. J. 304*, 1264.
[169] Cloney, D. L., & Donowitz, L. G. 1986. Overgown use for infection control in nurseries and neonatal intensive care units. *Am. J. Dis. Child. 140*, 680-3.
[170] Clumeck, N. 1989. AIDS in Africa. In *ALDS: Pathogenesis and treatment*, ed. J. A. Levy, pp.37-63. New York: Marcel Dekker.
[171] Coatney, G. R. 1976. Relapse in malaria—an enigma. *J. Parasitol, 62*, 3-9.
[172] Coatney, G. R., Collins, W. E., McWilson, W., & Contacos, P. G. 1971. *The primate malarias*. Washington, D.C.: U.S. Government Printing Office.
[173] Coatney, G. R., Cooper, W. C., & Young, M. D. 1950. Studies in human malaria. XXX. A summary of 204 sporozoite-induced infections with the chesson strain of Plasmodium vivax. *J. Nail. Malaria Soc. 9*, 381-96.
[174] Cockburn, A. 1963. *The evolution and eradication of infectious diseases*. Baltimore: Johns Hopkins University Press.
[175] Coffin, J. M. 1990. Genetic variation in retroviruses. In *Applied virology research*, volume 2. Virus variability, epidemiology and control, ed. E. Kurstak, R. G. Marusyk, F. A. Murphy, & M. J. V. van Regenmortel, pp.11-

31. New York: Plenum.
[176] Cogswell, F. B., Collins, W. E., Krotoski, W. A., & Lowrie, R. C. 1991. Hypnozoites of Plasmodium simiovale. *Am. J. Trop. Med. Hyg. 45*, 211-13.
[177] Cohen, J. B., & Wofsy, C. B. 1989. Heterosexual transmission of AIDS. In *AIDS: pathogenesis and treatment*, ed. J. A. Levy, pp.135-57. New York: Marcel Dekker.
[178] Colebunders, R., Ryder, R., Francis, H., Nekwei, W., Bahwe, Y., Lebughe, I., Ndilu, M., Vercauteren, G., Nseka, K., Perriens, J., Van der Stuyft, P., Quinn, T. C., & Piot, P. 1991. Seroconversion rate, mortality, and clinical manifestations associated with the receipt of a human immunodeficiency virus-infected blood transfusion in Kinshasa, *Zaire. J. Infect. Dis. 164*, 450-6.
[179] Collins, F. H., Sakai, R. K., Vemick, K. D., Paskewitz, S., Seeley, D. C., Miller, L. H., Collins, W. E., Campbell, C. C., & Gwadz, R. W. 1986. Genetic selection of a Plasmodium-refractory strain of the malaria vector Anopheles gambiae. *Science 234*, 610-2.
[180] Colwell, R. R., Seidler, R. J., Kaper, J., Joseph, S. W., Garges, S., Lockman, H., Maneval, D., Bradford, H., Roberts, N., Rommers, E., Huq, I., & Huq, A. 1981. Occurrence of Vibrio cholerae serotype 01 in Maryland and Louisiana estuaries. *Appl. Environ. Microbiol. 41*, 555-8.
[181] Concia, E., Marone, P., Marino, L., Riccardi, A., & Sciarra, E. 1985. Group B streptococcal colonization among hospital personnel. *Boll. Inst. Sieroter. Milan 64*, 165-6.
[182] Connor, R. I., Mohri, H., Cao, Y. Z., & Ho, D. D. 1993. Increased viral burden and cytopathicity correlate temporally with CD4+ T lymphocyte decline and clinical progression in human immunodeficiency virus type 1-infected individuals. *J. Virol. 67*, 1772-7.
[183] Contacos, P. G., Elder, H. A., Coatney, G. R., & Genther, C. 1962. Man to man transfer of two strains of Plasmodium cynomolgi by mosquito bite. *Am. J. Trop. Med. Hyg. 11*, 186-94.
[184] Conway, D. J., Greenwood, B. M., & McBride, J. S. 1991. The epidemiology of multiple-clone Plasmodium falciparum infections in Gambian patients. *Parasitology 103*, 1-6.
[185] Conway, D. J., & McBride, J. S. 1991. Genetic evidence for the importance of interrupted feeding by mosquitoes in the transmission of malaria. *Trams. Roy. Soc. Trop. Med. Hyg. 85*, 454-6.
[186] Coombs, R. W., Krieger, J. N., Collier, A. C., Ross, S. O., Chaloupka, K., Murphy, V. L., Cummings, D. K., & Corey, L. 1990. Plasma viremia and

recovery of HIV from semen: Implications for transmission/therapy. *Arch. AIDS Res. 4*, 280-1.

[187] Cooper, M. L., Keller, H. M., Waiters, W. W., Partin, J. C., & Boye, D. E. 1959. Isolation of enteropathogenic Escherichia coli from mothers and newbom infants. *Am. J. Dis. Child. 97*, 255-66.

[188] Cooper, M. L., Walters, E. W., Keller, H. M., Sutherland, J. M., & Wiseman, H. J. 1955. Epidemic diarrhea among infants associated with the isolation of a new serotype of Escherichia coli 0127:B8. *Pediatrics 16*, 215-27.

[189] Cooperstock, M. 1987. Indigenous flora in pathogenesis. *Textbook of pediatric infectious diseases*, 2nd edition, ed. R. D. Feigin & J. D. Cherry, pp.106-33. Philadelphia: W. B. Saunders.

[190] Corbitt, G., Bailey, A. S., & Williams, G. 1990. HIV infection in Manchester, 1959. *Lancet 336*, 51.

[191] Corey, L., & Fleming, T. R. 1992. Treatment of HIV infection—progress in perspective. N. Engl. *J. Med. 326*, 484-5.

[192] Costanzo-Nordin, M. R., Reap, E. A., O'Connell, J. B., Robinson, J. A., & Scanlon, P. J. 1985. A nonsteroid anti-inflammatory drug exacerbates coxsackie B3 murine myocarditis. *J. Am. Coll. Cardiol. 6*, 1078-82.

[193] Coudron, P. E., Mayhall, C. G., Facklam, R. R., Spadora, A. C., Lamb, V. A., Lybrand, M. R., & Dalton, H. P. 1984. Streptococcus faecium outbreak in a neonatal intensive care unit. *J. Clin. Microbiol. 20*, 1044-8.

[194] Cowen, R. 1991. Fighting the mite: May the best bee win. *Sci. News 139*, 5.

[195] Craun, G. F., & McCabe, L. J. 1973. Review of the causes of water-bone disease outbreaks. *J. Am. Water Workg Assoc. 65*, 74-84.

[196] Craven, D. E., Reed, C., Kollisch, N., DeMaria, A., Lichtenberg, D., Shen, K., & McCabe,W. R. 1981. A large outbreak of infections caused by a strain of Staphylococcus aureus resistant to oxacillin and aminoglycosides. *Am. J. Med. 71*, 53-8.

[197] Crosby, A. W. 1976. *Epidemic and peace*, 1918. Westport, Conn.: Greenwood Press.

[198] Cross, A., Allen, J. R., Burke, J., Ducel, G., Harris, A., John, J., Johnson, D., Lew, M., MacMillan, B., Meers, P., Skalova, R., Wenzel, R., & Tenney, J. 1983. Nosocomial infections due to *Pseudomonas aeruginosa*: Review of recent trends. *Rev. Infect. Dis. 5 (Suppl. 5)*, S837-45.

[199] Crossley, K., Loesch, D., Landesman, B., Mead, K., Chem, M., & Strate,

R. 1979. An outbreak of infections caused by strains of Staphylococcus aureus resistant to methicillin and aminoglycosides. I. Clinical studies. *J. Infect. Dis. 139*, 273-9.

[200] Cruickshank, J. K., Richardson, J. H., Morgan, O. S. C., Porter, J., Klenerman, P., Knight, J., Newell, A. L., Rudge, P., & Dalgleish, A. G. 1990. Screening for prolonged incubatin of HTLV-I infection in British and Jamaican relatives of British patients with tropical spastic paraparesis. *Br. Med. J. 300*, 300-4.

[201] Cruickshank, R. 1941. Infected dust. *Lancet 240*, 493.

[202] Cruickshank, R., & Swyer, R. 1940. An outbreak of Sonne dysentery. *Lancet 241*, 803-5.

[203] Cullen, B. R., & Garrett, E. D. 1992. A comparison of regulatory features in primate lentiviruses. *AIDS Res. Hum. Retroviruses 8*, 387-93.

[204] Culliton, B. J. 1990. Emerging viruses, emerging threat. *Science 247*, 279-80.

[205] Curran, J. W., Jaffe, H. W., Hardy, A. M., Morgan, W. M., & Selik, R. 1988. Epidemiology of HIV infection and AIDS in the USA. *Science 239*, 610-16.

[206] da Graça, J. V., & Mason, T. E. 1983. Detection of avocado sunblotch viroid in flower buds by polyacrylamide gel electrophoresis. *Phytopathol. Z. 108*, 262-6.

[207] da Graça, J. V., van Vuuren, S. P., van Lelyveld, L. J., & Martin, M. M. 1981. Latest advances in avocado sunblotch research. *Citr. Trop. Fruit J. 572*, 20-3.

[208] Daar, E. S., & Ho, D. D. 1991. Relative resistance of primary HIV-1 isolates to neutralization by soluble CD4. *Am. J. Med. 90*, S22-6.

[209] Daar, E. S., Li, X. L., Moudgil, T., & Ho, D. D. 1990. High concentrations of recombinant soluble CD4 are required to neutralize primary human immunodeficiency virus type 1 infection. *Proc, Nail. Acad. Sci. USA 87*, 6574-8.

[210] Daar, E. S., Moudgil, T., Meyer, R. D., & Ho, D. D. 1991. Transient high levels of viremia in patients with primary human immunodeficiency virus type 1 infection. *N. Engl. J. Med. 324*, 961-4.

[211] Dadaglio, G., Michel, F., Langlade-Demoyen, P., Sansonetti, P., Chevrier, D., Vuillier, F., Plata, F., & Hoffenbach, A. 1992. Enhancement of HIV-specific cytotoxic T lymphocyte responses by zidovudine (AZT) treatment. *Clin. Exp. Immunol. 87*, 7-14.

[212] Dales, G. F. 1964. The mythical massacre at Mohenjo Daro. *Expedition 6*,

36-43.
[213] Daley, C. L., Small, P. M., Schecter, G. F., Schoolnik, G. K., Mcadam, R. A., Jacobs, W. R., & Hopewell, P. C. 1992. An outbreak of tuberculosis with accelerated progression among persons infected with the human immunodeficiency virus—an analysis using restriction-fragment length polymorphisms. *N. Engl. J. Med. 326*, 231-5.
[214] Darby, G, & Larder, B. A. 1992. The clinical significance of antiviral drug resistance. *Res. Virol. 143*, 116-20.
[215] Davidson, P. T., & Le, H. Q. 1992. Drug treatment of tuberculosis: 1992. *Drugs 43*, 651-73.
[216] Davis, D. L., & Buffler, P. 1992. Reduction of deaths after drug labelling for risk of Reye's syndrome. *Lancet 340*, 1042.
[217] Davis, L. E., Cole, L. L., Lockwood, S. J., & Komfeld, M. 1983. Experimental influenza B virus toxicity in mice: A possible model for Reye's syndrome. *Lab. Invest. 48*, 140-7.
[218] Davis, L. E., Green, C. L., & Wallace, J. M. 1985. Influenza B virus model of Reye's syndrome in mice: The effect of aspirin. *Ann. Neurol. 18*, 556-9.
[219] Dawson, M. H. 1988. AIDS in Africa: Historical roots. In AIDS in Africa. *The social and policy impact. Studies in African health and medicine*. Vol. 10, ed. N. Miller & R. C. Rockwell, pp.57-69. Lewiston/Queenston: The Edwin Mellen Press.
[220] Day, J. F., Ebert, K. M., & Edman, J. D. 1983. Feeding patterns of mosquitoes (Diptera: Culicidae) simultaneously exposed to malarious and healthy mice, including a method for separating blood meals from conspecific hosts. *J. Med. Entomol. 20*, 120-7.
[221] Day, J. F., & Edman, J. D. 1983. Malaria renders mice susceptible to mosquito feeding when gametocytes are most infective. *J. Parasitol. 69*, 163-70.
[222] De, B. K., Lairmore, M. D., Griffis, K., Williams, L. J., Villinger, F., Quinn, T. C., Brown, C., Nzilambi, N., Sugimoto, M., Araki, S., & Folks, T. M. 1991. Comparative analysis of nucleotide sequences of the partial envelope gene (5' domain) among human T lymphotropic virus type I (HTLV-I) isolates. *Virology 182*, 413-19.
[223] De, S. N. 1961. *Cholera: Its pathology and pathogenesis*. Edinburgh: Oliver & Boyd.
[224] De, S. P., Sen, R., Ghosh, A. K., & Shrivastava, D. L. 1965. Some observations on Vibrio cholerae strains isolated during the controlled field trial of cholera vaccines in Calcutta in 1964. *Indian J. Med. Res. 53*, 614-22.

[225] De, S. P., Sinha, R., & Deb, B. C. 1969. Patterns of V. cholerae infection in endemic areas. *J. Indian Med. Assoc. 52*, 458-9.

[226] De Cock, K. M., Barrere, B., Diaby, L., Lafontaine, M., Gnaore, E., Porter, A., Pantobe, D., Lafontant, G. C., Dago-Akribi, A., Ette, M., Odehouri, K., & Heyward, W. I. 1990a. AIDS—the leading cause of adult death in the west African city of Abidjan, Ivory Coast. *Science 249*, 793-6.

[227] De Cock, K. M., Barrere, B., Lafontaine, M. F., Diaby, L., Gnaore, E., Pantobe, D., & Odehouri, K. 1991. Mortality trends in Abidjan, Cote d'Ivoire, 1983-1988. *AIDS 5*, 393-8.

[228] De Cock, K. M., Odehouri, K., Colebunders, R. L., Adjorlolo, G., Lafontaine, M. F., Porter, A., Gnaore, E., Diaby, L., Moreau, J., Heyward, W. L., Kadio, A., Heroin, P., Kanga, J. M., Beda, B., Niamkey, E., Achi, Y., Coulibaly, N., Attia, Y., Giordano, C., Rayfield, M., & Schochetman. 1990b. A comparison of HIV-1 and HIV-2 infections in hospitalized patients in Abidjan, Cote d'Ivoire. *AIDS 4*, 443-8.

[229] De Jong, J., De Ronde, A., Keulen, W., Tersmette, M., & Goudsmit, J. 1992. Minimal requirements for the human immunodeficiency virus type 1 V3 domain to support the syncytium-inducing phenotype: analysis by single amino acid substitution. *J. Virol. 66*, 6777-80.

[230] De Leys, R., Vanderborght, B., Haeseveldt, M. V., Heyndrickx, L., van Geel, A., Wauters, C., Bemaerts, R., Saman, E., Nijs, P., Willems, B., Taelman, H., van der Groen, G., Piot, P., Tersmette, T., Huisman, J. G., & van Heuverswyn, H. 1990. Isolation and partial characterization of an unusual human immunodeficiency retrovirus from two persons of west-central African origin. *J. Virol. 64*, 1207-16.

[231] De Meis, C., De Vasconcellos, A. C. P., Linhares, D., & Andra.da-Serpa, M. J. 1991. HIV-1 infection among prostitutes in Rio de Janeiro, Brazil. *AIDS 5*, 236-7.

[232] de Quadros, C., Olive, J., Carrasco, P., Silveira, C., Fitzsimmons, J., & Pinheiro, F. 1992. Update: eradication of paralytic poliomyelitis. *JAMA 268*, 1650.

[233] De Ronde, A., Klaver, B., Keulen, W., Smit, L., & Goudsmit, J. 1992. Natural HIV-1 Nef accelerates virus replication in primary human lymphocytes. *Virology 188*, 391-5.

[234] De Rossi, A., Mammano, F., Del Mistro, A., & Chieco-Bianchi, L. 1991a. Serological and molecular evidence of infection by human T-cell lymphotropic virus type II in Italian drug addicts by use of synthetic peptides

and polymerase chain reaction. *Eur. J. Cancer 27*, 835-8.
[235] De Rossi, A., Pasti, M., Mammano, F., Ometto, L., Giaquinto, C., & Chiecobianchi, L. 1991b. Perinatal infection by human immunodeficiency virus type 1 (HIV-1): relationship between proviral copy number in vivo, viral properties in vitro, and clinical outcome. *J. Med. Virol. 35*, 283-9.
[236] de Vincenzi, I., Ancelle-Park, R. A., Brunet, J. B., Costigliola, P., Ricchi, E., Chiodo, F., Roumeliotou, A., Papaevengelou, G., Coutinho, R. A., Vanhaastrecht, H. J. A., Brettle, R., Robertson, R., Kraus, M., Heckmann, W., Saracco, A., Johnson, A. M., Vandenbruaene, M., Goeman, J., Cardoso, J., Sobel, A., Gonzalez-Lahoz, J., Andres-Medina, R., Casabona, J., & Tor, J. 1992. Comparison of female to male and male to female transmission of HIV in 563 stable couples. *Br. Med. J. 304*, 809-13.
[237] de Zoysa, I., & Feachem, R. G. 1985. Interventions for the control of diarrhoeal diseases among young children: Rotavirus and cholera immunization. *Bull. WHO 63*, 569-83.
[238] Dearruda, E., Mifflin, T. E., Gwaltney, J. M., Winther, B., & Hayden, F. G. 1991. Localization of rhinovirus replication in vitro with in situ hybridization. *J. Med. Virol. 34*, 3844.
[239] Debrunner, M., Salfinger, M., Brandli, O., & Vongraevenitz, A. 1992. Epidemiology and clinical significance of nontuberculous mycobacteria in patients negative for human immunodeficiency virus in Switzerland. *Clin. Infect. Dis 15*, 330-45.
[240] DeFoliart, G. R., Grimstad, P. R., & Watts, D. M. 1987. Advances in mosquito-bone arbovirus/vector research. *Annu. Rev. Entomol. 32*, 479-505.
[241] Del Mistro, A., Chotard, J., Hall, A. J., Whittle, H., Derossi, A., & Chiecobianchi, L. 1992. HIV-1 and HIV-2 seroprevalence rates in mother-child pairs living in the Gambia (west Africa). *J. Acquired Immune Defic. Syndr. 5*, 19-24.
[242] Delaporte, E., Louwagie, J., Peeters, M., Montplaisir, N., d'Auriol, L., Ville, Y., Bedjabaga, L., Larouze, B., Van der Groen, G., & Piot, P. 1991a. Evidence of HTLV-II infection in central Africa. *AIDS 5*, 771-2.
[243] Delaporte, E., Monplaisir, N., Louwagie, J., Peeters, M., Martin-Prevel, Y., Louis, J. P., Trebucq, A., Bedjabaga, L., Ossari, S., Honore, C., Larouze, B., d'Auriol, L., Van der Groen, G., & Piot, P. 1991b. Prevalence of HTLV-I and HTLV-II infection in Gabon, Africa: Comparison of the serological and PCR results. *Int. J. Cancer 49*, 373-6.
[244] Delassus, S., Cheynier, R., & Wain-Hobson, S. 1991. Evolution of human

immunodeficiency virus type 1 nef and long terminal repeat sequences over 4 years in vivo and in vitro. *J. Virol. 65*, 225-31.

[245] Deloron, P., & Chougnet, C. 1992. Is immunity to malaria really short-lived? *Parasitol. Today 8*, 375-8.

[246] Deom, C. J., Caton, A. J., & Schtllze, I. T. 1986. Host cell-mediated selection of a mutant influenza A-virus that has lost a complex oligosaccharide from the tip of the hemagglutinin. *Proc. Natl. Acad. Sci. USA 83*, 3771-5.

[247] Deshmukh, D. R. 1985. Animal models of Reye's syndrome. *Rev. Infect. Dis. 7*, 31-40.

[248] Desjardins, P. R., Drake, R. J., Atkins, E. L., & Bergh, B. O. 1979. Pollen transmission of avocado sunblotch virus experimentally demonstrated. *Calif. Agric. 33*, 14-15.

[249] Desjardins, P. R., Drake, R. J., Sasaki, P. J., Atkins, E. L., & Bergh, B. O. 1984. Pollen transmission of avocado sunblotch viroid and the fate of the pollen recipient tree. *Phytopathology 74*, 845.

[250] Des Jarlais, D. C., & Friedman, S. R. 1988. HIV infection among persons who inject illicit drugs: problems and prospects. *J. Acquired Immune Defic. Syndr. 1*, 267-73.

[251] Des Jarlais, D. C., & Friedman, S. R. 1989. AIDS and IV drug use. *Science 245*, 578-9.

[252] Desser, S. S., Fallis, A. M., & Garnham, P. C. C. 1968. Relapse in ducks chronically infected with Leucocytozoon simondi and Parahaemoproteus nettionis. *Can. J. Zool. 46*, 281-5.

[253] De Wolf, F., Lange, J. M. A., Goudsmit, J., Cload, P., DeGans, J., Schellekens, P. T. A., Coutinho, R. A., Fiddian, A. P., & Van Der Noordaa, J. 1988. Effect of zidovudine on serum human immunodeficiency virus antigen levels in symptom-free subjects. *Lancet i*, 373-6.

[254] Diallo, M. O., Ackah, A. N., Lafontaine, M. F., Doorly, R., Roux, R., Kanga, J. M., Heroin, P., & De Cock, K. M. 1992. HIV-1 and HIV-2 infections in men attending sexually transmitted disease clinics in Abidjan, Cote d'Ivoire. *AIDS 6*, 581-5.

[255] Dietrich, U., Adamski, M., Kreutz, R., Seipp, A., Kuhnel, H., & Rubsamen-Waigmann, H. 1989. A highly divergent HIV-2-related isolate. *Nature 342*, 948-50.

[256] Dietrich, U., Grez, M., Yon Briesen, H., Panhans, B., Geisendorfer, M., Kuhnel, H., Maniar, J., Mahambre, G., Becker, W. B., Becker, M. L. B., & Rubsamen-Waigmann, H. 1993. HIV-1 strains from India are highly diver-

gent from prototypic African and United States/European strains, but are linked to a South African isolate. *AIDS 7*, 23-7.
[257] Dimitrov, D. S., Willey, R. L., Sato, H., Chang, L. J., Blumenthal, R., & Martin, M. A. 1993. Quantitation of human immunodeficiency virus type 1 infection kinetics. *J. Virol. 67*, 2182-90.
[258] Diperri, G., Cazzadori, A., Concia, E., & Bassetti, D. 1992. Transmission of HIV-associated tuberculosis to health-care workers. *Lancet 340*, 1412.
[259] Dixon, R. E. 1978. Effect of infections on hospital care. *Ann. Intern. Med. 89*, 749-53.
[260] Dizon, J. J. 1965. Carriers of cholera El Tor in the Philippines. In *Proceedings of the Cholera Research Symposium*, ed. O. A. Bushnell & C. S. Brookhyser, pp.322-6. Washington, D.C.: U. S. Government Printing Office.
[261] Dizon, J. J., Tukumi, H., Barua, D., Valera, J., Jamyme, F., Gomez, F., Yamamoto, S. I., Wake, A., Gomez, C. Z., Takahira, Y., Paraan, A., Rolda, L., Alvero, M., Abou-Gareeb, A. H., Kobari, K., & Azurin, J. C. 1967. Studies on cholera carriers. *Bull. WHO 37*, 737-43.
[262] Domenico, P., Landolphi, D. R., & Cunha, B. A. 1991. Reduction of capsular polysaccharide and potentiation of aminoglycoside inhibition in gram-negative bacteria by bismuth subsalicylate. *J. Antimicrob. Chemother. 28*, 801-10.
[263] Dooley, S. W., Jarvis, W. R., Martone, W. J., & Snider, D. E. 1992a. Multidrug-resistant tuberculosis. *Ann. Intern. Med. 117*, 257-9.
[264] Dooley, S. W., Villarino, M. E., Lawrence, M., Salinas, L., Amil, S., Rullan, J. V., Jarvis, W. R., Bloch, A. B., & Cauthen, G. M. 1992b. Nosocomial transmission of tuberculosis in a hospital unit for HIV-infected patients. *JAMA 267*, 2632-4.
[265] Doolittle, R. F. 1989. The simian-human connection. *Nature 339*, 338-9.
[266] Doran, T. F., De Angelis, C., Baumgardner, R. A., & Mellits, E. D. 1989. Acetaminophen: More harm than good for chickenpox? Pediatr. *Pharmacol. Ther. 114*, 1045-8.
[267] Doyle, R. J., & Lee, N. C. 1986. Microbes, warfare, religion, and human institutions. *Can. J. Microbiol. 32*, 193-200.
[268] Drew, W. L. 1986. Is cytomegalovirus a cofactor in the pathogenesis of AIDS and Kaposi's sarcoma? *Mount Sinai J. Med. 53*, 622-6.
[269] Dubos, R. 1960. Forward to *Attenuated infection Philadelphia*. J. B. Lippincott.
[270] Dubos, R. 1965. *Man adapting*. New Haven, Conn.: Yale University Press.

（木原弘二訳, 1970, 1982（第2版）『人間と適応——生物学と医療』みすず書房.）
[271] Dudgeon, L. S., Urguhart, A. L., Logan, W. R., Taylor, J. F., Wilken, A., Ryrie, B. J., & Banforth, J. 1919. Study of bacillary dysentery occurring in the British forces in Macedonia. In *British Medical Research Committee Special Report Series* No. 40, ed. L. S. Dudgeon, pp.5-83. London: British Medical Research Council.
[272] Dufoort, G., Courouce, A. M., Ancelle-Park, R., & Bletry, O. 1988. No clinical signs 14 years after HIV-2 transmission via blood transfusion. *Lancet ii*, 510.
[273] Duggan, J. M., Oldfield, G. S., & Ghosh, H. K. 1985. Septicaemia as a hospital hazard. *J. Hosp. Infect. 6*, 406-12.
[274] Dunkle, L. M., Naqvi, S. H., McCallum, R., & Lofgren, J. P. 1981. Eradication of epidemic methicillin-gentamicin-resistant Staphylococcus aureus in an intensive care nursery. *Am. J. Med. 70*, 455-8.
[275] DuPont, H. L. 1979. Shigella species (bacillary dysentery). In *Principles and practice of infectious disease* ed. G. L. Mandell, R. G. Douglas, & J. E. Bennett, pp.1751-72. New York: Wiley.
[276] DuPont, H. L., & Hornick, R. B. 1973. Adverse effect of Lomotil therapy in shigellosis. *JAMA 226*, 1525-8.
[277] DuPont, H. L., Hornick, R. B., Snyder, L. J. P., Formal, S. a., & Gangarosa, E. J. 1972. Immunity in shigellosis. II. Protection induced by oral live vaccine or primary infection. *J. Infect. Dis. 125*, 12-16.
[278] DuPont, H. L., Sullivan, P., Pickering, L. K., Haynes, G., & Ackerman, P. B. 1977. Symptomatic treatment of diarrhea with bismuth subsalicylate among students attending a Mexican university. *Gastroenterology 73*, 715-18.
[279] Duyao, M. P., Kessler, D. J., Spicer, D. B., & Sonenshein, G. E. 1992. Transactivation of the murine c-myc gene by HTLV-I tax is mediated by NFkB. *AIDS Res. Hum. Retroviruses 8*, 752-4.
[280] Dwyer, G., Levin, S. A., & Buttel, L. 1990. A simulation model of the population dynamics and evolution of myxomatosis. *Ecol. Monogr. 60*, 423-47.
[281] Dyson, R. H. 1982. Paradigm changes in the study of the Indus civilization. In *Harappan civilization*, ed. G. Possehl, pp.417-27. Warminster, U.K.: Artis & Philips.
[282] Easmon, C. S. F., Hastings, M. J. G., Clare, A. J., Bloxham, B., Marwood, R., & Rivers, R. P. A. 1981. Nosocomial transmission of group B streptococ-

ci. *Br. Med. J. 283*, 459-61.

[283] Eberhardt, K. E. W., Thimm, B. M., Spring, A., & Maskos, W. R. 1992. Dose-dependent rate of nosocomial pulmonary infection in mechanically ventilated patients with brain oedema receiving barbiturates: A prospective case study. *Infection 20*, 12-18.

[284] Eberhard, W. G. 1990. Evolution in bacterial plasmids and levels of selection. *Q. Rev. Biol. 65*, 3-22.

[285] Ede, R. J., & Williams, R. 1988. Reye's syndrome in adults. *Br. Med. J. 296*, 517-18.

[286] Edelman, R., & Pierce, N. F. 1984. Summary of the 19th United States-Japan joint cholera conference. *J. Infect. Dis. 149*, 1014-17.

[287] Edlin, B. R., Tokars, J. I., Grieco, M. H., Crawford, J. T., Williams, J., Sordillo, E. M., Ong, K. R., Kilbum, J. O., Dooley, S. W., Castro, K. G., Jarvis, W. R., & Holmberg, S. D. 1992. An outbreak of multidrug-resistant tuberculosis among hospitalized patients with the acquired immunodeficiency syndrome. *N. Engl. J. Med. 326*, 1514-21.

[288] Edwards, R. L. 1960. Relationship between grasshopper abundance and weather conditions in Saskatchewan, 1930-1958. *Can. Entomol. 92*, 619-24.

[289] Effros, R. B., Walford, R. L., Weindruch, R., & Mitcheltree, C. 1991. Influences of dietary restriction on immunity to influenza in aged mice. *J. Gerontol. Biol. Sci. 46*, B142-7.

[290] Ehrlich, G. D., Andrews, J., Sherman, M. P., Greenberg, S. J., & Poiesz, B. J. 1992. DNA sequence analysis of the gene encoding the HTLV-I P21E transmembrane protein reveals inter- and intraisolate genetic heterogeneity. *Virology 186*, 619-27.

[291] Ehrlich, G. D., Glaser, J. B., LaVigne, K., Quan, D., Mildvan, D., Sninsky, J. J., Kwok, S., Papsidero, L., & Poiesz, B. J. 1989. Prevalence of human T-cell leukemia/lymphoma virus (HTLV) type II infection among high-risk individuals: Type-specific identification of HTLVs by polymerase chain reaction. *Blood 74*, 1658-64.

[292] Eigen, M., & Nieselt-Struwe, K. 1990. How old is the immunodeficiency virus? *AIDS 4 (Suppl.1)*, S85-93.

[293] Elford, J., Tindall, B., & Sharkey, T. 1992. Kaposi's sarcoma and insertive rimming. *Lancet 339*, 938.

[294] Embretson, J., Zupancic, M., Beneke, J., Till, M., Wolinsky, S., Ribas, J. L., Burke, A., & Haase, A. T. 1993a. Analysis of human immunodeficiency virus-infected tissues by amplification and in situ hybridization reveals

latent and permissive infections at single-cell resolution. *Proc. Nail. Acad. Sci. USA 90*, 357-61.

[295] Embretson, J., Zupancic, M., Ribas, J. L., Burke, A., Racz, P., Tenner-Racz, K., & Haase, A. T. 1993b. Massive covert infection of helper T lymphocytes and macrophages by HIV during the incubation period of AIDS. *Nature 362*, 359-62.

[296] Ensoli, B., Barillari, G., Salahuddin, S. Z., Gallo, R. C., & Wong-Staal, F. 1990. Tat protein of HIV-1 stimulates growth of cells derived from Kaposi's sarcoma lesions of AIDS patients. *Nature 345*, 84-6.

[297] Ensoli, B., Buonaguro, L., Barillari, G., Fiorelli, V., Gendelman, R., Morgan, R. A., Wingfield, P., & Gallo, R. C. 1993. Release, uptake, and effects of extracellular human immunodeficiency virus type-1 tat protein on cell growth and viral transactivation. *J. Virol. 67*, 277-87.

[298] Epstein, P. R. 1992. Cholera and the environment: An introduction to climate change. *Physic. Soc. Respons. Q. 2*, 146-60.

[299] Ericsson, C. D., DuPont, H. L., & Johnson, P. C. 1986. Nonantibiotic therapy for traveler's diarrhea. *Rev. Infect. Dis. 8 (Suppl.12)*, S202-6.

[300] Esrey, S. A., Feachem, R. G., & Hughes, J. M. 1985. Interventions for the control of diarrhoeal diseases in young children: Improving water supply and excreta disposal facilities. *Bull. WHO 63*, 757-72.

[301] Esrey, S. A., Potash, J. B., Roberts, L., & Shift, C. 1991. Effects of improved water supply and sanitation on ascariasis, diarrhoea, dracunculiasis, hookworm infection, schistosomiasis, and trachoma. *Bull. WHO 69*, 609-21.

[302] Essex, M., & Kanki, P. J. 1988. The origins of the AIDS virus. *Sci. Am. 259(10)*, 64-71.

[303] Evans, L. A., Moreau, J., Odehouri, K., Legs, H., Barboza, A., Cheng-Mayer, C., & Levy, J. A. 1988. Characterization of a noncytopathic HIV-2 strain with unusual effects on CD4 expression. *Science 240*, 1522-4.

[304] Ewald, P. W. 1988. Cultural vectors, virulence, and the emergence of evolutionary epidemiology. *Oxford Surv. Evol. Biol. 5*, 215-45.

[305] Ewald, P. W. 1980. Evolutionary biology and the treatment of signs and symptoms of infectious disease. *J. Theor. Biol 86*, 169-76.

[306] Ewald, P. W. 1983. Host-parasite relations, vectors, and the evolution of disease severity. *Annu. Rev. Ecol. Syst. 14*, 465-85.

[307] Ewald, P. W. 1987b. Pathogen-induced cycling of outbreak insect populations. In *Insect outbreaks*, ed. P. Barbosa & J. C. Schultz, pp.269-86. Sam

Diego: Academic Press.
[308] Ewald, P. W. 1987a. Transmission modes and evolution of the parasitism-mutualism continuum. *Ann. N.Y. Acad. Sci. 503*, 295-306.
[309] Ewald, P. W. 1991b. Transmission modes and the evolution of virulence, with special reference to cholera, influenza and AIDS. Human *Nature 2*, 1-30.
[310] Ewald, P. W. 1991a. Waterborne transmission and the evolution of virulence among gastrointestinal bacteria. *Epidemiol. Infect. 106*, 83-119.
[311] Ewald, P. W., & Schubert, J. 1989. Vertical and vector-bone transmission of insect endocytobionts, and the evolution of benignness. In *CRC handbook of insect endocytobiosis: Morphology, physiology, genetics and evolution*, ed. W. Schwemmler, pp.21-35. Boca Raton, Fla.: CRC Press.
[312] Fabio, G., Scorza, R., Lazzarin, A., Marchini, M., Zarantonello, M., Darminio, A., Marchisio, P., Plebani, A., Luzzati, R., & Costigliola, P. 1992. HLA-associated susceptibility to HIV-1 infection. *Clin. Exp. Immunol. 87*, 20-3.
[313] Fackelmann, K. A. 1992. No survival bonus from early AZT. *Sci. News 141*, 100.
[314] Fahey, J. L., Taylor, J. M. G., Korns, E., & Nishanian, P. 1986. Diagnostic and prognistic factors in AIDS. *Mount Sinai J. Med. 53*, 657-63.
[315] Fan, N., Gavalchin, J., Paul, B., Wells, K. H., Lane, M. J., & Poiesz, B. J. 1992. Infection of peripheral blood mononuclear cells and cell lines by cell-tree human T-cell lymphoma/leukemia virus type I. *J. Clin. Microbiol. 30*, 905-10.
[316] Fandeur, T., Gysin, J., & Mercereau-Puijalon, O. 1992. Protection of squirrel monkeys against virulent Plasmodium falciparum infections by use of attenuated parasites. *Infect. Immun. 60*, 1390-6.
[317] Fantini, J., Yahi, N., & Chermann, J. C. 1991. Human immunodeficiency virus can infect the apical and basolateral surfaces of human colonic epithelial cells. *Proc. Nail. Acad. Sci. USA 88*, 9297-301.
[318] Fauci, A. S., Schnittman, S. M., Poli, G., Koenig, S., & Pantaleo, G. 1991. Immunopathogenic mechanisms in human immunodeficiency virus (HIV) infection. *Ann. Intern. Med. 114*, 678-93.
[319] Feachem, R. 1981. Environmental aspects of cholera epidemiology. I. a review of selected reports of endemic and epidemic situations. *Trop. Dis. Bull. 78*, 675-98.
[320] Feachem, R. 1982. Environmental aspects of cholera epidemiology. III.

Transmission and control. *Trop. Dis. Bull. 79*, 1-47.
[321] Feachem, R. 1986. Preventing diarrhea: What are the policy options? *Health Policy Plan. 1*, 109-17.
[322] Feigal, E., Murphy, E., Vranizan, K., Bacchetti, P., Chaisson, R., Drummond, J. E., Blattner, W., McGrath, M., Greenspan, J., & Moss, A. 1991. Human T cell lymphotropic virus types I and II in intravenous drug users in San Francisco: Risk factors associated with seropositivity. *J. Infect. Dis. 164*, 36-42.
[323] Feldman, R. A., Ghat, P., & Kamath, K. R. 1970. Infection and disease in a group of South Indian families IV: Bacteriological methods and a report on the frequency of enterobacterial infections in preschool children. *Am. J. Epidemiol. 92*, 367-75.
[324] Feldman, S., Perry, C. S., Andrew, M., Jones, L., Moffitt, J. E., Abney, R., Carlyle, W., Freeman, E. E., Hendrick, J., Hopper, S., Ray, M., Sistrunk, W., Smith, W. H., Stone, L., Welch, P., Womack, N., Miller, J., Thompson, R. H., Simmons, L., Sherwood, J. A., Denney, S. J., Shaak, C., Cooke, D. T., & McCaslin, L. 1992. Comparison of acellular (B type) and whole-cell pertussis-component diphtheria-tetanus-pertussis vaccines as the first booster immunization in 15-to 24-month-old children. *Journal of Pediatrics 121*, 857-61.
[325] Felsen, J. 1945. *Dysentery, colitis and enteritis*. Philadelphia: W. B. Saunders.
[326] Felsenfeld, O. 1963. Some observations on the cholera (El Tor) epidemic in 1961-1962. *Bull. WHO 28*, 289-96.
[327] Fenner, F., & Myers, K. 1978. Myxoma Virus and myxomatosis in retrospect: The first quarter century of a new disease. In *Viruses and Environment*, ed. E. Kurstak & K. Maramorosh, pp.539-70. New York: Academic Press.
[328] Fenyö, E. M., Albert J., & Åsjö, B. 1989. Replicative capacity, cytopathic effects and cell tropism of HIV. *AIDS 3*, S5-12.
[329] Ferguson, W. W. 1956. Experimental diarrheal disease of human volunteers due to Escherichia coli. *Ann. NY Acad. Sci. 66*, 71-7.
[330] Fernandez-Larsson, R., Srivastava, K. K., Lu, S., & Robinson, H. L. 1992. Replication of patient isolates of human immunodeficiency virus type-1 in T-cells—a spectrum of rates and efficiencies of entry. *Proc. Natl. Acad. Sci. USA 89*, 2223-6.
[331] Ferro, A., Ghidinelli, M., Mane, I., Dusi, S., Gomes, P., Andrian, C., Perra,

A., Frongia, O., Sechi, M. A., Tambe, A. M., Sabbatani, S., Cao, Y. J., Lillo, F., & Varnier, O. E. 1992. Epidemiology and transmission of HIV-2 in west Africa. In *AIDS and human reproduction*, ed. F. Melica, pp.24-8. Basel, Switz.: Karger.

[332] Finck, A. D., & Katz, R. L. 1972. Prevention of cholera-induced intestinal secretion in the cat by aspirin. *Nature 238*, 273-4.

[333] Fine, P. E. F. 1975. Vectors and vertical transmission: An epidemiological perspective. *Ann. N.Y. Acad. Sci. 266*, 173-94.

[334] Finkelstein, R. A. 1973. Cholera. *CRC Critical Reviews in Microbiology 2*, 553-623.

[335] Fischl, M. A., Daikos, G. L., Uttamchandani, R. B., Poblete, R. B., Moreno, J. N., Reyes, R. R., Boota, A. M., Thompson, L. M., Cleary, T. J., Oldham, S. A., Saldana, M. J., & Lai, S. H. 1992a. Clinical presentation and outcome of patients with HIV infection and tuberculosis caused by multiple-drug-resistant bacilli. *Ann. Intern. Med. 117*, 184-90.

[336] Fischl, M. A., Richman, D. D., Grieco, M. H., Gottlieb, M. S., Volberding, P. A., Laskin, O. L., Leedom, J. M., Groopman, J. E., Mildvan, D., Schooley, R. T., Jackson, G. G., Durack, D. T., King, D., & AZT Collaborative Working Group. 1987. The efficacy of azidothymidine (AZT) in the treatment of patients with AIDS and AIDS-related complex. *N. Engl. J. Med. 317*, 185-91.

[337] Fischl, M. A., Richman, D. D., Hansen, N., Collier, A. C., Carey, J. T., Para, M. F., Hardy, D. W., Dolin, R., Powderly, W. G., Allan, J. D., Wong, B., Merigan, T. C., McAuliffe, V. J., Hyslop, N. E., Rhame, F. S., Bahour, H. H., Spector, S. A., Volberding, P., Pettinelli, C., Anderson, J., & AIDS Clinical Trials Group. 1990. The safety and efficacy of zidovudine (AZT) in the treatment of subjects with mildly symptomatic human immunodeficiency virus type 1 (HIV) infection: A double-blind, placebo-controlled trial. *Ann. Intern Med. 112*, 727-37.

[338] Fischl, M. A., Uttamchandani, R. B., Daikos, G. L., Poblete, R. B., Moreno, J. N., Reyes, R. R., Boota, A. M., Thompson, L. M., Cleary, T. J., & Lai, S. H. 1992b. An outbreak of tuberculosis caused by multiple-drug-resistant tubercle bacilli among patients with HIV infection. *Ann. Intern. Med. 117*, 177-83.

[339] Fisher, J. D., & Fisher, W. A. 1992. Changing AIDS-risk behavior. *Psychol. Bull. 111*, 455-74.

[340] Fisher, R. A. 1930. *The genetical theory of natural selection*. Oxford:

Clarendon.
[341] FitzGerald, J. M., Grzybowski, S., & Allen, E. A. 1991. The impact of humanimmunodeficiency virus infection on tuberculosis and its control. *Chest 100*, 191-200.
[342] Fitzgibbon, J. E., Howell, R. M., Haberzettl, C. A., Sperber, S. J., Gocke, D. J., & Dubin, D. T. 1992. Human immunodeficiency virus type 1 pol gene mutations which cause decreased susceptibility to 2', 3'-dideoxycytidine. *Antimicrob. Agents Chemother. 36*, 153-7.
[343] Florman, A. L., & Holzman, R. S. 1980. Nosocomial scalded skin syndrome. *Am. J. Dis. Child. 134*, 1043-5.
[344] Food and Drug Administration 1991. *FDA Antiviral Drugs Advisory Committee reviews new AZT data. Talk paper T91-6*. Washington, D.C.: FDA.
[345] Formal, S. B., Oaks, E. V., Olsen, R. E., Wingfield-Eggleston, M., Snoy, P. J., & Cogan, J. P. 1991. Effect of prior infection with virulent Shigella flexneri 2a on the resistance of monkeys to subsequent infection with Shigella sonnei. *J. Infect. Dis. 164*, 533-7.
[346] Forsey, T, Bentley, M. L., Minor, P. D., & Begg, N. 1992. Mumps vaccines and meningitis. *Lancet 340*, 980.
[347] Fouchier, R. A. M., Groenink, M., Kootstra, N. A., Tersmette, M., Huisman, H. G., Miedema, F., & Schuitemaker, H. 1992. Phenotype-associated sequence variation in the third variable domain of the human immunodeficiency virus type 1 gp120 molecule. *J. Virol. 66*, 3183-7.
[348] Fox, C. H. 1992. Possible origins of AIDS. *Science 256*, 1259-60.
[349] Fox, C. H., & Cottler-Fox, M. 1992. The pathobiology of HIV infection. *Immunol. Today 13*, 353-6.
[350] Frant, S., & Abramson, H. 1938. Epidemic diarrhea of the new-born. III. Epidemiology of outbreaks of highly fatal diarrhea among new-bom babies in hospital nurseries. *Am. J. Public Hlth. 28*, 36-43.
[351] Fraser, A. M., & Smith, J. 1930. Endemic bacillary dysentery in Aberdeen. *Q. J. Med. 23*, 245-59.
[352] Freedman, B. 1992. Suspended judgment. AIDS and the ethics of clinical trials: Learning the right lessons. *Controlled Clin. Trials 13*, 1-5.
[353] Fricke, W., Augustyniak, L., Lawrence, D., Brownstein, A., Kramer, A,, & Evatt, B. 1992. Human immunodeficiency virus infection due to clotting factor concentrates.. results of the seroconversion surveillance project. *Transfusion 32*, 707-9.

[354] Friedland, G. H. 1990. Early treatment for HIV. *N. Engl. J. Med. 322*, 1000-2.

[355] Froland, S. S., Jenum, P., Lindboe, C. F., Wefring, K. W., Linnestad, P. J., & Bohmer, T. 1988. HIV-1 infection in Norwegian family before 1970. *Lancet i*, 1344-5.

[356] Fuertes, J. H. 1897. *Water and public health: The relative purity, of waters from different sources*. New York: Wiley.

[357] Fujita, J., Negayama, K., Takigawa, K., Yamagishi, Y., Kubo, A., Yamaji, Y., & Takahara, J. 1992a. Activity of antibiotics against resistant Pseudomonas aeruginosa. *J. Antimicrob. Chemother. 29*, 539-46.

[358] Fujita, K., Silver, J., & Peden, K. 1992b. Changes in both gp120 and gp41 can account for increased growth potential and expanded host range of human immunodeficiency virus type-1. *J. Virol. 66*, 4445-51.

[359] Fultz, P. N., Nara, P., Barre-Sinoussi, F., Chaput, A., Greenberg, M. L., Muchmore, E., Kieny, M. P., & Girard, M. 1992. Vaccine protection of chimpanzees against challenge with HIV-1 infected peripheral blood mononuclear cells. *Science 256*, 1687- 90.

[360] Futaki, K. 1926. The dysentery bacilli in Japan and their classification. *Transactions of the 6th Congress of Far Eastern Association of Tropical Medicine* pp.395-403. Kagomachi, Koishikawa-Ku: Waibunsha Printing Co.

[361] Gage, S. H., & Mukerji, M. K. 1977. A perspective of grasshopper population distribution in Saskatchewan and interrelationship with weather. *Env. Entomol. 6*, 469-79.

[362] Gallagher, P. G., & Watanakunakorn, C. 1985. Group B streptococcal bacteremia in a community teaching hospital. *Am. J. Med. 78*, 795-800.

[363] Gallagher, P. G., & Watanakunakorn, C. 1989. Pseudomonas bacteremia in a community-teaching hospital. *Rev. Infect. Dis. 11*, 846-52.

[364] Gallo, R. C. 1991. Human retroviruses: A decade of discovery and link with human disease. *J. Infect. Dis. 164*, 235-43.

[365] Gama Sosa, M. A., DeGasperi, R., Kin, Y. S., Fazely, F., Sharma, P., & Ruprecht, R. M. 1991. Serine phosphorylation-independent downregulation of cell-surface CD4 by nef. *AIDS Res. Hum. Retroviruses 7*, 859-60.

[366] Gamagemendis, A. C., Carter, R., Mendis, C., Dezoysa, A. P. K., Herath, P. R. J., & Mendis, K. N. 1991. Clustering of malaria infections within an endemic population: Risk of malaria associated with the type of housing constrtuction. *Am. J. Trap. Med. Hyg. 45*, 77-85.

[367] Gangarosa, E. J., & Mosley, W. H. 1974. Epidemiology and surveillance of

cholera. In *Cholera*, ed. D. Barua & W. Burrows, pp.381403. Philadelphia: W. B. Saunders.

[368] Gao, F., Yue, L., White, A. T., Pappas, P. G., Barchue, J., Hanson, A. P., Greene, B. M., Sharp, P. M., Shaw, G. M., & Hahn, B. H. 1992. Human infection by genetically diverse SIVsm-related HIV-2 in west Africa. *Nature 358*, 495-9.

[369] Gao, Q., Gu, Z. X., Parniak, M. A., Li, X. G., & Wainberg, M. A. 1992a. In vitro selection of variants of human immunodeficiency virus type-1 resistant to 3'-azido-3'-deoxythymidine and 2', 3'-dideoxyinosine. *J. Virol. 66*, 12-19.

[370] Gao, Q., Parniak, M. A., Wainberg, M. A., & Gu, Z. X. 1992b. Generation of nucleoside-resistant variants of HIV-1 by in vitro selection in the presence of AZT or DDI but not by combinations. *Leukemia 6*, S192-5.

[371] Gardner, M. B. 1991. Simian and feline immunodeficiency viruses: animal lentivirus models for evaluation of AIDS vaccines and antiviral agents. *Antivir. Res. 15*, 267-86.

[372] Gardner, M., Yamamoto, J., Marthas, M., Miller, C., Jennings, M., Rosenthal, A., Luciw, P., Planelles, V., Yilma, T., Giavedoni, L., Ahmed, S., Steimer, K., Haigwood, N., & Pedersen, N. 1992. SIV and FIV vaccine studies at UC Davis: 1991 update. *AIDS Res. Hum. Retroviruses 8*, 1495-8.

[373] Garnham, P. C. C. 1977. The continuing mystery of relapses in malaria. *Protozool. Abst. 1*, 1-12.

[374] Garnham, P. C. C. 1966. *Malaria parasites and other haemosporidia*. Oxford: Blackwell.

[375] Gay, F. P. 1918. *Typhoid fever considered as a problem of scientific medicine*. New York: Macmillan.

[376] Gayle, H. D., Gnaore, E., Adjorlolo, G, Ekpini, E., Coulibaly, R., Porter, A., Braun, M. M., Zabban, M. L. K., Andou, J., Timite, A., Assiadou, J., & Decock, K. M. 1992. HIV-1 and HIV-2 infection in children in Abidjan, Cote d'Ivoire. *J. Acquired Immune Defic. Syndr. 5*, 513-17.

[377] Gazzard, B. G. 1992. When should asymptomatic patients with HIV infection be treated with zidovudine. *Br. Med. J. 304*, 456-7.

[378] Gear, J., Monath, T. P., Bowen, G. S., & Kemp, G. E. 1987. Arboviruses of Africa. In *Textbook of pediatric infectious diseases*, 2nd edition, ed. R. D. Feigin & J. D. Cherry, pp.1468-89. Philadelphia: Saunders.

[379] Geelen, J. L. M. C., & Goudsmit, J. 1991. Virus-host interactions in human immunodeficiency virus infection. *Prog. Med. Virol. 38*, 27-41.

[380] Geldreich, E. E. 1972. Water-borne pathogens. In *Water pollution microbiology*, ed. R. Mitchell, pp.207-41. London: Wiley.
[381] Gellar, S. 1982. *Senegal. An African nation between Islam and the west.* Boulder, Colorado: Westview Press.
[382] Gendelman, H. E., Ehrlich, G. D., Baca, L. M., Conley, S., Ribas, J., Kalter, D. C., Meltzer, M. S., Poiesz, B. J., & Nara, P. 1991. The inability of human immunodeficiency virus to infect chimpanzee monocytes can be overcome by serial viral passage in vivo. *J. Virol. 65*, 3853-63.
[383] George, J. R., Ou, C. Y., Parekh, B., Brattegaard, K., Brown, V., Boateng, E., & Decock, K. M. 1992. Prevalence of HIV-1 and HIV-2 mixed infections in Cote d'Ivoire. *Lancet 340*, 337-9.
[384] Gerding, D. N., Larson, T. A., Hughes, R. A., Weiler, M., Shanholtzer, C., & Peterson, L. R. 1991. Aminoglycoside resistance and aminoglycoside usage: Ten years of experience in one hospital. *Antimicrob. Agents Chemother. 35*, 1284-90.
[385] Gershy-Damet, G. M., Koffi, K., Soro, B., Coulibaly, A., Koffi, D., Sangare, V., Josseran, R., Guelain, J., Aoussi, E., & Odehouri, K. 1991. Seroepidemiological survey of HIV-1 and HIV-2 infections in the five regions of Ivory Coast. *AIDS 5*, 462-3.
[386] Gessain, A., Yanagihara, R., Franchini, G., Garruto, R. M., Jenkins, C. L., Ajdukiewicz, A. B., Gallo, R. C., & Gajdusek, D. C. 1991. Highly divergent molecular variants of human T-lymphotropic virus type I from isolated populations in Papua New Guinea and the Solomon Islands. *Proc. Nail. Acad. Sci. USA 88*, 7694-8.
[387] Gezon, H. M., Schaberg, M. J., & Klein, J. O. 1973. Concurrent epidemics of Staphylococcus aureus and group A streptococcus disease in a newbom nursery—Control with penicillin G and hexachlorophene bathing. *Pediatrics 51*, 383-90.
[388] Ghosh, A. 1982. Deurbanization of the Harappan civilization. In *Harappan Civilization*, ed. G. Possehl, pp.321-3. Warminster, U.K.: Aris & Phillips.
[389] Ghosh, G., & Rao, A. V. 1965. Water supply in relation to cholera. *Ind. J. Med. Res. 53*, 659-68.
[390] Gibbons, A. 1992. Researchers fret over neglect of 600 million patients. *Science 256*, 1135.
[391] Gilks, C. 1991. AIDS, monkeys and malaria. *Nature 354*, 262.
[392] Gill, D. E., & Mock, B. A. 1985. Ecological and evolutionary dynamics of parasites: The case of Trypanosoma diemyctyli in the red-spotted newt

Notophthalmus viridescens. In *Ecology and genetics of host-parasite interaction*, ed. D. Rollinson & R. M. Anderson, pp.157-83. London: Academic.

[393] Gillies, R. R. 1968. Bacillary dysentery in Scotland: Some epidemiologic studies. *Arch. Immunol. Ther. Exp. (Warsaw) 16*, 410-20.

[394] Gingeras, T. R., Prodanovich, P., Latimer, T., Guatelli, J. C., Richman, D. D., & Barringer, K. J. 1991. Use of self-sustained sequence replication amplification reaction to analyzeand detect mutations in zidovudine-resistant human immunodeficiency virus. *J. Infect. Dis. 164*, 1066-74.

[395] Gispen, R., & Garr, K. H. 1950. The antibacterial effect of riverwater on Shigella shigae in connection with the presence of corresonpding, antagonists and bacteriophages. Antonie Leeuwenhoek *J. Microbiol. Serol. 16*, 373-85.

[396] Glass, R. I., Becker, S., & Huq, M. I. 1982. Endemic cholera in rural Bangladesh, 1966-1980. *Am. J. Epidemiol. 116*, 959-70.

[397] Glass, R. I., Libel, M., & Brandling-Bennett, A. D. 1992. Epidemic cholera in the Americas. *Science 256*, 1524-5.

[398] Gody, M., Ouattara, S. A., & De The, G. 1988. Clinical experience of AIDS in relation to HIV-1 and HIV-2 infection in a rural hospital in Ivory Coast, West Africa. *AIDS 2*, 433-6.

[399] Goedert, J. J., Kessler, C. M., Aledort, L. M., Biggar, R. J., Andes, W. A., Gilbert, G. C., II, Drummond, J. E., Vaidya, K., Mann, D. L., Eyster, M. E., Ragni, M. V., Lederman, M. M., Cohen, A. R., Bray, G. L., Rosenberg, P. S., Friedman, R. M., Hilgartner, M. W., Blattner, W. A., Kroner, B., & Gail, M. H. 1989. A prospective study of human immunodeficiency virus type 1 infection and the development of AIDS in subjects with hemophilia. *N. Engl. J. Med. 321*, 1141-8.

[400] Gokhale, B. G. 1959. *Ancient India*, 4th edition. New York: Asia Publishing Souse.

[401] Goldenberg, M. M., Honkomp, L. J., & Castellion, A. W. 1975. The antidiarrheal action of bismuth subsalicylate. *Am. J. Dig. Dis. 20*, 955-60.

[402] Gonzalez, J. P., Bouquety, J. C., Lesbordes, J. L., Madelon, M. C., Mathiot, C. C., Meunier, D. M. Y., & Georges, A. J. 1987. Rift Valley fever virus and haemorrhagic fever in the Central African Republic. *Ann. Inst. Past/Virol 138*, 385-90.

[403] Goodenow, M., Huet, T., Saurin, W., Kwok, S., Sninsky, J., & Wain-Hobson, S. 1989. HIV-1 isolates are rapidly evolving quasispecies: Evidence for viral mixtures and preferred nucleotide substitutions. *J. Acquired*

*Immune Defic. Syndr. 2*, 344-52.
[404] Goodman, M. F., Creighton, S., Bloom, L. B., & Petruska, J. 1993. Biochemical basis of DNA replication fidelity. *Crit. Rev. Biochem. Mol. Biol. 28*, 83-126.
[405] Gorbach, S. L., Banwell, J. G., Jacobs, B., Chatterjee, B. D., Mitra, R., Brigham, K. L., & Neogy, K. N. 1970. Intestinal micro flora in Asiatic cholera. I. "Rice-water"" stool. *J. Infect. Dis. 121*, 32.
[406] Gore, S. M., Fontaine, O., & Pierce, N. F. 1992. Impact of rice based oral rehydration solution on stool output and duration of diarrhoea: meta-analysis of 13 clinical trials. *Br. Med. J. 304*, 287-91.
[407] Gorman, A. E., & Wolman, A. 1939. Waterborne outbreaks in the United States and Canada and their significance. *J. Am. Water Works Assoc. 31*, 225-373.
[408] Gorman, O. T., Bean, W. J., Kawaoka, Y., Donatelli, I., Guo, Y., & Webster, R. G. 1991. Evolution of influenza A virus nucleoprotein genes: Implications for the origins of H1N1 human and classical swine viruses. *J. Virol. 65*, 3704-14.
[409] Gotzsche, P. C., Nielsen, C., Gerstoft, J., Nielsen, C. M., & Vestergaard, B. F. 1992, Trend towards decreased survival in patients infected with HIV resistant to zidovudine. *Scand. J. Infect. Dis. 24*, 563-5.
[410] Goubau, P., Desmyter, J., Ghesquiere, J., & Kasereka, B. 1992. HTLV-II among pygmies. *Nature 359*, 201.
[411] Goudsmit, J., Back, N. K. T., & Nara, P. L. 1991. Genomic diversity and antigenic variation of HIV-1: Links between pathogenesis, epidemiology and vaccine development. *FASEB J. 5*, 2427-36.
[412] Gradon, J. D., Timpone, J. G., & Schnittman, S. M. 1992. Emergence of unusual opportunistic pathogens in AIDS: A review. *Clin. Infect. Dis. 15*, 134-57.
[413] Graham, N. M. B., Gurrell, C. J., Douglas, R. M., Debelle, P., & Davies, L. 1990. Adverse-effects of aspirin, acetaminophen, and ibuprofen on immune function, viral shedding and clinical status in rhinovirus-infected volunteers. *J. Infect, Dis. 162*, 1277-82.
[414] Graham, N. M. H., Zeger, S. L., Park, L. P., Phair, J. P., Detels, R., Vermund, S. H., Ho, M., Saah, A. J., & the Multicenter AIDS Cohort Study. 1991. Effect of zidovudine and Pneumocystis carinii pneumonia prophylaxis on progression of HIV-1 infection to AIDS. *Lancet 338*, 265-9.
[415] Graham, N. M. H., Zeger, S. L., Park, L. P., Vermund, S. F., Detels, R.,

Rinaldo, C. R., & Phair, J. P. 1992. The effects on survival of early treatment of human immunodeficiency virus infection. *N. Engl. J. Med. 326*, 1037-42.
[416] Grant, M. 1991. HIV and idiotypic T-cell regulation. *Immunol. Today 12*, 171-2.
[417] Greaves, M. F., Verbi, W., Tilley, R., Lister, T. A., Habeshaw, J., Guo, H, Trainor, C. D., Robert-Guroff, M., Blattner, W., Reitz, M., & Gallo, R. C. 1984. Human T-cell leukaemia virus (HTLV) in the United Kingdom. Int. J. Cancer 33, 795-806.
[418] Green, S. L., Nodell, C. C., & Porter, C. Q. 1978. The prevalence and persistence of group B streptococcal colonization among hospital personnel. *Int. J. Gynaecol. Obstet. 16*, 99-102.
[419] Greenough, W. B., III & Bennett, R. G. 1990. Diarrhea in the elderly. In *Principles of geriatric medicine*, ed. W. R. Hazzard, R. Andres, E. L. Bierman, & J. P. Blass, pp.1168-76. New York.. McGraw Hill.
[420] Grieger, T. A., & Kluger, M. J. 1978. Fever and survival: The role of serum iron. *J. Physiol. (Lond.) 279*, 187-96.
[421] Griffith, R. S., & Black, H. R. 1976. Re: Increased virus shedding with aspirin treatment of rhinovirus infection. *JAMA 235*, 801-2.
[422] Groopman, J. E. 1991. Straining credulity. *New Repub. 205(18)*, 6.
[423] Gross, P. A., Stein, M. R., Vanantwerpen, C., Demauro, P. J., Boscamp, J. R., Hess, W., & Wallenstein, S. 1991. Comparison of severity of illness indicators in an intensive care unit. *Arch. Intern. Med. 151*, 2201-5.
[424] Gruters, R. A., Terpstra, F. G., Degoede, R. E. Y., Mulder, J. W., DeWolf, F., Schellekens, P. T. A., Vanlier, R. A. W., Tersmette, M., & Miedema, F. 1991. Immunological and virological markers in individuals progressing from seroconversion to AIDS. *AIDS 5*, 837-44.
[425] Guiguet, M., Cohen, M., Flahault, A., Wells, J. A., & Valleron, A. J. 1991. French intravenous drug users: Knowledge and sexual behavior change. *Eur. J. Epidemiol. 7*, 423-6.
[426] Gump, D. W., Nadeau, O. W., Hendricks, G. M., & Meyer, D. H. 1992. Evidence that bismuth salts reduce invasion of epithelial cells by enteroinvasive bacteria. Med. Microbiol. *Immunol. 181*, 131-43.
[427] Gunn, R. A., Kimball, A. M., Mathew, P. P., Dutta, S. R., & Rifaat, A. H. M. 1981. Cholera in Bahrain: Epidemiological characteristics of an outbreak. *Bull. WHO 59*, 61-6.
[428] Gust, I. D. 1991. AIDS vaccines. *Med. J. Austral. 155*, 403-6.
[429] Hahn, B. H., & Shaw, G. M. 1990. Genetic variability in human immunod-

eficiency viruses. In *AIDS vaccine research and clinical trials*, ed. S. D. Putney & D. P. Bolognesi, pp.121-35. New York: Marcel Dekker.

[430] Hakenbeck, R., Briese, T., Chalkley, L., Ellerbrok, H., Kalliokoski, R., Latorre, C., Leinonen, M., & Martin, C. 1991. Antigenic variation of penicillin-binding proteins from penicillin-resistant Clinical strains of Streptococcus pneumoniae. *J. Infect. Dis. 164*, 313-19.

[431] Haldane, J. B. S. 1932. *The causes of evolution*. New York: Longmans, Green

[432] Haley, R. W., Culver, D. H., White, J. W., Morgan, W. M., & Emori, T. G. 1985a. The nationwide nosocomial infection rate: A new need for vital statistics. *Am. J. Epidemiol. 121*, 159-67.

[433] Haley, R. W., Culver, D. H., White, I. W., Morgan, W. M., Emori, T. G., Munn, V. P., & Hooten, T. M. 1985b. The efficacy of infection surveillance and control programs in preventing nosocomial infections in US hospitals. *Am. J. Epidemiol. 121*, 182-205.

[434] Hall, S. M., Plaster, P. A., Glasgow, J. F. T., & Hancock, P. 1988. Preadmission anti-pyretics in Reye's syndrome. *Arch. Dis. Child. 63*, 857-66.

[435] Halsey, N. A., Coberly, J. S., Holt, E., Coreil, J, Kissinger, P., Moulton, L. H., Brutus, J. R., & Boulos, R. 1992. Sexual behavior, smoking, and HIV-1 infection in Haitian women. *JAMA 267*, 2062-66.

[436] Halstead, S. 1981. Chikungunya. In *Handbook Series in Zoonoses, Section B. ViralZoonoses*. ed. G. W. Beron, PP. 437-47. Boca Raton, Florida: CRC Press.

[437] Halstead, S. B. 1980. Dengue haemorrhagic fever: A public health problem and a field for research. *Bull. WHO 58*, 1-21.

[438] Hamilton, J. D, Hartigan, P. M., Simberkoff, M. S., Day, P. L., Diamond, G. R., Dickinson, G. M., Drusano, G. L., Egorin, M. J., George, W. L., Gordin, F. M., Hawkes, C. A., Jensen, P. C., Klimas, N. G., Labriola, A. M., Lahart, C. J., O'Brien, W. A., Oster, C. N., Weinhold, K. J., Wray, N. P., Zolla-Pazner, S. B. 1992. A controlled trial of early versus late treatment with zidovudine in symptomatic human immunodeficiency virus infection. *N. Engl. J. Med. 326*, 437-43.

[439] Hamilton, W. D. 1963. The evolution of altruistic behavior. *Am. Nat. 97*, 354-6.

[440] Hamilton, W. D. 1964. The genetical evolution of social behavior. *J. Theor. Biol 7*, 1-52.

[441] Hamilton, W. D. 1966. On the moulding of senescence by natural selection. *J. Theor: Biol. 12,* 12-45.
[442] Hammes, S. R., Dixon, E. P., Malim, M. H., Cullen, B. R., & Greene, W. C. 1989. Nef protein of human immunodeficiency virus type 1: Evidence against its role as a transcriptional inhibitor. *Proc. Nail. Acad. Sci. USA 86,* 9549-53.
[443] Hamon-Poupinel, V., Lecoutour, X., Vergnaud, M., & Malbruny, B. 1991. Experience of two intensive care units. *Presse Med. 20,* 1592-4.
[444] Hamood, A. N., Sublett, R. D., & Parker, C. D. 1986. Plasmid-mediated changes in virulence of Vibrio cholerae. *Infect. Immun. 52,* 476-83.
[445] Han, A. M., Oo, K. N., Aye, T., & Hlaing, T. 1991. Bacteriologic studies of food and water consumed by children in Myanmar: 2. Lack of association between diarrhoea and contamination of food and water. *J. Diar. Dis. Res. 9,* 91-3.
[446] Hanley, K. A. 1989. Pathogenic threat and Variation in febrile responses. Bachelor's honors thesis. Amherst College, Amherst, Mass.
[447] Haq, J. A., & Szewczuk, M. R. 1991. Differential effect of aging on B-cell immune responses to cholera toxin in the inductive and effector sites of the mucosal immune system. *Infect. Immun. 59,* 3094-100.
[448] Hardy, A. V. 1956. Diarrheal diseases of man: A historical review and global appraisal. *Ann. N.Y. Acad. Sci. 66,* 5-13.
[449] Hardy, A. V., Watt, J., Kolodny, M. H., & De Capito, R. 1940. Studies of the acute diarrheal diseases. III. Infections due to the ""Newcastle dysentery bacillus."" *Am. J. Public Hlth. 30,* 53-8.
[450] Hardy, J. L., Houk, E. J., Kramer, L. D., & Reeves, W. C. 1983. Intrinsic factors affecting vector competence of mosquitoes for arboviruses. *Ann. Rev. Entomol. 28,* 229-62.
[451] Harnisch, J. P., Tronca, a., Nolan, C. M., Turck, M., & Holmes, K. K. 1989. Diphtheria among alcoholic urban adults. *Ann. Intern. Med. 111,* 71-2.
[452] Harrington, W. J., Sheremata, W., Hjelle, B., Dube, D. K., Bradshaw, P., Foung, S. K. H., Snodgrass, S., Toedter, G., Cabral, L., & Poiesz, B. 1993. Spastic ataxia associated with human T-cell lymphotropic virus type II infection. *Ann. Neurol. 33,* 411-14.
[453] Harris, A. H., Yankauer, A., Greene, D. C., Coleman, M. B., & Phaneuf, M. Y. 1956. Control of epidemic diarrhea of the newbom ill hospital nurseries and pediatric wards. *Ann. N.Y. Acad. Sci. 66,* 118-28.
[454] Harris, R., & Paxman, J. 1982. *A higher form of killing: The secret story of*

*chemical and biological warfare*. New York.. Hill & Wang.（大島紘二訳，1996『化学兵器——その恐怖と悲劇』近代文芸社.）
[455] Harrison, L. H., da Silva, A. P. J., Gayle, H. D., Albino, P., George, R., Lee-Thomas, S., Rayfield, M. A., Del Castillo, F., & Heyward, W. L. 1991. Risk factors for HIV-2 infection in Guinea-Bissau. *J. Acquired Immune Defic. Syndr. 4*, 1155-60.
[456] Hart, A. R., & Cloyd, M. W. 1990. Interference patterns of human immunodeficiency viruses HIV-1 and HIV-2. *Virology 177*, 1-10.
[457] Hart, S. 1989. Baby bee odor lures cradle-robbing mites. *Sci. News 136*, 103.
[458] Hartung, S., Boller, K., Cichutek, K., Norley, S. G., & Kurth, R. 1992. Quantitation of a lentivirus in its natural host: simian immunodeficiency virus in African green monkeys. *J. Virol. 66*, 2143-9.
[459] Hasegawa, A. Tsujimoto, A., Maki, N., Ishikawa, K., Miura, T., Fukasawa, M., Miki, K., & Hayami, M. 1989. Genomic divergence of HIV-2 from Ghana. *AIDS Res. Hum. Retroviruses 5*, 593-604.
[460] Haseltine, W. A. 1991. HIV research and nef alleles. *Science 253*, 366.
[461] Hecht, M. F., Jewett, J., & Bateman, W. B. 1990. Management of HIV infection in the seropositive, asymptomatic patient. In *AIDS Dx/Rx*, ed. K. K. Holmes, L. Corey, A. C. Collier, & H. H. Handsfield, pp.92-106. New York: MeGraw-Hill.
[462] Heckbert, S. R., Elarth, A., & Nolan, C. M. 1992. The impact of human immunodeficiency virus infection on tuberculosis in young men in Seattle-King County, Washington. *Chest 102*, 433-7.
[463] Heeney, J. L., Devries, P., Dubbes, R., Koornstra, W., Niphuis, H., Tenhaaft, P., Boes, J., Dings, M. E. M., Morein, B., & Osterhaus, A. D. M. E. 1992. Comparison of protection from homologous cell-free vs. cell-associated SIV challenge afforded by inactivated whole SIV vaccines. *J. Med. Primatol. 21*, 126-30.
[464] Heffernan, P. 1914. Asylum dysentery. *Indian Med. Gaz. 49*, 417-24.
[465] Heininger, U., Stehr, K., & Cherry, J. D. 1992. Serious pertussis overlooked in infants. Eur. *J. Pediatr. 151*, 342-3.
[466] Hemming, V. G., Overall, J. C., & Britt, M. R. 1976. Nosocomial infections in a newbom intensive-care unit. *N. Engl. J. Med. 294*, 1310-16.
[467] Hendrix, C. W., Volberding, P. A., & Chaisson, R. E. 1991. HIV antigen variability in ARC/AIDS. *J. Acquired Immune Defic. Syndr. 4*, 847-50.
[468] Hentges, F., Hoffmann, A., De Araujo, F. O., & Hemmer, R. 1992.

Prolonged clinically asymptomatic evolution after HIV-1 infection is marked by the absence of complement C4 null alleles at the MHC. *Clin. Err. Immunol. 88*, 237-42.
[469] Herbert, W. J., & Parratt, D. 1979. Virulence of trypansomes in the vertebrate host. In *Biology of the kinetoplastida*, ed. W. H. R. Lumsden & D. A. Evans, pp.481-521. New York: Academic Press.
[470] Herndier, B. G., Shiramizu, B. T., Jewett, N. E., Aldape, K. D., Reyes, G. R., & Mcgrath, M. S. 1992. Acquired immunodeficiency syndrome-associated T-cell lymphoma: evidence for human immunodeficiency virus type 1-associated T-cell transformation. *Blood 79*, 1768-73.
[471] Herre, E. A. 1993. Population structure and the evolution of virulence in namatode parasites of fig wasps. *Science 259*, 1442-5.
[472] Hessol, N. A., Byers, R. H., Lifson, A. R., O'Malley, P. M., Cannon, L., Barnhart, J. L., Harrison, J. S., & Rutherford, G. W. 1990. Relationship between AIDS latency period and AIDS survival time in homosexual and bisexual men. *J. Acquired Immune Defic. Syndr. 3*, 1078-85.
[473] Hewlett, E. L. 1990. Bordetella species. In *Principles and practice of infectious disease*, ed. G. L. Mandell, R. G. Douglas, & J. E. Bennett, pp.1757-62. New York: Wiley.
[474] Hewlett, I. K., Geyer, S. J., Hawthorne, C. A., Ruta, M., & Epstein, J. S. 1991. Kinetics of early HIV-1 gene expression in infected H9-cells assessed by PCR. *Oncogene 6*, 491-3.
[475] Hill, A. R., Premkumar, S., Brustein, S., Vaidya, K., Powell, S., Li, P. W., & Suster, B. 1991. Disseminated tuberculosis in the acquired immunodeficiency syndrome era. *Am. Rev. Respir. Dis. 144*, 1164-70.
[476] Hilleman, M. R. 1992. Past, present, and future of measles, mumps, and rubella virus vaccines. *Pediatrics 90*, 149-53.
[477] Hinden, E. 1948. Etiological aspects of gastro-enteritis. *Arch. Dis. Child. 23*, 27-39.
[478] Hino, S., Yamaguchi, K., Katamine, S., Amagasaki, T., Kinoshita, K., Yoshida, Y., Doi, H., Tsuji, Y., & Miyamoto, T. 1985. Mother-to-child transmission of human T-cell leukemia virus type I. *Jpn. J. Cancer Res. 76*, 474-80.
[479] Hinton, N. A., Nelles, J. E., & Reed, G. B. 1953. The incidence of E. coli group 0111 in sporadic infantile gastroenteritis and the sensitivity to antibiotics of the strains isolated. *Can. J. Med. Sci. 1*, 431-6.
[480] Hinuma, Y., Komoda, H., Chosa, T., Kondo, T., Kohakura, M., Takenaka,

T., Kikuchi, M., Ichimaru, M., Yunoki, K., Sato, I., Matsuo, R., Takiuchi, Y., Uchino, H., & Hanaoka, M. 1982. Antibodies to adult T-cell leukemia-virus-associated antigen (ATLA) in sera from patients with ATL and controls in Japan: A nation-wide sero-epidemiologic study. *Int. J. Cancer 29*, 631.

[481] Hirsch, I., Salaun, D., Brichacek, B., & Chermann, J. C. 1992. HIV-1 cytopathogenicity—genetic difference between direct cytotoxic and fusogenic effect. *Virology 186*, 647-54.

[482] Hirschhorn, N., Greenough, W. B., III. 1991. Progress in oral rehydration therapy. *Sci. Am. 264(5)*, 50-6.

[483] Hizi, A., Tal, R., Shaharabany, M., & Loya, S. 1991. Catalytic properties of the reverse transcriptases of human immunodeficiency viruses type 1 and type 2. *J. Biol. Chem. 266*, 6230-9.

[484] Hjelle, B., Appenzeller, O., Mills, R., Alexander, S., Torrez Martinez, N., Jahnke, R., & Ross, G. 1992. Chronic neurodegenerative disease associated with HTLV-II infection. *Lancet 339*, 645-6.

[485] Ho, D. D., Moudgil, T., & Alam, M. 1989. Quantitation of human immunodeficiency virus type 1 in the blood of infected persons. *N. Engl. J. Med. 321*, 1621-5.

[486] Ho, G. Y. F., Nomura, A. M. Y., Nelson, K., Lee, H., Polk, B. F., & Blattner, W. A. 1991. Declining seroprevalence and transmission of HTLV-I in Japanese families who immigrated to Hawaii. *Am. J. Epidemiol. 134*, 981-7.

[487] Hoch, A. L., Pinheiro, F. P., Roberts, D. R., & Gomes, M, D. L. C. 1987. Laboratory transmission of oropouche virus by Culex quinquefasciatus Say. *Bol. Ofic. Sanit. Panam. 103*, 106-12.

[488] Hoeprich, P. D. 1989. Host-parasite relationships and the pathogenesis of infectious disease. In *Infectious diseases*, 4th edition, ed. P. D. Hoeprich & M.C. Jordan, pp.41-53. Philadelphia: J. B. Lippincott.

[489] Hoffmann, G. W., Kion, T. A., & Grant, M. D. 1991. An idiotypic network model of AIDS immunopathogenesis. *Proc. Natl. Acad. Sci. USA 88*, 3060-4.

[490] Hoffman, S. L., Nussenzweig, V., Sadoff, J. C., & Nussenzweig, R. S. 1991. Progress toward malaria preerythrocytic vaccines. *Science 252*, 520-1.

[491] Holmes, J. C., & Bethel, W. M. 1972. Modification of intermediate host behaviour by parsites. In *Behavioural aspects of parasite transmission*, ed. E. U. Canning & C. A. Wright, pp.123-49. London: Academic Press.

[492] Holmgren, J. 1981. Actions of cholera toxin and the prevention and treat-

ment of cholera. *Nature 292*, 413-17.

[493] Holzman, R., Florman, A., & Lyman, M. 1980. Gentamicin resistant and sensitive strains of S. aureus. Factors affecting colonization and virulence for infants in a special care nursery. *Am. J. Epidemiol. 112*, 352-61.

[494] Hood, M. A., Neww, G. E., & Rodrick, G. E. 1981. Isolation of Vibrio cholerae serotype 01 from the Eastern oyster Crassostrea virginica. *Appl. Environ. Microbiol. 41*, 559-60.

[495] Hornick, R. B., Music, S. I., Wenzel, R., Cash, R., Libonati, J. P., Snyder, M. J., & Woodward, T. E. 1971. The Broad Street pump revisited: Responses of volunteers to ingested cholera vibrios. *Bull. N.Y. Acad. Med. 47*, 1181-91.

[496] Horsburgh, C. R. 1992. Epidemiology of mycobacterial diseases in AIDS. *Res. Microbiol. 143*, 372-7.

[497] House, J. A., Turell, M. J., & Mebus, C. A. 1992. Rift valley fever: present status and risk to the western hemisphere. *Ann. N.Y. Acad. Sci. 653*, 233-42.

[498] Howard-Jones, N. 1972. Choleranomalies: The unhistory of medicine as exemplified by cholera. *Perspect. Biol. Med. 15*, 422-33.

[499] Howell, R. M., Fitzgibbon, J. E., Noe, M., Ren, Z., Gocke, D. J., Schwartzer, T. A., & Dubin, D. T. 1991. In vivo sequence variation of the human immunodeficiency virus type 1 env gene: Evidence for recombination among variants found in a single individual. *AIDS Res. Hum. Retroviruses 7*, 869-76.

[500] Hoxie, J. A., Brass, L. F., Pletcher, C. H., Haggarty, B. S., & Hahn, B. H. 1991. Cytopathic variants of an attenuated isolate of human immunodeficiency virus type-2 exhibit increased affinity for CD4. *J. Virol. 65*, 5096-101.

[501] Hsia, K., & Spector, S. A. 1991. Human immunodeficiency virus DNA is present in a high percentage of CD4+ lymphocytes of seropositive individuals. *J. Infect. Dis. 164*, 470-5.

[502] Hu, W., & Temin, H. M. 1990. Retroviral recombination and reverse transcription. *Science 250*, 1227-33.

[503] Huet, T., Cheynier, A., Meyerhans, A., Roelants, G., & Wain-Hobson, S. 1990. Genetic organization of a chimpanzee lentivirus related to HIV-1. *Nature 345*, 356-9.

[504] Huffman, S. L., & Combest, C. 1990. Role of breast feeding in the prevention and treatment of diarrhoea. *J. Diar. Dis. Res. 8*, 68-81.

[505] Hughes, A., & Corrah, T. 1990. Human immunodeficiency virus type 2

(HIV2). *Blood Rev. 4*, 158-64.

[506] Hughes, A. L. 1992. Positive selection and interallelic recombination at the merozoite surface antigen-1 (MSA-1) locus of Plasmodium falciparum. *Mol. Biol. Evol. 9*, 381-93.

[507] Humphery-Smith, I., Donker, G., Turzo, A., Chastel, C., & Schmidt-Mayerova, H. 1993. Evaluation of mechanical transmission of HIV by the African soft tick, Ornithodoros moubata. *AIDS 7*, 341-7.

[508] Hunsmann, G., Schneider, J., Schmidt, L., & Yamamoto, N. 1983. Detection of serum antibodies to adult T cell leukemia virus in non-human primates and in peoples from Africa. *Int. J. Cancer 32*, 329-34.

[509] Hunt, C. W. 1989. Migrant labor and sexually transmitted disease: AIDS in Africa. *J. Health Soc. Behav. 30*, 353-73.

[510] Huq, M. I. 1979. *Investigation of an outbreak due to* Shigella sonnei. Dhaka, Bangladesh: International Center for Diarrheal Disease Research.

[511] Huq, M. I., Sanyal, S. C., Samadi, A. R., & Monsur, K. A. 1983. Comparative behaviour of classical and el tor biotypes of Vibrio cholerae 01 isolated in Bangladesh during 1982. *J. Diar. Dis. Res. 1*, 5-9.

[512] Hurst, A. F., & Knott, F. A. 1936. British dysenteric infections. *Lancet 231*, 1197-201.

[513] Hutchinson, R. I. 1956. Some observations on the method of spread of Sonne dysentery. *Month. Bull. Min. Hlth. (Lond.) 15*, 110-18.

[514] Hübner, A., Kruhoffer, M., Grosse, F., & Krauss, G. 1992. Fidelity of human immunodeficiency virus type I reverse transcriptase in copying natural RNA. *J. Mol. Biol 223*, 595-600.

[515] Hwang, S. S., Boyle, T. J., Lyerly, H. K., & Cullen, B. R. 1992. Identification of envelope V3 loop as the major determinant of CD4 neutralization sensitivity of HIV-1. *Science 257*, 535-7.

[516] Ijsselmuiden, C. B., Steinberg, M. H., Padayachee, G. N., Schoub, B. D., Strauss, S. A., Buch, E., Davies, J. C. A., De Beer, C., Gear, J. S. S., & Hurwitz, H. S. 1988. AIDS and South Africa—towards a comprehensive strategy. *S. Afr. Med. J. 73*, 465-7.

[517] Imai, J., Terashi, S., Talonu, T., Komoda, H., Taufa, T., Nurse, G. T., Babona, D., Yamaguchi, K., Nakashima, H., Ishikawa, K., Kawamura, M., & Hayami, M. 1990. Geographic distribution of subjects seropositive for human T-cell leukemia virus type I in Papua New Guinea. *Jpn. J. Cancer Res. 81*, 1218-21.

[518] Imberti, L., Sottini, A., Bettinardi, A., Puoti, M., & Primi, D. 1991.

Selective depletion in HIV infection of T cells that bear specific T cell receptor Vs sequences. *Science 254*, 860-2.

[519] Isaksson, B., Albert, J., Chiodi, F., Furucrona, A., Krook, A,, & Putkonen, P. 1988. AIDS two months after primary human immunodeficiency virus infection. *J. Infect. Dis. 158*, 866-8.

[520] Iseman, M. D. 1992. A leap of faith: What can we do to curtail intrainstitutional transmission of tuberculosis. *Ann. Intern. Med. 117*, 251-3.

[521] Ivanoff, L. A., Looney, D. J., Mcdanal, C., Morris, J. F., Wongstaal, F., Langlois, A. J., Petteway, S. R., & Matthews, T. J. 1991. Alteration of HIV-1 infectivity and neutralization by a single amino acid replacement in the V3 loop domain. *AIDS Res. Hum. Retroviruses 7*, 595-603.

[522] Jacobs, J. C. 1967. Sudden death in arthritic children receiving large doses of indomethacin. *JAMA 199*, 932-4

[523] Jacobs, S. I., Holzel, A., Wolman, B., Keen, J. H., Miller, V., Taylor, J., & Gross, R. J. 1970. Outbreak of infantile gastro-enteritis caused by Escherichia coli 0114. *Arch. Dis. Child. 45*, 656-63.

[524] Jacoby, H. I., & Marshall, C. H. 1972. Antagonism of cholera enterotoxin by anti-inflammatory agents in the rat. *Nature 235*, 163-4.

[525] Jaenike, J. 1993. Rapid evolution of host specificity in a parasitic nematode. *Evol. Ecol. 7*, 103-8.

[526] Jameson, J. E., Mann, T. P., & Rothfield, N. J. 1954. Hospital gastro-enteritis: An epidemiological survey of infantile diarrhea and vomiting contracted in a children's hospital. *Lancet 267*, 459-65.

[527] Japour, A. J., Chatis, P. A., Eigenrauch, H. A., & Crumpacker, C. S. 1991. Detection of human immunodeficiency virus type 1 clinical isolates with reduced sensitivity to zidovudine and dideoxyinosine by RNA-RNA hybridization. *Proc. Natl. Acad. Sci. USA 88*, 3092-6.

[528] Ji, J. P., & Loeb, L. A. 1992. Fidelity of HIV-1 reverse transcriptase copying RNA in vitro. *Biochemistry 31*, 954-8.

[529] Johnson, K. M. 1989. African hemorrhagic fevers caused by Marburg and Ebola viruses. In *Viral infections of humans: Epidemiology and control*, 3rd edition, ed. A. S. Evans, pp.95-103. New York: Plenum.

[530] Johnson, M. P., Coberly, J. S., Clermont, H. C., Chaisson, R. E., Davis, H. L., Losikoff, P., Ruff, A. J., Boulos, R., & Halsey, N. A. 1992. Tuberculin skin test reactivity among adults infected with human immunodeficiency virus. *J. Infect. Dis. 166*, 194-8.

[531] Jones, J. 1776. *Plain concise practical remarks on the treatment of wounds*

*and fractures*. Philadelphia: Robert Bell.

[532] Jones, R. N. 1992. The current and future impact of antimicrobial resistance among nosocomial bacterial pathogens. *Diag. Microbiol. Infect. Dis. 15*, S3-10.

[533] Juhlin, I., & Ericson, C. 1965. Hospital infections and hospital hygiene at Malmo General Hospital. *J. Hyg. 63*, 35-48.

[534] Kajiyama, W., Kashiwagi, S., Hayashi, J., Nomura, H., Ikematsu, H., & Okochi, K. 1986. Intrafamilial clustering of anti-ATLA persons. *Am. J. Epidemiol. 124*, 800-6.

[535] Kaliyugaperumal, V. 1978. Antimicrobial drug resistance and R-factors in Shigella. *Indian J. Med. Res. 68*, 220-4.

[536] Kallick, C. A., Brooks, G. F., Dover, A. S., Brown, M. C., & Brolnitsky, O. 1970. A diphtheria outbreak in Chicago. Ill. *Med. J. 137*, 505-12.

[537] Kalyanaraman, V. X., Sarngadharan, M. G., Robert-Guroff, M., Miyoshi, I., Blayney, D., Golde, D., & Gallo, R. C. 1982. A new subtype of human T-cell leukemia virus (HTLV-II) associated with a T-cell variant of hairy cell leukemia. *Science 218*, 571-3.

[538] Kang, C. Y., Nara, P., Chamat, S., Caralli, V., Ryskamp, T., Haigwood, N., Newman, R., & Kohler, H. 1991. Evidence for non-V3-specific neutralizing antibodies that interfere with gp120/CD4 binding in human immunodeficiency virus 1-infected humans. *Proc. Natl. Acad. Sci. USA 88*, 6171-5.

[539] Kangchuan, C., Chenshui, L., Qirlgxin, Q., Ningmei, Z., Guokui, Z., Gongli, C., Yijun, X., Yiejie, L., & Shifu, Z. 1991. The epidemiology of diarrhoeal diseases in southeastern China. *J. Diar. Dis. Res. 9*, 94-9.

[540] Kanki, P. J. 1992. Virologic and biologic features of HIV-2. In *AIDS and other manifestations of HIV infection*, 2nd edition, ed. G. P. Wormser, pp.85-93. New York: Raven Press.

[541] Kanki, P., M'Boup, S., Marlink, R., Travers, K., Hsieh, C. C., Gueye, A., Boye, C., Sarlkale, J. L., Donnelly, C., Leisenring, W., Siby, T., Thior, I., Dia, M., Gueye, E. H., N'Doye, I., & Essex, M. 1992. Prevalence and risk determinants of human immunodeficiency virus type 2 (HIV-2) and human immunodeficiency virus type 1 (HIV-1) in west African female prostitutes. *Am. J. Epidemiol. 136*, 895-907.

[542] Kanki, P. J., Marlink, R. G., Siby, T, Essex, M., & M'Boup, S. 1990. Biology of HIV-2 infection in West Africa. In *Gene regulation and AIDS: Transcriptional activation, retroviruses, and pathogenesis. Advances in Applied Biotechnology* Vol. 7, ed. T. S. Papas, pp.255-72. Houston: Gulf.

[543] Kaper, J. B., Moseley, S. L., & Falkow, S. 1981. Molecular characterization of environmental and nontoxinogenic strains of Vibrio cholerae. *Infect. Immun. 32*, 661-7.

[544] Kaplan, J. E., Lal, R. B., Davidson, M., Lanier, A. P., & Lairmore, M. D. 1993. HTLV-I in Alaska natives. *J. Acquired Immune Defic. Syndr.* 6, 327-8.

[545] Kawamura, M., Katahira, J., Fukasawa, M., Sakuragi, J. I., Ishikawa, K. I., Nakai, M., Mingle, J. A. A., Oseikwasi, M., Netty, V. B. A., Akari, H., Hishida, O., Tomonaga, K., Miura, T., & Hayami, M. 1992. Isolation and characterization of a highly divergent HIV-2[GH-2]: Generation of an infectious molecular clone and functional analysis of its re-responsive element in response to primate retrovirus transactivators (rev and rex). *Virology 188*, 850-3.

[546] Kawamura, M., Yamazaki, S., Ishikawa, K., Kwofie, T. B., Tsujimoto, H., & Hayami, M. 1989. HIV-2 in west Africa in 1966. *Lancet i*, 385.

[547] Kawaoka, Y., & Webster, R. G. 1988. Molecular mechanism of acquisition of virulence in influenza virus in nature. *Microb. Pathog. 5*, 31 1-18.

[548] Kawase, K., Katamine, S., Moriuchi, R., Miyamoto, T., Kubota, K., Igarashi, H., Doi, H., Tsuji, Y., Yamabe, T., & Hino, S. 1992. Maternal transmission of HTLV-I other than through breast milk: discrepancy between the polymerase chain reaction positivity of cord blood samples for HTLV-I and the subsequent seropositivity of individuals. *Jpn. J. Cancer Res. 83*, 968-77.

[549] Kazura, J. W., Saxinger, W. C., Wenger, J., Forsyth, K., Lederman, M. M., Gillespie, J. A., Carpenter, C. C. J., & Alpers, M. A. 1987. Epidemiology of human T-cell leukemia virus type I infection in East Sepik Province, Papua New Guinea. *J. Infect. Dis. 155*, 1100-7.

[550] Keating, J. P. 1987. Reye syndrome. In *Textbook of pediatric infectious diseases*, 2nd edition, ed. R. D. Feigin & J. D. Cherry, pp.1845-8. Philadelphia: W.B. Saunders.

[551] Keet, I. P. M., Krijnen, P., Koot, M., Lange, J. M. A., Miedema, F., Goudsmit, J., & Coutinho, R. A. 1993. Predictors of rapid progression to AIDS in HIV-1 seroconverters. *AIDS 7*, 51-7.

[552] Kellam, P., Botucher, C. A. B., & Larder, B. A. 1992. Fifth mutation in human immunodeficiency virus type 1 reverse transcriptase contributes to the development of high-level resistance to zidovudine. *Proc. Natl. Acad. Sci. USA 89*, 1934-8.

[553] Kennedy, K. A. R. 1982. Skulls, aryans and flowing drains: The interface of

archeology and skeletal biology in the study of the Harappan civilization. In *Harappan Civilization*, ed. G. Possehl, pp.289-95. Warminster, U.K.: Aris & Phillips.

[554] Kennedy, P. E., Moss, B., & Berger, E. A. 1993. Primary HIV-1 isolates refractory to neutralization by soluble CD4 are potently inhibited by CD4-Pseudomonas exotoxin. *Virology 192*, 375-9.

[555] Kess, S., Bresolin, L., & Henning, J. 1991. *HIV early care. AMA physician guidelines.* Chicago: American Medical Association.

[556] Kestler, H. W., Ringler, D. J., Mori, K., Panicall, D. L., Sehgal, P. K., Daniel M D, & Desrosiers, R. C. 1991. Importance of the nef gene far maintenance of high virus loads and for development of AIDS. *Cell 65*, 651-62.

[557] Kettman, J. R., Robinson, R. A., Kuhn, L., & Lefkovits, I. 1991. Global analysis of lymphocyte gene expression: Perturbation of H-9 cells by infection with distinct isolates of human immunodeficiency virus.. an exposition by multivariate analysis of a host-parasite interface. *Electrophoresis 12*, 554-69.

[558] Khans, A. A., Srivastava, R., Sinha, V. B., & Srivastava, B. S. 1985. Regulation of toxin biosynthesis by plasmids in Vibrio cholerae. *J. Gen. Microbiol. 131*, 2653-7.

[559] Khan, A. S., Galvin, T. A., Lowenstine, L. J., Jennings, M. B., Gardner, M. B., & Buckler, C. E. 1991. A highly divergent simian immunodeficiency virus (SIVstm) recovered from stored stump-tailed macaque tissues. *J. Virol. 65*, 7061-5.

[560] Khan, M., & Mosley, W. H. 1968. The significance of Shigella as a cause of diarrhea in a low economic urban community in Dacca. *East Pak. Med. J. 12*, 45-51.

[561] Khan, M. U., Agrawal, S. K., Vrat S., & Mehrotra, R. M. L. 1979. Shigella serotypes in recent infections at Lucknow. *Indian J. Med. Res. 69*, 393-8.

[562] Khan, M. U., Roy, N. C., Islam, M. R., Huq, M. I., & Stoll, B. 1985. Fourteen years of shigellosis in Dhaka: An epidemiological analysis. *Int. J. Epidemiol. 14*, 607-13.

[563] Khan, M. U., Samadi, A. R., Huq, M. I., Yunus, M., & Eusof, A. 1984a. Simultaneous classical and el tor cholera in Bangladesh. *J. Diar. Dis. Res. 2*, 13-18.

[564] Khan, M., & Shahidullah, M. 1980. Cholera due to the el tor biotype equals the classical biotype in severity and attack rates. *J. Trop. Med. Hyg. 83*, 35-39.

[565] Khan, M. U., Shahidullah, M., Haque, M. S., & Ahmed, W. U. 1984b. Presence of vibrios in surface water and their relation with cholera in a community. *Trop. Geogr. Med. 36*, 33540.

[566] Kielhofner, M., Atmar, R. L., Hamill, R. J., & Musher, D. M. 1992. Life-threatening Pseudomonas aeruginosa infections in patients with human immunodeficiency virus infection. *Clin. Infect. Dis. 14*, 403-11.

[567] Kilbourne, E. D. 1979. Influenza. In *Cecil textbook of medicine*, ed. P. B. Beeson, W. McDermott, & J. B. Wyngaarden, pp.240-6. Philadelphia: W. B. Saunders.

[568] Kilbourne, E. D. 1990. New viral diseases: A real and potential problem without boundaries. *JAMA 264*, 68-70.

[569] Kilbourne, E. D. 1991. New viruses and new disease: Mutation, evolution and ecology. *Curr. Opin. Immunol. 3*, 518-24.

[570] Kim, S., Ikeuchi, K., Bym, R., Groopman, J., & Baltimore, D. 1989. Lack of a negative influence on viral growth by the nef gene of human immunodeficiency virus type 1. *Proc. Natl. Acad. Sci. USA 86*, 9544-8.

[571] Kingsley, L. A., Zhou, S. Y. J., Bacellar, H., Rinaldo, C. R., Chmiel, J., Detels, R., Saah, A., VanRaden, M., Ho, M., Munoz, A., & Multicenter AIDS Cohort Study Group. 1991. Temporal trends in human immunodeficiency virus type 1 seroconversion 1984-1989: A report from the Multicenter AIDS Cohort Study (MACS). *Am. J. Epidemiol. 134*, 331-9.

[572] Kion, T. A., & Hoffmann, G. Q. 1991. Anti-HIV and anti-anti-MHC antibodies in alloimmune and autoimmune mice. *Science 253*, 1138- 40.

[573] Kira, J., Koyanagi, Y., Yamada, T., Itoyama, Y., Goto, I., Yamamoto, N., Sasaki, H., & Sakaki, Y. 1991. Increased HTLV-I proviral DNA in HTLV-I-associated myelopathy: A quantitative polymerase chain reaction study. *Ann. Neurol. 29*, 194-201.

[574] Kirby, A. C., Hall, E. G., & Coackley, W. 1950. Neonatal diarrhoea and vomiting, outbreaks in the same maternity unit. *Lancet 259*, 201-7.

[575] Kirchhoff, F., & Hunsmann, G. 1992. The negative (?) factor of HIV and SIV. *Res. Virol. 143*, 6619.

[576] Kirkland, M. A., Frasca, J., & Bastian, I. 1991. Adult T-cell leukaemia lymphoma in an Aborigine. Austral. *New Zeal. J. Med 21*, 73941.

[577] Kitchen, S. F. 1949. Symptomatology: general considerations. In *Malariology*, ed. M. F. Boyd, pp.966-94. Philadelphia: Saunders.

[578] Klayman, D. L. 1989. Weeding out malaria. *Nat. Hist. 98(10)*, 18-27.

[579] Kluger, M. J. 1991. The adaptive value of fever. In *Fever: basic mecha-*

*nisms and management*, ed. P. Mackowiak, pp.105-24. New York: Raven Press.

[580] Kluger, M. J., Ringler, D. J., & Anver, M. R. 1975. Fever and survival. *Science 188*, 166-8.

[581] Kluger, M. J., & Rothenberg, B. A. 1979. Fever and reduced iron: Their interaction as a host defense response to bacterial infection. *Science 203*, 374-6.

[582] Kluger, M. J., & Vaughn, L. K. 1978. Fever and survival in rabbits infected with Pasteurella multocida. *J. Physiol. 282*, 243-51.

[583] Knittle, M. A., Eitzman, D. V., & Baer, H. 1975. Role of hand contamination of personnel in the epidemiology of gram-negative nosocomial infections. *J. Pediat. 86*, 433-7.

[584] Ko, Y. C., Chen, M. J., & Yeh, S. M. 1992. The predisposing and protective factors against dengue virus transmission by mosquito vector. *Am. J. Epidemiol. 136*, 214-20.

[585] Koblin, B. A., Morrison, J. M., Taylor, P. E., Stoneburner, R. L., & Stevens, C. E. 1992. Mortality trends in a cohort of homosexual men in New York City, 1978-1988. *Am. J. Epidemiol. 136*, 646-56.

[586] Koffi, K., Gershy-Damet, G. M., Peeters, M., Soro, B., Rey, J. L., & Delaporte, E. 1992. Rapid spread of HIV infections in Abidjan, Ivory Coast, 1987-1990. *Eur. J. Clin. Microbiol. Infect. Dis. 11*, 271-3.

[587] Kohler, P. F. 1964. Hospital salmonellosis. *JAMA 189*, 94-8.

[588] Komurian-Pradel, F., Pelloquin, F., Sonoda, S., Osame, M., & de The, G. 1992. Geographical subtypes demonstrated by RFLP following PCR in the LTR region of HTLV-I. *AIDS Res. Hum. Retroviruses 8*, 429-34.

[589] Komurian, F., Pelloquin, F., & De The, G. 1991. In vivo genomic variability of human T-cell leukemia virus type-I depends more upon geography than upon pathologies. *J. Virol. 65*, 3770-8.

[590] Kondo, T., Kono, H., Miyamoto, N., Yoshida, R., Toki, H., Matsumoto, I., Hara, M., Inoue, H., Inatsuki, A., Funatsu, T., Yamano, N., Bando, F., Iwao, E., Miyoshi, I., Hinuma, Y., & Hanaoka, M. 1989. Age-and sex-specific cumulative rate and risk of ATLL for HTLV-I carriers. *Int. J. Cancer 43*, 1061-4.

[591] Kong, L. I., Lee, S. W., Kappes, J. C., Parkin, J. S., Decker, D., Hoxie, J. A., Hahn, B. H., & Shaw, G. M. 1988. West African HIV-2-related human retrovirus with attenuated cytopathicity. *Science 240*, 1525-9.

[592] Konings, E., Anderson, R. M., Morley, D., O'Riordan, T., & Meegan, M.

1989. Rates of sexual partner change among two pastoralist southern Nilotic groups in East Africa. *AIDS 3*, 245-7.

[593] Koopman, J. S., Prevots, D. R., Marin, M. A. V., Dantes, H. G., Aquino, M. L. Z., Longini, I. M., & Amor, J. S. 1991. Determinants and predictors of dengue infection in Mexico. @Am. J. Epidemiol. 133@, 1168-78.

[594] Koot, M., Keet, I. P. M., Vos, A. H. V., Degoede, R. E. Y., Roos, M. T. L., Coutinho, R. A., Miedema, F., Schellekens, P. T. A., & Tersmette, M. 1993. Prognostic value of HIV-1 syncytium-inducing phenotype for rate of CD4+ cell depletion and progression to AIDS. *Ann. Intern. Med. 118*, 681-8.

[595] Korneyeva, M., Stalhandske, P., & Åsjö, B. 1993. Jurkat-tat but not other tat-expressing cell lines support replication of slow/ low type HIV. *J. Acquired Immune Defic. Syndr. 6*, 231-6.

[596] Kourany, M., & Vasquez, M. A. 1969. Enteropathogenic bacteria associated with diarrhea among infants in Panama. *Am. J. Hyg. 18*, 931-5.

[597] Kourany, M., Vasquez, M. A., & Mata, L. 1971. Prevalence of pathogenic enteric bacteria in children of 31 Panamanian communities. *Am. J. Hyg. 20*, 608-15.

[598] Kramer, J. M., Meunier, P. C., & Pollock, R. V. H. 1980. Canine parvovirus: Update. *Vet. Med. 75*, 1541-5.

[599] Kramer, A., Goedert, J. J., Wachter, H., & Fuchs, D. 1992. Prognostic value of serum s2 microglobulin in HIV infection. *Lancet 340*, 371.

[600] Kreiss, J. K., Joech, D., Plummer, F. A., Holmes, K. K., Lightfoote, M., Piot, P., Ronald, A. R., Ndinya-Achola, J. O., D'Costa, L. J., Roberts, P., Ngugi, E. N., & Quinn, T. C. 1986. AIDS virus infection in Nairobi prostitutes: Spread of the epidemic to East Africa. *N. Engl. J. Med. 314*, 414-18.

[601] Krieger, J. N., Coombs, R. W., Collier, A. C., Ross, S. O., Chaloupka, K., Cummings, D. K., Murphy, V. L., & Corey, L. 1990. Recovery of human immunodeficiency virus type 1 from semen: Minimal impact of stage of infection and current antiviral chemotherapy. *J. Infect. Dis. 163*, 386-8.

[602] Kristiansen, B. E., Tveten, Y., Ask, E., Reiten, T., Knapskog. A. B., Steenjohnsen, J., & Hopen, G. 1992. Preventing secondary cases of meningococcal disease by identifying and eradicating disease-causing strains in close contacts of patients. *Scand. J. Infect. Dis. 24*, 165-73.

[603] Krotoski, W. A. 1985. Discovery of the hypnozoite and a new theory of malarial relapse. *Roy. Soc. Trop. Med. Hyg. 79*, 1-11.

[604] Kubota, R., Fujiyoshi, T., Izumo, S., Yashiki, S., Maruyama, I., Osame, M., & Sonoda, S. 1993. Fluctuation of HTLV-I proviral DNA in peripheral blood

mononuelear cells of HTLV-I-associated myelopathy. *J. Neuroimmunol. 42*, 147-54.
[605] Kuhls, T. L., Viering, T. P., Leach, C. T., Steele, M. I., Haglund, L. A., & Fine, D. P. 1992. Relapsing pneumococcal bacteremia in immunocompromised patients. *Clin. Infect. Dis. 14*, 1050-4.
[606] Kumar, P., Hui, H., Kappes, J. C., Haggarty, B. S., Hoxie, J. A., Arya, S. K., Shaw, G. M., & Hahn, B. H. 1990. Molecular characterization of an attenuated human immunodeficiency virus type 2 isolate. *J. Virol. 64*, 890-901.
[607] Kuo, J. M., Taylor, J. M. G., & Detels, R. 1991. Estimating the AIDS incubation period from a prevalent cohort. *Am. J. Epidemiol. 133*, 1050-7.
[608] Kuroda, Y., Fujiyama, F., & Nagumo, F. 1991. Analysis of factors of relevance to rapid clinical progression in HTLV-I-associated myelopathy. *J. Neurol. Sci. 105*, 61-6.
[609] Kurth, R., Binninger, D., Ennen, J., Denner, J., Hartung, S., & Norley, S. 1991. The quest for an AIDS vaccine: The state of the art and current challenges. *AIDS Res. Hum. Retroviruses 7*, 425-33.
[610] Kusuhara, K., Sonoda, S., Takahashi, K., Tokugawa, K., Fukushige, J., & Ueda, K. 1987. Mother-to-child transmission of human T-cell leukemia virus type I (HTLV-I): A fifteen-year follow-up study in Okinawa, Japan. *Int. J. Cancer 40*, 755-7.
[611] Kyle, W. S. 1992. Simian retroviruses, poliovaccine, and origin of AIDS. *Lancet 339*, 600-1.
[612] Lacey, S. F., Reardon, J. E., Furfine, E. S., Kunkel, T. A., Bebenek, K., Eckert, K. A., Kemp, S. D., & Larder, B. A. 1992. Biochemical studies on the reverse transcriptase and RNase H activities from human immunodeficiency virus strains resistant to 3 '-azido-3 '-deoxythymidine. *J. Biol. Chem. 267*, 15789-94.
[613] Lal, R. B., & Griffis, K. P. 1991. Predictive B-and T-cell linear epitopes in structural proteins of HTLV-I, HTLV-II, and STLV-I. *AIDS Res. Hum. Retroviruses 7*, 663-70.
[614] Land, S., Mcgavin, C., Lucas, R., & Birch, C. 1992. Incidence of zidovudine-resistant human immunodeficiency virus isolated from patients before, during, and after therapy. *J. Infect. Dis. 166*, 1139-42.
[615] Land, S., McGavin, K., Birch, C., & Lucas, R. 1991. Reversion from zidovudine resistance to sensitivity on cessation of treatment. *Lancet 338*, 830-1.
[616] Land, S., Treloar, G., McPhee, D., Birch, C., Doherty, R., Cooper, D., & Gust, I. 1990. Decreased in vitro susceptibility to zidovudine of HIV isolates

obtained from patients with AIDS. *J. Infect. Dis 161*, 326-9.

[617] Lange, M., & Klein, E. B. 1991. Epidemic pneumocystis pneumonia in children before the AIDS era. *Lancet 338*, 1340-1.

[618] Langhoff, E., Terwilliger, E. F., Bos, H. I., Kalland, K. H., Poznansky, M. C., Bacon, O. M. L., & Haseltine, W. A. 1991. Replication of human immunodeficiency virus type 1 in primary dendritic cell cultures. *Proc. Natl. Acad. Sci. USA 88*, 7998-8002.

[619] Langmuir, A. D., & Schoenbaum, S. C, 1976. The epidemiology of influenza. *Hosp. Pract. 11*, 49-56.

[620] Larder, B. A., Coates, A. E., & Kemp, S. D. 1991. Zidovudine-resistant humanimmunodeficiency virus selected by passage in cell culture. *J. Virol. 65*, 5232-6.

[621] Larder, B. A., Darby, G., & Richman, D. D. 1989. HIV with reduced sensitivity tozidovudine (AZT) isolated during prolonged therapy. *Science 243*, 1731-4.

[622] Larder, B. A., & Kemp, S. D. 1989. Multiple mutations in HIV-1 reverse transcriptase confer high-level resistance to zidovudine (AZT). *Science 246*, 1155-8.

[623] Larson, A. 1989. Social context of HIV transmission in Africa: historical and cultural bases of east and central Africa sexual relations. *Rev. Infect. Dis. 11*, 716-31.

[624] Larson, E. 1988. A causal link between handwashing and risk of infection? Examination of the evidence. *Infect. Control Hosp. Epidemiol. 9*, 28-36.

[625] Larson, E. 1984. Effects of handwashing agent, handwashing frequency and clinical area on hand flora. *Am. J. Infect. Control 11*, 76.

[626] Laurent, A. G., Hovanessain, A. G., Riviere, Y., Krust, B., Regnault, A., Montagnier, L., Findeli, A., Kieny, M. P., & Guy, B. 1990. Production of a nonfunctional nef protein in human immunodeficiency virus type-1-infected CEM cells. *J. Gen. Virol. 71*, 2273-81.

[627] Layne, S. P., Merges, M. J., Spouge, J. L., Dembo, M., & Nara, P. L. 1991. Blocking of human immunodeficiency virus infection depends orl cell density and viral stock age. *J. Virol. 65*, 3293-300.

[628] Le Guenno, B., Pison, G., Enel, C., Lagarde, E., & Seek, C. 1992. HIV-2 infections in a rural Senegalese community. *J. Med. Virol. 38*, 67-70.

[629] Lecatsas, G., & Alexander, J. J. 1992. Origins of HIV. *Lancet 339*, 1427.

[630] Lee, C. A., Phillips A. N., Elford, J., Miller, E. J., Bofill, M., Griffiths, P. D., Kernoff, P. B. A. 1989a. The natural history of human immunodeficiency

virus infection in a haemophilic cohort. *Br. J. Haematol. 73*, 228-34.
[631] Lee, C. A., Phillips, A. N., Elford, J., Janossy, G., Griffiths, P., & Kernoff, P. 1991. Progression of HIV disease in a haemophilic cohort followed for 11 years and the effect of treatment. *Br. Med. J. 303*, 1093-6.
[632] Lee, H., Swanson, P., Shorty, V. S., Zack, J. A., Rosenblatt, J. D., & Chen, I. S. Y. 1989b. High rate of HTLV-II infection in seropositive IV drug abusers in New Orleans. *Science 244*, 471-5.
[633] Leedom, J. M. 1992. Pneumonia: Patient profiles, choice of empiric therapy, and the place of third-generation cephalosporins. *Diag. Microbiol. Infect. Dis. 15*, 57-65.
[634] LeGrand, E. K. 1990a. Endotoxin as an alarm signal of bacterial invasion: current evidence and implications. *J. Am. Vet. Med. Assoc. 197*, 454-6.
[635] LeGrand, E. K. 1990b. An evolutionary perspective of endotoxin: a signal for a well-adapted defense system. *Med. Hyp. 33*, 49-56.
[636] Legrand, R., Vaslin, B., Vogt, G., Roques, P., Humbert, M., Dormont, D., & Aubertin, A. M. 1992. AIDS vaccine developments. *Nature 355*, 684.
[637] LeGuenno, B. M., Barabe, P., Griffet, P. A., Guiraud, M., Morcillo, R. J., Peghini, M. E., Jean, P. A., M'Baye, P. S., Diallo, A., & Sarthou, J. L. 1991. HIV-2 and HIV-1 AIDS cases in Senegal: Clinical patterns and immunological perturbations. *J. Acquired Immune Defic. Syndr. 4*, 421-7.
[638] Leiden, J. M., Wang, C. Y., Petryniak, B., Markovitz, D. M., Nabel, G. J., & Thompson, C. B. 1992. A novel ets-related transcription factor, elf-1, binds to human immunodeficiency virus type-2 regulatory elements that are required for inducible trams activation in T-cells. *J. Virol. 66*, 5890-7.
[639] Lenahan, J. K., & Boreham, P. F. L. 1976. Effect of host movement on multiple feeding by Aedes aegypti (L.) (Diptera: Culicidae) in a laboratory experiment. *Bull. Entomol. Res. 66*, 681-4.
[640] Lenihan, F. 1992. Thailand tries again to tackle AIDS. *Br. Med. J. 305*, 1385.
[641] Lentino, J. R., Pachucki, C. T., Schaaff, D. M., Schaefer, M. R., Holler, T. J., Heynen, C., Dawson, G., & Dorus, W. 1991. Seroprevalence of HTLV-I/II and HIV-1 infection among male intravenous drug abusers in Chicago. *J. Acquired Immune Defic. Syndr. 4*, 901-9.
[642] Levin, B. R. 1992. Evolution and the future of AIDS. In *ADS, the modern plague*, ed B. Wallace, pp.101-11. Blacksburg, Virginia: Virginia Polytechnic Institute.
[643] Levin, B. R., & Svanborg Edén, C. 1990. Selection and evolution of viru-

lence in bacteria: an ecumenical excursion and modest suggestion. *Parasitology 100*, S103-15.

[644] Levin, S. 1983. Some approaches to modelling of coevolutionary interactions. In *Coevolution*, ed. M. Nitecki, pp, 21-65. Chicago: The University of Chicago Press.

[645] Levin, S., & Pimente1, D. 1981. Selection of intermediate rates of increase in parasite-host systems. *Am. Nat. 117*, 308-15.

[646] Levine, P. H., Blattner, W. A., Clark, J., Tarone, R., Maloney, E. M., Murphy, E. M., Gallo, R. C., Robert-Guroff, M., & Saxinger, W. C. 1988. Geographic distribution of HTLV-I and identification of a new high-risk population. *Int. J. Cancer 42*, 7-12.

[647] Levine, P. H., Reeves, W. C., Cuevas, M., Arosemena, J. R., Jaffe, E. S., Saxinger, W. C., Altafulla, M., De Bernal, J., Espino, H., Rios, B., Xatruch, H., Barnett, M., Drummond, J., Alexander, S., & Blattner, W. 1989. Human T-cell leukemia virus-I and hematologic malignancies in Panama. *Cancer 63*, 2186-91.

[648] Levine, R. J., Khan, M. R., D'Souza, S., & Nalin, D. R. 1976. Cholera transmission near a cholera hospital. *Lancet ii*, 84-6.

[649] Levy, J. A. 1991. HIV research and nef alleles. *Science 253*, 366.

[650] Levy, J. A. 1989. Human immunodeficiency viruses and the pathogenesis of AIDS. *JAMA 261*, 2997-3006.

[651] Li, W. H., Tanimura, M., & Sharp, P. M. 1988. Rates and dates of divergence between AIDS virus nucleotide sequences. *Mol. Biol. Evol. 5*, 313-30.

[652] Lifson, A. R., Hessol, N. A., Buchbinder, S. P., O'Malley, P. M., Barnhart, L., Segal, M., Katz, M. H., & Holmberg, S. D. 1992a. Serum B2 microglobulin and prediction of progression to AIDS in HIV infection. *Lancet 339*, 1436-40.

[653] Lifson, A. R., Hessol, N. A., & Rutherford, G. W. 1992b. Progression and clinical outcome of infection due to human immunodeficiency virus. *Clin. Infect. Dis. 14*, 966-72.

[654] Lindan, C., Allen, S., Carael, M., Nsengumuremyi, F., Vandeperre, P., Serufilira, A., Tice, J., Black, D., Coates, T., & Hulley, S. 1991. Knowledge, attitudes, and perceived risk of AIDS among urban Rwandan women: relationship to HIV infection and behavior change. *AIDS 5*, 993-1002.

[655] Linneman, C. C., Shea, L., Kauffman, C. A., Schiff, G. M., Partin, J. C., & Schubert, W. K. 1974. Association of Reye's syndrome with viral infection. *Lancet ii*, 179-82.

[656] Little, C. J. H., & Bornshin, W. 1930. The dysenteries of Mhow, central India and the central provinces. *Ind. J. Med. Res. 17*, 1015-36.
[657] Lock, R. A., Hansman, D., & Paton, J. C. 1992. Comparative efficiency of autolysin and pneumolysin as immunogens protecting mice against infection by Streptococcus pneumoniae. *Microb. Pathog. 12*, 137-43.
[658] Lockyer, M. J., March, D., & Newbold, C. I. 1989. Wild isolates of Plasmodium falciparum show extensive polymorphism in T-cell epitopes of the circumsporozoite protein. *Mol. Biochem. Parasit. 37*, 275-80.
[659] Lorenz, K. 1964. *On aggression*. New York: Harcourt Brace.（日高敏隆・久保和彦訳, 1970『攻撃：悪の自然誌』みすず書房.）
[660] Lorin, M. I. 1987. Fever: pathogenesis and treatment. In *Textbook of pediatric infectious diseases*, 2nd edition, ed. R. D. Feigin & J. D. Cherry, pp.148-54. Philadelphia: W. B. Saunders.
[661] Love, G. J., Gezon, H. M., Thompson, D. J., Rogers, K. D., & Hatch, T. F. 1963. Relation of intensity of staphylococcal infection in newbom infants to contamination of nurses' hands and surrounding environment. *Pediatrics 32*, 956-65.
[662] Love, W. C., Gordon, A. M., Gross, R. J., & Rowe, B. 1972. Infantile gastroenteritis due to Escherichia coli 0142. *Lancet ii*, 355-7.
[663] Lozano, F., Corzo, J. E., Nogales, C., & Garcia-Bragado, F. 1992. Life-threatening Pseudomonas aeruginosa infections in patients with infection due to human immunodeficiency virus. *Clin. Infect. Dis. 15*, 751-2.
[664] Luciw, P. A., Cheng-Mayer, C., & Levy, J. A. 1987. Mutational analysis of the human immunodeficiency virus: The orf-B region down-regulates virus replication. *Proc. Natl. Acad. Sci. USA 84*, 1434-8.
[665] Lwoff, A. 1959. Factors influencing the evolution of viral diseases at the cellular level and in the organism. *Bacteriol. Rev. 23*, 109-24.
[666] Lycke, N., Svennerholm, A. M., & Holmgren J. 1986. Strong biotype and serotype cross-protective antibacterial and antitoxic immunity in rabbits after cholera infection. *Microb. Pathog. 1*, 361-71.
[667] Lynch, C., Ford, J. H., & Weed, F. W. 1925. *The medical department of the United States Army in the World War. Vol. VIII: Field operations*. Washington, D.C.: U. S. Government Printing Office.
[668] Ma, X., Sakai, K., Sinangil, F., Golub, E., & Volsky, D. J. 1990. Interaction of a noncytopathic human immunodeficiency virus type 1 (HIV-1) with target cells: Efficient virus entry followed by delayed expression of its RNA and protein. *Virology 176*, 184-94.

[669] Macaden, R., & Bhat, P. 1985. The changing pattern of resistance to ampicillin and co-trimoxazole in Shigella serotypes in Bangalore, Southern India. *J. Infect. Dis. 152*, 1348.
[670] Macaden, R., & Bhat, P. 1986. Changing patterns of Shigella serotypes in a southern Indian population. *J. Diar. Dis. Res. 4*, 77-80.
[671] Macaden, R., Gokul, B. N., Pereira, P., & Bhat, P. 1980. Bacillary dysentery due to multidrug resistant Shigella dysenteriae type 1. *Indian J. Med. Res. 71*, 178-85.
[672] Macilwain, C. 1993. NIH plans to begin AIDS drug trials at earlier stage. *Nature 362*, 382.
[673] Mackay, E. 1931. Architecture and masonry. In *Mohenjo-daro and the Indus civilization*, ed. J. Marshall, pp.262-86. London: Probsthain.
[674] Mackenzie, D. J. M. 1965. *Cholera and its control.*, Honolulu, Jan. 24-29, 1965. Pub. Hlth Serv. Publication No. 1328. Washington, D.C.: U.S. Govt. Printing Office.
[675] Mackerras, I. M., & Mackerras, M. J. 1949. An epidemic of infantile gastro-enteritis in Queensland caused by Salmonella bovis-morbificans (Basenau). *J. Hyg. 47*, 166-81.
[676] Mackowiak, P. A. 1983. Our microbial associates. *Nat. Hist. 92*, 80-7.
[677] MacPherson, D. W., & Tonkin, M. 1992. Cholera vaccination: a decision analysis. *Can. Med. Assoc. J. 146*, 1947-52.
[678] Maddox, J. 1993. The next Step in AIDS treatment. *Nature 362*, 493.
[679] Magura, S., Grossman, J. I., Lipton, D. S., Siddiqi, Q., Shapiro, J., Marion, I., & Amann, K. R. 1989. Determinants of needle sharing among intravenous drug users. *Am. J. Public Hlth. 79*, 459-61.
[680] Maitra, R. K., Ahmad, N., Holland, S. M., & Venkatesan, S. 1991. Human immunodeficiency virus type 1 (HIV-1) provirus expression and LTR transcription are repressed in net-expressing cell lines. *Virology 182*, 522-33.
[681] Maloney, E. M., Biggar, R. J., Neel, J. V., Taylor, M. E., Hahn, B. H., Shaw, G. M., & Blattner, W. A. 1992. Endemic human T-cell lymphotropic virus type II infection among isolated Brazilian Amerindians. *J. Infect. Dis. 166*, 100-7.
[682] Manifold, J. A. 1926. Important features in the correct diagnosis of dysentery in India. *J. Roy. Army Med. Corps 46*, 81-98.
[683] Manos, J. P. 1982. Group B streptococcal infection in the neonate. *Ann. Clin. Lab. Sci. 12*, 239-43.
[684] Manson-Bahr, P. 1944. *The dysentery disorders*, 2nd edition. London:

Cassell.
[685] Manson-Bahr, P. E. C., & Apted, F. I. C. 1982. *Manson's tropical diseases.* London: Bailliere Tindall.
[686] Maramorosch, K. 1987. The curse of cadang-cadang. *Nat. Hist. 96(7)*, 20-2.
[687] Marcuzzi, A., Weinberger, J., & Weinberger, O. K. 1992. Transcellular activation of the human immunodeficiency virus type-1 long terminal repeat in cocultured lymphocytes. *J. Virol. 66*, 4228-32.
[688] Marcy, S. M. 1976. Microorganisms responsible for neonatal diarrhea. In *Infectious diseases of the fetus and newborn infant*, ed. J. S. Remington & J. O. Klein, pp.892-978. Philadelphia: W. B. Saunders.（中尾亨監訳, 1987『新生児感染症——理論・診断・治療』医学書院サウンダース.）
[689] Mariotto, A. B., Mariotti, S., Pezzotti, P., Rezza, G., & Verdecchia, A. 1992. Estimation of the acquired immunodeficiency syndrome incubation period in intravenous drug users: A comparison with male homosexuals. *Am. J. Epidemiol. 135*, 428-37.
[690] Marshall, J. 1931. The buildings. In *Mohenjo-daro and the Indus civilization*, ed. J. Marshall, pp.15-26. London: Prosthain.
[691] Martin, P. M. V., Gresenguet, G., Massanga, M., Georges, A., & Testa, J. 1992. Association between HIVl infection and sexually transmitted disease among men in central Africa. *Res. Virol. 143*, 205-9.
[692] Mata, L. J., Catalan, M. A., & Gordon, J. E. 1966. Studies of diarrheal disease in Central America. IX. Shigella carriers among young children of a heavily seeded Guatemalan convalescent home. *Am. J. Trop. Med. Hyg. 15*, 632-8.
[693] Mata, L., Gangarosa, E., Caceras, A., Perera, D. R., & Mejicanos, M. L. 1970. Epidemic Shiga bacillus dysentery in Central America. I. *J. Infect. Dis. 122*, 170-80.
[694] Mathez, D., Paul, D., De Belilovsky, C., Sultan, Y., Deleuze, J., Gorin, I., Saurin, W., Decker, R., & Liebowitch, J. 1990. Productive human immunodeficiency virus infection levels correlate with AIDS-related manifestations in the patient. *Proc. Natl. Acad. Sci. USA 87*, 7438-42.
[695] Mavoungou, D. 1992. AIDS epicenter. *Science 257*, 598-9.
[696] May, R. M., & Anderson, R. M. 1983. Epidemiology and genetics in the coevolution of parasites and hosts. *Proc. R. Soc. Lond. 219*, 281-313.
[697] Mayers, D. L., Mccutchan, F. E., Sanders-Buell, E. E., Merritt, L. I., Dilworth, S., Fowler, A. K., Marks, C. A., Ruiz, N. M., Richman, D. D.,

Roberts, C. R., & Burke) D. S. 1992. Characterization of HIV isolates arising after prolonged zidovudine therapy. *J. Acquired Immune Defic. Syndr. 5*, 749-59.

[698] Maynard Smith, J. M. 1964. Group selection and kin selection. *Nature 201*, 1145-7.

[699] McAllister, M. K., & Roitberg, B. D. 1987. Adaptive suicidal behaviour in pea aphids. *Nature 328*, 797-9.

[700] McCandlish, I. A. P., Thompson, H., Fisher, E. W., Cornwell, H. J. C., Macartney, J., & Walton, I. A. 1981. Canine parvovirus infection. In *Practice. 3*, 5-14.

[701] McCusker, J., Stoddard, A. M., Zapka, J. G., Morrison, C. S., Zorn, M., & Lewis, B. F. 1992. AIDS education for drug abusers: Evaluation of short-term effectiveness. *Am. J. Public Hlth. 82*, 533-40.

[702] McCutchan, F. E., Hegerich, P. A., Brennan, T. P., Phanuphak, P., Singharaj, P., Jugsudee, A., Berman, P. W., Gray, A. M., Fowler, A. K., & Burke, D. S. 1992. Genetic variants of HIV-1 in Thailand. *AIDS Res. Hum. Retroviruses 8*, 1887-95.

[703] McLean, A. R.I & Nowak, M. A. 1992. Competition between zidovudine-sensitive and zidovudine-resistant strains of HIV. *AIDS 6*, 71-9.

[704] McLennon, J. L., & Darby, G. 1980. Herpes simplex virus latency: The cellular location of virus in dorsal root ganglia and the fate of the infected cells following virus activation. *J. Gen. Virol. 51*, 233-43.

[705] McNearney, T., Hornickova, Z., Markham, R., Birdwell, A., Arens, M., Saah, A., & Ratner, L. 1992. Relationship of human immunodeficiency virus type 1 sequence heterogeneity to stage of disease. *Proc. Natl. Acad. Sci. USA 89*, 10247-51.

[706] McNeill, W. H. 1976. *Plagues and peoples*. Garden City, New Jersey: Anchor.（佐々木昭夫訳, 1985『疫病と世界史』新潮社.）

[707] McNicol, L. A., & Doetsch, R. N. 1983. A hypothesis accounting for the origin of pandemic cholera: a retrograde analysis. *Perspect. Biol. Med. 26*, 547-52.

[708] Meiss, M. 1978. *Painting in Florence and Siena after the black death: The arts, religion, and society in the mid-fourteenth century*. Princeton, New Jersey: Princeton University Press.（中森義宗訳, 1978『ペスト後のイタリア絵画――14世紀中頃のフィレンツェとシエナの芸術・宗教・社会』中央大学出版部.）

[709] Meitert, T., Pencu, E., Ciudin, L., & Tonciu, M. 1984. Vaccine strain Sh.

flexneri T32-Istrati. Studies in animals and in volunteers. Antidysentery immunoprophylaxis and immunotherapy by live vaccine Vadizen (Sh. flexneri T-32-Istrati). *Arch. Roum. Pathol. Exp. Microbiol. 43*, 251-78.

[710] Mekalanos, J. J., Moseley, S. L., Murphy, J. R., & Falkow, S. 1982. Isolation of enterotoxin structural gene deletion mutations in Vibrio cholerae induced by two mutagenic vibriophages. *Proc. Natl. Acad. Sci. USA 79*, 151-5.

[711] Melish, M. E., & Glasgow, L. A. 1970. The staphyolococcal scalded-skin syndrome: Development of an experimental model. *N. Engl. J. Med. 282*, 1114-19.

[712] Mellors, J. W., Dutschman, G. E., Im, G. J., Tramontano, E., Winkler, S. R., & Cheng, Y. C. 1992. In vitro selection and molecular characterization of human immunodeficiency virus-1 resistant to non-nucleoside inhibitors of reverse transcriptase. Mol. *Pharmacol. 41*, 446-51.

[713] Mercereau-Puijalon, O., Fandeur, T., Guillotte, M., & Bonnefoy, S. 1991a. Parasite features impeding malaria immunity: antigenic diversity, antigenic variation and poor immunogenicity. *Res. Immunol. 142*, 690-7.

[714] Mercereau-Puijalon, O., Fandeur, T., Bonnefoy, S., Jacquemot, C., & Sarthou, J. L. 1991b. A study of the genomic diversity of Plasmodium falciparum in Senegal. 2. Typing by the use of the polymerase chain reaction. *Acta Trop. 49*, 293-304.

[715] Merino, F., Robert-Guroff, M., Clark, J., Biondo-Bracho, M., Blattner, W. A., & Gallo, R. C. 1984. Natural antibodies to human T-cell leukemia/lymphoma virus in healthy Venezuelan populations. *Int. J. Cancer 44*, 419-23.

[716] Mermin, J. H., Holodniy, M., Katzenstein, D. A., & Merigan, T. C. 1991. Detection of human immunodeficiency virus DNA and RNA in semen by the polymerase chain reaction. *J. Infect. Dis. 164*, 769-72.

[717] Metler, R., Conway, G. A., & Stehr-Green, J. 1991. AIDS surveillance among American Indians and Alaska natives. *Am. J. Public Hlth. 81*, 1469-71.

[718] Meunier, P. C., Blickman, L. T., Appel, M. J. G., & Shin, S. J. 1981. Canine parvovirus in a commercial kennel: epidemiologic and pathologic findings. *Cornell Vet. 71*, 96-110.

[719] Meyerhans, A., Cheynier, R., Albert, J., Seth, M., Kwok, S., Sninsky, J., Morfeldt-Manson, L., Åsjö, B., & Wain-Hobson, S. 1989. Temporal fluctuations in HIV quasispecies in vivo are not reflected by sequential HIV isolations. *Cell 58*, 901-10.

[720] Mhalu, F. S., Mmari, P. W., & Ijumba, J. 1979. Rapid emergence of el tor Vibrio cholerae resistant to antimicrobial agents during first 6 months of 4th cholera epidemic in Tanzania. *Lancet i*, 345-7.
[721] Michael, N. L., Vahey, M., Burke, D. S., & Redfield, R. R. 1992. Viral DNA and messenger RNA expression correlate win the stage of human immunodeficiency virus (HIV) type 1 infection in humans: evidence for viral replication in all stages of HIV disease. *J. Virol. 66*, 310-16.
[722] Miller, B. R., & Mitchell, C. J. 1991. Genetic selection of a flavivirus-refractory strain of the yellow fever mosquito Aedes aegypti. *Am. J. Trop. Med. Hyg. 45*, 399-407.
[723] Miller, C. J., Alexander, N. J., Gettie, A., Hendricks, A. G., & Marx, P. A. 1992. The effect of contraceptives containing nonoxynol-9 on the genital transmission of simian immunodeficiency virus in rhesus macaques. *Fertil. Steril. 57*, 1126-8.
[724] Miller, C. J., Feachem, R. G., & Drasar, B. S. 1985. Cholera epidemiology in developed and developing countries: New thoughts on transmission, seasonality, and control. *Lancet i*, 261-3.
[725] Miller, D., Yoshikawa, T., Castle, S. C., & Norman, D. 1991. Effect of age on fever response to a recombinant tumor necrosis factor alpha. *J. Gerontol. 46*, M176-9.
[726] Miller, J. A. 1989. Diseases for our future: Global ecology and emerging viruses. *Bioscience 39*, 509-17.
[727] Miller, J. F., Melakanos, J. J., & Falkow, S. 1989. Coordinate regulation and sensory transduction in the control of bacterial virulence. *Science 243*, 916-22.
[728] Miller, L. W., Older, J. J., Drake, J., & Zimmerman, S. 1972. Diphtheria immunization. Effect upon carriers and the control of outbreaks. *Am. J. Dis Child 123*, 197-9.
[729] Miller, V., & Mekalanos, J. J. 1984. Synthesis of cholera toxin is positively regulated at the transcriptional level by toxR. *Proc. Natl. Acad. Sci. USA 81*, 3471-5
[730] Minami, A., Hashimoto, S., Abe, H., Arita, M., Taniguchi, T., Honda, T., Miwatani, T., & Nishibuchi, M. 1991. Cholera enterotoxin production in Vibrio cholerae-O1 strains isolated from the environment and from humans in Japan. *Appl. Environ. Microbiol. 57*, 2152-7.
[731] Mitchell, C. J., Niebylski, M. L., Smith, G. C., Karabatsos, N., Martin, D., Mutebi, J. P., Craig, G. B., & Mahler, M. J. 1992. Isolation of eastem equine

encephalitis virus from Aedes albopictus in Florida. *Science 257*, 526-7.
[732] Mitscherlich, E., & Marth, E. H. 1984. *Microbial survival in the environment*. Berlin: Springer-Verlag.
[733] Mitsuya, H., Yarchoan, R., & Broder, S. 1990. Molecular targets far AIDS therapy. *Science 249*, 1533-44.
[734] Mitsuya, H., Yarchoan, R., Kageyama, S., & Broder, S. 1991. Targeted therapy of human immunodeficiency virus-related disease. *FASEB J. 5*, 2369-81.
[735] Miura, T., Sakuragi, J. I., Kawamura, M., Fukasawa, M., Moriyami, E. N., Gojobori, T., Ishikawa, K. I., Mingle, J. A. A., Nettey, V. B. A., Akari, H., Enami, M., Tsujimoto, H., & Hayami, M. 1990. Establishment of a phylogenetic survey system for AIDS-related lentiviruses and demonstration of a new HIV-2 subgroup. *AIDS 4*, 1257-61.
[736] Miyamoto, K., Kamiya, T., Minowada, J., Tomita, N., & Kitajima, K. 1991. Transformation of CD8+ T-cells producing a strong cytopathic effect on CD4+ T-cells through syncytium formation by HTLV II. *Jpn. J. Cancer Res. 82*, 1178-83.
[737] Mogabgab, W. J., & Pollack, B. 1976. Re: increased virus shedding with aspirin treatment of rhinovirus infection. *JAMA 235*, 801.
[738] Mohri, H., Singh, M. K., Ching, W. T. W., & Ho, D. D. 1993. Quantitation of zidovudine-resistant human immunodeficiency virus type 1 in the blood of treated and untreated patients. *Proc. Natl. Acad. Sci. USA 90*, 25-9.
[739] Molavi, A., & LeFrock, J. L. 1984. Enterobacteriaceae, Pseudomonas aeruginosa and Acinelobacter. In *The pneumonias. Clinical approaches to infectious diseases of the lower respiratory tract*, ed. M. E. Levison, pp.309-33. Boston: John Wright/PSG.
[740] Molineaux, L., & Gramiccia, G. 1980. *The Garki project*. Geneva: World Health Organization.
[741] Molla, A. M., & Bari, A. 1992. Role of cereal-based oral rehydration therapy in persistent diarrhoea in children. *Acta Paediatr. Scand. 81*, 104-7.
[742] Monath, T. P. 1991. Yellow fever—Victor, Victoria?—Conqueror, Conquest? Epidemics and research in the last 40 years and prospects for the future. *Am. J. Trop. Med. Hyg. 45*, 143.
[743] Monk, R. J., Malik, F. G., Stokesberry, D., & Evans, L. H. 1992. Direct determination of the point mutation rate of a murine retrovirus. *J. Virol. 66*, 3683-9.
[744] Monsur, K. A. 1983. How this happened? *J. Diar. Dis. Res. 1*, 3-4.

[745] Montagnier, L. 1988. Origin and evolution of HIVs and their role in AIDS pathogenesis. *J. Acquired Immune Defic. Syndr. 1*, 517-20.
[746] Montaner, J. S. G., Singer, J., Schechter, M. T., Raboud, J. M., Tsoukas, C., O'Shaughnessy, M., Ruedy, J., Nagai, K., Salomon, H., Spira, B., & Wainberg, M. A. 1993. Clinical correlates of in vitro HIV-1 resistance to zidovudine: results of the multicentre Canadian AZT trial. *AIDS 7*, 189-96.
[747] Montgomery, S. B., & Joseph, J. G. 1989. Behavioral change in homosexual men at risk for AIDS: Intervention and policy implications. In *The AIDS epidemic: Private rights and the public interest*, ed. P. O'Malley, pp.323-33. Boston: Beacon Press.
[748] Moon, H., Orskov, F., Rowe, B., & Sack, R. B. 1980. Escherichia coli diarrhea. *Bull. WHO 58*, 23-36.
[749] Moore, H. A., de la Cruz, E., & Vargas-Mendez, O. 1965. Diarrheal disease studies in Costa Rica IV. *Am. J. Epidemiol. 82*, 162-84.
[750] Moore, H. A., de la Cruz, E., & Vargas-Mendez, O. 1966. Diarrheal disease studies in Costa Rica. IV. *Am. J. Public Hlth. 59*, 4421-51.
[751] Moore, J. P., McKeating, J. A., Huang, Y. X., Ashkenazi, A., & Ho, D. D. 1992. Virions of primary human immunodeficiency virus type 1 isolates resistant to soluble CD4 (sCD4) neutralization differ in sCD4 binding and glycoprotein gpl20 retention from sCD4-sensitive isolates. *J. Virol. 66*, 235-43.
[752] Moore, R. D., Creagh-Kirk, T., Keruly, J., Link, G., Wang, M. C., Richman, D., & Chaisson, R. E. 1991a. Long-term safety and efficacy of zidovudine in patients with advanced human immunodeficiency virus disease. *Arch. Intern. Med. 151*, 981-6.
[753] Moore, R. D., Hidalgo, J., Sugland, B. W., & Chaisson, R. E. 1991b. Zidovudine and the natural history of the acquired immunodeficiency syndrome. *N. Engl. J. Med. 324*, 1412-16.
[754] Morens, D. M, Marchette, N. J., Chu, M. C., & Halstead, S. B. 1991. Growth of dengue type-2 virus isolates in human peripheral blood leukocytes correlates with severe and mild dengue disease. *Am. J. Trop. Med. Hyg. 45*, 644-51.
[755] Morozov, V. A., Lagaye, S., Saal, F., Bazarbachi, A., Gout, O., Lyoncaen, O., & Peries, J. 1992. High level of HTLV-I specific protein expression in a patient with adult T-cell leukemia, chronic progressive myelopathy and Kaposi's sarcoma. *Leukemia 6*, 746-50.
[756] Morrey, J. D., Okleberry, K. M., & Sidwell, R. W. 1991. Early-initiated

zidovudine therapy prevents disease but not low levels of persistent retrovirus in mice. *J. Acquired Immune Defic. Syndr. 4*, 506-12.

[757] Morrison, A. J., & Wenzel, R. P. 1984. Epidemiology of infections due to Pseudomonas aeruginosa. *Rev. Infect. Dis. 6(Suppl.3)*, S627-42.

[758] Morrison, N. K., McCarthy, K., & Hart, C. A. 1991. Growh of human immunodeficiency virus 1 in cultured cells in the absence of the CD4 antigen. *J. Med. Virol. 35*, 187-91.

[759] Morse, R. A., & Nowogrodzki, R. 1990. Introduction. In *Honey bee pests, predators, and diseases*, 2nd edition, ed. R. A. Morse & R. Nowogrodzki, pp.1-11. Ithaca: Cornell University Press.

[760] Morse, S. S. 1991. Emerging viruses: Defining the rules for viral traffic. *Perspect. Biol. Med. 34*, 387-409.

[761] Mortimer, E. A., Lipsitz, P. J., Wolinsky, E., Bonzaga, A. J., & Rammelkamp, D. H. 1962. Transmission of staphylococci between newborns. *Am. J. Dis. Child. 104*, 289-95.

[762] Moseley, S. L., & Falkow, S. 1980. Nucleotide sequence homology between the heat-labile enterotoxin gene of Escherichia coli and Vibrio cholerae DNA. *J. Bacteriol. 144*, 444-6.

[763] Moses, S., Plummer, F. A., Ngugi, E. N., Nagelkerke, N. J. D., Anzala, A. O., & Ndinya-Achola, J. O. 1991. Controlling HIV in Africa: Effectiveness and cost of an intervention in a high-frequency STD transmitter core group. *AIDS 5*, 407-11.

[764] Mosley, W. H., & Khan, M. 1979. Cholera epidemiology—some environmental aspects. *Prog. Wat. Tech. 11*, 309-16.

[765] Muckenthaler, M., Gunkel, N., Levantis, P., Broadhurst, K., Goh, B, Colvin, B., Forster, G., Jackson, G. G., & Oxford, J. S. 1992. Sequence analysis of an HIV-1 isolate which displays unusually high-level AZT resistance in vitro. *J. Med. Virol. 36*, 79-83.

[766] Mufson, M. A., Mocega, H. E., & Drause, H. E. 1973. Acquisition of parainfluenza 3 virus infection by hospitalized children. I. Frequencies, rates and temporal data. *J. Infect. Dis. 138*, 141-7.

[767] Mukhopadhyay, A., Samaik, A. P., & Deshmukh, D. R. 1992. Interactions of ibuprofen with influenza infection and hyperammonemia in an animal model of Reye's syndrome. *Pediatr. Res. 31*, 258-60.

[768] Mulder, J. W., De Wolf, F., Goudsmit, J., Cload, P. A., Coutinho, R. A., Fiddian, A, P, Schellekens, P. T., Van Der Noordaa, J., & Lange, J. M. A. 1990. Long-term zidovudine treatment of asymptomatic HIV-1-infected sub-

jects. *Antivir. Res. 13*, 127-38.

[769] Mulder, J., & Masurel, N. 1960. The epidemiology of pandemic A2 influenza in the Netherlands, 1957-1958. *Bull. WHO 22*, 399-407.

[770] Mulligan, M. J., Yamshchikov, G. V., Ritter, G. D., Gao, F., Jin, M. J., Nail, C. D., Spies, C. P., Hahn, B. H., & Compans, R. W. 1992. Cytoplasmic domain truncation enhances fusion activity by the exterior glycoprotein complex of human immunodeficiency virus type 2 in selected cell types. *J. Virol. 66*, 3971-5.

[771] Munoz, R., Musser, J. M., Crain, M., Briles, D. E., Marton, A., Parkinson, A. J., Sorensen, U., & Tomasz, A. 1992. Geographic distribution of penicillin-resistant clones of Streptococcus pneumoniae: Characterization by penicillin-binding protein profile, surface protein-A typing, and multilocus enzyme analysis. *Clin. Infect. Dis. 15*, 112-18.

[772] Murphey-Corb, M., Montelaro, R. C., Miller, M. A., West, M., Martin, L. N., Davisonfairburn, B., Ohkawa, S., Baskin, G. B., Zhang, J. Y., Miller, G. B., Putney, S. D., Allison, A. C., & Eppstein, D. A. 1991. Efficacy of SIV/deltaB670 glycoprotein-enriched and glycoprotein-depleted subunit vaccines in protecting against infection and disease in rhesus monkeys. *AIDS 5*, 655-62.

[773] Murphy, E. L., & Blattner, W. 1988. HTLV-I associated leukemia: A model for chronic retroviral diseases. *Ann. Neurol. 23 (Suppl)*, S174-80.

[774] Murphy, E. L., Figueroa, J. P., Gibbs, W. N., Holdingcobham, M., Cranston, B., Malley, K., Bodner, A. J., Alexander, S. S., & Blather, W. A. 1991. Human T-lymphotropic virus type-I (HTLV-I) seroprevalence in Jamaica. 1. Demographic determinants. *Am. J. Epidemiol. 133*, 1114-24.

[775] Murphy, E. L., Figueroa, J. P., Gibbs, W. N., Brathwaite, A., Holding-Cobham, M., Waters, D., Cranston, B., Hanchard, B., & Blather, W. A. 1989. Sexual transmission of human T-lymphotropic virus type I (HTLV I). *Ann. Intern. Med. 111*, 555-60.

[776] Mushin, R. 1948. An outbreak of gastro-enteritis due to Salmonella derby. *J. Hyg. 46*, 151-7.

[777] Myers, G., MacInnes, K., & Korber, B. 1992. The emergence of simian/human immunodeficiency viruses. *AIDS Res. Hum. Retroviruses 8*, 373-86.

[778] Myers, W. F., & Wisseman, C. L. 1980. Genetic relatedness among the typhus group of rickettsiae. *Int. J. Syst. Bacteriol. 30*, 143-50.

[779] Nagamine, M., Nakashima, Y., Uemura, S., Takei, H., Toda, T., Maehama, T., Nakachi, H., & Nakayama, M. 1991. DNA amplification of human T

Lymphotropic virus type I (HTLV-I) proviral DNA in breast milk of HTLV-I carriers. *J. Infect. Dis. 164*, 1024-5.
[780] Nagelkerke, N. J. D., Plummer, F. A., Holton, D., Anzala, A. O., Manji, F., Ngugi, E. N., & Moses, S. 1990. Transition dynamics of HIV disease in a cohort of African prostitutes: A Markov model approach. *AIDS 4*, 743-8.
[781] Nahmias, A. J., Weiss, J., Yao, Z., Lee, F., Kodsi, R., Schandfield, M., Matthews, T., Bolognesi, D., Durack, D., Motulsky, A., Kanki, P., & Essex, M. 1986. Evidence for human infection with an HTLV-III/LAV-like virus in central Africa, 1959. *Lancet i*, 1279-80.
[782] Nair, G. B., Oku, Y., Takeda, Y., Ghosh, A., Ghosh, R. K., Chattopadhyay, S., Pal, S. C., Kaper, J. B., & Takeda, T. 1988. Toxin profiles of Vibrio cholerae non-01 from environmental sources in Calcutta, India. *Appl. Environ. Microbiol. 54*, 3180-3.
[783] Nara, P. L., Garrity, R. R., & Goudsmit, J. 1991. Neutralization of HIV-1: A paradox of humoral proportions. *FASEB J. 5*, 2437-55.
[784] National Academy of Sciences 1969. *An evaluation of the Salmonella problem*. Publ. No.1683. Washington, D.C.: National Academy of Sciences.
[785] National Institute of Allergy and Infectious Diseases. 1990. State-of-the-art conference on azidothymidine therapy for early HIV infection. *Am. J. Med. 89*, 335-44.
[786] Natoli, C., Dianzani, F., Mazzotta, F., Balocchini, E., Pierotti, P., Antonelli, G., & Iacobelli, S. 1993. 90K protein: A new predictor marker of disease progression in human immunodeficiency virus infection. *J. Acquired Immune Defic. Syndr. 6*, 370-5.
[787] Naucler, A., Andreasson, P.-A., Costas, C. M., Thorstensson, R., & Biberfeld, G. 1989. HIV-2 associated AIDS and HIV-2 seroprevalence in Bissau, Guinea-Bissau. *J. Acquired Immune Defic. Syndr. 2*, 88-93.
[788] Naucler, A., Albino, P., Da Silva, A. P., Andreasson, P. A., Andersson, S., & Biberfeld, G. 1991. HIV-2 infection in hospitalized patients in Bissau, Guinea-Bissau. *AIDS 5*, 301-4.
[789] Neequaye, A. R., Neequaye, J. E., & Biggar, R. J. 1991, Factors that could influence the spread of AIDS in Ghana, west Africa: knowledge of AIDS, sexual behavior, prostitution, and traditional medical practices. *J. Acquired Immune Defic. Syndr. 4*, 914-19.
[790] Nesbitt, J. A. A., & Minuk, G. Y. 1988. Adult Reye's syndrome. *Ann. Emerg. Med. 17*, 155-8.
[791] Neter, E, Koms, R. F., & Trussell, R. E. 1953. Association of Escherichia

coli serogroup 0111 with two hospital outbreaks of epidemic diarrhea of the newborn infant in New York State during 1947. *Pediatrics 12*, 377-83.
[792] Neu, H. C. 1992. The crisis in antibiotic resistance. *Science 257*, 1064-73.
[793] Neustadt, R. E., & Fineberg, H. 1983. *The epidemic that never was: Policy-making and the swine flu affair.* New York: Random House.
[794] Niederman, T. M. J., Garcia, J. V., Hastings, W. R., Luria, S., & Ratner, L. 1992. Human immunodeficiency virus type 1 nef protein inhibits NF-jab induction in human T cells. *J. Virol. 66*, 6213-19.
[795] Niederman, T. M. J., Thielan, B. J., & Ratner, L. 1989. Human immunodeficiency virus type 1 negative factor is a transcriptional silencer. *Proc. Natl. Acad. Sci. USA 86*, 1128-32.
[796] Niklasson, B., Liljestrand, J., Berstrom, S., & Peters, C. J. 1987. Rift Valley fever a sero-epidemiological survey among pregnant women in Mozambique. *Epidemiol. Infect. 99*, 517-22.
[797] Norden, C. W., & Ruben, F. L. 1981. Staphylococcal infections. In *Communicable and infectious diseases*, 9th edition, ed. P. F. Wehrle & F. H. Top, pp.589-605. St. Louis: C. V. Mosby.
[798] Novembre, F. J., Hirsch, V. M., Mcclure, H. M., Fultz, P. N., & Johnson, P. R. 1992. SIV from stump-tailed macaques: Molecular characterization of a highly transmissible primate lentivirus. *Virology 186*, 783-7.
[799] Nowak, M. A., Anderson, R. M., McLean, A. R., Wolfs, T. F. W., Goudsmit, J., & May, R. M. 1991. Antigenic diversity thresholds and the development of AIDS. *Science 254*, 963-9.
[800] Nowak, M. A., May, R. M., & Anderson, R. M. 1990. The evolutionary dynamics of HIV-1 quasispecies and the development of immunodeficiency disease. *AIDS 4*, 1095-103.
[801] Nuland, S. a. 1981. The enigma of Semmelweis—an interpretation. In *The etiology, the concept and the prophylaxis of childbed fever, by Ignac Fulop Semmelweis*, ed. S. B. Nuland & F. A. Gyorgyey, pp.xiii-xlii. Birmingham: Gryphon.
[802] Nzila, N., Laga, M., Thiam, M. A., Mayimona, K., Edidi, B., Vandyck, E., Behets, F., Hassig, S., Nelson, A., Mokwa, K., Ashley, R. L., Piot, P., & Ryder, R. W. 1991. HIV and other sexually transmitted diseases among female prostitutes in Kinshasa. *AIDS 5*, 715-21.
[803] Nzilambi, N., De Cock, K. M., Forthal, D. N., Francis, H., Ryder, R. W., Malebe, I., Gretchell, J., Laga, M., Piot, P., & McCormick, J. B. 1988. The prevalence of infection with human immunodeficiency virus over a 10-year

period in rural Zaire. *N. Engl. J. Med. 318*, 276-9.

[804] Odehouri, K., De Cock, K. M., Krebs, J. W., Moreau, J., Rayfield, M., McCormick, J. B., Schochetman, G., Bretton, R., Bretton, G., Ouattara, D., Heroin, P., Kanga J-M, Beda, B., Niamkey, E., Kadio, A., Gariepe, E., & Heyward, W. L. 1989. HIV-1 and HIV-2 infection associated with AIDS in Abidjan, Cite d'Ivoire. *AIDS 3*, 509-12.

[805] Oduola, A. M. J., Sowunmi, A., Milhous, W. K., Kyle, D. E., Martin, R. K., Walker, O., & Salako, L. A. 1992. Innate resistance to new antimalarial drugs in Plasmodium falciparum from Nigeria. *Trans. Roy. Soc. Trop. Med. Hyg. 86*, 123-6.

[806] Oka, S., Urayama, K., Hirabayashi, Y., Ohnishi, K., Goto, H., Mitamura, K., Kimura, S., & Shimada, K. 1991. Quantitative estimation of human immunodeficiency virus type-1 provirus in CD4+ lymphocytes-T using the polymerase chain reaction. *Mol. Cell. Probes 5*, 137-42.

[807] O'Keefe, E., Kaplan, E., & Khoshnood, K. 1991. *City, of New Haven needle exchange program: Preliminary report*. New Haven, Conn.: New Haven Health Department.

[808] Olson, W. W. 1974. *Animal parasites: Their life cycles and ecology*. Baltimore, Md.: University Park Press.

[809] Ong, E. L. C., & Mandal, B. K. 1991. Tuberculosis in patients infected with the human immunodeficiency virus. *Q. J. Med. 80*, 613-17.

[810] Oo, K. N., Han, M., Hlaing, T., & Aye, T. 1991. Bacteriologic studies of food and water consumed by children in Myanmar: 1. *J. Diar. Dis. Res. 9*, 87-90.

[811] O'Reilly, D. R., & Miller, L. K. 1989. A baculovirus blocks molting by producing an ecdysteroid UDP-glucosyl transferase. *Science 245*, 1110-12.

[812] O'Reilly, T., & Zak, O. 1992. Elevated body temperature restricts growth of Haemophilus influenzae type b during experimental meningitis. *Infect. Immun. 60*, 3448-51.

[813] Osek, J., Svennerholm, A. M., & Holmgren, J. 1992. Protection against Vibrio cholerae el tor infection by specific antibodies against mannose-binding hemagglutinin pili. *Infect. Immun. 60*, 49614.

[814] O'Shea, S., Rostron, T., Hamblin, A. S., Palmer, S. J., & Banatvala, J. E. 1991. Quantitation of HIV: Correlation with clinical, virologica1, and immunological status. *J. Med. Virol. 35*, 65-9.

[815] Osmond, D. H., Shiboski, S., Bacchetti, P., Winger, E. E., & Moss, A. R. 1991. Immune activation markers and AIDS prognosis. *AIDS 5*, 505-11.

[816] Osoba, A. O. 1981. Sexually transmitted diseases in tropical Africa. *Br. J. Ven. Dis 57*, 89-94.

[817] Ouattara, S. A., Meite, M., Cot, M. C., & de-The, G. 1989. Compared prevalence of infections by HIV-1 and HIV-2 during a 2-year period in suburban and rural areas of Ivory Coast. *J. Acquir Immune Defic Diseases 2*, 94-9.

[818] Owens, D. K., & Nease, R. F. 1992. Occupational exposure to human immunodeficiency virus and hepatitis-B virus: A comparative analysis of risk. *Am. J. Med. 92*, 503-12.

[819] Padian, N., Marquis, L., Francis, D. P., Anderson, R. E., Rutherford, G. W., O'Malley, P. M., & Winkelstein, W. 1987. Male-to-female transmission of human immunodeficiency virus. *JAMA 258*, 788-90.

[820] Padian, N. S., Shiboski, S. C., & Jewell, N. P. 1991. Female-to-male transmission of human immunodeficiency virus. *JAMA 266*, 1664-7.

[821] Pal, A., Ramamurthy, T., Bhadra, R. K., Takeda, T., Shimada, T., Takeda, Y., Nair, G. B., Pal, S. C., & Chakrabarti, S. 1992. Reassessment of the prevalence of heat-stable enterotoxin (NAG-ST) among environmental Vibrio cholerae non-01 strains isolated from Calcutta, India, by Using a NAG-ST DNA probe. *Appl. Environ. Microbiol. 58*, 2485-9.

[822] Palmieri, J. R. 1982. Be fair to parasites. *Nature 298*, 220.

[823] Panda, G. K., & Gupta, S. P. 1964. Shigella serotypes in Uttar Pradesh. *Indian J. Med. Res. 52*, 235-40.

[824] Paniker, C. K. J., Vimala, K. N., Bhat, P., & Stephen, S. 1978. Drug resistant shigellosis in South India. *Indian J. Med. Res. 68*, 413-17.

[825] Pantaleo, G., Graziosi, C., Demarest, J. F., Butini, L., Montroni, M., Fox, C. H., Orenstein, J. M., Kotler, D. P., & Fauci, A. S. 1993. HIV infection is active and progressive in lymphoid tissue during the clinically latent stage of disease. *Nature 362*, 355-8.

[826] Pappenheimer, A. M. 1977. Diphtheria toxin. *Annu. Rev. Biochem. 46*, 69-94.

[827] Pappenheimer, A. M. 1982. Diphtheria: Studies on the biology of an infectious disease. *Harvey Lect. 76*, 45-73.

[828] Pappenheimer, A. M., & Gill, D. M. 1973. Diphtheria. *Science 182*, 353-8.

[829] Pappenheimer, A. M., & Murphy, J. R. 1983. Studies on the molecular epidemiology of diphtheria. *Lancet ii*, 923-6.

[830] Parker, E. R., & Home, W. T. 1932. The transmission of avocado sunblotch. *Calif. Avocado Assoc. Yearbook* 50-6.

[831] Patterson, J. E., Vecchio, J., Pantelick, E. L., Farrel, P., Mazon, D., Zervos, M. J., & Hierholzer, W. J. 1991. Association of contaminated gloves with transmission of Acinetobacter calcoaceticus var. anitratus in an intensive care unit. *Am. J. Med. 91*, 479-83.

[832] Pavillard, R., Harvey, K., Douglas, D., Hewstone, A., Andrew, J., Collopy, B., Asche, V., Carson, P., Davidson, A., Gilbert, G., Spicer, J., & Tosolini, F. 1982. Epidemic of hospital-acquired infection due to methicillin-resistant Staphylococcus aureus in major Victorian hospitals. *Med. J. Austral. 1*, 451-4.

[833] Pavlakis, G. N., Felber, B. K., Ciminale, V., Unge, T., Solomin, L., & Harrison, J. E. 1992. Structure, regulation and oncogenic mechanisms of HTLV-I and HTLV-II. *Leukemia 6*, S176-80.

[834] Pearson, M. L., Jereb, J. A., Frieden, T. R., Crawford, J. T., Davis, B. J., Dooley, S. W., & Jarvis, W. R. 1992. Nosocomial transmission of multidrug-resistant Mycobacterium tuberculosis: A risk to patients and health care workers. *Ann. Intern. Med. 117*, 191-6.

[835] Pedersen, C., Nielsen, J., Dickmeis, E., & Sordal, R. 1989. Early progression to AIDS following primary HIV infections. *AIDS 158*, 866-8.

[836] Peeters, M., Fransen, K., Delaporte, E., Van den Haesevelde, M., Gershy-Damet, G. M., Kestens, L., van der Groen, G., & Piot, P. 1992. Isolation and characterization of a new chimpanzee lentivirus (simian immunodeficiency virus isolate cpz-ant) from a wild-captured chimpanzee. *AIDS 6*, 447-51.

[837] Peeters, M., Honore, C., Huet, T., Bedjabaga, L., Ossari, S., Bussi, P., Cooper, R. W., & Delaporte, E. 1989. Isolation and partial characterization of an HIV-related virus occurring naturally in chimpanzees in Gabon. *AIDS 3*, 625-30.

[838] Pela, A. O., & Platt, J. J. 1989. AIDS in Africa: Emerging trends. *Soc. Sci. Med. 28*, 1-8.

[839] Pepin, J., Morgan, G., Dunn, D., Gevao, S., Mendy, M., Gaye, I., Scollen, N., Tedder, R., & Whittle, H. 1991. HIV-2-induced immunosuppression among asymptomatic West African prostitutes: evidence that HIV-2 is pathogenic, but less so than HIV-1. *AIDS 5*, 1165-72.

[840] Perkins, H. A., Smaon, S., Gamer, J., Echenberg, D., Allen, J. R., Cowan, M., & Levy, J. A. 1987. Risk of AIDS for recipients of blood components fiom donors who subsequently developed AIDS. *Blood 70*, 1604-10.

[841] Pesola, G. R., & Charles, A. 1992. Pneumococcal bacteremia with pneumonia: Mortality in acquired immunodeficiency syndrome. *Chest 101*,

15015.
[842] Peterman, T. A., Jaffe, H. W., Friedmankien, A. E., & Weiss, R. A. 1991. The aetiology of Kaposi's sarcoma. *Cancer Surv. 10*, 23- 37.
[843] Peters, B. S., Beck, E. J., Coleman, D. G., Wadsworth, M. J. H., McGuinness, O., Harris, J. R. W., & Pinching, A. J. 1991. Changing disease pattems in patients with AIDS in a referral centre in the United Kingdom: The changing face of AIDS. *Br. Med. J. 302*, 203-7.
[844] Peters, W. 1987. *Chemotherapy and drug resistance in malaria*. London and New York: Academic Press.
[845] Petersen, J. W., Ibsen, P. H., Bentzon, M. W., Capiau, C., & Heron, I. 1991. The cell mediated and humoral immune response to vaccination with acellular and whole cell pertussis vaccine in adult humans. *FEMS Microbiol. Immunol. 76*, 279-87.
[846] Petersen, J. W., & Ochoa, L. G. 1989. Role of prostaglandin and cAMP in the secretory effects of cholera toxin. *Science 245*, 857-9.
[847] Petritsch, W., Eherer, A. J., Holzer-Petsche, U., Hinterleitner, T., Beubler, E., & Krejs, G. J. 1992. Effect of cholera toxin on the human jejunum. *Gut 33*, 1174-8.
[848] Pfützner, A., Dietrich, U., Voneichel, U., Vonbriesen, H., Brede, H. D., Maniar, J. K., & Rubsamen-Waigmann, H. 1992. HIV-1 and HIV-2 infections in a high-risk population in Bombay, India: evidence for the spread of HIV-2 and presence of a divergent HIV-1 subtype. *J. Acquired Immune Defic. Syndr. 5*, 972-7.
[849] Phair, J., Jacobson, L., Detels, R., Rinaldo, C., Saah, A., Schrager, L., & Munoz, A. 1992. Acquired immune deficiency syndrome occurring within 5 years of infection with human immunodeficiency virus type-1 : the multi-center AIDS cohort study. *J. Acquired Immune Defic. Syndr. 5*, 490-6.
[850] Phillips, R. E., Rowland Jones, S., Nixon, D. F., Gotch, F. M., Edwards, J. P., Ogunlesi, A. O., Elvin, J. G., & Rothbard, J. A. 1991. Human immunodeficiency virus genetic variation that can escape cytotoxic T-cell recognition. *Nature 354*, 453-9.
[851] Piatak, M., Saag, M. S., Yang, L. C., Clark, S. J., Kappes, J. C., Luk, K. C., Hahn, B. H., Shaw, G. M., & Lifson, J. D. 1993. High levels of HIV-1 in plasma during all stages of infection determined by competitive PCR. *Science 259*, 1749-54.
[852] Pichichero, M. E., Francis, A. B., Blatter, M. M., Reisinger, K. S., Green, J. L., Marsocci, S. M., & Disney, F. A. 1992. Acellular pertussis vaccination

of 2-month-old infants in the United States. *Pediatrics 89*, 882-7.
[853] Pinheiro, F. P., Travassos da Rosa, A. P. A., Travassos da Rosa, J. F., & Bensabath, G. 1976. An outbreak of of oropouche virus disease in the vicinity of Santarem Para Brazil. *Tropenmed. Parasitol. 27*, 213-23.
[854] Piot, P., Laga, M., Ryder, R., Perriens, J., Temmerman, M., Heyward, W., & Curran, J. W. 1990. The global epidemiology of HIV infection: Continuity, heterogeneity, and change. *J. Acquired Immune Defic. Syndr. 3*, 403-12.
[855] Pison, G., Le Guenno, B., Lagarde, E., Enel, C., & Seek, C. 1993. Seasonal migration: A risk factor for HIV infection in rural Senegal. *J. Acquired Immune Defic. Syndr. 6*, 196-200.
[856] Pluda, J. M., Yarchoan, R., Jaffe, E. S., Feuerstein, I. M., Solomon, D., Steinberg, S. M., Wyvill, K. M., Raubitschek, A., Katz, D., & Broder, S. 1990. Development of non-Hodgkin lymphoma in a cohort of patients with severe human immunodeficiency virus (HIV) infection on long-term antiretroviral therapy. *Ann. Intern. Med. 113*, 276-82.
[857] Podda, A., Nencioni, L., Marsili, I., Peppoloni, S., Volpini, G., Donati, D., Ditommaso, A., Demagistris, M. T, & Rappuoli, R. 1991. Phase-I clinical trial of an acellular pertussis vaccine composed of genetically detoxified pertussis toxin combined with FHA and 69-kDa. *Vaccine 9*, 741-5.
[858] Poiesz, B., Ruscetti, F. W., Gazdar, A. F., Bunn, P. A., Minna, J. D., & Gallo, R. C. 1980. Detection and isolation of type C retrovirus particles from fresh and cultured lymphocytes of a patient with cutaneous T-cell lymphoma. *Proc. Natl. Acad. Sci. USA 77*, 7415-19.
[859] Pokrovsky, V. V. 1989. Nosocomial outbreak of HIV infection in Elista, USSR, Abstract W.A.0.5. In *Proceedings of the 5th International Conference on AIDS, Montreal, Quebec* 63.
[860] Pokrovsky, V. V., Eramova, I. Y., Deulina, M. A., Lipetinov, V. V., Yashkutov, K. B., Slyusareva, L. A., Chemizova, N. M., & Savchenko, S. P. 1990. Outbreak of hospital infection caused by human immunodeficiency virus (HIV) in Elista. *Z. Mikrobiol. Epidemiol. Immunobiol. (April)*, 17-23.
[861] Pollitzer, K. 1959. *Cholera*. Geneva: World Health Organization.
[862] Polsky, B., Gold, J. W. M., Whimbey, E., Dryjanski, J., Brown, A. E., Schiffman, G., & Armstrong, D. 1986. Bacterial pneumonia in patients with the acquired immune deficiency syndrome. *Ann. Intern. Med. 104*, 38-41.
[863] Pomerantz, R. J., Bagasra, O., & Baltimore, D. 1992. Cellular latency of human immunodeficiency virus type-1. *Curr. Opin. Immunol. 4*, 475-80.

[864] Poulsen, A., Kvinesdal, B., Aaby, P., Molbak, K., Frederiksen, K., Dias, F., & Lauritzen, E. 1989. Prevalence of and mortality from human immunodeficiency virus type 2 in Bissau, west Africa. *Lancet i*, 827-30.

[865] Prasad, V. R., Lowy, I., Delossantos, T., Chiang, L., & Goff, S. P. 1991. Isolation and characterization of a dideoxyguanosine triphosphate-resistant mutant of human immunodeficiency virus reverse transcriptase. *Proc. Natl. Acad. Sci. USA 88*, 11363-7.

[866] Prescott, S. C., & Horwood, M. P. 1935. *Sedgwick's principles of sanitary science and public health*. New York: Macmillan.

[867] Preston, B. D., Poiesz, B. J., & Loeb, L. A. 1988. Fidelity of HIV-I reverse transcriptase. *Science 242*, 1168.

[868] Price, P. W. 1980. *Evolutionary biology of parasites*. Princeton: Princeton University Press.

[869] Prince, H. E., Jensen, E. R., & York, J. 1992. Lymphocyte subsets in HTLV-II-infected former blood donors: relationship to spontaneous lymphocyte proliferation. *Clin. Immunol. Immunopathol. 65*, 201-6.

[870] Profet, M. 1988. The evolution of pregnancy sickness as protection to the embryo against Pleistocene teratogens. *Evol. Theory 8*, 177-90.

[871] Profet, M. 1991. The function of allergy: Immunological defuse against toxins. *Q. Rev. Biol. 66*, 23-i2.

[872] Profet, M. 1992. Pregnancy sickness as adaptation: A deterrent to maternal ingestion of teratogens. In *The adapted mind: Evolutionary psychology and the generation of culture*, ed. J. Barkow, L. Cosmides, & J. Tooby, pp.327-65. New York: Oxford University Press.

[873] Puel, J., Lheritier, D., Guyader, M., Izopet, J., Briant, L., Tricoire, J., & Berrebi, A. 1992. Viral load and mother-to-infant HIV transmission. *Lancet 340*, 859.

[874] Puffer, R. R., & Serrano, C. V. 1973. *Patterns of mortality in childhood*. Washington, DC: Pan Am Health Organization.

[875] Putkonen, P., Thorstensson, R., Albert, J., Hild, K., Norrby, E., Biberfeld, P., & Biberfeld, G. 1990. Infection of cynomolgus monkeys with HIV-2 protects against pathogenic consequences of a subsequent simian immunodeficiency virus infection. *AIDS 4*, 783-9.

[876] Rademaker, C. M. A.9 Wolfhagen, M. J. H. M., Jansze, M., Oteman, M., Fluit, A. C., Glerum, J. H., & Verhoef, J. 1992. Digoxigenin labelled DNA probes for rapid detection of enterotoxigenic, enteropathogenic and Vero cytotoxin producing Escherichia coli in faecal samples. *J. Microbiol.*

*Methods 15*, 121-7.

[877] Rahman, A. S. M. M., Bari, A., & Molla, A. M. 1991. Rice-ORS shortens the duration of watery diarrhoeas: Observation from rural Bangladesh. *Trop. Geogr. Med. 43*, 23-7.

[878] Rajasekaran, P., Dutt, P. R., & Pisharoti, K. A. 1977. Impact of water supply on the incidence of diarrhea and shigellosis among children in rural communities in Madurai. *Indian J. Med. Res. 66*, 189-99.

[879] Raju, T. N. K., & Kobler, C. 1991. Improving handwashing habits in the newborn nurseries. *Am. J. Med. Sci. 302*, 355-8.

[880] Ramamurthy, T., Garg, S., Sharma, R, Bhattacharya, S. K., Nair, G. a, Shimada, T., Takeda, T., Karasawa, T., Kurazano, F., Pal, A., & Takeda, Y. 1993. Emergence of novel strain of Vibrio cholerae with epidemic potential in southern and eastern India. *Lancet 341*, 703-4.

[881] Ranford-Cartwright, L C., Balfe, P., Carter, R., & Walliker, D. 1991. Genetic hybrids of Plasmodium falciparum identified by amplification of genomic DNA from single oocysts. *Mol. Biochem. Parasitol. 49*, 239-44.

[882] Rao, S. R. 1973. *Lothal and the Indus civilization*. New York: Asia Publishing House.

[883] Rapoport, F. H. 1919. The complement fixation test in influenzal pneumonia. *JAMA 72*, 633-6.

[884] Rappuoli, R., Pizza, M., DeMagistris, M. T., Podda, A., Bugnoli, M., Manetti, R., & Nencioni, L. 1992. Development and clinical testing of an acellular pertussis vaccine containing genetically detoxified pertussis toxin. *Immunobiology 184*, 230-9.

[885] Rather, L. J. 1962. *Introduction to Disease, life, and man*, by Rudolf Virchow. New York: Collier.

[886] Reddy, M. M., McKinley, G., Euglard, A., & Grieco, M. H. 1989. Effect of azidothymidine (AZT) on p24 antigen levels in patients with AIDS-related complex and AIDS. *J. Clin. Lab. Analysis 3*, 199-201.

[887] Reddy, M. M., McKinley, G. F., & Grieco, M. H. 1991. Evaluation of HIV P24 antigen, s2 microglobulin, neopterin, soluble CD4, soluble CD8, and soluble interleukin-2 receptor levels in patients with AIDS or AID-related complex treated with 2', 3'-dideoxyinosine (ddI). J Clin. Lab. Analysis 5, 396-8.

[888] Reddy, M. M., Winger, E. E., Hargrove, D., McHugh, T., McKinley, G. F., & Grieco, M. H. 1992. An improved method for monitoring efficacy of antiretroviral therapy in HIV-infected individuals: a highly sensitive HIV p24

antigen assay. *J. Clin. Lab. Analysis 6*, 125-9.

[889] Reeves, W. C., Levine, P. H., Cuevas, M., Quiroz, E., Maloney, E., & Saxinger, W. C. 1990. Seroepidemiology of human T-cell lymphotropic virus type I in the Republic of Panama. *Am. J. Trop. Med. Hyg. 42*, 374-9.

[890] Reeves, W. C., Saxinger, C, Brenes, M. M., Quiroz, E., Clark, J. W., Hoh, M. W., & Blattner, W. A. 1988. Human T-cell lymphotropic virus type I (HTLV-I) seroepidemiology and risk factors in metropolitan Panama. *Am. J. Epidemiol. 127*, 532-9.

[891] Regan, I. A., Sam Giovani, T., Greenberg, E., & Konowitz, L. 1987. Nosocomial transmission of group B streptococci (GBS) in a well baby nursery: 1986 update. *Pediatr. Res. 21*, 420.

[892] Rehle, T., Brinkmann, U. K., Siraprapasiri, T., Coplan, P., Aiemsukawat, C., & Ungchusak, K. 1992. Risk factors of HIV-1 infection among female prostitutes in Khon Kaen, northeast Thailand. *Infection 20*, 328-31.

[893] Reisberg, B. 1980. Malaria. In *The biologic and clinical basis of infectious diseases*, 2nd edition, ed. G. P. Youmans, P. Y. Paterson, & H. M. Sommers, pp.707-16. Philadelphia: W. B. Saunders.

[894] Reiss, P., deRonde, A., Lange, J. M. A., deWolf, F., Dekker, J., DeBouck, C., & Goudsmit, J. 1989. Antibody response to the viral negative factor (nef) in HIV-1 infection: A correlate of levels of HIV-1 expression. *AIDS 3*, 227-33.

[895] Reiss, P., Lange, J. M. A., Boucher, C. A., Danner, S. A., & Goudsmit, J. 1988. Resumption of HIV antigen production during continuous zidovudine treatment. *Lancet i*, 421.

[896] Reller, L. B., Gangarosa, E. J., & Brachman, P. S. 1970. Shigellosis in the United States: Five-year review of nationwide surveillance. 1964-1968. *Am. J. Epidemiol. 91*, 161-9.

[897] Reller, L. 1970. Epidemic Shiga dysentery in Central America. *Lancet i*, 661.

[898] Rennie, J. 1992. Living together. *Sci. Am. 266(1)*, 122-33.

[899] Resnick, L., Veren, K., Salahuddin, S. Z., Tondreau, S., & Markham, P. D. 1986. Stability and inactivation of HTLV-III/LAV under clinical and laboratory environments. *JAMA 255*, 1887-91.

[900] Rezkalla, S., Khatib, G., & Khatib, R. 1986. Coxsackievirus B3 murine myocarditis: Deleterious effects of nonsteroidal anti-inflammatory agents. *J. Lab. Clin. Med. 107*, 393-5.

[901] Rezza, G., Pezzotti, P., Lazzarin, A., Angarano, G., Sinicco, A., Ortona, L.,

Ricchi, E., Canessa, A., Castelli, F., Aiuti; F., Zerboni, A., Gala, S., Pristera, R., Salassa, B., Barbanera, M., Zacearelli, M., Vials, P., & Disavoia, A. 1992a. Disease progression and early predictors of AIDS in HIV-seroconverted injecting drug users. *AIDS 6*, 421-6.
[902] Rezza, G., Titti, F., Pezzotti, P., Sernicola, L., Caputo, S. L., Angarano, G., Lazzarin, A., Sinicco, A., Rossi, G. B., & Verani, P. 1992b. Anti-nef antibodies and other predictors of disease progression in HIV-1 seropositive injecting drug users. *J. Biol. Regulators Homeostatic Agents 6*, 15-20.
[903] Richman, D. D. 1991a. Selection of AZT-resistant variants of HIV by therapy. *J. NIH Res. 3*, 83-7.
[904] Richman, D. D. 1991b. Antiviral therapy of HIV infection. *Annu. Rev. Med. 42*, 69-90.
[905] Richman, D. D. 1992. HIV drug resistance. *AIDS Res. Hum. Retroviruses 8*, 1065-71.
[906] Richman, D. D., Grimes, J. M., & Lagakos, S. W. 1990. Effect of stage of disease and drug dose on zidovudine susceptibilities of isolates of human immunodeficiency virus. *J. Acquired Immune Defic. Syndr. 3*, 743-6.
[907] Richman, D. D., Guatelli, J C., Grimes, J., Tsiatis, A., & Gingeras, T. 1991a. Detection of mutations associated with zidovudine resistance in human immunodeficiency virus by use of the polymerase chain reaction. *J. Infect. Dis. 164*, 1075-81.
[908] Richman, D. D., Shih, C. K., Lowy, I., Rose, J., Prodanovich, P., Goff, S., & Griffin, J. 1991b. Human immunodeficiency virus type-1 mutants resistant to nonnucleoside inhibitors of reverse transcriptase arise in tissue culture. *Proc. Nail. Acad. Sci. USA 88*, 11241-5.
[909] Riedel, D. A., Evans, A. S., Saxinger, C., & Blather, W. 1989. A historical study of human T lymphotropic virus type I transmission in Barbados. *J. Infect, Dis. 159*, 603-9.
[910] Robert-Guroff, M., Aldrich, K., Muldoon, R., Stem, T. L., Bansal, G. P., Matthews, T. J., Markham, P. D., Gallo, R. C., & Franchini, G. 1992. Cross-neutralization of human immunodeficency virus type-1 and type-2 and simian immunodeficiency virus isolates. *J. Virol. 66*, 3602-8.
[911] Robert-Guroff, M., Weiss, S. H., Giron, J. A., Jennings, A. M., Ginzburg, H. M., Margolis, I. B., Blattner, W. A., & Gallo, R. C. 1986. Prevalence of antibodies to HTLV-I, -II, and -III in intravenous drug abusers from an AIDS endemic region. *JAMA 255*, 3133-7.
[912] Roberts, J. D., Bebenek, K., & Kunkel, T. A. 1988. The accuracy of

reverse transcriptase from HIV-1. *Science 242*, 1171-3.
[913] Robertson, L., Caley, J. P., & Moore, J. 1958. Importance of Staphylococcus aureus in pneumonia in the 1957 epidemic of influenza A. *Lancet ii*, 233-6.
[914] Robertson, R. C., & Pollitzer, R. 1939. Cholera in central China during 1938. *Trams. Roy. Soc. Trop. Med. Hyg. 33*, 213-32.
[915] Robins, F. W. 1946. *The story of water supply*. New York: Oxford University Press.
[916] Rodriguez, E. M., de Moya, E. A., Guerrero, E., Monterroso, E. R., Quinn, T. C., Puello, E., de Quinones, M. R., Thorington, B., Glasner, P. D., Zacarias, F., & Vermund, S. H. 1993. HIV-1 and HTLV-I in sexually transmitted disease clinics in the Dominican Republic. *J. Acquired Immune Defic. Syndr. 6*, 313-18.
[917] Rogers, K. B. 1951. The spread of infantile gastro-enteritis in a cubicled ward. *J. Hyg. 49*, 140-51.
[918] Rogers, K. B., & Koegler, S. J. 1951. Inter-hospital cross-infection of epidemic infantile gastro-enteritis associated with type strains of Bacterium coli. *J. Hyg. 49*, 152-61.
[919] Rogolsky, M., Warren, R., Wiley, B. B., Nakamura, H. T., & Glasgow, L. A. 1974. Nature of the genetic determinant controlling exfoliative toxin production in Staphylococcus aureus. *J. Bacteriol. 117*, 157-65.
[920] Rohde, J. E., & Northup, R. S. 1976. Taking science where the diarrhoea is. In *Acute diarrhoea in childhood. Ciba Foundation Symposium 42 (new series)*, pp.339-66. Amsterdam, Holland: Elsevier-Excerpta Medica.
[921] Rolston, K. V. I., Radentz, S., & Rodriguez, S. 1990. Bacterial and fungal infections in patients with the acquired immunodeficiency syndrome. *Cancer Detect. Prevent. 14*, 377-81.
[922] Romieu, I., Marlink, R, Kanki, P., M'Boup, S., & Essex, M. 1990. HIV-2 link to AIDS in west Africa. *J. Acquired Immune Defic. Syndr. 3*, 220-30.
[923] Rooke, R., Parniak, M. A., Tremblay, M., Soudeyns, H., Li, X., Gao, Q., Yao, X. J., & Wainberg, M. A. 1991. Biological comparison of wild-type and zidovudine-resistant isolates of human immunodeficiency virus type I from the same subjects: Susceptibility and resistance to other drugs. *Antimicrob. Agents Chemother. 35*, 988-91.
[924] Rooke, R., Tremblay, M., & Wainberg, M. A. 1990. Characterization of HIV-1 variants capable of replicating in presence of high concentrations of zidovudine (AZT). *J. Cell. Biochem. [Suppl.] 14*, 159.

[925] Rooke, R., Tremblay, M., Soudeyns, H., DeStephano, L., Yao, X. J., Fanning, M., Montaner, J. S. G., O'Shaughnessy, M., Gelmon, K., Tsoukas, C., Gill, J., Ruedy, J., Wainberg, M. A., & the Canadian Zidovudine Multi-Centre Study Group. 1989. Isolation of drug-resistant variants of HIV-1 from patients on long-term zidovudine therapy. *AIDS 3*, 411-15.

[926] Roos, M. T. L., Lange, J. M. A., Degoede, R. E. Y., Coutinho, R. A., Schellekens, P. T. A., Miedema, F., & Tersmette, M. 1992. Viral phenotype and immune response in primary human immunodeficiency virus type-1 infection. *J. Infect. Dis. 165*, 427-32.

[927] Rosenberg, M. L., Hazlet, K. K., Schaefer, J., Willis, J. G., & Pruneda, R. C. 1976. Shigellosis from swimming. *JAMA 236*, 1849-52.

[928] Rosenberg, P. S., Gail, M. H., Schrager, L. K., Vermund, S. H., Creagh-Kirk, T., Andrews, E. B., Winkelstein, W., Marmor, M., Des Jarlais, D. C., Biggar, R. J., & Goedert, J. J. 1991. National AIDS incidence trends and the extent of zidovudine therapy in selected demographic and transmission groups. *J. Acquired Immune Defic. Syndr. 4*, 392-401.

[929] Rosenblatt, J. D., Danon, Y., & Black, A. C. 1992. A decade with HTLV-I/HTLV-II: Lessons in viral leukemogenesis. *Leukemia 6*, 18-23.

[930] Rosenfeld, W., Concepcion, L., Lee, H., Torrijos, E., & De La Pal, W. 1987. Effects of HTLV-III contaminated blood tranfusion in premature neonates. *Pediatr. Res. 21*, 420.

[931] Rossi, P. 1992. Maternal factors involved in mother-to-child transmission of HIV-1. *J. Acquired Immme Defic. Syndr. 5*, 1019-29.

[932] Rossignol, P. A., Ribeiro, J. M. C., Jungery, M., Turell, M. J., Spielman, A., & Bailey, C. L. 1985. Enhanced mosquito blood-finding success on parasitemic hosts: Evidence for vector-parasite mutualism. *Proc. Natl. Acad. Sci. USA 82*, 7725-7.

[933] Rowland, M. G. M., Cole, T. J., & Whitehead, R. G. 1977. A quantitative study into the role of infection in determining nutritional status in Gambian village children. *Br. J. Nutr. 37*, 441-50.

[934] Rubbo, S. D. 1948. Cross-infection in hospital due to Salmonella derby. *J. Hyg. 46*, 158-63.

[935] Rubins, J. B., Duane, P. G., Charboneau, D., & Janoff, E. N. 1992. Toxicity of pneumolysin to pulmonary endothelial cells in vitro. *Infect. Immun. 60*, 1740-6.

[936] Ruedy, J., Schechter, M., & Montaner, J. S. G. 1990. Zidovudine for early human immunodeficiency virus (HIV) infection: Who, when, and how?

*Ann. Intern. Med. 112*, 721-3.

[937] Rush, B. 1777. *To the officers in the Army of the United American States: Directions for preserving the health of soldiers*. Philadelphia: Order of Board of War.

[938] Rutherford, G. W., Lifson, A. R., Hessol, N. A., Darrow, W. W., O'Malley, P. M., Buchbinder, S. P., Barnhart, J. L., Bodecker, T. W., Cannon, L., Doll, L. S., Holmberg, S. D., Harrison, J. S., Rogers, M. F., Werdegar, D., & Jaffe, H. W. 1990. Course of HIV-1 infection in a cohort of homosexual and bisexual men: An 11 year follow-up study. *Br. Med. J. 301*, 1183-8.

[939] Rutherford, G. W., Schwarcz, S. K., Lemp, G. F., Barnhart, J. L., Rauch, K. J., Warner, W. L., Piland, T. H., & Werdegar, D. 1989. The epidemiology of AIDS-related Kaposi's sarcoma in Sam Francisco. *J. Infect. Dis. 159*, 569-72.

[940] Saah, A. J., & Hornick, R. B. 1979. Rickettsia prowazekii (epidemic typhus). In *Principles and practice of infectious diseases*, ed. G. L. Mandell, R. G. Douglas, & J. E. Bennett, pp.1520-3. New York: Wiley.

[941] Saah, A. J., Munoz, A., Kuo, V., Fox, R., Kaslow, R. A., Phair, J. P., Rinaldo, C. R., Detels, R., & Polk, B. F. 1992. Predictors of the risk of development of acquired immunodeficiency syndrome within 24 months among gay men seropositive for human immunodeficiency virus type-1: a report from the Multicenter AIDS Cohort Study. *Am. J. Epidemiol. 135*, 1147-55.

[942] Sabin, A. B. 1993. HIV vaccination dilemma. *Nature 362*, 212.

[943] Sabin, A. B. 1992. Improbability of effective vaccination against human immunodeficiency virus because of its intracellular transmission and rectal portal of entry. *Proc. Natl. Acad. Sci. USA 89*, 8852-5,

[944] Sabin, A. B. 1992. My last will and testament on rapid elimination and ultimate global eradication of poliomyelitis and measles. *Pediatrics 90*, 162-9.

[945] Sack, D. A., Clemens, J. D., Huda, S., Harris, J. R., Khan, M. R., Chakraborty, J., Yunus, M., Gomes, J., Siddique, O., Ahmed, F., Kay, B. A., Vanloon, F. P. L., Rao, M. R., Svennerholm, A. M., & Folmgren, J. 1991. Antibody responses after immunization with killed oral cholera vaccines during the 1985 vaccine field trial in Bangladesh. *J. Infect. Dis. 164*, 407-11.

[946] Saimot, A. G., Coulaud, J. P., Mechali, D., Matheron, S., Dazza, M. C., Rey, M. A., Brun-Vezinet, F., & Leibowitch, J. 1987. HIV-2/LAV-2 in Portuguese man with AIDS (Paris, 1978) who had served in Angola in 1968-74. *Lancet ii*, 688.

[947] Sakai, H., Sakuragi, J., Sakuragi, S., Shibata, R., & Adachi, A. 1992a. Functional analysis of biologically distinct genetic variants of simian

immunodeficiency virus isolated from a mandrill. *Virology 189*, 161-6.

[948] Sakai, H., Sakuragi, J. I., Sakuragi, S., Shibata, R., Hayami, M., Ishimoto, A., & Adachi, A. 1992b. Genetic characterization of simian immunodeficiency virus isolated from an African mandrill. *Arch. Virol. 125*, 1-14.

[949] Sakai, K., Ma, X. Y., Gordienko, I., & Volsky, D. J. 1991. Recombinational analysis of a natural noncytopathic human immunodeficiency virus type 1 (HIV-1) isolate: role of the vif gene in HIV-1 infection kinetics and cytopathicity. *J. Virol. 65*, 5765-73.

[950] Sakazaki, R., Tamura, K., Prescott, L. M., & Bencic, Z. 1971. Bacterial examination of diarrheal stools in Calcutta. *Indian J. Med. Res. 59*, 1025-34.

[951] Saksena, N. K., Herve, V., Sherman, M. P., Durand, J. P., Mathiot, C., Muler, M., Love, J. L., LeGuenno, B., Sinoussi, F. B., Dube, D. K, & Poiesz, A. J. 1993. Sequence and phylogenetic analyses of a new STLV-I from a naturally infected tantalus monkey from central Africa. *Virology 192*, 312-20.

[952] Saksena, N. K., Sherman, M. P., Yanagihara, R., Dube, D. K., & Poiesz, B. J. 1992. LTR sequence and phylogenetic analyses of a newly discovered variant of HTLV-I isolated from the Hagahai of Papua New Guinea. *Virology 189*, 1-9.

[953] Salles, C. A., & Momen, H. 1991. Identification of Vibrio cholerae by enzyme electrophoresis. *Trans. Roy. Soc. Trop. Med. Hyg. 85*, 544-7.

[954] Salmaso, S., Conti, S., & Sasse, H. 1991. Drug use and HIV-1 infection: Report from the second Italian multicenter study. *J. Acquired Immune Defic. Syndr. 4*, 607-13.

[955] Samadi, A. R., Huq, M. I., Shahid, N., Khan, M. U., Eusof, A., Rahaman, A. S. M. M., Yunus, M., & Faruque, A. S. G. 1983. Classical Vibrio cholerae biotype displaces el tor in Bangladesh. *Lancet i*, 805-7.

[956] Samuel, M. C., Guydish, J., Ekstrand, M., Coates, T. J., & Winkelstein, W. 1991. Changes in sexual practices over five years Of follow-up among heterosexual men in San Francisco. *J. Acquired Immune Defic. Syndr. 4*, 896-900.

[957] Sanchez-Lanier, M., Davis, L. E., Blisard, K. S., Woodfin, B. M., Wallace, J. M., & Caskey, L. S. 1991. Influenza A virus in the mouse: Hepatic and cerebral lesions in a Reye's syndrome-like illness. *Int. J. Exp. Pathol. 72*, 489-500.

[958] Santhanakrishnan, B. R., Ganga, N., & Lakshminarayana, C. S. 1987. Shigellosis in children. *Indian J. Pediatr. 54*, 739-42.

[959] Saracco, A., Musicco, M., Nicolosi, A., Angarano, G., Arici, C., Gavazzeni,

G., Costigliola, P., Gafa, S., Gervasoni, C., Luzzati, R., Piccinino, F., Puppo, F., Salassa, B., Sinicco, A., Stellini, R., Tirelli, U., Turbessi, G., Vigevani, G. M., Visco, G., Zerboni, R., & Lazzarin, A. 1993. Man-to-woman sexual transmission of HIV: longitudinal study of 343 steady partners of infected men. *J. Acquired Immune Defic. Syndr. 6*, 497-502.

[960] Sarver, N., Black, R. J., Bridges, S., & Chrisey, L. 1992. Frontiers in HIV-1 therapy: Fourth conference of the NIAID National Cooperative Drug Discovery Groups-HIV. *AIDS Res. Hum. Retroviruses 8*, 659-67.

[961] Sato, H., Orenstein, J., Dimitrov, D., & Martin, M. 1992. Cell-to-cell spread of HIV-1 occurs within minutes and may not involve the participation of virus particles. *Virology 186*, 712-24.

[962] Sawada, M., Suzumura, A., Kondo, N., & Marunouchi, T. 1992. Induction of cytokines in glial cells by transactivator of human T cell lymphotropic virus type I. *FEBS Let. 313*, 47-50.

[963] Saxon, A. J., Calsyn, D. A., Whittaker, S., & Freeman, G. 1991. Sexual behaviors of intravenous drug users in treatment. *J. Acquired Immune Defic. Syndr. 4*, 938-44.

[964] Scarlatti, G., Lombardi, V., Plebani, A., Principi, N., Vegni, C., Ferraris, G., Bucceri, A., Fenyo, E. M., Wigzell, H., Rossi, P., & Albert, J. 1991. Polymerase chain reaction, virus isolation and antigen assay in HIV-1-antibody-positive mothers and their children. *AIDS 5*, 1173-8.

[965] Schaberg, D. R., Alford, R. H., Anderson, R., Farmer, J. J., Melly, M. A., & Schafner, W. 1976. An outbreak of nosocomial infection due to a multiply resistant Serratia marcescens: Evidence of interhospital spread. *J. Infect. Dis. 134*, 181-8.

[966] Schaberg, D. R., Rubens, C. E., Alford, R. H., Farrar, W. E., Schafner, W., & McGee, Z. A. 1981. Evolution of antimicrobial resistance and nosocomial infection: Lessons from the Vanderbilt experience. *Am. J. Med. 70*, 445-8.

[967] Schall, J. J. 1990. Virulence of lizard malaria: The evolutionary ecology of an ancient parasite-host association. *Parasitology 100*, S35-52.

[968] Schatzl, H., Yakovleva, L., Lapin, B., Rose, D., Inzhiia, L., Gaedigknitschko, K., Deinhardt, F., & Vonderhelm, K. 1992. Detection and characterization of T-cell leukemia virus-like proviral sequences in PBL and tissues of baboons by PCR. *Leukemia 6*, S158-60.

[969] Schechter, M. T., Marion, S. A., Elmslie, K. D., Ricketts, M. N., Nault, P., & Archibald, C. P. 1991a. Geographic and birth cohort associations of Kaposi's sarcoma among homosexual men in Canada. *Am. J. Epidemiol.*

*134*, 485-8.
[970] Schechter, M. T., Neumann, P. W., Weaver, M. S., Montaner, J. S. G., Cassol, S. A., Le, T. N., Craib, K. J. P., & O'Shaughnessy, M. V. 1991b. Low HIV-1 proviral DNA burden detected by negative polymerase chain reaction in seropositive individuals correlates with slower disease progression. *AIDS 5*, 373-9.
[971] Schellekens, P. T. A., Tersmette, M., Roos, M. T. L, Keet, R. P., Dewolf, F., Coutinho, R. A., & Miedema, F. 1992. Biphasic rate of CD4+ cell count decline during progression to AIDS correlates with HIV-1 phenotype. *AIDS 6*, 665-9.
[972] Schmitt, M. P., & Holmes, R. K. 1991. Characterization of a defective diphtheria toxin repressor (dtxR) allele and analysis of dtxR transcription in wild-type and mutant strains of Corynebacterium diphtheriae. *Infect. Immun. 59*, 3903-8.
[973] Schmitt, M. P., Twiddy, E. M., & Holmes, R. K. 1992. Purification and characterization of the diphtheria toxin repressor. *Proc. Natl. Acad. Sci. USA 89*, 7576-80.
[974] Schneiderman, L. J., & Kaplan, R. M. 1992. Fear of dying and HIV infection vs hepatitis-B infection. *Am. J. Public Hlth. 82*, 584- 6.
[975] Schneweis, K. E., Kleim, J.-P., Bailly, E., Niese, D., Wagner, N., & Brackmann, H. H. 1990. Graded cytopathogenicity of the human immunodeficiency virus (HIV) in the course of HIV infection. *Med. Microbiol. Immunol. 179*, 193-203.
[976] Schnittman, S. M., Greenhouse, J. J., Lane, H. C., Pierce, P. F., & Fauci, A. S. 1991. Frequent detection of HIV-1-specific mRNAs in infected individuals suggests ongoing active viral expression in all stages of disease. *AIDS Res. Hum. Retroviruses 7*, 361-7.
[977] Schoepf, B. G. 1988. Women, AIDS, and the economic crisis in central Africa. *Can. J. Afric. Stud. 22*, 62544.
[978] Schrijvers, D., Delaporte, E., Peeters, M., Dupont, A., & Meheus, A. 1991. Seroprevalence of retroviral infection in women with different fertility statuses in Gabon westem Equatorial Africa. *J. Acquired Immune Defic. Syndr. 4*, 468-70.
[979] Schulman, K. A., Lynn, L. A., Glick, H. A., & Eisenberg, J. M. 1991. Cost effectiveness of low-dose zidovudine therapy for asymptomatic patients with human immunodeficiency virus (HIV) infection. *Ann. Intern. Med. 114*, 798-802.

[980] Schulz, T. F. 1992. Origin of AIDS. *Lancet 339*, 867.
[981] Schwartz, B., Schuchat, A., Oxtoby, M. J., Cochi, S. L., Hightower, A., & Broome, C. V. 1991. Invasive group B streptococcal disease in adults: A population-based study in metropolitan Atlanta. *JAMA 266*, 1112-14.
[982] Schwartz, J. B., Akin, J. S., Guilkey, D. K., & Paqueo, V. 1989. The effect of contraceptive prices on method choice in the Philippines, Jamaica, and Thailand. In *Choosing a contraceptive. Method choice in Asia and the United States*, ed. R. A. Bulatao, J. A. Palmore, & S. E. Ward, pp.78-102. Boulder, Colorado: Westview Press.
[983] Seal, S. C., & Banerjea, R. K. 1949. Incidence of gastrointestinal disorders in relation to the drinking-water sources in a rural area in Bengal. *J. Indian Med. Assoc. 18*, 319- 26.
[984] Selwyn, P. A., Alcabes, P., Hartel, D., Buono, D., Schoenbaum, E. E., Klein, R. S., Davenny, K., & Friedland, G. H. 1992. Clinical manifestations and predictors of disease progression in drug users with human immunodeficiency virus infection. *N. Engl. J. Med. 327*, 1697-1703.
[985] Semmelweis, I. P. 1861/1981. *The cause, concept, and prophylaxis of childbed fever*. Birmingham: Classics of Medicine Library. [translation of 1861 text].
[986] Semple, M., Loveday, C., Weller, I., & Tedder, R. 1991. Direct measurement of viraemia in patients infected with HIV-1 and its relationship to disease progression and zidovudine therapy. *J. Med. Virol. 35*, 38-45.
[987] Seshamma, T., Bagasra, O., Trono, D., Baltimore, D., & Pomerantz, R. J. 1992. Blocked early-stage latency in the peripheral blood cells of certain individuals infected with human immunodeficiency virus type 1. *Proc. Natl. Acad. Sci. USA 89*, 10663-7.
[988] Shanks, R. A., & Studzinski, L. P. 1952. Bact. coli in infantile diarrhoea. *Br. Med. J. i*, 119-23.
[989] Sharma, A. K., Majumdar, S. K., & Chakrabarty, A. N. 1967. Bacteriological findings of dysenteric disorders in Calcutta. *Indian J. Med. Res. 55*, 1181-3.
[990] Shearer, G. M., & Clerici, M. 1991. Early T-helper cell deBects in HIV infection. *AIDS 5*, 245-53.
[991] Sheppard, H. W., Ascher, M. S., McRae, B., Anderson, R. E., Lang, W., & Allain, J. P. 1991. The initial immune response to HIV and immune system activation determine the outcome of HIV disease. *J. Acquired Immune Defic. Syndr. 4*, 704-12.

[992] Sherman, M. P., Saksena, N. K., Dube, D. K., Yanagihara, R., & Poiesz, B. J. 1992. Evolutionary insights on the origin of human T-Cell lymphoma-neukemia virus type I (HTLV-I) derived from sequence analysis of a new HTLV-I variant from Papua New Guinea. *J. Virol. 66*, 2556-63.

[993] Shiga, K. 1936. The trend of prevention, therapy and epidemiology of dysentery since the discovery of its causitive organism. *N. Engl. J. Med. 215*, 1205-11.

[994] Shimanuki, H. 1990. Bacteria. In *Honey bee pests, predators, and diseases*, 2nd edition, ed. R. A. Morse & R. Nowogrodzki, pp.27- 47. Ithaca, N.Y.: Cornell University Press.

[995] Shimoyama, M. 1991. Diagnostic criteria and classification of clinical subtypes of adult T-cell leukaemia-lymphoma: A report from the Lymphoma Study Group (1984-7). *Br. Med. Haematol. 79*, 428-37.

[996] Shinefield, H. R. 1976. Staphylococcal infections. In *Infectious diseases of the fetus and newborn infant*, ed. J. S. Remington & J. O. Klein, pp.979-1019. Philadelphia: W. B. Saunders.（中尾亨監訳, 1987『新生児感染症――理論・診断・治療』医学書院サウンダース.）

[997] Shu-Cheng, D. 1983. Shigellosis in children in China. In *Shigellosis, a continuing global problem*, ed. M. Rahaman, W. B. Greenough, N. R. Novack, & S. Rahman, pp.14- 25. Dhaka: International Center for Diarrheal Disease Research, Bangladesh.

[998] Shute, P. G., Lupascu, G. H., Branzei, P., Maryon, M., Constantinescu, P., Bruce-Chwatt, L. J., Draper, C. C., Killick-Kendrick, R., & Garnham, P. C. C. 1976. A strain of Plasmodium vivax characterized by prolonged incubation: The effect of numbers of sporozoites on the length of the prepatent period. *Trans. Roy. Soc. Trop. Med. Hyg. 70*, 474-81.

[999] Siddique, A. K., Baqui, A. H., Eusof, A., Haider, K., Hossain, M. A., Bashir, I., & Zaman, K. 1991. Survival of classic cholera in Bangladesh. *Lancet 337*, 1125-7.

[1000] Siegmund, O. H., & Fraser, C H. (eds.) 1973. *The Merck veterinary manual*, 4th edition, Rahway, New Jersey: Merck.（牧田登之・山根義久監修, 1995『メルク獣医マニュアル』学窓社, 原著第 7 版の訳.）

[1001] Sigel, S. P., Lanier, S., Baselski, V. S., & Parker, C. D. 1980. In vivo evaluation of pathogenicity of clinical and environmental isolates of Vibrio cholerae. *Infect. Immun. 28*, 681-7.

[1002] Sigerist, H. E. 1943. *Civilization and disease*. Ithaca, N.Y.: Cornell University Press.（松藤元訳, 1973『文明と病気』上・下, 岩波書店.）

[1003] Silva, M. L. M., & Giampaglia, C. M. S. 1992. Colostrum and human milk inhibit localized adherence of enteropathogenic Escherichia coli to HeLa cells. *Acta Paediatr. Scand. 81*, 266-7.

[1004] Silver, D. R., Cohen, I. L., & Weinberg, P. F. 1992. Recurrent Pseudomonas aeruginosa pneumonia in an intensive care unit. *Chest 101*, 194-8.

[1005] Simon, H. J. 1960. *Attenuated infection: The germ theory in contemporary perspective*. Philadelphia: J. B. Lippincott.

[1006] Sinden, R. E. 1991. Asexual blood stages of malaria modulate gametocyte infectivity to the mosquito vector-possible implications for control strategies. *Parasitology 103*, 191-6.

[1007] Singh, R. P. 1983. Viroids and their potential danger to potatoes in hot climates. *Can. Plant. Dis. Surv. 63*, 13-18.

[1008] Sittitrai, W., Brown, T., & Sterns, J. 1990. Opportunities for overcoming the continuing restraints to behavior change and HIV risk reduction. *AIDS 4 (Suppl.1)*, S269-76.

[1009] Sivinski, J. 1984. The behavioral ecology of vermin. *Florida Entomol. 67*, 57-67.

[1010] Skidmore, C. A., Robertson, J. R., Robertson, A. A., & Elton, R. A. 1990. After the epidemic: Follow up study of HIV seroprevalence and changing patterns of drug use. *Br. Med. J. 300*, 219-23.

[1011] Slater, I. H. 1965. Strychnine, picrotoxin, pentylenetetrazo1, and miscellaneous drugs. In *Drill's pharmacology in medicine*, 3rd edition, ed. J. R. DiPalma, pp.379-93. New York: Blakiston/ McGraw-Hill.

[1012] Smart, C. 1888. *The medical and surgical history of the war of the rebellion*, Part ILL, Vol. I: *Medical history*. Washington, D.C.: U.S. Government Printing Office.

[1013] Smith, D. T. 1972. The typhus group of rickettsioses. In *Zinsser microbiology*, 15th edition, ed. W. K. Joklik & D. T. Smith, pp.677-84. New York: Appleton-Century-Crofts.

[1014] Smith, I. M. 1979. Staphylococcus aureus. In *Principles and practice of infectious disease*, 3rd edition, ed. G. L. Mandell, R. G. Douglas, & J. E. Bennett pp.1530-52. New York: Wiley.

[1015] Smith, K. M. 1957. *A textbook of plant virus diseases*, 2nd edition. Boston: Little, Brown.

[1016] Smith, T. 1934. *Parasitism and disease*. Princeton: Princeton University Press.

[1017] Snewin, V. A., Longacre, S., & David, P. H. 1991. Plasmodium vivax: Older and wiser? *Res. Immunol. 142*, 631-6.
[1018] Snow, J. 1855/1966. *On the mode of communication of cholera*, 2nd edition, London: Churchill.
[1019] Snyder, J. C. 1965. Typhus fever rickettsiae. In *Viral and rickettsial disease of man*, ed. F. L. Horsfall & Tam I, pp.1059-94. Philadelphia: J. P. Lippencott.
[1020] Snyder, J. D., & Merson, M. H. 1982. The magnitude of the global health problem of acute diarrhoeal disease: A review of active surveillance data. *Bull. WHO 60*, 605-13.
[1021] Somasundaran, M., & Robinson, H. L. 1988. Unexpectedly high levels of HIV-1 RNA and protein synthesis in a cytocidal infection. *Science 242*, 1554-7.
[1022] South, M. A. 1971. Enteropathogenic Escherichia coli disease: New developments and perspectives. *J. Pediat. 79*, 1-11.
[1023] Southwood, T. R. E. 1987. The natural environment and disease: An evolutionary perspective. *Br. Med. J. 294*, 1086-9.
[1024] Spear, J. B., Benson, C. A., Pottage, J. C., Paul, D. A., Landay, A. L., & Kessler, H. A. 1988. Rapid rebound of serum human immunodeficiency virus antigen after discontinuing zidovudine therapy. *J. Infect. Dis. 158*, 1132-3.
[1025] Spiegel, H., Herbst, H., Niedobitek, G., Foss, H. D., & Stein, H. 1992. Follicular dendritic cells are a major reservoir for human immunodeficiency virus type 1 in lymphoid tissues facilitating infection of CD4+ T-helper cells. *Am. J. Pathol. 140*, 15-22.
[1026] Sprunt, K., & Redman, W. 1968. Evidence suggesting importance of role of interbacterial inhibition in maintaining balance of normal flora. *Ann. Intern. Med. 68*, 579-90.
[1027] Srugo, I., Brunell, P. A., Chelyapov, N. V., Ho, D. D., Alam, M., & Israele, V. 1991. Virus burden in human immunodeficiency virus type 1 -infected children: Relationship to disease status and effect of antiviral therapy. *Pediatrics 87*, 921-5.
[1028] St. Clair, M. H., Martin, J. L., Tudor-Williams, G., Bach, M. C., Vavro, C. L., King, D. M., Kellam, P., Kemp, S. D., & Larder, B. A. 1991. Resistance to ddI and sensitivity to AZT induced by a mutation in HIV-1 reverse transcriptase. *Science 253*, 1557-9.
[1029] Stahmer, I., Zimmer, J. P., Ernst, M., Fenner, T., Finnem, R., Schmitz,

H., Flad, H. D., & Gerdes, J. 1991. Isolation of normal human follicular dendritic cells and CD4-independent in vitro infection by human immunodeficiency virus (HIV-1). *Eur. J. Immunol. 21*, 1873-8.

[1030] Stall, R. D., Coates, T. J., & Hoff, C. 1988. Behavioral risk reduction of HIV infection among gay and bisexual men: A review of results from the United States. *Am. Psychol. 43*, 878-85.

[1031] Stanley, E. D., Jackson, G. G., Panusam, C., Rubenis, M., & Dirda, V. 1975. Increased virus shedding with aspirin treatment of rhinovirus infection. *JAMA 231*, 1248-51.

[1032] Stanley, E. D., Jackson, G. G., Dirda, V., & Rubenis, M. 1976. Re: Increased virus shedding with aspirin treatment of rhinovirus infection. *JAMA 235*, 802-3.

[1033] Stead, W. W., Lofgren, J. P., Warren, E., & Thomas, C. 1985. Tuberculosis as an epidemic and nosocomial infection among the elderly in nursing homes. *N. Engl. J. Med. 312*, 1483-7.

[1034] Stead, W. W., & Lofgren, J. P. 1991. Tuberculosis and HIV infection. *N. Engl. J. Med. 325*, 1882.

[1035] Stebbins, E. L. 1940. Recent studies of epidemic diarrhea and dysentery. *South. Med. J. 33*, 197-203.

[1036] Steiner, P. E. 1968. *Disease in the civil war: Natural biological warfare in 1861-1865*. Springfield, Ill.: C. C. Thomas.

[1037] Sternberg, S. 1992. HIV comes in five family groups. *Science 256*, 966.

[1038] Stevenson, J. S. 1952. Further observations on the occurrence of Bact. coli D 433 in adult faeces. *Br. Med. J. ii*, 123-4.

[1039] Stevens, K. M. 1981. The pathophysiology of influenzal pneumonia in 1918. *Perspect. Biol. Med. 25*, 115-25.

[1040] Stevenson, M., Stanwick, T. L., Dempsey, M. P., & Lamonica, C. A. 1990. HIV-1 replication is controlled at the level of T cell activation and proviral integration. *EMBO J. 9*, 1551-60.

[1041] Stoll, B. J., Glass, R. I., Huq, M. I., Khan, M. U., Banu, H., & Holt, J. 1982. Epidemiologic and clinical features of patients infected with Shigella who attended a diarrheal disease hospital in Bangladesh. *J. Infect. Dis. 146*, 177-83.

[1042] Storsaeter, J. 1991. *Studies on the protective efficacy of two acellular pertussis vaccines: The importance of appropriate diagnostic methods and case definitions*. Stockholm: Kongl Carolinska Medico Chirurgiska Institutet.

[1043] Studdert, M. J., Oda, C., Riegl, C. A., & Roston, R. P. 1983. Aspects of the

diagnosis, pathogenesis and epidemiology of canine parvovirus. *Austral. Vet. J. 60*, 197-200.

[1044] Stulberg, C. S., & Zuelzer, W. W. 1956. Infantile diarrhea due to Escherichia coli. *Ann. N.Y. Acad. Sci. 66*, 90-9.

[1045] Sudre, P., ten Dam, G., & Kochi, A. 1992. Tuberculosis—A global overview of the situation today. *Bull. WHO 70*, 149-59.

[1046] Sugiyama, H., Doi, H., Yamaguchi, K., Tsuji, Y., Miyamoto, T., & Hino, S. 1986. Significance of post-natal mother-to-child transmission of human T-lymphotropic virus type-I on the development of adult T-cell leukemia/lymphoma. *J. Med. Virol. 20*, 253-60.

[1047] Súarez, P., Valcarcel, J., & Ortin, J. 1992. Heterogeneity of the mutation rates of influenza A viruses: Isolation of mutator mutants. *J. Virol. 66*, 2491-4.

[1048] Swanson, C. E., & Cooper, D. A. 1990. Factors influencing outcome of treatment with zidovudine of patients with AIDS in Australia. *AIDS 4*, 749-57.

[1049] Swart, A. M., Weller, I., & Darbyshire, J. H. 1990. Early HIV infection: To treat or not to treat? *Br. Med. J. 301*, 825-6.

[1050] Swellengrebel, N. H. 1940. The efficient parasite. In *Proceedings of the Third International Congress of Microbiology* pp.119-27. Baltimore: Waverly.

[1051] Szturm-Rubenstein, S. 1968. Determination of biotype, phase type and colicinogenic character of Shigella sonnei, and its epidemiologic importance. *Arch. Immunol. Ther. Exp. (Warsaw) 16*, 421-28.

[1052] Tachibana, N., Okayama, A., Ishihara, S., Shioiri, S., Murai, K., Tsuda, K., Goya, N., Matsuo, Y., Essex, M., Stuver, S., & Mueller, N. 1992. High HTLV-I proviral DNA level associated with abnormal lymphocytes in peripheral blood from asymptomatic carriers. *Int. J. Cancer 51*, 593-5.

[1053] Tacket, C. 0., Shahid, N., Huq, M. I., Alim, A. R. M. A., & Cohen, M. L. 1984. Usefulness of plasmid profiles for differentiation of Shigella isolates in Bangladesh. *J. Clin. Microbiol. 20*, 300-1.

[1054] Tajima, K. 1988. The T-and B-cell malignancy study group. The third nation-wide study on adult T-cell leukemia/lymphoma (ATL) in Japan: Characteristic patterns of HLA antigen and HTLV-I infection in ATL patients and their relatives. *Int. J. Cancer 41*, 505-12.

[1055] Tajima, K., & Ito, S. 1990. Prospective studies of HTLV-I and associated diseases in Japan. In *Human retrovirology: HTLV*, ed. W. A. Blattner, pp.267-79. New York: Raven Press.

[1056] Tajima, K., Tominaga, S., Suchi, T., Kawagoe, T., Komoda, H., Hinuma, Y., Oda, T., & Fujita, K. 1982. Epidemiological analysis of the distribution of antibody to adult T-cell leukemia virus associated antigen (ATLA): Possible horizontal transmission of adult T-cell leukemia virus. *Gann 73*, 893-901.

[1057] Takeda, Y. 1983. Shigellosis in Japan. In *Shigellosis: A continuing global problem*, ed. M. Rahaman, W. B. Greenough, N. R. Novack, & S. Rahman, pp.48-58. Dhaka: International Center for Diarrheal Disease Research, Bangladesh.

[1058] Takeuchi, Y., Nagumo, T., & Hoshino, H. 1988. Low fidelity of cell-tree DNA synthesis by reverse transcriptase of human immunodeficiency virus. *J. Virol. 62*, 3900-2.

[1059] Taylor, J. 1966. Host-Parasite relations of Escherichia coli in man. *J. Appl. Bacteriol 29*, 1-12.

[1060] Tedder, R. S., O'Connor, T., Hughes, A., N'jie, H., Corrah, T., & Whittle, H. 1988. Envelope cross-reactivity in westem blot for HIV-1 and HIV-2 may not indicate dual infection. *Lancet ii*, 927-30.

[1061] Temin, H. M. 1989a. Is HIV unique or merely different? *J. Acqured Immune Defic. Syndr. 2*, 1-9.

[1062] Temin, H. M. 1989b. Retrovirus variation and evolution. *Genome 31*, 17-22.

[1063] Tersmette, M., Gruters, R. A., de Wolf, F., de Goede, R. E. Y., Lange, J. M. A., Schellekens, P. T. A., Goudsmit, J. A. A. P., Huisman, H. G., & Miedema, F. 1989. Evidence for a role of virulent human immunodeficiency virus (HIV) variants in the pathogenesis of acquired immunodeficiency syndrome: Studies on sequential HIV isolates. *J. Virol. 63*, 2118-25.

[1064] Tersmette, M., & Miedema, F. 1990. Interactions between HIV and the host immune system in the pathogenesis of AIDS. *AIDS 4 (Suppl.1)*, S57-66.

[1065] Terwilliger, E. F., Langhoff; E., & Haseltine, W. A. 1991. The nef gene of HIV-1. A review of recent results. In *Genetic structure and regulation of HIV*, ed. W. A. Haseltine & F. Wongstaal, pp.457-71. New York: Raven Press.

[1066] Tesh, R. B. 1980. Experimental studies on the transovarial transmission of Kunjin and Sam Angelo viruses in mosquitoes. *J. Trop. Med Hyg. 29*, 657-66.

[1067] Tesh, R. B., & Shroyer, D. A. 1980. The mechanism of arbovirus transo-

varial transmission in mosquitoes: Sam Angelo virus in Aedes albopictus. *Am. J. Trop. Med. Hyg. 29*, 1394-1404.

[1068] Thomas, L. 1972. Notes of a biology-watcher: Germs. *N. Engl. J. Med. 247*, 553-5.

[1069] Thompson, R. L., Cabezudo, I., & Wenzel, R. P. 1982. Epidemiology of nosocomial infections caused by methicillin-resistant Staphylococcus aureus. *Ann. Intern. Med. 97*, 309-17.

[1070] Thomson, S. 1955. The numbers of pathogenic bacilli in faeces in intestinal diseases. *J. Hyg. 53*, 217-24.

[1071] Tilton, J. 1813. *Economic observations on military hospitals and the prevention of diseases incident to an army*. Wilmington, Del.: Wilson.

[1072] Tiollais, P., & Buendia, M. A. 1991. Hepatitis B virus. *Sci. Am. 264(4)*, 116-23.

[1073] Tjøtta, E., Hungnes, O., & Grinde, B. 1991. Survival of HIV-1 activity after disinfection, temperature and pH changes, or drying. *J. Med. Virol. 35*, 223-7.

[1074] Tokudome, S. 1991. Possible environmental factors related with transmission of HTLV-I among children. *Eur. J. Epidemiol. 7*, 437-8.

[1075] Tomonaga, K., Katahira, J., Fukasawa, M., Hassan, M. A., Kawamura, M., Akari, H., Miura, T., Goto, T., Nakai, M., Suleman, M., Isahakia, M., & Hayami, M. 1993. Isolation and characterization of simian immunodeficiency virus from African white-crowned mangabey monkeys (Cercocebus torquatus lunulatus). *Arch. Virol. 129*, 77-92.

[1076] Trager, J. 1982. *Letters from Sachiko*. New York: Atheneum.

[1077] Tremblay, M., & Wainberg, M. A. 1990. Neutralization of multiple HIV-1 isolates from a single subject by autologous sequential sera. *J. Infect. Dis. 162*, 735-7.

[1078] Trujillo, J. M., Concha, M., Munoz, A., Bergonzoli, G., Mora, C., Borrero, I., Gibbs, C. J., & Arango, C. 1992. Seroprevalence and cofactors of HTLV-I infection in Tumaco, Colombia. *AIDS Res. Hum. Retroviruses 8*, 651-7.

[1079] Tsujimoto, H., Hasegawa, A., Maki, N., Fukasawa, M., Miura, T., Speidel, S., Cooper, R. W., Moriyama, a. N., Gojobori, T., & Hayami, M. 1989. Sequence of a novel simian immunodeficiency virus from a wild-caught African mandrill. *Nature 341*, 539-41.

[1080] Tudor-Williams, G., St. Clair, M. H., Mckinney, R. E., Maha, M., Walter, E., Santacroce, S., Mintz, M., O'Donnell, K., Rudoll, T., Vavro, C. L., Connor, E. M., & Wilfert, C. M. 1992. HIV-1 sensitivity to zidovudine and

clinical outcome in children. *Lancet 339*, 15-19.
[1081] Turnbull, P. C. B., Lee, J. V., Miliotis, M. D., Still, C. S., Isaacson, M., & Ahmad, Q. S. 1985. In vitro and in vivo cholera toxin production by classical and el tor isolates of Vibrio cholerae. *J. Clin. Microbiol. 21*, 884-90.
[1082] Turner, B. J., & Ball, J. K. 1992. Variations in inpatient mortality for AIDS in a national sample of hospitals. *J. Acquired Immune Defic. Syndr. 5*, 978-87.
[1083] Turner-Lowe, S. 1991. New strategies needed to combat malaria. *News Report, U.S. National Research Council 41(8)*, 5-8.
[1084] Uchida, T., Gill, D. M., & Pappenheimer, A. M. 1971. Mutation in the structural gene for diphtheria toxin carried by temperate phage s. *Nature New Biol. 233*, 8-11.
[1085] Ueda, K., Tokugawa, K., & Kusuhara, K. 1992. Perinatal viral infections. *Early Hum. Dev. 29*, 131-6.
[1086] Uherova, P., Schmidtmayerova, H., & Mayer, V. 1991. Failure of azidothymidine to inhibit human immunodeficiency virus (HIV) replication in a promonocytic cell line (U937). *Acta Virol 35*, 357-64.
[1087] U.S. Department of State 1986. *Gabon: Post report.* Washington, D.C.: U.S. Government Printing Office.
[1088] van Beneden, P. J. 1885. *Animal parasites and messmates.* New York: Appleton.
[1089] van den Hoek, J. A. R., Al, E. J. M., Huisman, J. G., Goudsmit, J., & Coutinho, R. A. 1991. Low prevalence of human T-cell leukaemia virus-I and -II infection among drug users in Amsterdam, the Netherlands. *J. Med. Virol. 34*, 100-3.
[1090] van den Hoek, J. A. R., van Haastrecht, H. J. A., & Coutinho, R. A. 1992. Little change in sexual behavior in injecting drug users in Amsterdam. *J. Acquired Immune Defic. Syndr. 5*, 518-22.
[1091] van den Hoek, J. A. R., van Haastrech, H. J. A., & Coutinho, R. A. 1989. Risk reduction among intravenous drug users in Amsterdam under the influence of AIDS. *Am. J. Public Hlth. 79*, 1355-7.
[1092] van der Werf, T. S., Das, P. K., van Soolingen, D., Yong, S., van der Mark, T. W., & van den Akker, R. 1992. Sero-diagnosis of tuberculosis with A60 antigen enzyme-linked immunosorbent assay: Failure in HIV-infected individuals in Ghana. *Med. Microbiol. Immunol. 181*, 71-6.
[1093] van Griensven, G. J. P., De Vroome, E. M. M., Goudsmit, J., & Coutinho, R. A. 1989. Changes in sexual behavior and the fall in incidence of HIV

among homosexual men. *Br. Med. J. 298*, 218-21.
[1094] van Griensven, G. J. P., de Vroome, E. M. M., de Wolf, F., Goudsmit, J., Roos, M., & Coutinho, R. A. 1990. Risk factors for progression of human immunodeficiency virus (HIV) infection among seroconverted and seropositive homosexual men. *Am. J. Epidemiol. 182*, 203-10.
[1095] van Loon, F. P. L., Rabbani, G. H., Bukhave, K., & Rask-Madsen, J. 1992. Indomethacin decreases jejunal fluid secretion in addition to luminal release of prostaglandin-E2 in patients with acute cholera. *Gut 33*, 643-5.
[1096] van Oye, E., Pfeifer, I., & Kruger, W. 1968. The epidemiology of shigellosis in Belgium with special reference to the phage-types of Shigella sonnet. *Arch. Immunol. Ther. Exp. (Warsaw) 16*, 452-8.
[1097] Varavithya, W., Sunthomkachit, R., & Eampokalap, B. 1991. Oral rehydration therapy for invasive diarrhea. *Rev. Infect. Dis. 13*, S325-31.
[1098] Varela-Echavarria, A., Garvey, N., Preston, B. D., & Dougherty, J. P. 1992. Comparison of moloney murine leukemia virus mutation rate with the fidelity of its reverse transcriptase in vitro. *J. Biol. Chem. 267*, 24681-8.
[1099] Vasquez, P., Sanchez, G., Volante, C., Vera, L., Ramirez, E., Soto, G., & Lee, H. 1991. Human T-lymphotropic virus type I (HTLV-I): New risk for Chilean population. *Blood 78*, 850-1.
[1100] Venkatesan, S. 1992. Virological and cellular physiological roles of HIV nef protein. *Res. Virol. 143*, 38-42.
[1101] Verghese, A., Mireault, K., & Arbeit, R. C. 1986. Group B streptococcal bacteremia in men. *Rev. Infect. Dis. 8*, 912-17.
[1102] Veyssier-Belot, C. 1990. Kaposi's sarcoma and HTLV-I infection. *Lancet 336*, 575.
[1103] Victoria, C. G., Smith, P. G., Vaughan, J. P., Nobre, L. C., Lombardi, C., Teixeira, A. M. B., Fuchs, S. M. C., Moreira, L. B., Gigante, L. P., & Barros, F. C. 1987. Evidence for protection by breast-feeding against infant deaths from infectious diseases in Brazil. *Lancet ii*, 319-22.
[1104] Virchow, R. 1877/1962. *Disease, life, and man*. New York: Collier.
[1105] Volberding, P. A., Lagakos, S. W., Koch, M. A., Pettinelli, C., Myers, M. W., Booth, D. K., Balfour, H. H., Reichman, R. C., Bartlett, J. A., Hirsch, M. S., Murphy, R. L., Hardy, W. D., Soeiro, R., Fischl, M. A., Bartlett, J. G., Merigan, T. C., Hyslop, N. E., Richman, D. D., Valentine, F. T., & Corey, L. 1990. Zidovudine in asymptomatic human immunodeficiency virus infection: A controlled trial in persons with fewer than 500 CD4-positive cells per cubic millimeter. *N. Engl. J. Med. 322*, 941-9.

[1106] Waage, J. K., & Nondo, J. 1982. Host behaviour and mosquito feeding success: an experimental study. *Trans. Roy. Soc. Trop. Med. Hyg. 76*, 119-22.

[1107] Wade, A. W., Green-Johnson, J., & Szewczuk, M. R. 1988. Functional changes in systemic and mucosal lymphocyte repertoires with age: An update review. *Aging: Immunol. Infect. Dis. 1*, 65-97.

[1108] Wahman, A., Melnick, S. L., Rhame, F. S., & Potter, J. D. 1991. The epidemiology of classic, African, and immunosuppressed Kaposi's sarcoma. *Epidemiol. Rev. 13*, 178-99.

[1109] Wainberg, M. A., Tremblay, M., Rooke, R., Fanning, M., Tsoukas, C., Montaner, J. S. G., O'Shaughnessy, M., & Ruedy, J. 1992. Characterization of zidovudine resistant variants of HIV-1 isolated from patients on prolonged therapy. *Drugs Exptl. Clin. Res. 18*, 283-90.

[1110] Wallace, B. 1972. *Disease, sex, communication, behavior: Essays in social biology*, Vol III. Englewood Cliffs, New Jersey: Prentice-Hall.

[1111] Wallace, B. 1989. Can "stepping stones" form stairways. *Am. Nat. 133*, 578-9.

[1112] Wallace, J. M. 1950. Prevention of sunblotch disease of avocados in new plantings. *Calif. Avocado Assoc. Yearbook 1950*, 97-100.

[1113] Wallace, J. M., & Drake, R. J. 1962. A high rate of seed transmission of avocado sun-blotch virus from symptomless trees and the origin of such trees. *Phytopathology 52*, 237-41.

[1114] Wallace, J. M., & Drake, R. J. 1953. Seed transmission of the avocado sunblotch virus. *Citr. Leaves 33*, 18-20.

[1115] Walliker, D., Quakyi, I. A., Wellems, T. E., McCutchan, T. F., Szarfman, A., London, W. T., Corcoran, L. M., Burkot, T. R., & Carter, R. 1987. Genetic analysis of the human malaria parasite Plasmodium falciparum. *Science 236*, 1661-6.

[1116] Walsh, J., & Warren, K. 1979. Selective primary health care: An interim strategy for disease control in developing countries. *N. Engl. J. Med. 301*, 967-74.

[1117] Wang, B. 1984. Study on the effect of oral immunization of T32-Istrati strain against bacillary dysentery in field trials. *Arch. Roum. Pathol. Exp. Microbiol. 43*, 285-9.

[1118] Ward, J. W., Bush, T. J., Perkins, H. A., Lieb, L. E., Allen, J. R., Goldfinger, D., Samson, S. M., Pepkowitz, S. H., Feenando, L. P., Holland, P. V., Kleinman, S. H., Grindon, A. J., Gamer, J. L., Rutherford, G. W., &

Holmberg, S. D. 1989. The natural history of transfusion-associated infection with human immunodeficiency virus. Factors influencing the rate of progression to disease. *N. Engl. J. Med. 321*, 947-52.

[1119] Warren, J. T., & Dolatshahi, M. 1992. Worldwide survey of AIDS vaccine challenge studies in nonhuman primates: Vaccines associated with active and passive immune protection from live virus challenge. *J. Med. Primatol. 21*, 139-86.

[1120] Watanabe, M., Ringler, D. J., Fultz, P. N., Mackey, J. J., Boyson, J. E., Levine, C. G., & Letvin, N. L. 1991. A chimpanzee-passaged human immunodeficiency virus isolate is cytopathic for chimpanzee cells but does not induce disease. *J. Virol. 65*, 3344-8.

[1121] Watanakunakorn, C., & Jura, J. 1991. Klebsiella bacteremia: A review of 196 episodes during a decade (1980-1989). *Scand. J. Infect. Dis. 23*, 399-405.

[1122] Waters, A. P., Higgins, D. G., & McCutchan, T. F. 1991. Plasmodium falciparum appears to have arisen as a result of lateral transfer between avian and human hosts. *Proc. Natl. Acad. Sci. USA 88*, 3140-4.

[1123] Wats, R. C., Loganadan, A. D., & Conquest, C. N. 1928. Dysentery in Secunderabad. *Indian Med. Gaz. 63*, 13-16.

[1124] Wattel, E., Mariotti, M., Agis, F., Gordien, E., Le Coeur, F. F., Prin, L., Rouger, P., Chen, I. S. Y., Wain-Hobson, S., & Leffere, J. J. 1992. Quantification of HTLV-I proviral copy number in peripheral blood of symptomless carriers from the French West Indies. *J. Acquired Immune Defic. Syndr. 5*, 943-6.

[1125] Weber, D. J., Becherer, P. R., Rutala, W. A., Samsa, G. P., Wilson, M. B., & White, G. C. 1991. Nosocomial infection rate as a function of human immunodeficiency virus type 1 status in hemophiliacs. *Am. J. Med. 91*, S206-12.

[1126] Weintraub, Z., Regev, R., Iancu, T., Feme, M., & Rabinowitz, B. 1983. Perinatal group B streptococcal infections in Israel. *Jsrael J. Med. Sci. 19*, 900-2.

[1127] Weiss, P. J., Brodine, S. K., Goforth, R. R., Kennedy, C. A., Wallace, M. R., Olson, P. E., Garland, F. C., Hall, F. W., Ito, S. I., & Oldfield, E. C. 1992. Initial low CD4 lymphocyte counts in recent human immunodeficiency virus infection and lack of association with identified coinfections. *J. Infect. Dis. 166*, 1149-53.

[1128] Weiss, R. 1989a. The viral advantage. *Sci. News 136*, 200-3.

[1129] Weiss, R. 1989b. Allergy-triggering receptor made en masse. *Sci. News*

*135*, 246.
[1130] Weiss, R. 1991. Brain killer stable in soil. *Sci. News 139*, 84.
[1131] Weiss, R. 1992. Measles battle loses potent weapon. *Science 258*, 546-47.
[1132] Weiss, R. 1990. The swat team. *Sci. News 137*, 724.
[1133] Weissman, J. B., Murton, K. I., Lewis, J. N., Friedemann, C. H. T., & Gangarosa, E. J. 1974. Impact in the U.S. of the Shiga dysentery pandemic of Central America and Mexico: A review of surveillance data through 1972. *J. Infect. Dis. 129*, 218-23.
[1134] West, A. P. 1991. Drug abuse treatment as a strategy to prevent human immunodeficiency virus infection among intravenous drug users: How can we maximize prevention of infection? *Arch. Intern. Med. 151*, 1493-96.
[1135] Wheeler, M. 1966. *Civilizations of the Indus Valley and beyond*. London: Thames & Hudson.
[1136] Wheeler, M. 1968. *The Indus civilization*. Cambridge: Cambridge University Press.（曽野寿彦訳, 1966『インダス文明』みすず書房.）
[1137] Wheeler, W. E., & Wainerman, B. 1954. The treatment and prevention of epidemic infantile diarrhea due to E. coli 0-111 by the use of chloramphenicol and neomycin. *Pediatrics 14*, 357-63.
[1138] Whitley, R. J. 1990. Herpes simplex viruses. In *Virology*, 2nd edition, ed. B. N. Fields, D. M. Knipe, R. M. Chanock, M. S. Hirsch, J. L. Melnick, T. P. Monath, & B. Roizman, pp.1843-87. New York: Raven Press.
[1139] Whittle, H., Egboga, A., Todd, J., Comh, T., Wilkins, A., Demba, E., Morgan, G., Rolfe, M., Berry, N., & Tedder, R. 1992. Clinical and laboratory predictors of survival in Gambian patients with symptomatic HIV-1 or HIV-2 infection. *AIDS 6*, 685-9.
[1140] Wignall, F. S., Hyams, K. C., Phillips, I. A., Escamilla, J., Tejada, A., Li, O., Lopez, F., Chauca, G., Sanchez, S., & Roberts, C. R. 1992. Sexual transmission of human T-lymphotropic virus type I in Peruvian prostitutes. *J. Med. Virol. 38*, 44-8.
[1141] Wilbur, C. K. 1980. *Revolutionary medicine 1700-1800*. Chester, Conn.: Globe Pequot.
[1142] Williams, G. 1959. *Virus hunters*. New York: Knopf.（永田育也・蜂須賀養悦訳, 1964『ウイルスの狩人』岩波書店.）
[1143] Williams, G. C. 1966. *Adaptation and natural selection*. Princeton, New Jersey: Princeton University Press.
[1144] Williams, G. C. 1957. Pleiotropy, natural selection and the evolution of senescence. *Evolution 11*, 398-411.

[1145] Williams, G. C., & Nesse, R. M. 1991. The dawn of Darwinian medicine. *Q. Rev. Biol. 66*, 1-22.
[1146] Wilson, C. M., Serrano, A. E., Wasley, A., Bogenshutz, M. P., Shankar, A. J., & Wirth, D. F. 1989. Amplification of a gene related to mammalian mdr genes in drug-resistant Plasmodium falciparum. *Science 244*, 1184-86.
[1147] Wilson, D. S. 1980. *The natural selection of populations and communitites.* Menlo Park, Cal.: Benjamin/Cummings.
[1148] Winkelstein, W., Wiley, J. A., Padian, N. S., Samuel, M., Shiboski, S., Ascher, M. S., & Levy, J. A. 1988. The San Francisco Men's Health Study: Continued decline in HIV seroconversion rates among homosexual/bisexual men. *Am. J. Public Hlth. 78*, 1472-74.
[1149] Winther, B., Gwaltney, J. M., & Hendley, J. O. 1990. Respiratory virus infection of monolayer culture of human nasal epithelial cells. *Am. Rev. Respir. Dis. 141*, 839-45.
[1150] Wolff, H. L., & Croon, J. J. A. B. 1968. The survival of smallpox virus (Variola minor) in natural circumstances. *Bull. WHO 38*, 492-93.
[1151] Wolfs, T. F. W., de Jong, J. J., van den Berg, H., Tijnagel, J. M. G. H., Krone, W. J. A., & Goudsmit, J. 1990. Evolution of sequences encoding the principal neutralization epitope of human immunodeficiency virus 1 is host dependent, rapid and continuous. *Proc. Natl. Acad. Sci. USA 87*, 9938-42.
[1152] Wolfs, T. F. W., Zwart, G., Bakker, M., & Goudsmit, J. 1992. HIV-1 genomic RNAdiversification following sexual and parenteral virus transmission. *Virology 189*, 103-10.
[1153] Wolfs, T. F. W., Zwart, G., Bakker, M., Valk, M., Kuiken, C. L., & Goudsmit, J. 1991. Naturally occurring mutations within HIV-1 V3 genomic RNA lead to antigenic variation dependent on a single amino acid substitution. *Virology 185*, 195-205.
[1154] Wolinsky, E. 1992. Mycobacterial diseases other than tuberculosis. *Clin. Infect. Dis. 15*, 1-12.
[1155] Wolinsky, E., Lipsitz, P. J., Mortimer, E. A., & Rammelkamp, C. H. 1960. Acquisition of staphylococci by newborns. Direct versus indirect transmission. *Lancet ii*, 620-22.
[1156] Wolinsky, S. M., Wike, C. M., Korber, B. T. M., Hutto, C., Parks, W. P., Rosenblum, L. L., Kunstman, K. J., Furtado, M. R., & Munoz, J. L. 1992. Selective transmission of human immunodeficiency virus type-1 variants from mothers to infants. *Science 255*, 1134-37.
[1157] Wolman, A., & Gorman, A. E. 1931. *The significance of waterborne*

*typhoid fever outbreakg, 1920-1930*. Baltimore: Williams and Wilkins.

[1158] Wood, R., Dons, H. L., Katzenstein, D. A., & Merigan, T. C. 1993. Quantification and comparison of HIV-1 proviral load in peripheral blood mononuclear cells and isolated CD4+ T cells. *J. Acquired Immune Defic. Syndr. 6*, 237-40.

[1159] Woodcock, H. M. 1909. Hemoflagellates and allied forms. In *A treatise on zoology* Part 1, pp.193-273. London: Adam & Charles Black.

[1160] Woodward, J. J. 1870. *The medical and surgical history of the war of the rebellion (1861-65), Part I, Vol. I: Medical history*. Washington, D.C.: U.S. Gov. Printing Office.

[1161] Woodward, J. J. 1879. *The medical and surgical history of the war of the rebellion (1861-1865), Part II, Vol. I: Medical history*. Washington, D.C.: U.S. Gov. Printing Office.

[1162] World Health Organization. 1992. Tuberculosis control and research strategies for the 1990s—memorandum from a WHO meeting. *Bull. WHO 70*, 17-21.

[1163] Wormser, G. P., Forseter, G., Joline, C., Tupper, B., & O'Brien, T. A. 1991. Hepatitis C in HIV-infected intravenous drug users and homosexual men in suburban New York City. *JAMA 265*, 2958.

[1164] Wynne-Edwards, V. C. 1962. *Animal dispersion in relation to social behaviour*. Edinburgh: Oliver & Boyd.

[1165] Yahi, N., Fantini, J., & Chermann, J. C. 1992. Infection of HIV-1 and HIV-2 through the luminal and serosal sides of polarized human intestinal epithelial cells. *AIDS 6*, 335-6.

[1166] Yamaguchi, K., Kiyokawa, T., Nakada, K., Yul, L. S., Asou, N., Ishii, T., Sanada, I., Seiki, M., Yoshida, M., Matutes, E., Catovsky, D., & Takatsuki, K. 1988. Polyclonal integration of HTLV-I proviral DNA in lymphocytes from HTLV-I seropositive individuals: An intermediate state between the healthy carrier state and smouldering ATL. *Br. J. Haematol. 68*, 169-74.

[1167] Yamaguchi, K., Nishimura, H., & Takatsuki, K. 1983. Clinical features of malignant lymphoma and adult T-cell leukemia in Kumamoto. *Rinsho Ketsekui 24*, 1271-76.

[1168] Yamaoka, S., Tobe, T., & Hatanaka, M. 1992. Tax protein of human T-cell leukemia virus type I is required for maintenance of the transformed phenotype. *Oncogene 7*, 433-37.

[1169] Yanagihara, R., Ajdukiewicz, A. B., Garruto, R. M., Sharlow, E. R., Wu, X., Alemaena, O., Sale, H., Alexander, S. S., & Gajdusek, D. C. 1991a.

Human T lymphotropic virus type I infection in the Solomon Islands. *Am. J. Trop. Med. Hyg. 44*, 122-30.

[1170] Yanagihara, R., Jenkins, C. L., Alexander, S. S., Mora, C. A., & Garruto, R. M. 1990. Human T lymphotropic virus type I infection in Papua New Guinea: High prevalence among the Hagahai confirmed by western analysis. *J. Infect. Dis. 162*, 649-54.

[1171] Yanagihara, R., Nerurkar, V. R., Garruto, R. M., Miller, M. A., Leon-Monzon, M. E., Jenkins, C. L., Sanders, R. C., Liberski, P. P., Alpers, M. P., & Gajdusek, D. C. 1991b. Characterization of a variant of human T lymphotropic virus type I isolated from a member of a remote, recently contacted group in Papua New Guinea. *Proc. Natl. Acad. Sci. USA 88*, 1446-50.

[1172] Yoshida, M., Osame, M., Kawai, H., Toita, M., Kuwasaki, N., Nishida, Y., Hiraki, Y., Takahashi, K., Nomura, K., Sonoda, S., Eiraku, N., Ijichi, S., & Usuku, K. 1989. Increased replication of HTLV-I in HTLV-I-associated myelopathy. *Ann. Neurol.* 26, 331-35.

[1173] Yu, F., Itoyama, Y., Fujihara, K., & Goto, I. 1991. Natural killer (NK) cells in HTLV-I-associated myelopathy/tropical spastic paraparesis—decrease in NK cell subset populations and activity in HTLV-I seropositive individuals. *J. Neuroimmunol. 33*, 121-28.

[1174] Zack, J. A., Haislip, A. M., Krogstad, P., & Chen, I. S. Y. 1992. Incompletely reverse-transcribed human immunodeficiency virus type 1 genomes in quiescent cells can function as intermediates in the retroviral life cycle. *J. Virol. 66*, 1717-25.

[1175] Zanetti, A. R., & Galli, C. 1992. Seroprevalence of HTLV-I and HTLV-II. *N. Engl. J. Med. 326*, 1783.

[1176] Zazopoulos, E., & Haseltine, W. A. 1993. Effect of nef alleles on replication of human immunodeficiency virus type 1. *Virology 194*, 20-7.

[1177] Zazopoulos, E., & Haseltine, W. A. 1992. Mutational analysis of the human immunodeficiency virus type-1 Eli nef function. *Proc. Natl. Acad. Sci. USA 89*, 6634-38.

[1178] Zervos, M. J., Dembinski, S., Mikesell, T., & Schaberg, D. R. 1986a. High-level resistance to gentamicin in Streptococcus faecalis: Risk factors and evidence for exogenous acquisition of infection. *J. Infect. Dis. 153*, 1075-83.

[1179] Zervos, M. J., Kaufman, C. A., Therasse, P. M., Bergman, A. G., Mikesell, T. S., & Schaberg, D. R. 1987. Nosocomial infection by gentamicin-resistant Streptococcus faecalis: An epidemiologic study. *Ann. Intern.*

*Med. 106*, 687-91.
[1180] Zervos, M. J., Mikesell, T. S., & Schaberg, D. R. 1986b. Heterogeneity of plasmids determining high-level resistance to gentamicin in clinical isolates of Streptococcus faecalis. *Antimicrob. Agents Chemother. 30*, 78-81.
[1181] Zhang, L. Q., Simmonds, P., Ludlam, C. A., & Leigh-Brown, A. J. 1991. Detection, quantification and sequencing of HIV-1 from the plasma of seropositive individuals and from factor VIII concentrates. *AIDS 5*, 675-81.
[1182] Zinsser, H. 1935. *Rats, lice and history*. Boston: Little Brown.（橋本雅一訳, 1984『ネズミ・シラミ・文明』みすず書房.）
[1183] Zuber, P. L. F., Gruner, E., Altwegg, M., & Vongraevenitz, A. 1992. Invasive infection with non-toxigenic Corynebacterium diphtheriae among drug users. *Lancet 339*, 1359.
[1184] Zucker-Franklin, D., Hooper, W. C., & Evatt B. L. 1992. Human lymphotropic retroviruses associated with mycosis fungoides: evidence that human T-cell lymphotropic virus type II (HTLV-II) as well as HTLV-I may play a role in the disease. *Blood 80*, 1537-45.
[1185] Zweig, M., Samuel, K. P., Showalter, S. D., Bladen, S. V., DuBois, G. C., Lautenberger, J. A., & Papas, T. S. 1990. Enhanced production of HIV-1 nef protein in high-passage cultures of infected cells. In *Gene regulation and AIDS: Transcriptional activation, retroviruses, and pathogenesis*, ed. T. S. Papas, pp.193-204. Houston: Gulf.

［訳者補遺］（原著本文に著者名と年号による引用がされており、文献リストにないものを, Medline 文献検索等により補充した。）

[1186] Arthur et al. 1992
[1187] Cox et al. 1993
[1188] d'Armino Monforte et al. 1992
[1189] Daniel et al. 1992
[1190] Doury, J.C., Ringwald, P., Guelain, J., & Le Bras, J. 1992. Susceptibility of African isolates of Plasmodium falciparum to artemisinin (qinghaosu). *Trop. Med. Parasitol. 43*, 197-8. Mosley, W.H. 1970. *Epidemiology of cholera. Public Health Papers 40*, 23-7.
[1191] Dupont & Ribner 1986
[1192] Eyster, M.E., Rabkin, C.S., Hilgartner, M.W., Aledort, L.M., Ragni, M.V., Sprandio, J., White, G.C., Eichinger, S., de Moerloose, P., & Andes, W.A. 1993. Human immunodeficiency virus-related conditions in children and

adults with hemophilia: rates, relationship to CD4 counts, and predictive value. *Blood 81*, 828-34.

[1193] Fleury et al. 1986

[1194] Hemachudha, T., Niruthisard, S., Sirivichayakul, S., Chomchey, P., & Wilde, H. 1992. HTLV-1 has reached Thailand via a heterosexual route. *Trans. R. Soc. Trop. Med. Hyg. 86*, 434.

[1195] Heneine, W., Woods, T., Green, D., Fukuda, K., Giusti, R., Castillo, L., Armien, B., Gracia, F., & Kaplan, J.E. 1992. Detection of HTLV-II in breast-milk of HTLV-II infected mothers. *Lancet 340*, 1157-8.

[1196] Howard 1984

[1197] Kitchen, S.F. and Putnam, P. 1942. Observations on the mechanism of the parasite cycle in falciparum malaria. *Am. J. Trop. Med. 22*, 361-386.

[1198] Kreutz, R., Dietrich, U., Kuhnel, H., Nieselt-Struwe, K., Eigen, M., & Rubsamen-Waigmann, H. 1992. Analysis of the envelope region of the highly divergent HIV-2ALT isolate extends the known range of variability within the primate immunodeficiency viruses. *AIDS Res. Hum. Retroviruses 8*, 1619-29.

[1199] Learmont, J., Tindall, B., Evans, L., Cunningham, A., Cunningham, P., Wells, J., Penny, R., Kaldor, J., & Cooper, D.A. 1992. Long-term symptomless HIV-1 infection in recipients of blood products from a single donor. *Lancet 340*, 863-7.

[1200] Levacher, M., Hulstaert, F., Tallet, S., Ullery, S., Pocidalo, J.J., & Bach, B.A. 1992. The significance of activation markers on CD8 lymphocytes in human immunodeficiency syndrome: staging and prognostic value. *Clin. Exp. Immunol. 90*, 376-82.

[1201] Lewis et al. 1992

[1202] Montagnier, L. 1986. Lymphadenopathy associated virus: its role in the pathogenesis of AIDS and related diseases. *Progress Allergy 37*, 46-64.

[1203] Mosley, W.H. 1970. Epidemiology of cholera. *Public Health Papers 40*, 23-7.

[1204] Murphy 1993

[1205] Sakurai, M., Yamaoka, S., Nosaka, T., Akayama, M., Tanaka, A., Maki, M., & Hatanaka, M. 1992. Transforming activity and the level of Tax protein: effect of one point mutation in HTLV-I tax gene. *Int. J. Cancer 52*, 323-8.

[1206] Salomon 1993

[1207] Siddique et al. 1992

著者紹介
ポール・W・イーワルド（Paul W. Ewald）
ルイビル大学（ケンタッキー州）芸術科学校生物学部教授 Ph.D.
現在の専門分野：ハチドリと花の共進化、感染症の進化
カリフォルニア大学卒業　生物学専攻
ワシントン大学大学院 動物学とくに生態と進化分野で学位
スミソニアン研究所、マサチュセッツ大学アムハースト校を経て
2002年より現職

訳者紹介
池本孝哉（いけもと　たかや）
帝京大学医学部微生物学講座講師 医学博士
現在の専門分野：動物媒介性感染症の疫学、媒介動物の生態学
静岡大学大学院農学研究科修士課程修了 応用昆虫学専攻
京都大学理学部動物学教室研修員を経て、現職

高井憲治（たかい　けんじ）
聖マリアンナ医科大学免疫学・病害動物学教室助教授 医学博士
現在の専門分野：媒介動物の進化遺伝学的研究
九州大学大学院理学研究科修士課程修了 細胞遺伝学専攻
同博士課程中退後、現職

新曜社
病原体進化論
人間はコントロールできるか

初版第1刷発行　2002年11月20日©

著　者　ポール・W・イーワルド
訳　者　池本孝哉
　　　　高井憲治
発行者　堀江　洪
発行所　株式会社　新曜社
〒101-0051　東京都千代田区神田神保町2-10
電　話（03）3264-4973・FAX（03）3239-2958
e-mail info@shin-yo-sha.co.jp
URL http://www.shin-yo-sha.co.jp/

印刷　光明社　Printed in Japan
製本　光明社
ISBN 4-7885-0827-3　C1047
古紙100%再生紙